SPORT
VERLAG

Bohumil Kos · Zdenek Teplý

1500 Fitneß-Übungen

Das Standardwerk

Sportverlag Berlin

Die Deutsche Bibliothek – CIP-Einheitsaufnahme

1500 Fitneß-Übungen: das Standardwerk/Bohumil Kos; Zdenek Teplý.
[Übers. aus dem Tschech.: Willi Franz. Fachliche Bearb. dieser Ausg.:
Hartmut Puls. Zeichn.: Irmtraut Wittig; Wolfgang Schedler]. –
2., stark überarb. Aufl. – Berlin: Sportverl., 1996
Einheitssacht.: Kondicni gymnastika <dt.>
ISBN 3-328-00700-8
NE: Kos, Bohumil; Wittig, Irmtraut; Franz, Willi [Übers.]; Puls,
Hartmut [Bearb.]; Tausendfünfhundert Fitneß-Übungen; EST

ISBN 3-328-00700-8

Zweite, stark überarbeitete Auflage

Übersetzung aus dem Tschechischen: Willi Franz
Fachliche Beratung dieser Ausgabe: Dr. Hartmut Puls

Umschlaggestaltung: Theodor Bayer-Eynck
Titelfoto: FPG/Bavaria
Zeichnungen: Irmtraud Wittig, Wolfgang Schedler
Satz und Repros: LVD GmbH, Berlin
Druck und Bindung:
Printed in Germany 1996

Gedruckt auf alterungsbeständigem Papier mit chlorfrei gebleichtem Zellstoff

Inhalt

Vorwort zur zweiten, überarbeiteten Auflage

Bereits 1977 veröffentlichten die Prager Sportwissenschaftler *Kos* und *Teply* ihre Sammlung von 1500 Fitneßübungen. Nach Kenntnis des Überarbeiters ist es die derzeit umfassendste Übersicht von Fitneßübungen ohne und mit Gerät. Der Leser im deutschsprachigen Raum mußte – wollte er mehr als die gemeinhin üblichen Übungen in seine sportlichen Aktivitäten einbeziehen – auf das bereits 1926 geschriebene und in vielen Auflagen verbreitete Buch von Hans Forstreuther »Gymnastik – neuzeitliche Körperschule ohne Gerät in Wort und Bild« zurückgreifen, der in seinen Auffassungen zur Gymnastik seiner Zeit voraus war.
Das Buch von *Kos* und *Teply* machte »den Forstreuther« endlich entbehrlich, gibt es doch dem Leser noch umfassendere Informationen.
Warum erscheint uns heute eine Überarbeitung sinnvoll und nützlich?
Die letzten Jahre brachten gerade im Fitneßbereich – sei es zur Dehnung, zum Krafttraining, zur gesundheitlichen Relevanz von Sporttreiben insgesamt – eine Fülle neuer Erkenntnisse, auf die zumindest in Ansätzen hingewiesen werden muß.
So haben wir uns zu einer Überarbeitung entschlossen, die sowohl den Charakter des Buches von *Kos* und *Teply* erhalten als auch das unbedingt notwendige an Neuem zeigen soll.
Zum Textteil: Einige – wenige – Abschnitte werden ersatzlos gestrichen, an anderen Stellen wird versucht, das Neue in Form von Anmerkungen die durch *Kursivdruck* kenntlich gemacht wurden, mitzuteilen. Der interessierte Leser wird wissen, wo er sich im Bedarfsfall tiefergehend informieren kann; dem für sich selbst Trainierenden wird es möglicherweise ausreichen.
Zur Übungssammlung: Auch hier werden einige – wenige – Übungen gestrichen, die aus heutiger Sicht nicht mehr sinnvoll im Sinne einer gesunden Trainingsbelastung erscheinen. Andere Übungen werden mit einem Ausrufezeichen versehen, wenn es dem Übenden überlassen bleibt, sich für oder gegen eine Übung zu entscheiden. Nach Auffassung des Überarbeiters gibt es keine »verbotenen« Übungen, wenn man sie mit der nötigen inneren »Achtsamkeit« ausführt und genau weiß, was man erreichen will. Es gibt jedoch Übungen, die im gesundheitsorientierten Training – zumindest von relativ ungeübten/unerfahrenen Trainierenden – nicht ausgeführt werden sollten. Solche Übungen können jedoch im Leistungssport oder in der Artistik durchaus sinnvoll angewendet werden. Diese sind also mit einem Achtungszeichen versehen. Schließlich wurden auch einige Übungen hinzugefügt. Diese sind nicht näher gekennzeichnet.
Es bleibt zu hoffen, daß das Buch Übungsleitern, Trainern, Lehrern und Freizeitsportlern ein handhabbarer Begleiter wird.

Berlin, im Mai 1996 *Dr. Hartmut Puls*

Aus dem Vorwort zur ersten Auflage

Alle Übungsbeispiele sind nach ihrer physiologischen Wirkung gegliedert.
Es gibt Übungen in der Bewegung, die vorwiegend der Durchblutung und Erwärmung des gesamten Organismus dienen (allgemeine Übungen). Ferner enthält jedes Kapitel Konditionsübungen für bestimmte Bereiche und Funktionen des Bewegungsapparates (spezielle Übungen).
Zur Erleichterung des Umgangs mit diesem Handbuch wurden die Übungsbeschreibungen ergänzt durch kurze methodische Hinweise, die besonders für das Sporttreiben mit Anfängern gedacht sind. Sie vermitteln die wichtigsten Grundlagen für die Gestaltung einer Gymnastikstunde. Kurze und prägnante Empfehlungen zur Durchführung der einzelnen gymnastischen Übungen werden vielen Lesern bei der praktischen Umsetzung helfen.

Die Autoren

Gegenwärtige Auffassungen zur Gymnastik und ihre Bedeutung

Gymnastik ist ein Begriff, der heute allgemeine Verwendung findet, aber keineswegs einheitlich gebraucht und erklärt wird. Wir wollen im folgenden einige Worte zur Klärung des Begriffs sagen.

Im antiken Griechenland verstand man unter Gymnastik die Gesamtheit der Körpererziehung in ihren vielfältigen Formen im Unterschied zur Athletik, die ausschließlich die Wettkampfvorbereitung und den Wettkampf kennzeichnete. Gymnastik (Körperbildung) in Verbindung mit Musik (geistiger Bildung) bildete die Grundlage einer harmonischen Erziehung der griechischen Jugend. Heute verwenden wir in diesem Sinne den Begriff Körpererziehung.

Der Begriff Gymnastik wird inzwischen in einem engeren Sinne gebraucht. Er bezieht sich auf solche Formen von Körperübungen, die ganz gezielt für eine optimal gestaltete und funktionelle Entwicklung des Organismus eingesetzt werden. Verwandt wird der Begriff Gymnastik auch für Körperübungen, bei denen qualitative Merkmale der Bewegung (Rhythmisierungsfähigkeit, Exaktheit, Geschmeidigkeit, Harmonie usw.) im Mittelpunkt stehen. In diesem Sinne ist Gymnastik nur ein, wenn auch bedeutsamer Bestandteil der Körpererziehung. Sie ist von Bedeutung im Sport und in der Bewegungstherapie. Zu ihren charakteristischen Kennzeichen gehört vor allem, daß durch sie eine zielgerichtete, meist selektive Wirkung auf die Form und Funktion des Organismus bzw. seiner Teile angestrebt wird (Rationalität, Analytik).

Solche Formen von Körperübungen haben in der Geschichte der Körpererziehung eine lange Tradition. Schon im alten China, 2698 Jahre vor unserer Zeitrechnung, entstand ein System von Atem- und Gesundheitsübungen unter der Bezeichnung Kong-Fu (»harte Arbeit«). Die Übungen waren streng geordnet nach ihrer wohltuenden Wirkung auf einzelne Körperfunktionen. In der neuzeitlichen Etappe der Körpererziehung (19. Jh.), in der das System der Gymnastik hauptsächlich nach der anatomisch-physiologischen Bedeutung der einzelnen Übungen aufgebaut war, sollte vor allem die schwedische Gymnastik hervorgehoben werden. Ihr Begründer, P. H. Ling, charakterisierte die Gymnastik als Tätigkeit, die die Formung des menschlichen Körpers mit Hilfe ausgewählter Übungen anstrebt mit dem Ziel, einen harmonischen Körperbau zu erreichen.

Bezogen auf diese Auffassung zum Anliegen der Gymnastik, möchten wir ihre heutige Spezifik etwa so formulieren:

1. Sicherung eines harmonischen Wachstums aller Organe, zielgerichtete Entwicklung bestimmter Muskelgruppen, Erhöhung der körperlichen Leistungsfähigkeit, optimale Vergrößerung bzw. Erhalt der Beweglichkeit in allen Gelenken sowie der Muskelkraft, Verbesserung der neuro-muskulären Koordination, der Herz-Kreislauf-Funktionen u. a.

2. Ausgleich von in der Wachstumsphase erworbenen (Haltungs-)fehlern und anderen Zivilisationsschäden – die durch einseitige Belastung hervorgerufen werden – zur Sicherung einer guten Körperhaltung.

(Anmerkung des Bearbeiters: Heute spricht man vor allem über funktionelle Dysbalancen der Muskulatur, die bei einseitiger Beanspruchung entstehen und die ein bedeutender Risikofaktor für die Funktion der Gelenke und besonders für die Wirbelsäule werden können. Gymnastische Übungen dienen sowohl dem Erkennen als auch der Verringerung bzw. der Beseitigung solcher Dysbalancen.
*Von muskulären Dysbalancen wird gesprochen, wenn das Gleichgewicht der auf ein Gelenk wirkenden Muskelkräfte deutlich gestört ist – dadurch, daß verkürzte Muskeln zu stark ziehen, während abgeschwächte Muskeln auf der Gegenseite zu schwach ziehen. Im Ergebnis solcher muskulärer Dysbalancen ist die Gelenkfunktion meist beeinträchtigt. Ein Resultat solch einer muskulären Dysbalance ist z. B. das »Hohlkreuz«.) **

3. Vorbereitung des Organismus auf hohe, anspruchsvolle funktionelle und bewegungsmäßige Anforderungen im Sport oder bei der Arbeit.

Darüber hinaus sind sportorientierte Bewegungen und Belastungen geeignet, die Streßresistenz zu erhöhen bzw. Streß besser zu verarbeiten.

*Anmerkungen des Bearbeiters sind durch Kursivdruck kenntlich gemacht.

Gymnastische Übungen werden heute in die verschiedensten Formen der Körpererziehung eingeordnet. Vor allem sind sie ständiger Bestandteil von Übungseinheiten der allgemeinen Körpererziehung und der Rehabilitation sowie der Körpererziehung und des Sports in der Schule. Hier werden sie vorrangig im einleitenden Teil der Sportstunde angewandt. Sportler verwenden gymnastische Übungen nicht nur zur allgemeinen, allseitigen körperlichen Vorbereitung, sondern auch als spezielles Mittel zur körperlichen Vervollkommnung, zur Verbesserung der Beweglichkeit in bestimmten Gelenken, zur Entwicklung bestimmter Muskelgruppen. Durch diese Übungen schaffen sie grundlegende Voraussetzungen zur vollendeten Ausführung technischer Elemente (Zweckgymnastik, spezielle Gymnastik des Sportlers).

Funktionsgymnastik im Wettkampfsport zielt auch darauf ab, die Anfälligkeit bestimmter Gelenke bzw. von Bereichen der Wirbelsäule gegenüber Verletzungen zu verringern.

Als weitere Organisationsformen lassen sich die tägliche Heimgymnastik und die Rehabilitationsgymnastik anführen. Üblich ist die Verwendung gymnastischer Übungen auch in der Bäderpflege und bei Kuren. Die Konditionsgymnastik ist inzwischen fester Bestandteil des Fitneßtrainings im Verein und in den kommerziellen Fitneßstudios.

Anmerkungen zur deutschsprachigen Übersetzung

Zum besseren Verständnis des umfangreichen Übungsstoffes und für eine vielfältige Anwendung ist es erforderlich, auf spezielle

Probleme der Bearbeitung und Übersetzung aufmerksam zu machen.

1. Zum Begriff Gymnastik
Abweichend von der Erläuterung des Verfassers ist es vielfach immer noch üblich, die Sportart Rhythmische Sportgymnastik mit dem Begriff Gymnastik zu bezeichnen.

2. Übungsbezeichnungen
Die der Rhythmischen Sportgymnastik zugehörigen Elemente wurden entsprechend der gymnastikspezifischen Terminologie bezeichnet und eine dementsprechende Veränderung im Originaltext vorgenommen.
Ebenso wurde mit den Richtungsbezeichnungen verfahren. Für alle Armbewegungen vor dem Körper sowie neben dem Körper ist die Tiefhalte der Bezugspunkt.
Wenn z. B., aus der Tiefhalte beginnend, die Arme nach hinten geschwungen werden und weiter eine kreisende Bewegung über 360° ausführen, wird das als Rückgleichkreisschwung bezeichnet. Die Ausführung in entgegengesetzter Richtung wird Vorgleichkreisschwung genannt.
Es wird deutlich zwischen Hüpfen und Sprüngen unterschieden. Hüpfformen weisen eine geringere, Sprünge eine hohe Flugphase auf. Gleiche Formen unterscheiden sich demzufolge durch die Intensität des Abdrucks vom Boden.

3. Anatomische Fachbegriffe
Die vom Verfasser häufig verwendeten anatomischen Fachbegriffe werden in einem gesonderten Abschnitt (S. 24f.) aufgeführt und erläutert.
Da diese Begriffe in unserer Übungssprache nicht üblich sind, sollte sich der Leser rechtzeitig, besonders vor dem praktischen Üben, damit vertraut machen.

Einteilung der gymnastischen Übungen aus physiologischer Sicht

Unter Berücksichtigung ihres Charakters und ihrer Funktion sowie der Rolle, die Übungen in einer Gymnastikeinheit spielen sollen, ist es zweckmäßig, in der Praxis der Körpererziehung zwei Grundformen gymnastischer Übungen zu unterscheiden: Übungen in der Fortbewegung und Konditionsübungen.
Übungen in der Fortbewegung werden meist am Anfang einer Übungsstunde eingesetzt. Ihre Aufgabe besteht darin, auf die folgende Belastung vorzubereiten, den Organismus zu erwärmen und einen optimalen funktionellen Zustand herbeizuführen. Dazu gehört die Erwärmung der Muskulatur, die Belastungsvorbereitung aller inneren Organe, besonders des Kreislauf- und Atemsystems und nicht zuletzt auch des Nervensystems *(physiologische Funktion)*. Aus psychologischer Sicht sollen solche Übungen beim Übenden eine positive Stimmung erzeugen, seine Aufgeschlossenheit für das Üben wecken und die Konzentration auf die bevorstehenden

Schwerpunkte fördern *(psychologische Funktion)*.

Diese begrenzte Aufgabe der Übungen in der Fortbewegung bestimmt auch ihren Charakter. In der Mehrzahl sind das Einzel- und Komplexübungen, die die Übenden sicher beherrschen und bei denen sie ihre konditionellen und koordinativen Fähigkeiten einsetzen können.

Damit ist nicht gesagt, daß sich Übungen in der Fortbewegung nur auf einen kleinen Bereich von stereotyp sich wiederholenden Übungen (Gehen, Laufen, Kriechen u. a.) beschränken. Ganz im Gegenteil.

Eine optimale Wirksamkeit wird dann erzielt, wenn der Übungsleiter entsprechend dem Leistungsvermögen der Übenden immer neue Übungsverbindungen, Kombinationen und Zusammenstellungen der Grundelemente einführt.

Gymnastik macht dann Spaß, wenn die Übenden die Möglichkeit erhalten, ihre Fertigkeiten immer wieder zu überprüfen und unter Beweis zu stellen.

Inhalt der Übungen in der Bewegung sind verschiedene Formen des Gehens, Trabens, Laufens, Springens, Kriechens und Überwindens von Hindernissen, Gewandtheitsübungen einschließlich Gleichgewichtsübungen, Wahrnehmungs- und Reaktionsübungen, die in den verschiedensten Formen zur Anwendung kommen, meist in Wettkampfform oder im Spiel.

Konditionsübungen umfassen Übungen, die auf die Ausbildung einzelner Muskelgruppen und die Erweiterung der Beweglichkeit bestimmter Gelenke gerichtet sind. Durch Kombination von Übungen läßt sich der Schwierigkeitsgrad erhöhen mit dem Zweck, eine möglichst allseitige Vervollkommnung des Bewegungsapparates zu erreichen.

Aus physiologischer Sicht – sie ist für die Gliederung der Konditionsübungen dominant – ergibt sich folgende Einteilung:

- *Beweglichkeitsübungen*
- *Kraftübungen*
- *Lockerungsübungen*

Ebenfalls dazu gehören Übungen mit spezieller physiologischer Wirkung, wie beispielsweise Atemübungen und Spezialübungen für die neuro-muskuläre Koordination. Wir gehen in den einzelnen Kapiteln auch auf diese Übungen ein.

Beweglichkeitsübungen tragen zur Verbesserung bzw. zum Erhalt einer optimalen Beweglichkeit in den Gelenken bei. Die Beweglichkeit in den Gelenken ist nicht nur von der Form der Gelenkflächen, sondern in hohem Maße von der Spannung und Elastizität der das Gelenk sichernden Bänder, Sehnen und Muskeln abhängig. Dieses Muskel- und Bindegewebe muß deshalb ausgewogen gekräftigt und gedehnt werden.

Durch systematisches Üben ist es möglich, die Elastizität des Muskel- und Bindegewebes beträchtlich zu erhöhen.

Nach dem Charakter der Bewegungen teilen wir die Beweglichkeitsübungen in zwei Gruppen ein:

Dynamische Übungen – sie beruhen auf Schwungbewegungen, wobei die Amplitude der Schwingung allmählich erweitert wird. Dabei wird eine extreme Dehnung des betreffenden Gewebes nur für einen Moment erreicht. Die Wirksamkeit erhöht sich, wenn wir bei dieser Bewegung die Schwingungsgrenze erreichen und zudem noch die Muskelgruppe der Synergisten einschalten.

Dynamische Beweglichkeitsübungen stützen sich somit auf die Ausnutzung des Trägheitsmoments bestimmter Körperteile.

Die intermittierende Dehnung, bei der die Extremitäten als Schwungmasse genutzt werden, um leichte bis extreme Zugkräfte auf bestimmte Muskeln und Sehnen wirken zu lassen, sollte nach heutigen Auffassungen nur Leistungssportlern oder Artisten (also gut trainierten und geübten Personen) vorbehalten bleiben, die damit spezifische Leistungen vorbereiten. Sehr leicht können Muskeln und Sehnen Schaden nehmen, wenn durch die Schwungkraft Zugkräfte entstehen, die die Dehnungsrezeptoren der Muskeln überreizen, so eine Kontraktion der Muskeln auslösen, während sie gleichzeitig noch gedehnt werden. (Vergleiche auch die Ausführungen zum Stretching auf der rechten Spalte dieser Seite).

Statische Übungen – das sind Halten in Stellungen mit leichter, ansteigender bis extremer Dehnung über einen bestimmten Zeitraum. Sie werden unter Ausnutzung des eigenen Körpergewichts (halbpassive Übungen oder mit fremder Hilfe (passive Übungen) durchgeführt.

Unter dieser Beschreibung verstehen wir heute die Dehntechnik »Stretching«. Es werden zwei Methoden unterschieden:

– das gehaltene Dehnen oder auch Dehnen mit der Zeit und

– das postisometrische Dehnen.

Beim gehaltenen Dehnen wird ein Muskel langsam und behutsam so weit gedehnt, bis ein kräftiger Dehnreiz, jedoch noch kein Schmerz, spürbar wird. Dabei wird das Dehnen mit der Ausatmung verbunden. Hält man jetzt die erreichte Dehnposition, so spürt man nach zwei bis drei Atemzyklen ein deutliches Nachlassen des Dehnreizes. Mit der nächsten Ausatmung dehnt man wieder nach, bis man den vorigen Reiz wieder spürt. So läßt sich ganz sanft die Elastizität der Muskeln verbessern.

Beim postisometrischen Dehnen wird der zu dehnende Muskel zuvor für 6 bis 30 Sekunden maximal angespannt; dann etwa die gleiche Zeit entspannt (losgelassen). Dadurch wird er etwas desensibilisiert. Anschließend wird so verfahren wie beim gehaltenen Dehnen. Beide Möglichkeiten sind sehr effektiv, bei der zweiten sind allerdings einige Muskeln nur mit Partnerhilfe zu dehnen.

Beweglichkeitsübungen führen dann zu einem optimalen Ergebnis, wenn sie täglich wiederholt werden. Die Anzahl der Wiederholungen in Serien richtet sich nach dem Schwierigkeitsgrad der Übungen. Zwischen den Serien sollten Lockerungsübungen oder dynamische Kraftübungen durchgeführt werden.

Dehnt man nach der Methode »Stretching«, so reichen allerdings ein oder zwei Dehnungen pro Muskelgruppe völlig aus.

Vor Dehnübungen ist für eine gute Durchblutung des Muskelgewebes durch eine intensive Erwärmung zu sorgen, damit es nicht zu Verletzungen der Muskeln und der Sehnen kommt. **Im Übungsprogramm ist es vorteilhaft, Kraftübungen mit Beweglichkeitsübungen zu kombinieren** (Muskelspannung und Dehnung des Gewebes).

Muskelphysiologisch günstig ist es, folgende **Reihenfolge** einzuhalten: **Mobilisieren – Kräftigen – Dehnen.**

So erreichen wir nicht nur eine größere Wirk-

samkeit, sondern auch ein abwechslungsreicheres Üben.
Die Beweglichkeit ist bei den einzelnen Menschen sehr unterschiedlich ausgeprägt. Sie ist auch individuell nicht immer gleich; bei Kälte oder Ermüdung ist sie geringer.
Im allgemeinen sind Frauen beweglicher als Männer. Mit zunehmendem Alter nimmt die Beweglichkeit jedoch ab.

Diese Aussagen zur Beweglichkeit bedürfen wesentlicher Ergänzungen, hängt doch von der Beweglichkeit vor allem das Verhältnis von Kraft- und Dehnübungen im Training ab. Geht man vom Zustandekommen von Störungen und Beschwerden am Bewegungssystem aus, das heißt aus medizinischer Sicht, lassen sich zwei Bewegungstypen unterscheiden:
1. der steife, wenig bewegliche Typ,
2. der schlaffe, überbewegliche Typ.
In der Sportpraxis ist es jedoch sinnvoll, einen dritten Bewegungstyp, man könnte ihn als Mischtyp bezeichnen, zu unterscheiden.
Wie lassen sich diese Bewegungstypen charakterisieren?
***Erstens:** Der steife, wenig bewegliche Typ. Die Bewegungsamplitude seiner Gelenke ist relativ gering, Bewegungen, die Dehnung erfordern, bereiten Mühe. Dieser Bewegungstyp neigt zur Verkürzung und Verspannung von Muskelgruppen. Im allgemeinen hat er jedoch relativ wenig Probleme mit dem Bewegungsapparat. Wenn jedoch im Arbeitsprozeß oder beim Sport Schmerzen oder Bewegungsprobleme auftreten, ist meist an eine Verspannung durch verkürzte Muskulatur zu denken. Wer sich diesem Bewegungstyp zuordnet, sollte mit relativ leichter (Gewichts-)Belastung trainieren und mit innerer Aufmerksamkeit sorgfältig alle gebrauchten Muskelgruppen nach dem Training dehnen (siehe Stretching).*

Zusammengefaßt läßt sich sagen: Der steife, wenig bewegliche Typ muß der Dehnung mehr Aufmerksamkeit widmen als dem Kräftigen.

***Zweitens:** Der schlaffe, überbewegliche Typ. Man bezeichnet diesen Bewegungstyp auch als hypermobil. Er ist erkennbar an Überdehnung der Gelenke bei Streckung (z. B. Ellbogengelenk oder Handgelenk). Oft können Menschen dieses Typs leicht bei durchgedrückten Knien mit den Handflächen den Boden berühren.*
Wer sich diesem Typ zuordnet, sollte sich auf eine sorgfältige Kräftigung seiner Muskulatur orientieren, weil eine kräftige Muskulatur am besten die optimale Funktion der Gelenke und der Wirbelsäule sichert. Große Beweglichkeit ist – medizinisch betrachtet – immer auch eine große Belastung für die Gelenke, weil leicht Gefügelockerungen der Wirbel- und Gelenkverbindungen auftreten können.

Zusammengefaßt kann man sagen, daß dieser Bewegungstyp alle Muskeln gleichmäßig und ausgewogen kräftigen und Dehnung nur im Sinne von Entspannung ausführen sollte.

***Drittens:** Der »Mischtyp«. Dieser Begriff steht für Menschen, die relativ kräftig sind und gleichzeitig eine große Schwingungsweite in den Gelenken erreichen. In der medizinischen Literatur ist dieser Typ kaum beschrieben, auch der Begriff »Mischtyp« kommt nicht vor. In der sportlichen Praxis ist er jedoch häufig zu beobachten. Möglicherweise liegt es* *daran, daß Menschen dieses Typs selten in der orthopädischen Sprechstunde auftauchen.*

Zusammengefaßt kann man sagen: Wer sich diesem Bewegungstyp zuordnet, sollte ein Gleichgewicht von Kräftigung und Dehnung anstreben, wobei eine geringe Dominanz der Kräftigungsanteile meist nicht schadet.

Diese Bewegungstypologie ist im Prinzip erblich bedingt, jedoch relativ leicht durch Training zu beeinflussen.

Die Aufgabe der **Kraftübungen** besteht in der Entwicklung einzelner Muskelgruppen mit dem Ziel, eine gut proportionierte Muskulatur des gesamten Körpers zu erreichen. Sollen Kraftübungen wirksam sein, müssen sie eine intensive, anspruchsvolle Arbeit von Muskelgruppen fordern. Die Übungsausführung kann langsam sein – beim Zug –, es kann eine Halte über eine bestimmte Zeit sein oder auch eine ganz schnelle Bewegung mit plötzlichem Halt in einer bestimmten Stellung.
Bei Kraftübungen kommt es besonders auf die richtige Dosierung der Belastung an. Deshalb ist es wichtig, zunächst das aktuelle Leistungsvermögen der Übenden zu ermitteln.

Die Anzahl der Wiederholungen oder die Intensität der Belastung müssen zu einer deutlichen Ermüdung der Muskulatur führen, wenn ein Leistungszuwachs erreicht werden soll.
Die Belastung wird stufenweise erhöht.
Dabei ist es wichtig zu wissen, daß das Tempo, in dem sich Muskeln, Sehnen und das Knorpelgewebe in den Gelenken ungewohnten Belastungen anpassen, sehr unterschiedlich ist. Während sich die Muskulatur recht schnell an höhere Belastungen anpaßt, muß man beispielsweise für die Sehnen, die ja die Kraft auf die Knochen übertragen, eine drei- bis vierfach längere Anpassungszeit einkalkulieren. Das heißt für die Übungspraxis, daß erst der Übungsumfang mit leichterer Zusatzbelastung über längere Zeit erhöht werden sollte, ehe man zu höheren Übungslasten übergeht.
Gleichermaßen gilt, daß die Sehnen und das Knorpelgewebe eine drei- bis viermal längere Erholungszeit beanspruchen. Deshalb ist die Belastung klug zu wechseln.

Notwendig ist ein regelmäßiges Üben, am besten 2-3mal in der Woche. Die Übungen werden gewöhnlich in Serien (Übungen mit höherer Zusatzlast 2-8mal, Übungen mit geringer Belastung 20mal und mehr) durchgeführt. Die Serien werden mehrere Male hintereinander wiederholt. Dazwischen sollten Lockerungs- und Dehnübungen ausgeführt werden, die eine vorzeitige lokale Ermüdung der betreffenden Muskeln verhindern.
Bei Jugendlichen und Frauen ziehen wir dynamische Formen von Kraftübungen vor, die Belastung erhöhen wir nur sehr allmählich. In der Hauptsache kommen Übungen mit isotonischer Muskelarbeit zur Anwendung, bei der sich im Verlaufe der Kontraktion Ansatz und Ursprung des Muskels annähern, im Unterschied zur isometrischen Muskelarbeit, bei der sich die Muskellänge nicht verändert, sondern nur die Muskelspannung.
Bei den Kraftübungen ist auf eine richtige Atmung zu achten, da ein häufiges Anhalten der Luft (Pressen), vor allem bei isometrischen Übungen, zu Störungen des Blutkreislaufs führen kann. Deshalb soll normal eingeatmet und bei der Übung tief ausgeatmet werden.

Mit **Lockerungsübungen** beseitigen wir Spannungen einzelner Muskelgruppen und bereiten sie so auf nachfolgende Kraft- oder Beweglichkeitsübungen vor. Lockerung führen wir in flüssigen Bewegungen aus, denn nur geschmeidige Muskeln sind Leistungsanforderungen gewachsen. Eine nutzbringende Lockerung muß systematisch erlernt werden. Sie ist schwerer zu erreichen als eine Muskelspannung. Das Lockern erreichen wir mit schlenkernden und schüttelnden Bewegungen.

Für Anfänger empfiehlt es sich, Lockerungsübungen zunächst im Liegen auszuführen. Lockerungsübungen sind unentbehrlich als Kompensation zu statischen Kraftübungen, die zu einer Verhärtung der Muskulatur führen können als Ergebnis einer erhöhten Muskelspannung.
Muskelverhärtungen gehen immer mit einer Verschlechterung der Durchblutung einher. Das wichtigste Gegenmittel ist die sorgfältige Dehnung der Muskulatur.

Einige pädagogische Grundsätze der Gymnastik

Gymnastische Übungen erfordern *Genauigkeit in der Bewegungsausführung,* da sonst die Wirkung der Übung gemindert und der angestrebte Effekt nicht erreicht wird. Von Anfang an ist größter Wert auf die richtige Ausführung der Ausgangsstellung und die elementaren Bewegungen zu legen, die wir nach und nach einüben und zu denen wir immer wieder zurückkehren. Erst nach ihrer Beherrschung gehen wir zu schwierigen Varianten und ganzen Kombinationen über.
Dieses rationale Vorgehen wird von den Übenden akzeptiert, erzeugt Interesse und aktive Mitarbeit. Zugleich ist es auch notwendig, daß der Übungsleiter die Gymnastik-Übungsstunde emotional gestaltet, indem er Spiel- und Wettkampfformen und auch Musikbegleitung einplant. Eine Übungsstunde darf nicht langweilig sein und weder für den Übenden noch für den Übungsleiter zu einer bloßen Pflicht werden.
Der Übungsleiter muß seine ganze Aufmerksamkeit der Ausführung der Übungen zuwenden. Er gibt Korrekturhinweise und lobt bei vorbildlicher Ausführung. Seine Erklärungen müssen lebhaft, laut und deutlich sowie anschaulich erfolgen. Dabei berücksichtigt er die Grundsätze moderner Gymnastik, wie *Dynamik, Zweckmäßigkeit, hohe Wirksamkeit, Wechsel von Spannung und Entspannung, Kräftigung und Dehnung und Vielseitigkeit* bei der Auswahl der Übungen.
Gymnastik kann in jedem Alter betrieben werden, beginnend mit dem Vorschulalter bis hin zum hohen Alter. Bei der Auswahl der Übungen müssen die Altersbesonderheiten selbstverständlich beachtet werden, wie auch die körperliche Leistungsfähigkeit einschließlich der Bewegungsfertigkeiten der Übenden.
Bei Kindern im *Vorschulalter* haben gymnastische Übungen in Spielformen den Vorrang. Die Kinder müssen so motiviert werden, daß es zu einer guten Ausführung der Übungen kommt und die Aufmerksamkeit erhalten

bleibt. Kinder in diesem Alter haben noch ein sehr labiles Stützgewebe, geringe Muskelmasse und sind sehr beweglich. Deshalb sollten Übungen mit statischem Charakter und einseitige Belastungen vermieden werden, da diese zu dauerhaften Schäden führen können.
Die *Schuljugend* sollte mit Rücksicht auf die noch nicht abgeschlossene Entwicklung des Stützapparates vor allem dynamische Übungen ausführen. Denn in der Vorpubertät kommt es oftmals zu einem Mißverhältnis von Knochenwachstum, Entwicklung des Bindegewebes und dem Aufbau der Muskelmasse. Wichtig ist eine richtige Dosierung der Kraftübungen, damit nicht durch Überbelastung des Muskelapparates das Längenwachstum bestimmter Knochen eingeschränkt wird. Komplizierte, lange Übungsverbindungen sind für diesen Altersbereich wenig geeignet. Besser ist es, einfache Übungen auszuwählen und die Übungsform häufig zu wechseln, damit die Begeisterung der Kinder erhalten bleibt.
In der *Zeit der Pubertät* vollzieht sich ein schnelles Wachstum des Stützapparates, die Hebelverhältnisse des Körpers verändern sich durch das Wachstum der langen Knochen und haben nicht selten eine verminderte Bewegungskoordination zur Folge. An den Bewegungsapparat können jetzt höhere Anforderungen gestellt werden. Größte Bedeutung haben *Haltungsübungen*, die auf eine richtige Körperhaltung gerichtet sind und zur Stärkung der Muskulatur beitragen.
Bei Menschen mittleren Alters treten Unterschiede in der körperlichen Leistungsfähigkeit und den Bewegungserfahrungen in den Vordergund, die in entscheidendem Maße nicht nur die Auswahl der Übungen, sondern auch die Organisationsformen der Übungseinheit bestimmen. Hier kommt es darauf an, die Intensität richtig zu steuern und sie mit zunehmendem Alter entsprechend herabzusetzen.
Beim Üben mit älteren Menschen ist zu berücksichtigen, daß ihre Bewegungen langsamer, weniger exakt und koordiniert ablaufen und ihre Beweglichkeit eingeschränkt ist. Die körperliche Belastung richtet sich nach dem *Gesundheitszustand,* nach dem *Alter* und der *körperlichen Verfassung* sowie den *früheren sportlichen Aktivitäten.*
Gut geeignet sind vor allem gymnastische Übungen zur Erhaltung der Beweglichkeit in den Gelenken und der Wirbelsäule und der Verbesserung des Muskelzustands, der Bewegungskoordination, der Bewegungsökonomie und des Allgemeinzustandes.
Ungünstig sind Übungen, die große Kraftleistungen voraussetzen, und solche, die ein längeres Anhalten des Atems erfordern. Ebenfalls eingeschränkt sollten solche Übungen werden, die mit einem tiefen Senken des Kopfes (tiefes Vorbeugen, Kerzenstand) verbunden sind.
Ein Trainingsziel, insbesondere, wenn es um die Verbesserung der konditionellen Leistungsvoraussetzungen geht, läßt sich fast immer mit unterschiedlichen Trainingsmitteln (Übungen) erreichen. Das ist auch gut so, weil damit die Gefahr von Monotonie besser begegnet werden kann. Um aber die Leistungsentwicklung bei bestimmten konditionellen Fähigkeiten verfolgen zu können, ist es erforderlich, dafür stets dieselben Übungen – Kontrollübungen* – heranzuziehen.

*Aus dem Angebot von Übungen der vorliegenden Übungssammlung wählten wir einige aus, deren Beherrschung für jeden Übenden ein Kriterium seiner optimalen körperlichen Kondition darstellt; Diese **Kontrollübungen** sind mit einem Stern (*) gekennzeichnet.

Hinweise zur Organisation und Methodik

Bei **Übungen in der Fortbewegung** müssen sich alle Übenden in ständiger Bewegung befinden. Sie werden deshalb im Gehen oder Traben im Kreis durchgeführt. Der Übungsleiter bewegt sich dabei entgegengesetzt zur Laufrichtung der Übungsgruppe. Er erteilt seine Anweisungen während des Laufens, beschränkt sie aber auf ein Minimum. Bei jüngeren Schulkindern bevorzugen wir Spiel- und Wettkampfformen, bei den Jugendlichen und Erwachsenen fordern wir Übungen, die zu einer bestimmten Leistung hinführen sollen. In jedem Fall muß man sich vor Gleichförmigkeit hüten. Es ist angebracht, die Art der Übungen und Übungsformen wiederholt zu wechseln.

Konditionsübungen sollten sowohl erklärt als auch demonstriert werden. Die Erklärung muß kurz und verständlich sein. Am besten ist es, wenn mit der Erklärung die Übung gleichzeitig demonstriert wird.

Der Übungsleiter muß seinen Platz so einnehmen, daß er von allen Übenden gesehen werden kann. Der beste Standort ist eine Erhöhung (Gymnastikhocker o. ä.) in der Mitte der Längsseite der Halle. Übungen werden stets widergleich (spiegelbildlich) vorgeführt.

Tempo und Rhythmus des Übens wählen wir nach dem Charakter der Bewegung und der vorgegebenen Zielstellung. Es hat sich bewährt, sowohl im Verlaufe der Ausführung einer Übung als auch während ganzer Übungskomplexe das Tempo zu wechseln. Das trägt nicht nur zu einer größeren Aufmerksamkeit und Teilnahme der Übenden bei, sondern verbessert auch das Gefühl für eine differenzierte Muskelarbeit.

Rhythmus und Tempo des Übens lenken wir durch eine gesprochene Begleitung, nicht nur durch einfaches Zählen. Die gesprochene Begleitung kann die Ausführung der Übungen beeinflussen, ihre Richtung, Dauer und Qualität.

Sehr günstig ist auch eine Musikbegleitung, wenn sie gut ausgewählt wurde. Bei Konditionsübungen können die Übenden im Armabstand voneinander frei im Raum verteilt, in mehreren Reihen hintereinander, auf Lücke oder in ähnlichen Aufstellungsformen stehen. Das ist zur Sicherheit, vor allem bei Liegestützübungen, notwendig. Kreisaufstellungen sind nur für kleinere Übungsgruppen günstig, ebenfalls für Erwachsenengruppen, die die Übungen schon beherrschen.

Ausgangsstellungen und die Art und Weise der Ausführung einiger Elementarübungen

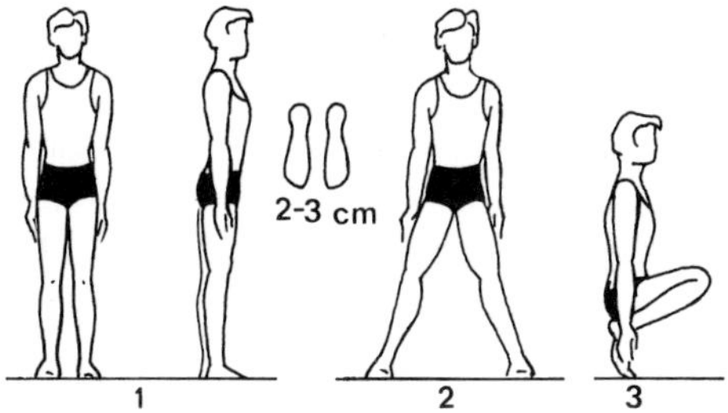

1 2 3

Die richtige Ausführung gymnastischer Übungen ist unerläßliche Voraussetzung für ihre optimale physiologische Wirkung. Schon ein scheinbar geringfügiger Fehler, den der Übende bewußt oder unbewußt macht, kann die Wirkung der Übung zunichte machen. Deshalb ist es so wichtig, daß jeder Übende das richtige Einnehmen der Ausgangsstellungen bzw. -lagen und die korrekte Ausführung der elementaren Übungen beherrscht, um sie auch in Übungsfolgen und Kombinationen fehlerfrei anzuwenden.

1. Grundstellung (Stand mit geöffneter Fußstellung). Die Grundstellung ist vorteilhafter als der Schlußstand, weil beim Übergang zur Kniebeuge und tiefen Hocke die Knie besser zusammengehalten werden können und das Körpergewicht auf die Außenseiten der Fußsohlen verlagert wird. Zur Gewährleistung einer größeren Standsicherheit stehen die Füße 2-3 cm auseinander. Der gesamte Körper ist gestreckt, der Kopf aufgerichtet, das Kinn angehoben, es bildet mit der Vorderseite des Halses einen rechten Winkel, die Schultern sind ein wenig nach hinten-unten gezogen. Der Brustkorb ist geweitet, die Bauchmuskulatur angespannt. Eine Hohlkreuzhaltung muß vermieden werden; auch die Knie dürfen nicht zu stark durchgedrückt sein.

2. Seitgrätschstand. Das Körpergewicht ist auf beide Beine gleichmäßig verteilt, die Fußspitzen zeigen gerade nach vorn. Durch den Seitgrätschstand erreichen wir eine größere Stabilität zur Ausführung bestimmter Rumpfbeugen und Rumpfdrehungen.

3. Hockstand. Knie geschlossen, Füße eng zusammen, die Fersen etwas vom Boden abgehoben. Der Oberkörper bleibt aufrecht – nicht vorbeugen –, das Becken halten wir in einer stabilen Lage, indem Gesäß- und Bauchmuskulatur angespannt werden.

4. Kniegrätschstand. Oberkörper und Oberschenkel bilden eine senkrechte Linie, die Oberschenkel zu den Unterschenkeln rechte Winkel, die Füße liegen mit dem Spann auf

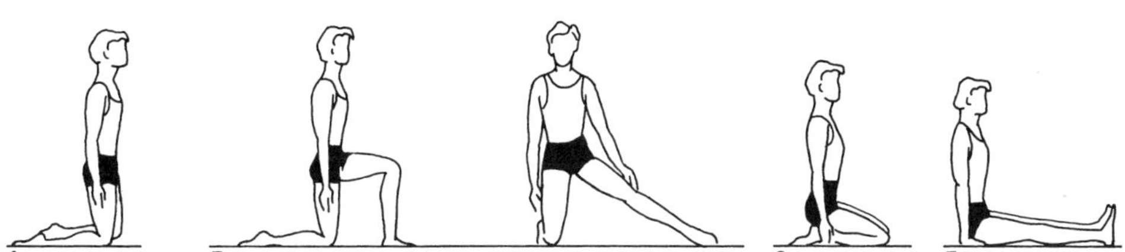

4 5 6 7

dem Boden auf. Nicht durchhängen, das Becken wird in seinem oberen Teil nach hinten, im unteren Teil nach vorn gedrückt. Die leicht gegrätschte Beinhaltung ist zur Stabilisierung notwendig.

5. Schrittknien. Diese Ausgangsstellung, die die Wirkung bestimmter Bewegungen erhöht, verwenden wir vor allem bei Übungen in nur einer Bewegungsrichtung. Wir knien auf einem Bein, das andere ist im rechten Winkel nach vorn gestellt, der Fuß ist mit der ganzen Sohle aufgesetzt oder seitgestellt, wobei der seitgestellte Fuß den Boden nur mit den Zehenspitzen berührt.

6. Fersensitz. Aus dem Kniestand setzen wir uns auf die Fersen, die Füße können entweder gestreckt oder zu den Unterschenkeln hin angezogen sein. Den Fersensitz brauchen wir vorwiegend bei Haltungsübungen für Kinder zum Fixieren des Beckens.

7. Strecksitz. Der Oberkörper wird aufrecht oder in leichter Vorlage gehalten. Brust heraus, Hüfte gestreckt. Die Fußspitzen etwas angezogen, Beine lang, die Kniekehlen liegen auf dem Boden auf. Die Arme werden senkrecht neben dem Hüftgelenk mit der ganzen Handfläche aufgestützt, die Fingerspitzen sind nach vorn gerichtet.

8. Grätschsitz. Die Beine in einem Winkel von etwa 90° gegrätscht, Fußspitzen etwas angezogen.

9. Hocksitz. Die angewinkelten Beine dicht an den Körper herangezogen, die Füße mit der ganzen Sohle auf dem Boden so dicht wie möglich an das Gesäß herangestellt, Knie geschlossen. Die Haltung des Oberkörpers ist wie beim Strecksitz.

10. Schneidersitz. Sitz mit angewinkelten und überkreuzten Beinen, die Knie werden so nah wie möglich zum Boden gedrückt, der Oberkörper ist aufgerichtet.

11. Hocksitz, linkes Bein gestreckt. Rechtes Bein angehockt, linkes Bein gestreckt – es liegt voll auf dem Boden auf.

12. Hürdensitz links. Aus dem Strecksitz wird das rechte Bein nach außen geführt und angewinkelt, so daß die Oberschenkel des gestreckten und des angewinkelten Beines wie auch der rechte Oberschenkel zum rechten Unterschenkel jeweils rechte Winkel bilden. Aufrechte Oberkörperhaltung, Becken- und Schulterlinie zeigen in eine Richtung. Nicht zur Seite des gestreckten Beines neigen.

13. Bankstellung vorlings. Arme und Oberschenkel senkrecht zum Boden, sie bilden mit der Oberkörperlinie und der Bodenlinie ein Viereck. Die Hände in Schulterbreite leicht nach innen auf den Boden gestützt.

14. Weite Bankstellung. Knie und Hände weit auseinander, sie bilden zum Boden spitze Winkel und mit dem Oberkörper ein Trapez.

15. Enge Bankstellung. Knie und Hände eng beieinander, Arme-Oberschenkel-Oberkörper bilden ein Dreieck.

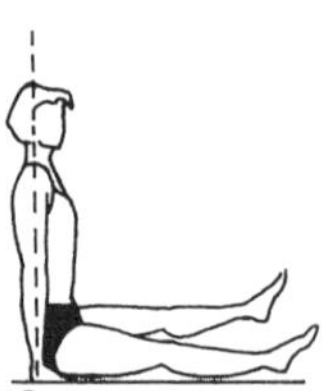
8

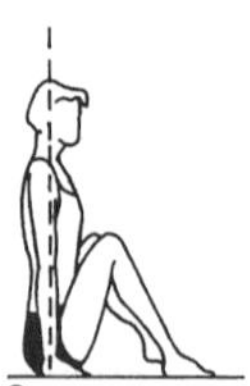
9

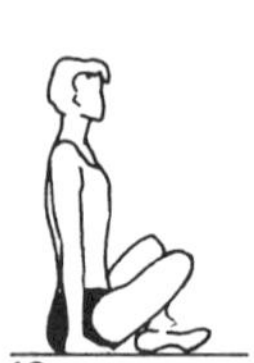
10

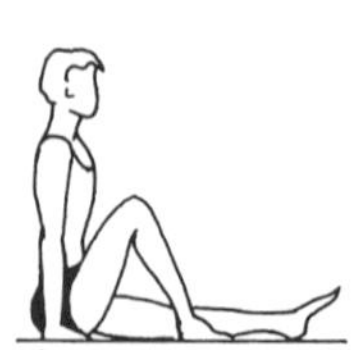
11

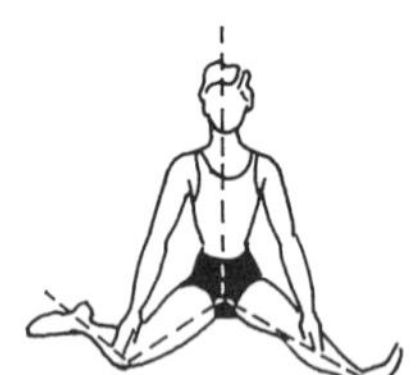
12

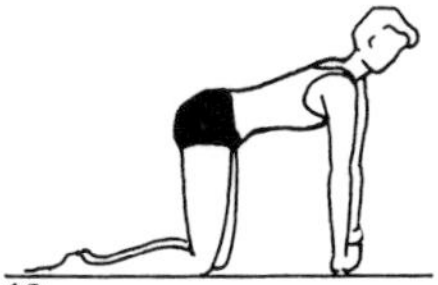
13

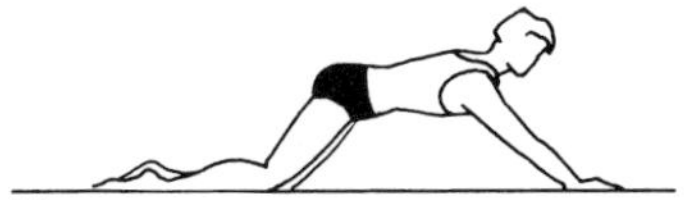
14

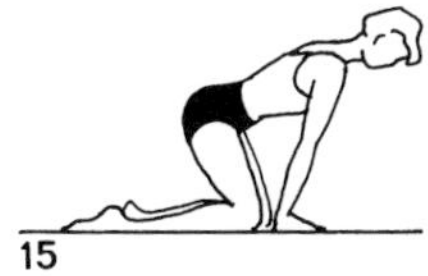
15

16. Liegestütz vorlings, rücklings, links seitlings. Beine, Oberkörper und Kopf bilden eine Linie, der Körper ist gestreckt. Beim Liegestütz vorlings und rücklings sind die Arme senkrecht aufgestützt mit den Händen leicht nach innen.

17. Seitenlage (Liegen links oder rechts seitlings). Der innere Arm in Hochhalte, der äußere Arm wird vor dem Oberkörper aufgestützt und trägt so zur Stabilisierung der Lage bei.

18. Rückhochhalte der Arme. Die Arme sind gestreckt und in der Hochhalte so weit wie möglich nach hinten gedrückt, die Handflächen zeigen gewöhnlich nach innen. Die Schultern nicht anheben, Hüfte strecken.

19. Rückführen der Arme aus der Seithalte, Handflächen nach oben. Dies ist die wirksamste Haltung der gestreckten Arme. Durch das Drehen der Handflächen nach oben werden die Brustmuskeln zusätzlich gespannt.

20. Winkelstand mit Hochhalte der Arme. Vorsenken des gestreckten Oberkörpers bis zur Waagerechten, die Rückenmuskeln sind angespannt, wobei die Hochhalte der Arme die Wirkung noch erhöht. Der Kopf wird in der Verlängerung des Rückens gehalten, Knie sind durchgedrückt.

21. Tiefrumpfbeuge mit Hochhalte der Arme. Der Kopf ist geneigt und wird so nahe wie möglich an die Knie gebracht, die Arme werden locker gehalten.

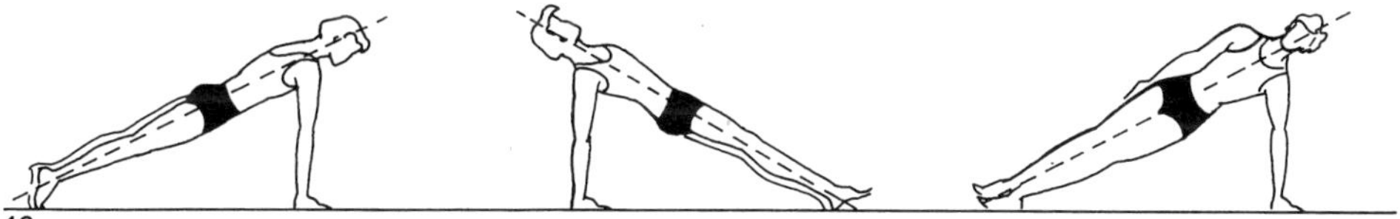
16

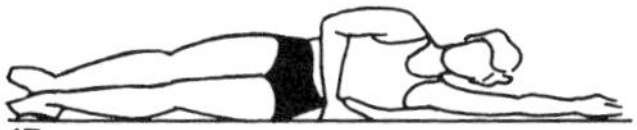
17

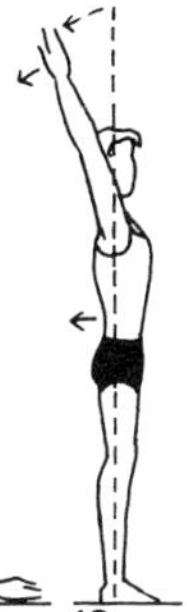
18

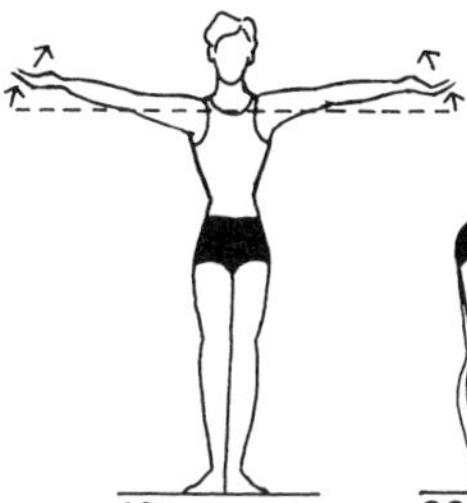
19

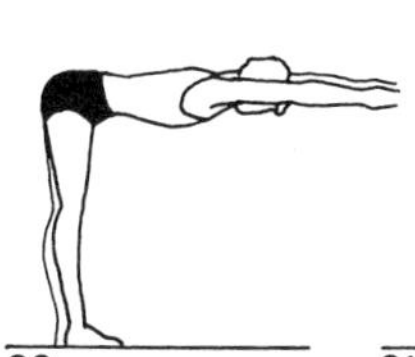
20

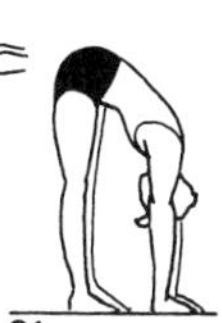
21

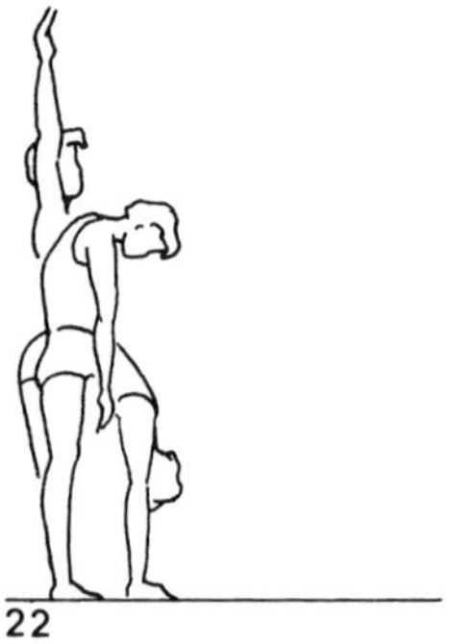
22

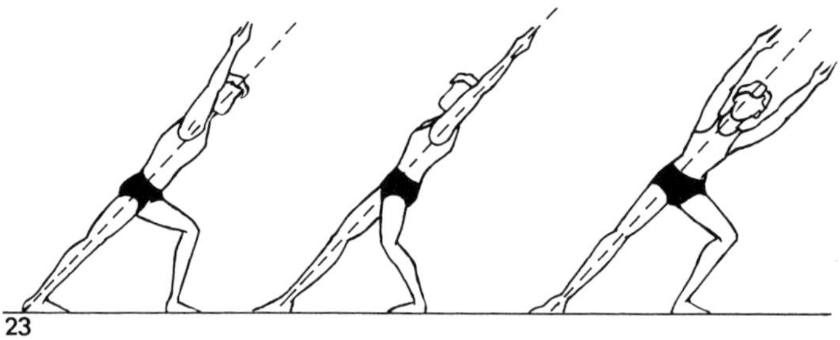
23

22. Stufenweises Aufrichten (Senken) des Oberkörpers. Die Bewegung wird langsam ausgeführt, ein Wirbel nach dem anderen wird einbezogen.

23. Ausfallstand links vorwärts, rückwärts und seitwärts bei gestreckter Körperhaltung. Beide Füße werden mit der ganzen Sohle aufgesetzt. Das gestreckte Bein, Oberkörper und Kopf mit Hochhalte der Arme bilden eine Gerade, die Wirbelsäule ist in der Lendengegend möglichst gerade. Schulter- und Beckenlinie verlaufen zueinander parallel in einer frontalen Ebene.

Übersicht über die Bezeichnung von Muskeln und die anatomischen Fachbegriffe

Bezeichnung der Bewegungsrichtungen in den Gelenken:

Flexion (Beugung) ist eine Bewegung um die frontale waagerechte Linie des Gelenks. Dabei wird der Gelenkwinkel verkleinert (z. B. Vorspreizen).

Extension (Streckung) ist eine Bewegung um die frontale waagerechte Linie des Gelenks. Dabei wird der Gelenkwinkel zwischen den beweglichen Knochenteilen vergrößert (z. B. Rückführen der Arme, Rückspreizen, Rückbeugen).

Abduktion (Wegführen) ist eine Bewegung seitlich der waagerechten Ebene des Gelenks im Sinne des Entfernens von der Mittelachse (z. B. Seitheben der Arme, Seitspreizen).

Adduktion (Heranführen) ist eine Bewegung seitlich der waagerechten Ebene des Gelenks an die Mittelachse (z. B. Senken der Arme aus der Vorhalte, Senken des vorgespreizten Beines).

Rotation (Drehen) ist eine Bewegung um die Hauptachse des Knochens (z. B. Armdrehen, Drehen der Unterschenkel, des Fußes, der Unterarme, des Rumpfes).

Zirkumduktion (Kreisen) ist eine kombinierte Bewegung, bei der das freie Ende des Knochens einen Kreis beschreibt und der ganze Knochen einen Kegel umschreibt (z. B. Handkreisen, Kreisen der Unterarme, der Beine, der Unterschenkel, des Rumpfes).

Kennzeichnung der Muskeln nach ihrer Funktion:

Synergisten sind Muskeln, die bei bestimmten Übungen zusammenwirken (z. B. bei einer Flexion im Hüftgelenk wirken der Lendendarmbeinmuskel, der Kammuskel, der gerade Oberschenkelmuskel, der Schneidermuskel, der lange und kurze Anzieher und der Spanner der Oberschenkelfaszie zusammen).

Antagonisten sind Muskeln, die bei einer Bewegung wechselseitig gegeneinander wirken (z. B. Bauch- und Rückenmuskeln – Muskeln, die den Körper aufrecht halten).

Fixiermuskeln (stabilisierende Muskeln) sind Haltemuskeln, die die Knochen in einer bestimmten Stellung fixieren, indem sie es anderen Muskeln unmöglich machen, eine Bewegung auszuführen (z. B. stellen die Bauchmuskeln das Becken fest, ermöglichen damit aber dem Lendendarmbeinmuskel eine Beugung im Hüftgelenk.

Limitationsmuskeln sind Muskeln, die eine Bewegung begrenzen und somit bewirken, daß eine Bewegung in einem Gelenk in einer bestimmten Richtung abläuft (z. B. begrenzt der zweiköpfige Oberschenkelmuskel das Vorhochspreizen des Beines; das ist eine Flexion im Hüftgelenk bei Streckung im Kniegelenk).

Einzelübungen ohne Hand- und Turngerät

Einzelübungen ohne Hand- und Turngerät sind besonders für die Jugend und für Anfänger mit unzureichender Beweglichkeit geeignet. Durch Übungskombinationen, Steigerung der Anzahl der Wiederholungen und Wechseln des Übungsrhythmus läßt sich eine hohe Wirksamkeit erzielen, die auch dem Leistungsvermögen Fortgeschrittener voll gerecht wird. Es ist unbedingt auf höchste Exaktheit der Übungsausführung zu achten, da nur dann ihre Wirksamkeit gewährleistet ist.
Wenn nicht nur der Übungsleiter den physiologischen Wert der Übungen kennt, sondern auch die Ausführenden selbst, werden sie somit die Übungen bewußt ausführen. Das ist gleichzeitig grundlegende Voraussetzung für eine echte Anteilnahme am Üben, die bei Jugendlichen erst geweckt werden muß.
Abwechslung bei gymnastischen Übungen ohne Gerät erreichen wir besonders durch Wettbewerbsformen, durch Kontrollübungen und anspruchsvolle Aufgabenstellungen.
Durch unsere Einteilung der Übungen nach ihrem physiologischen Wert wollen wir die zweckmäßige Auswahl der Übungen erleichtern. Nur wenige Übungen sprechen einen eng begrenzten Bereich des Körpers an, gewöhnlich ist ihre Wirksamkeit recht umfangreich. Die Einordnung der Übungen in den folgenden Kapiteln erfolgte somit nach der *dominierenden* physiologischen Wirkung.

Einteilung der Einzelübungen ohne Hand- und Turngerät

1. Übungen in der Fortbewegung
Gehen
Laufen
Sprünge
Kriechen
Reaktionsübungen

2. Konditionsübungen
Beweglichkeitsübungen
- Arme
- Wirbelsäule
- Becken
- Beine

Kraftübungen
- Arme
- Rücken
- Bauch
- Beine

Lockerungsübungen
Gleichgewichtsübungen
Koordinationsübungen
Atemübungen

Übungen in der Fortbewegung

Gehen

Das Gehen in Verbindung mit der Ausführung verschiedener anderer Bewegungen ordnen wir vor allem dem einleitenden Teil einer Übungseinheit zu, besonders für wenig belastbare und ältere Übende. Das Tempo muß so sein, daß der Blutkreislauf beschleunigt wird.

Es ist auf ein betont aufrechtes Gehen Wert zu legen. Zum Gehen können wir auch verschiedene Verbindungen mit Tanzschritten ausführen, wie Nachstellschritt, Hüpf- und Wechselschritte, die mit Körper- und Armbewegungen verbunden werden. Diese Übungen sind besonders für Frauengruppen geeignet.

1. Gehen im Kreis (in der Halle oder auf dem Sportplatz) in einheitlichem Rhythmus nach Handklatsch oder Pfiff

2. Gehen mit allmählicher Tempobeschleunigung, Armbewegungen dem Tempo angepaßt (anfangs müssen sich die Übenden der Tempobeschleunigung des Klatschens anpassen, dann Übergang zur individuellen Gehgeschwindigkeit – sportliches Gehen).

3. Gehen mit verlängerten Schritten und weiten Armschwüngen

4. Zehengang, Arme in Nacken- oder Hochhalte

5. Fersengang

6. Gehen in der Hocke, auf Zehenspitzen (Becken nach vorn), Oberkörper aufrecht, Beine geradlinig nach vorn aufsetzen)

7. Gehen in der Hocke auf der ganzen Sohle

8. Gehen im Wechsel – Streckgang, Arme in Nackenhalte, wechselt mit Gehen in der Hocke (Kniewinkel nicht kleiner als 90°), Arme in Vorhalte (8 und 8 Schritte)

9. Gehen mit abwechselndem Links- und Rechtsrumpfdrehen, jeweils zur Seite des vorschreitenden Beines hin, beide Arme schwingen mit

10. Gehen mit Knieheben des vorschreitenden Beines abwechselnd links und rechts bei gleichzeitigem Rumpfdrehen zum angehobenen Bein, beide Arme schwingen mit:

a) Auf jede dritte Zählzeit

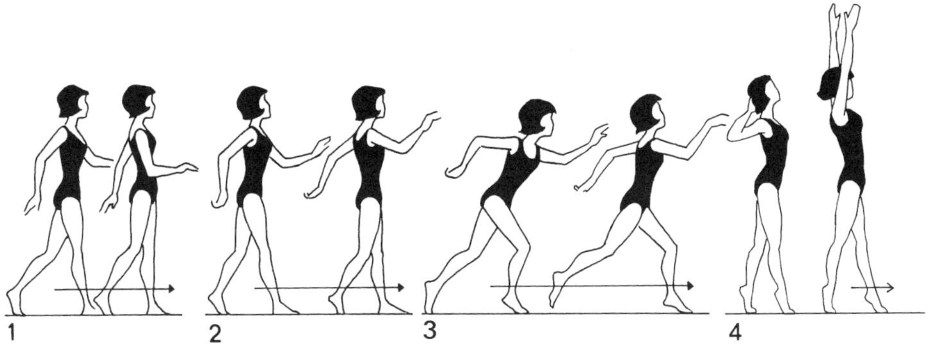

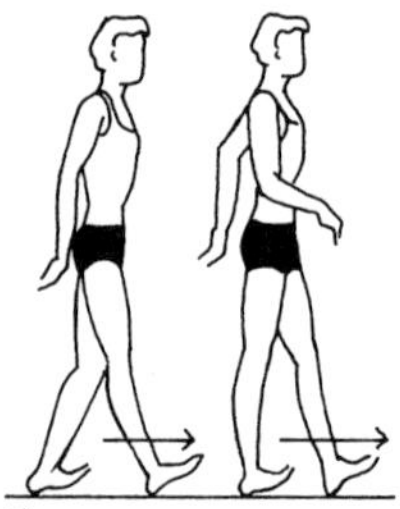

5

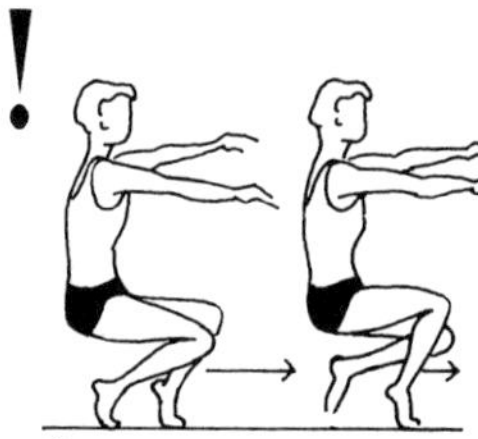

6

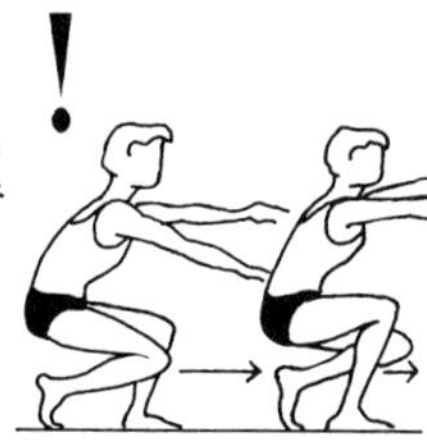

7

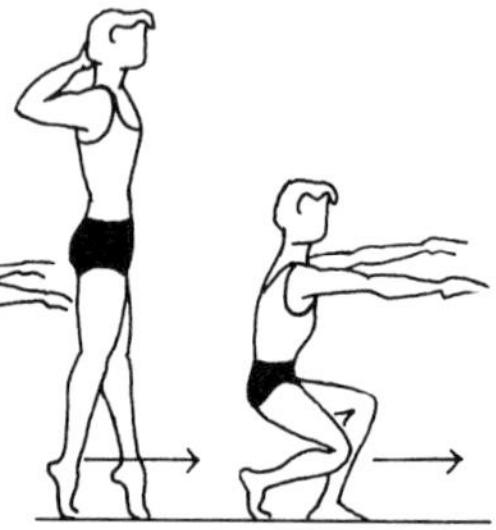

8

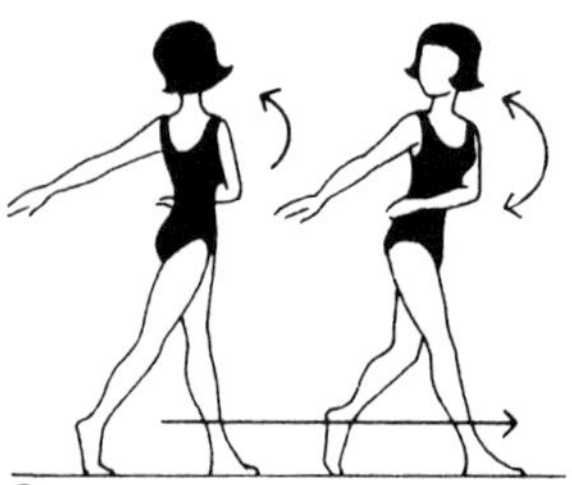

9

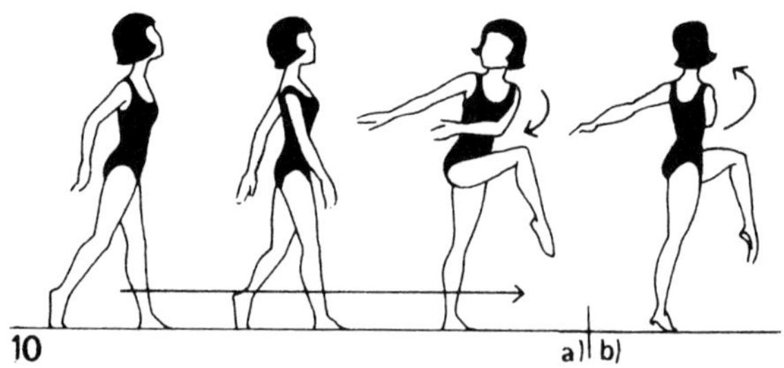

10

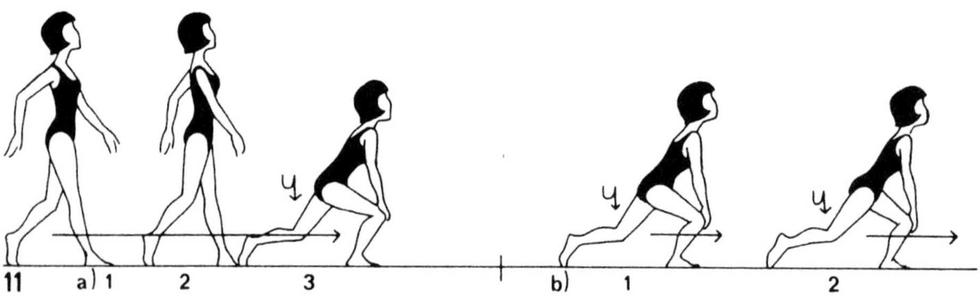

11

b) Auf jede Zählzeit

11. Ausfallgehen mit Nachfedern, die Hände werden jeweils auf das vorgestellte Bein gestützt:

a) Bei jedem dritten Schritt

b) Bei jedem Schritt

12. Gehen mit verlängerten Schritten und gleichzeitigem Vorrumpfbeugen, die Hände fassen vor dem vorgestellten Bein auf den Boden:

a) Dasselbe mit zwischenzeitlichem Aufrichten, Führen der Arme in die Hochhalte und Vorspreizen

b) Dasselbe bei Verbleiben in der Hockhaltung ohne Aufrichten und Vorbeugen

13. Ausfallgehen mit Seitkreisen der Arme über die Hochhalte nach hinten in die Rückhalte

14. Ausfallgehen über Kreuz (das vorgestellte Bein kreuzt jeweils das hintere Standbein)

15. Gehen seitwärts, abwechselnd vorn und hinten kreuzen

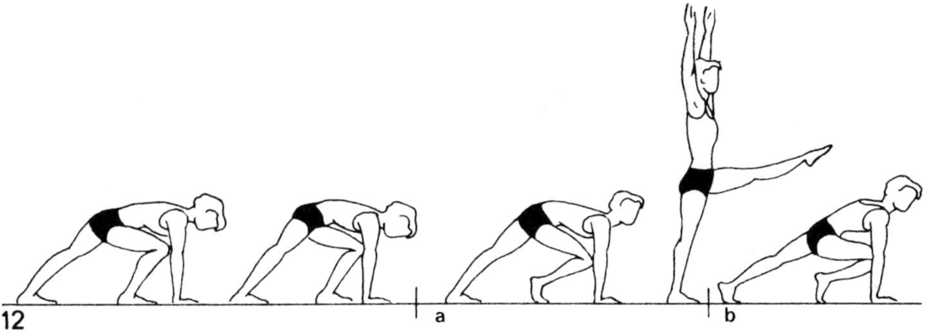

12

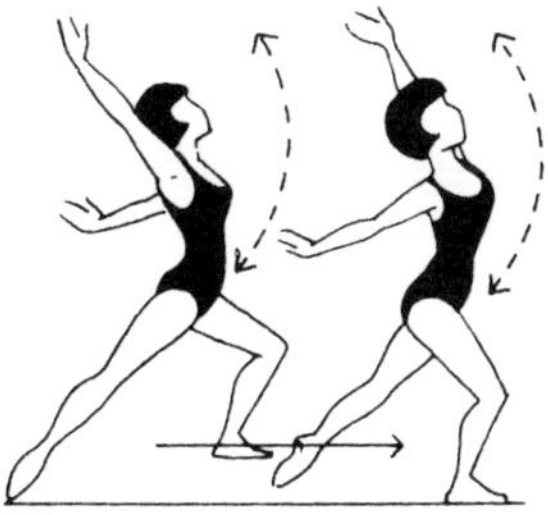

13

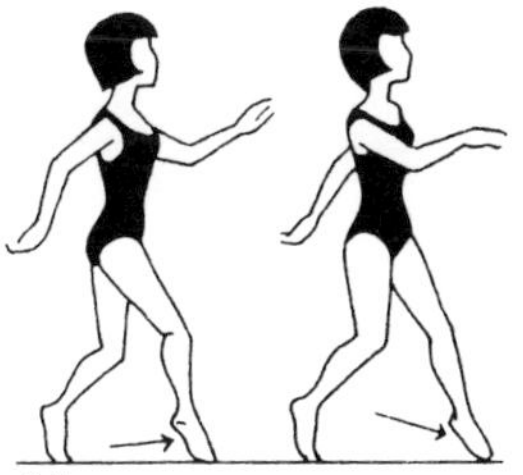

14

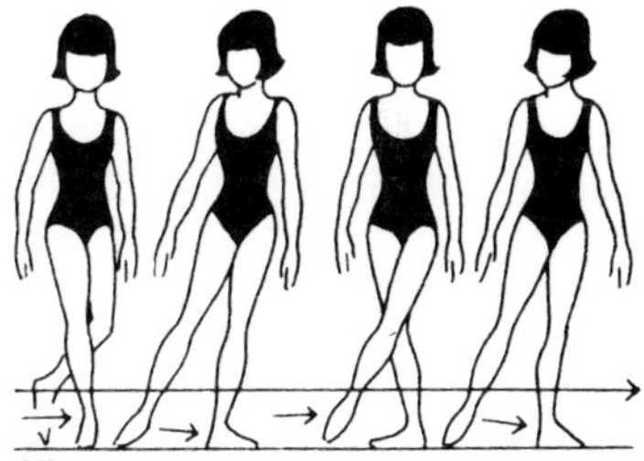

15

16. Gehen seitwärts mit Seitspreizen und Dehnung, Hüftstütz:

1. Seitspreizen links
2. Vorführen und Senken des linken Beines
3. Viertel Linksdrehung, Aufsetzen des linken Beines in leichter Beugestellung bei zurückgestelltem rechten Bein
4. Vorspreizen rechts mit viertel Linksdrehung zum Stand auf dem linken Bein (Seitspreizen rechts)
5. Führen des rechten Beines nach vor-unten
6. Aufsetzen des rechten Beines, viertel Rechtsdrehung, Beugung des zurückgestellten linken Beines
7. Vorspreizen links mit viertel Rechtsdrehung zum Stand auf dem rechten Bein (Seitspreizen links)

8.–12. wie 2.–6.

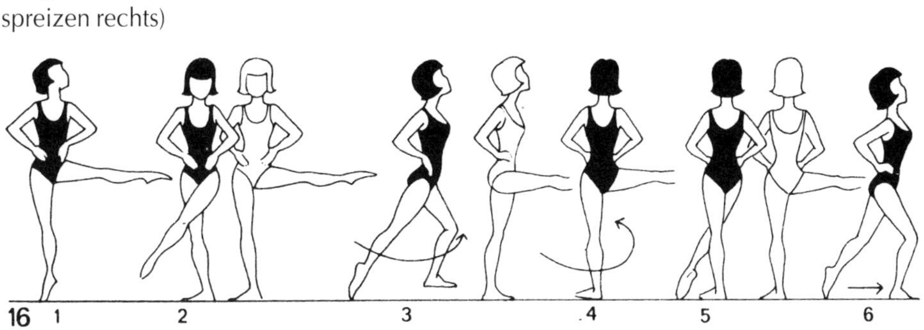

16

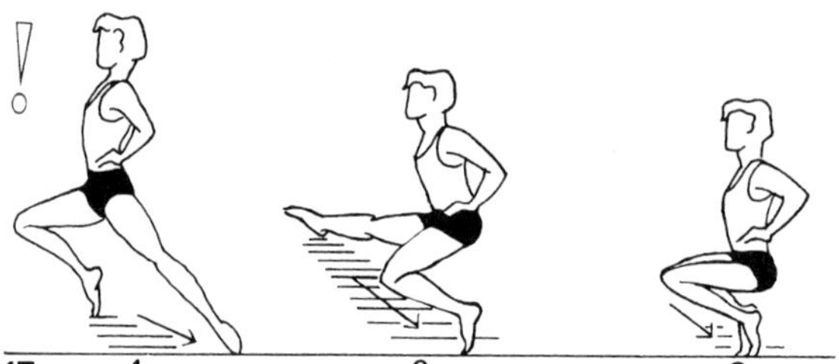

17

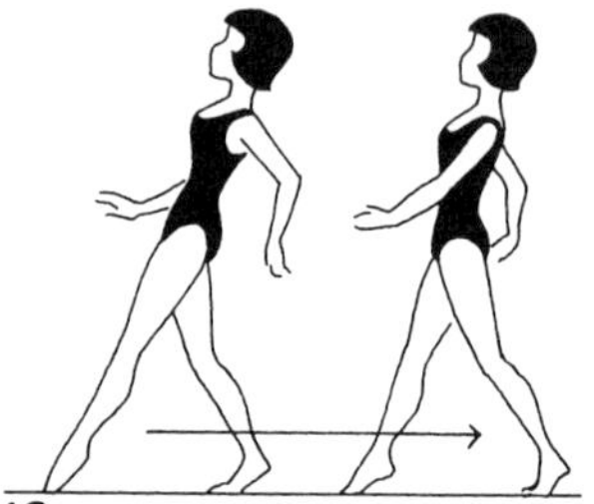
18

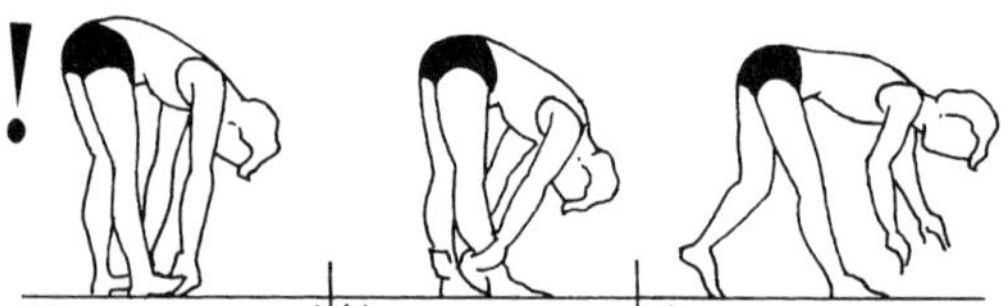

19

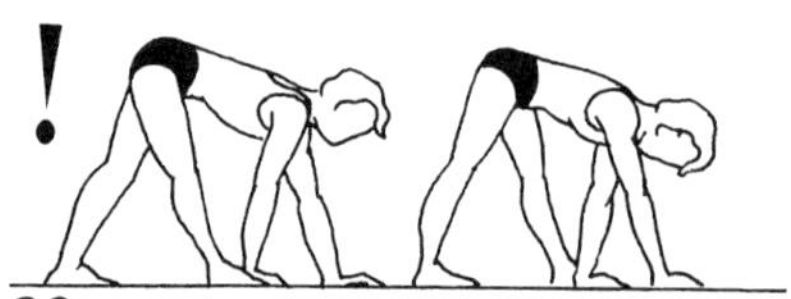
20

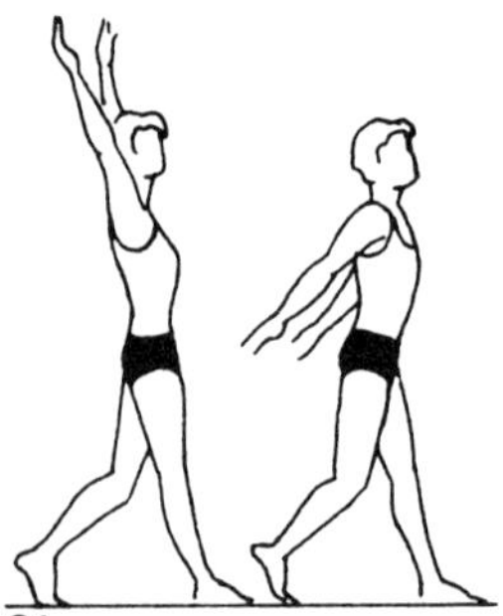
21

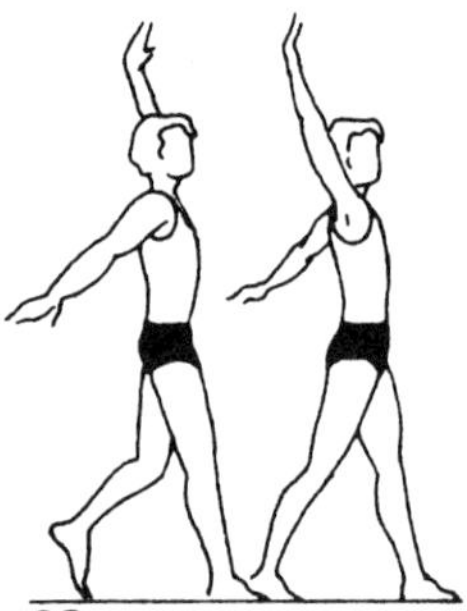
22

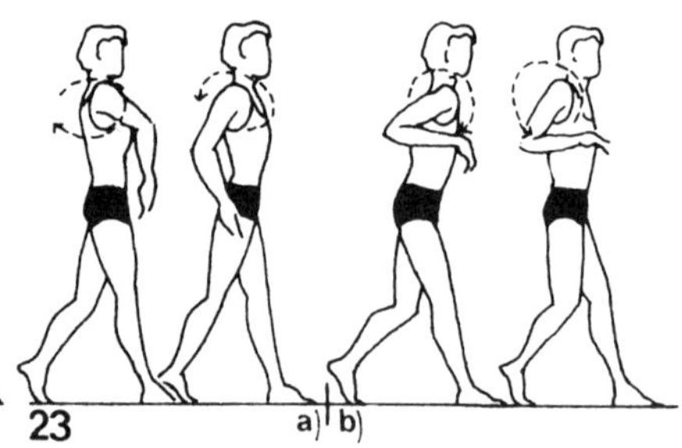

23

17. Ausfallgehen seitwärts im tiefen Hockstand, Hüftstütz:
1. Aus dem Hockstand Seitstellen links
2. Bewegung nach links (Gewichtsverlagerung auf das linke Bein, das Becken so tief wie möglich, Oberkörper aufgerichtet)
3. Heranziehen rechts zum Hockstand
4.–6. wie 1.–3.

18. Rückwärtsgehen mit Armschwingen wie beim Vorwärtsgehen

19. Gehen in der tiefen Vorbeuge:
a) Fassen der Fußspitzen
b) Fassen der Fußgelenke
c) Arme hängen locker nach unten

20. Vierfüßlergang mit gestreckten Beinen

21. Gehen mit Schwingen der Arme im Wechsel in die Hoch- und Rückhalte

22. Gehen mit Armschwingen im Wechsel in die Hochhalte links und Rückhalte rechts und widergleich (Schwünge bis zum Grenzbereich ausführen, Arme gestreckt lassen)

23. Gehen mit Schulterkreisen rückwärts und vorwärts
a) Arme locker hängen lassen
b) Arme anwinkeln wie beim Gehen

24. Gehen mit Rück- oder Vormühlkreisen

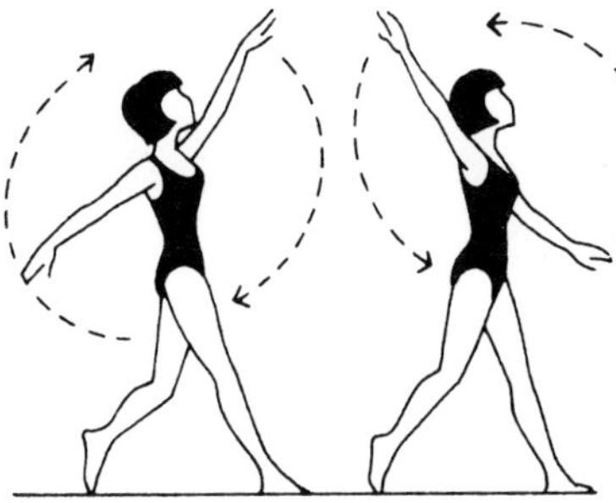

24

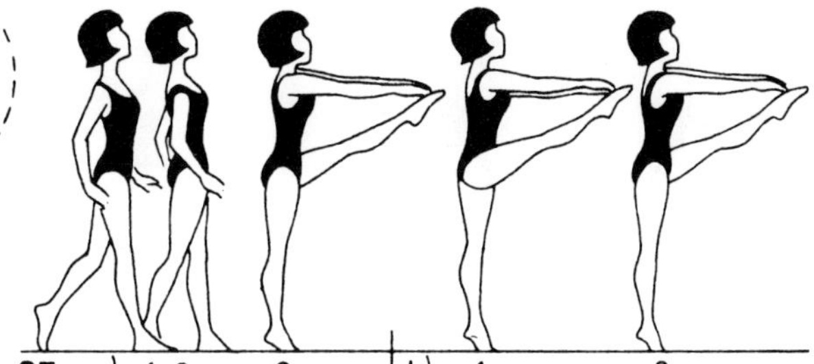

25 a) 1 2 3 b) 1 2

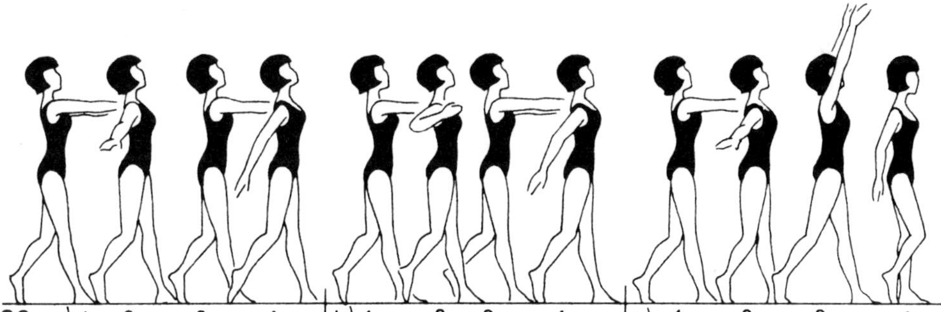

26 a) 1 2 3 4 b) 1 2 3 4 c) 1 2 3 4

25. Gehen mit Vorspreizen links und rechts im Wechsel mit gleichzeitigem Vorführen der Arme, die Finger berühren die Fußspitzen des vorgespreizten Beines:

a) Auf jede dritte Zählzeit

b) Auf jede Zählzeit

26. Gehen mit gleichzeitigen Armbewegungen, zunächst bei jedem Schritt eine Armbewegung, dann nach zwei Schritten

a)

1. Vorhalte
2. Seithalte
3. Vorhalte
4. Rückhalte

b)

1. Vorhalte
2. Schlaghalte, Hände vor den Schultern
3. Vorhalte
4. Rückhalte

c)

1. Vorhalte
2. Seithalte
3. Hochhalte
4. Tiefhalte

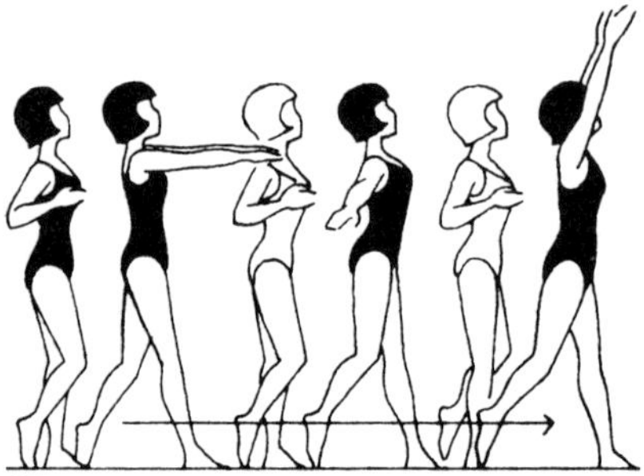

27

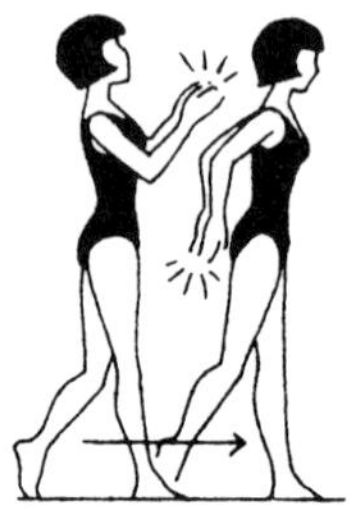

28

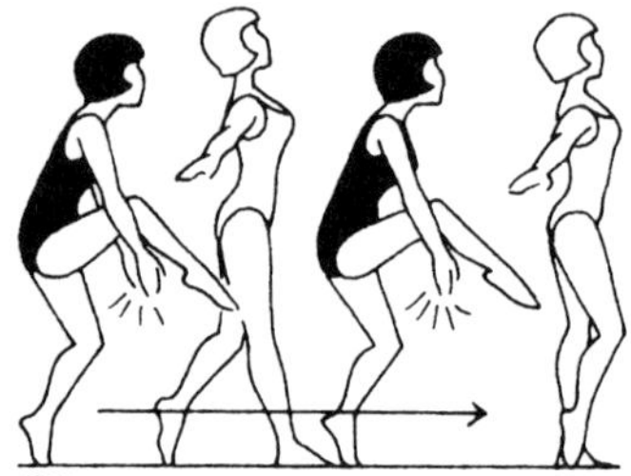

29

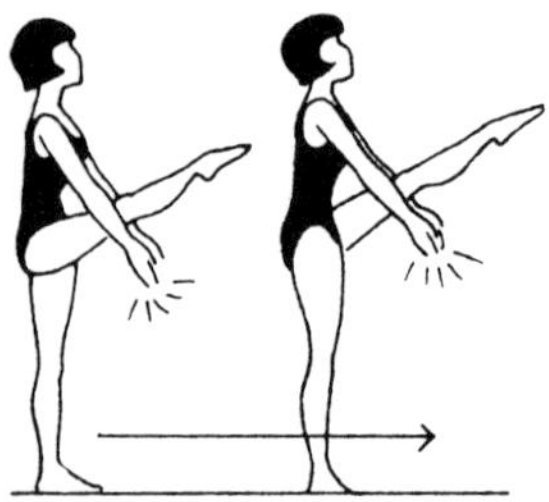

30

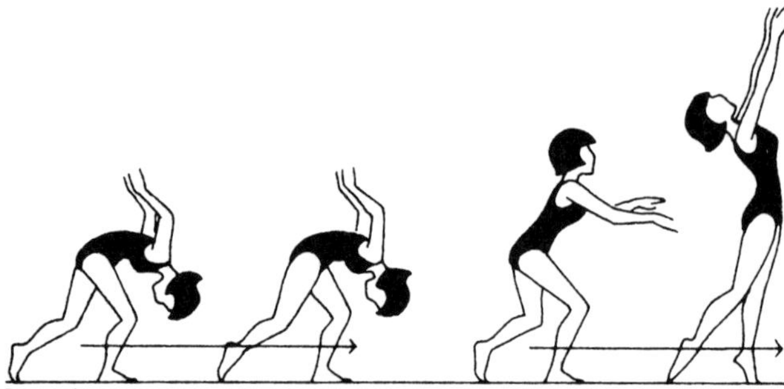

31 1 2 3 4

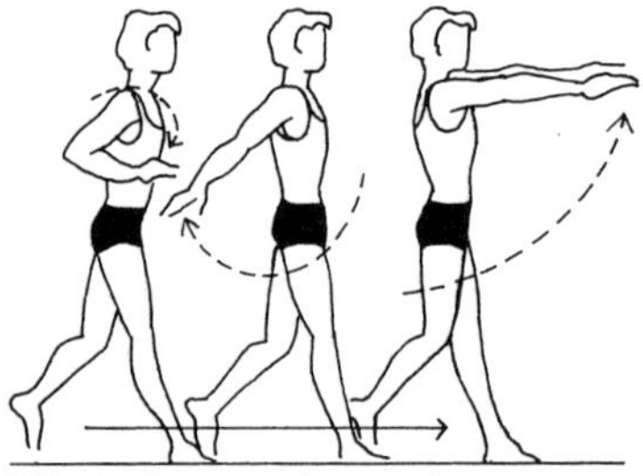

32 1 2 3 4

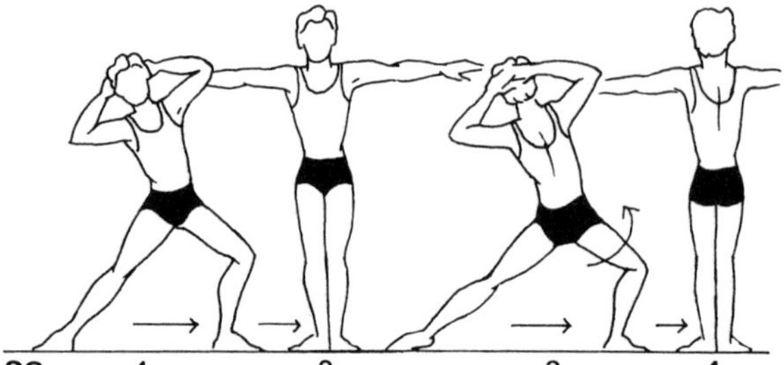

33 1 2 3 4

27. Gehen mit Herausstoßen der angewinkelten Arme nach vor, zur Seite und nach oben

28. Beim Gehen abwechselnd vor und hinter dem Körper in die Hände klatschen

29. Beim Gehen abwechselnd unter dem rechten und linken Bein in die Hände klatschen (dazwischen aufrichten und die Arme in Seithalte führen)

30. Hohes Spreizgehen, dabei jeweils unter dem vorgespreizten Bein in die Hände klatschen

31. Zwei Gehschritte mit tiefem Vorrumpf-

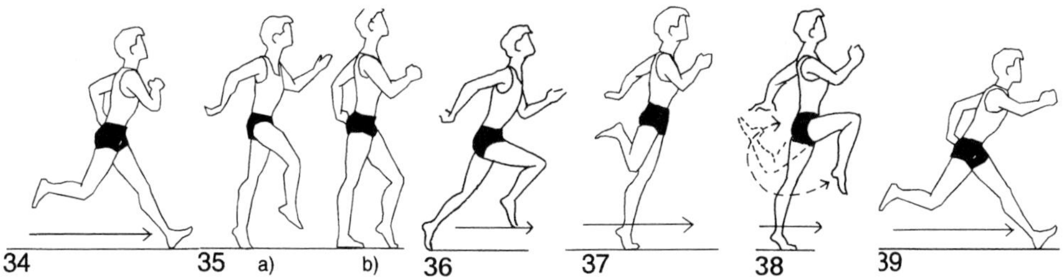

beugen mit Rückhochschwingen der Arme, auf zwei Schritte aufrichten mit Vorhochschwingen der Arme

32. Zwei Gehschritte mit Rückschulterkreisen mit angewinkelten Armen, beim dritten Schritt Rück- und Tiefschwingen der Arme, beim vierten Schritt Vorschwingen zur Vorhalte

33. Ausfallgehen seitwärts mit einer halben Drehung:
1. Ausfallschritt links seitwärts – Seitrumpfbeugen rechts – Führen der Arme in Nackenhalte 2. Aufrichten – Heransetzen des rechten Beines zur Grundstellung – Arme in Seithalte 3.–4. Halbe Linksdrehung und dasselbe widergleich

Laufen

Der Lauf trägt zur Entwicklung der Muskulatur der unteren Gliedmaßen bei, regt den Kreislauf an und ermöglicht eine allumfassende Erwärmung des Organismus sowie eine gute Durchblutung der einzelnen Muskelgruppen.
Bei Jugendlichen führen wir das Laufen vor allem in Spielformen durch. Zur Erweiterung der grundlegenden Bewegungsfertigkeiten ist es allerdings notwendig, verschiedene Arten des Laufens mit unterschiedlichen Arm-, Bein- und Rumpfbewegungen zu verbinden. Durch Variieren von Tempo und Rhythmus sowie durch Zusatzaufgaben gestalten wir das Üben lebendig und freudevoll. Ein Ausdauerlauf ist ungeeignet für den einleitenden Teil. Das würde über eine Vorbereitung des Organismus auf den Hauptteil der Übungseinheit hinausgehen.

34. Laufen (Traben) im Kreis (in der Turnhalle oder auf dem Sportplatz)
a) Gleichmäßiges Lauftempo
b) Tempowechselläufe
35. Laufen am Ort:
a) Mit Knieheben (Skipping)
b) Die Fußspitzen bleiben auf dem Boden, nur die Fersen werden im Wechsel abgehoben (Lifting, Fußgelenkarbeit)
36. Kniehebelauf
37. Laufen mit Anfersen
38. Laufen mit Wechsel von Kniehebelaufen und Anfersen, jeweils acht Schritte
39. Laufen mit Erweiterung der Schrittlänge

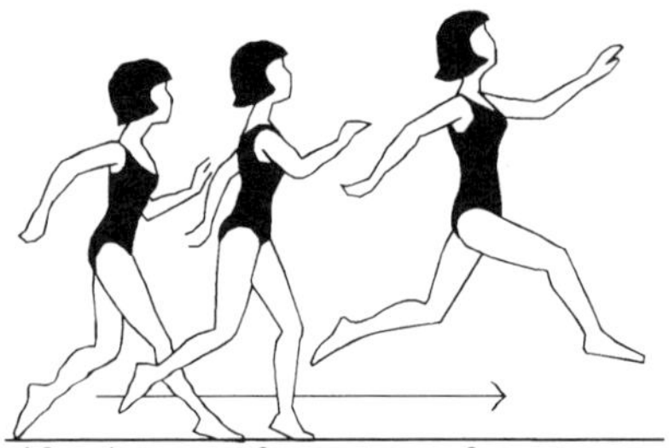

40 1 2 3

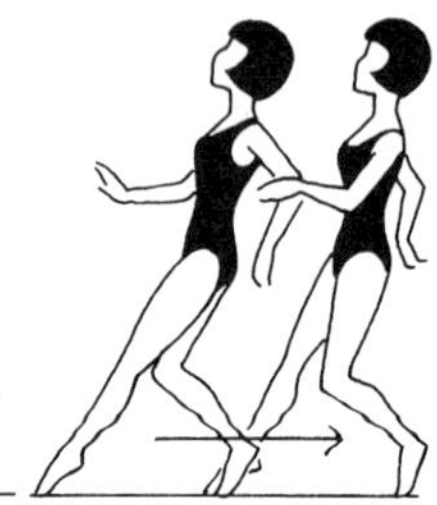

41

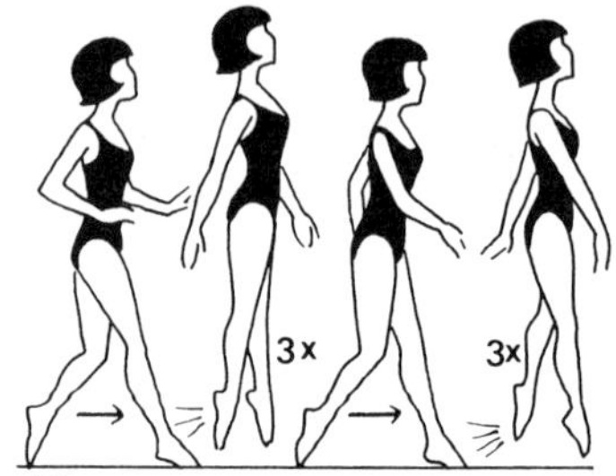

42

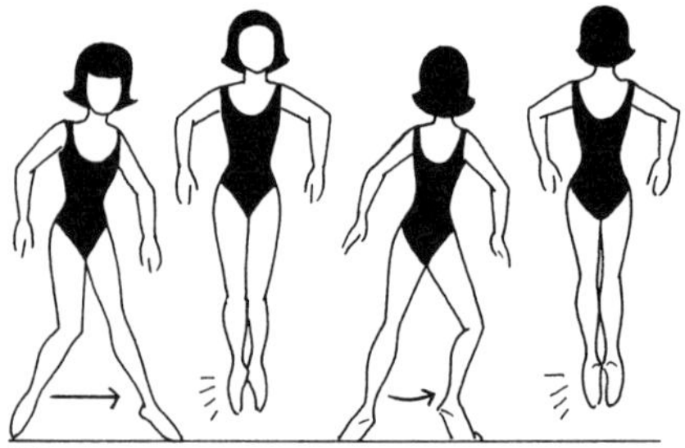

43

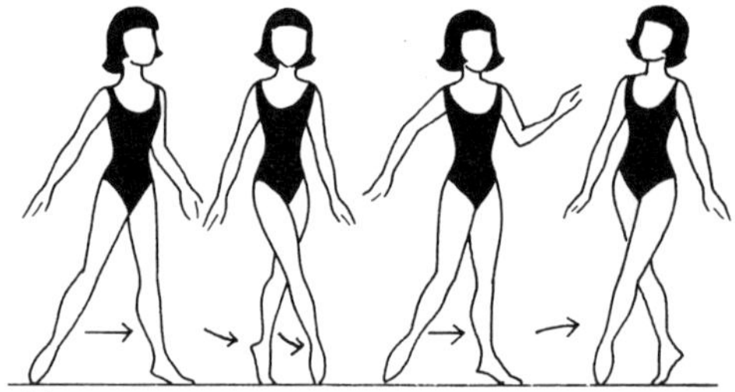

44

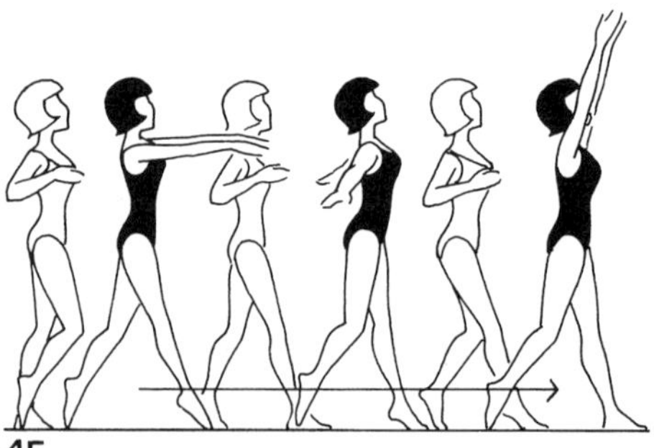

45

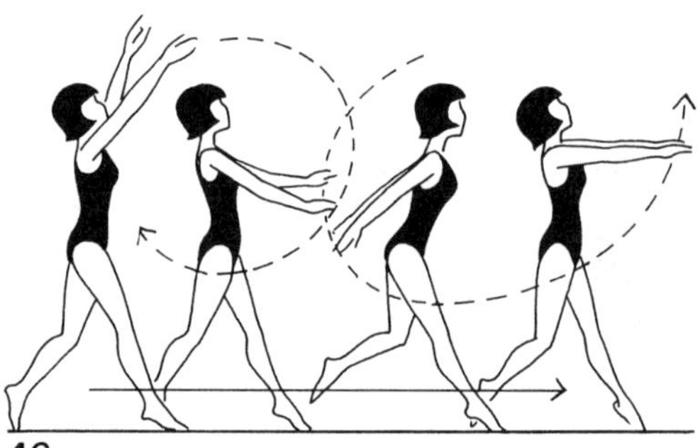

46

40. Beim Laufen jeden dritten Schritt weiter und höher

41. Laufen rückwärts

42. Hüpfen vorwärts (dreimal rechts, dreimal links vorwärts)

43. Hüpfen seitwärts mit halben Drehungen (im Wechsel Vorder- und Rückseite zur Kreismitte gerichtet)

44. Laufen seitwärts mit Kreuzen der Beine (abwechselnd vorn und hinten kreuzen)

45. Laufen mit angewinkelten Armen und abwechselndem Herausstoßen der Arme nach vorn, zur Seite und nach oben

46. Laufen mit Rück- und Vorarmkreisen

47. Im Wechsel zehn Laufschritte und fünf Gehschritte

48. Im Wechsel Laufen vorwärts, rückwärts und seitwärts

49. Laufen mit Vorbeugen

50. Fünf Laufschritte mit Vorbeugen, mit

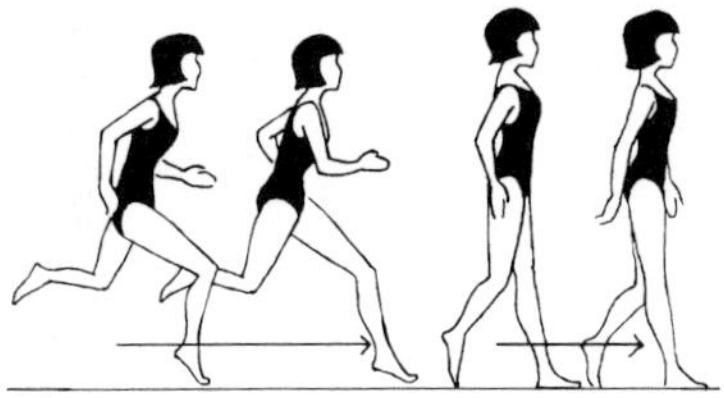

47

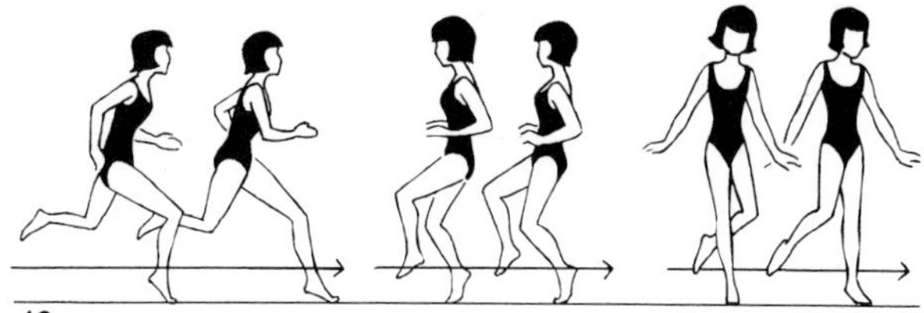

48

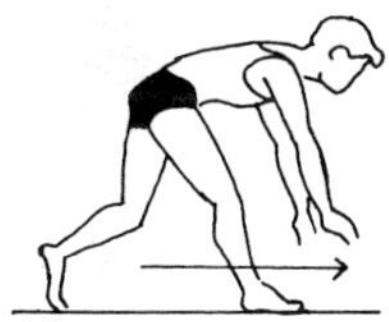

49

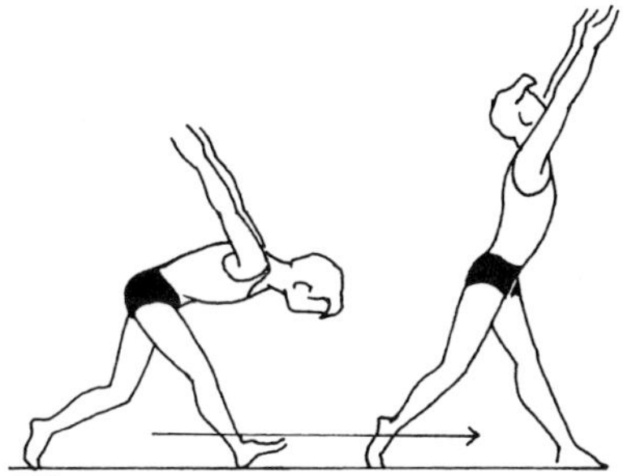

50

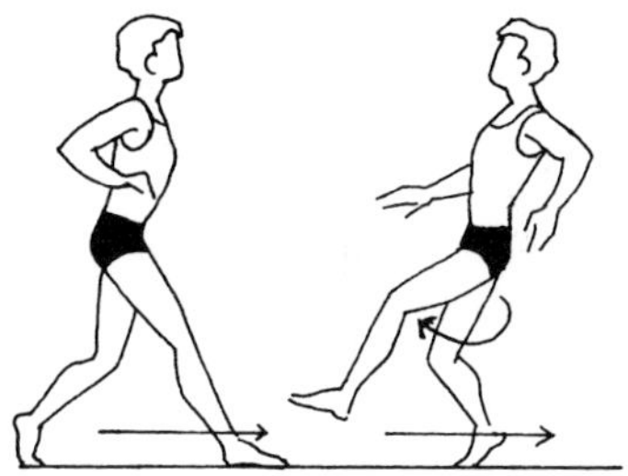

51

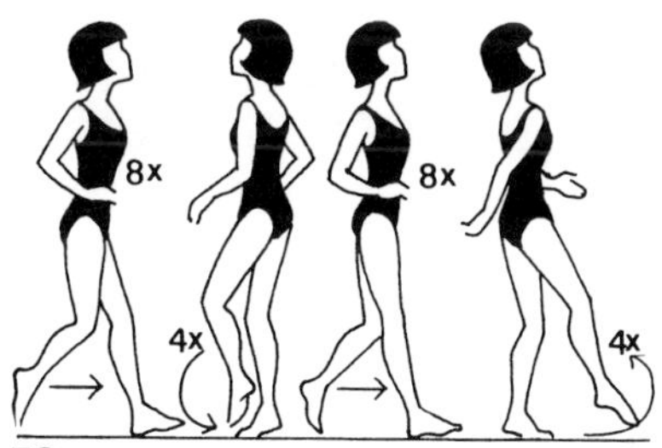

52

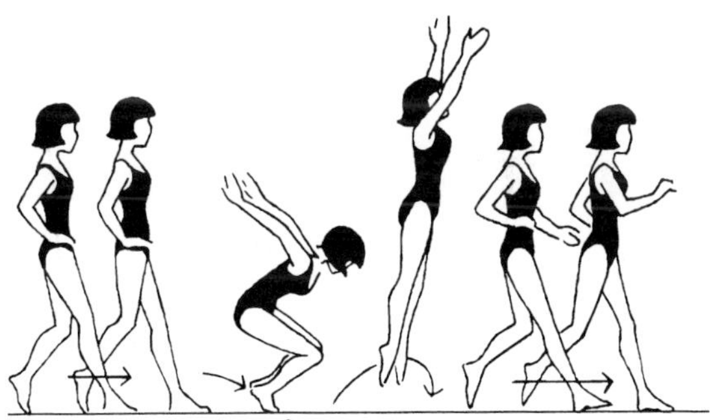

53 1 2 3

Rückhalte der Arme, im Wechsel mit fünf Laufschritten, aufrichten mit Hochhalte der Arme

51. Acht Laufschritte vorwärts, halbe Drehung, acht Laufschritte rückwärts (in gleicher Richtung)

52. Acht Laufschritte vorwärts – vier Linksschrittdrehungen; acht Laufschritte vorwärts – vier Rechtsschrittdrehungen

53. Aus dem Laufen nach jedem dritten Schritt in den Hockstand (etwa 90°) gehen, Vorbeugen mit Rückschwingen der Arme – Strecksprung mit Vorhochschwingen der Arme, dann den Lauf fortsetzen

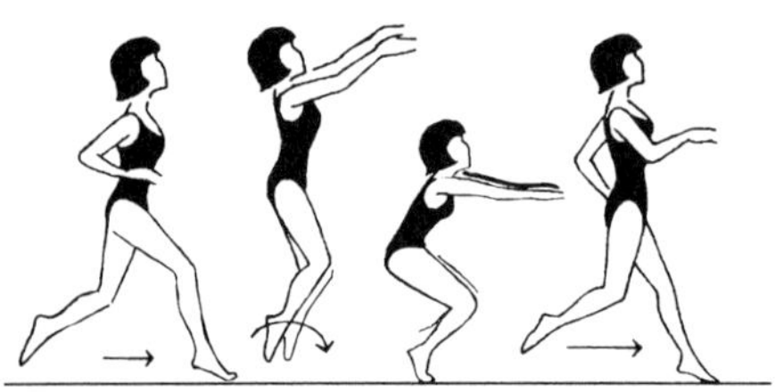

54

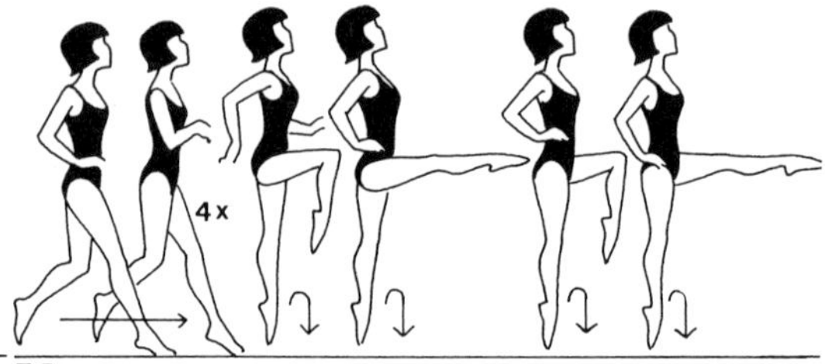

55

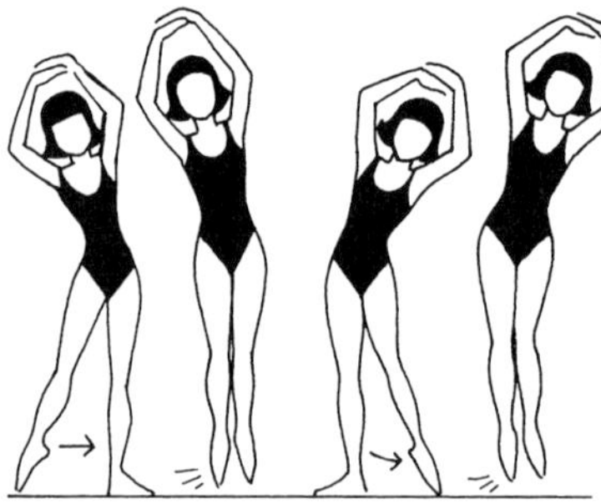

56

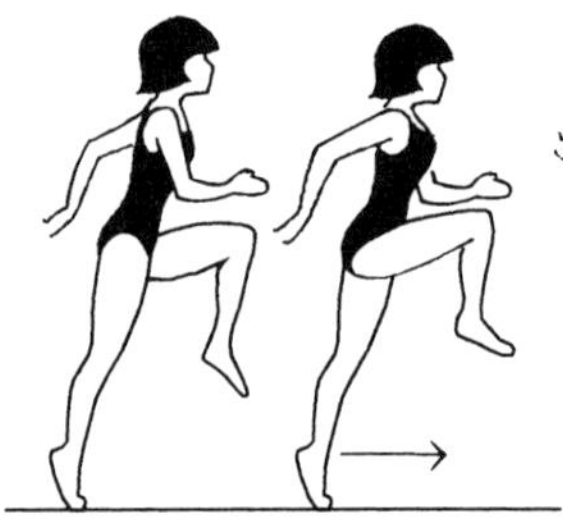

57

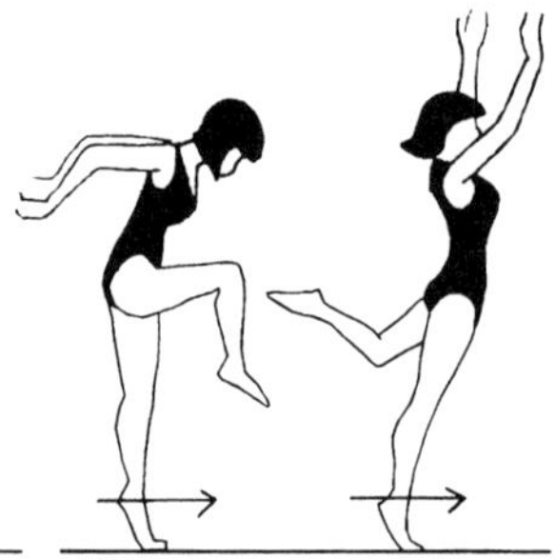

58

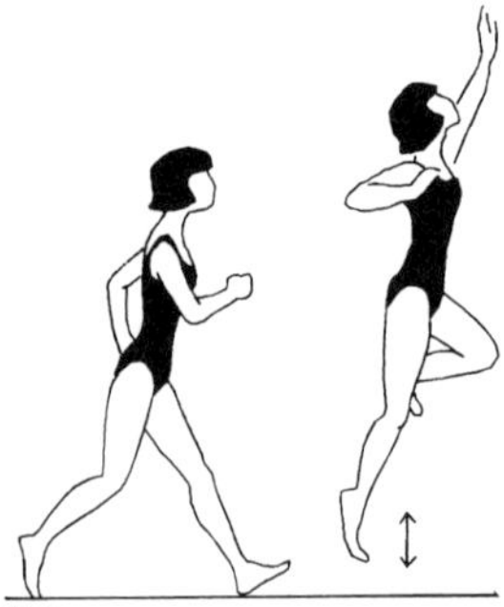

59

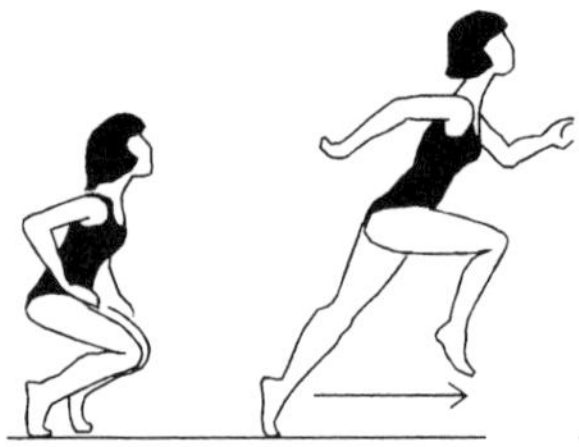

60

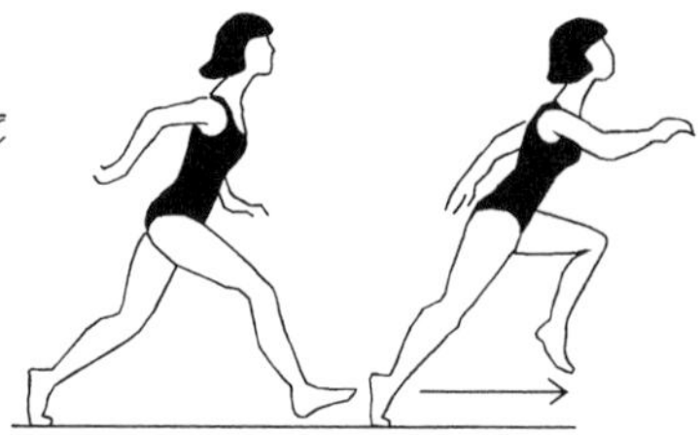

61

54. Aus dem Laufen auf ein Zeichen Sprung in den Hockstand (etwa 90°), Arme in Vorhalte – auf ein weiteres Zeichen Lauf fortsetzen

55. Vier Laufschritte vorwärts – zweimal Hüpfen links – rechtes Bein wird auf die erste Zählzeit gewinkelt angehoben, auf die zweite Zählzeit wird der Unterschenkel nach vorn gestreckt – dann zweimal Hüpfen rechts mit Anheben und Strecken links

56. Hüpfen seitwärts (Nachstellhüpfen) mit Seitrumpfbeugen im Wechsel nach rechts und links, die Arme in Hochhalte, die Hände über dem Kopf geschlossen

57. Kniehebelauf vorwärts mit weiten Armschwüngen (im rhythmischen Wechsel zum Knieheben)

58. Hüpfen links mit Knieheben rechts mit Schwingen der Arme in die Rückhalte im

Wechsel mit Hüpfen rechts mit Rückspreizen links und Hochhalte

59. Laufen mit Absprüngen nach aufgehängten Gegenständen

60. Schneller Start aus dem halben Hockstand (oder aus dem Liegestütz) und locker eine kurze Strecke durchlaufen

61. Beschleunigungsläufe (Steigerungsläufe)

62. Laufen zu einem Führenden, der in einem schnellen Tempo geht

63. Laufen über eine bestimmte Zeit (1–3 min) im Kreise, jeder in seinem Tempo (für Erwachsene)

Sprünge

Sprünge und Hüpfen sind verhältnismäßig anstrengende und anspruchsvolle Übungsformen. Deshalb ist es notwendig, besonders beim Hüpfen auf einem Bein, auf beiden Beinen, im Hockstand usw., für die verschiedenen Altersstufen die richtige Belastung festzulegen.

Einige Übungen dieser Gruppe sind recht schwierig und setzen eine bestimmte körperliche Leistungsfähigkeit und eine entwickelte Koordinationsfähigkeit voraus (Flugphase). Es ist auch nicht ratsam, den einleitenden Teil nur mit Sprungübungen auszufüllen, ein Wechsel mit leichteren Übungsformen (Gehen, Laufen) ist anzustreben.

64. Schlußhüpfen vorwärts

65. Schlußhüpfen rückwärts

66. Schlußhüpfen seitwärts

67. Schlußhüpfen vorwärts und Schlußsprung in den Grätschstand mit Hochhalte der Arme, Absprung mit Schließen der Beine und Abschwingen der Arme

68. Schlußhüpfen vorwärts und Schlußsprung in den Ausfallschritt mit Seithalte, Absprung mit Schließen der Beine, Tiefhalte der Arme

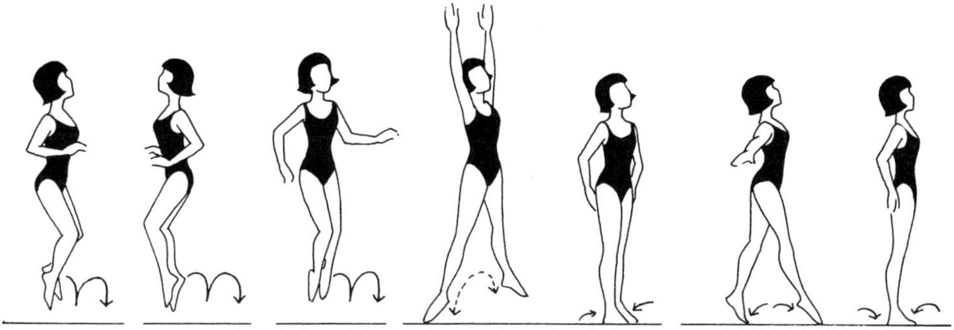

64 65 66 67 68

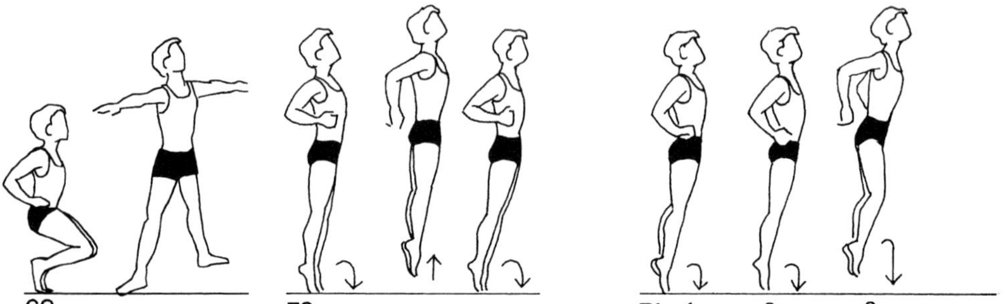

69 70 71 1 2 3

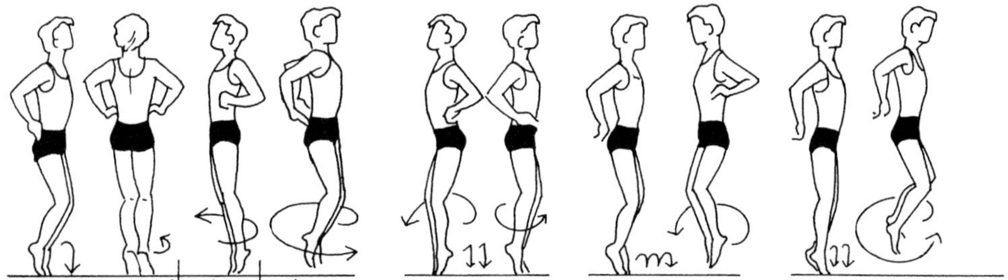

72 1–3 a) b) c) 73 74 75

69. Im Wechsel Schlußhüpfen vorwärts und Schlußsprung den in halben Hockstand, Hüftstütz und in den Seitgrätschstand mit Seithalte der Arme

70. Schlußhüpfen vorwärts – Schlußhüpfen auf der Stelle – Schlußhüpfen vorwärts

71. Schlußhüpfen vorwärts, jedes dritte Mal höher

72. Schlußhüpfen vorwärts, jedes dritte Mal mit einer Drehung

a) Mit einer viertel Drehung

b) Mit einer halben Drehung

c) Mit einer ganzen Drehung

73. Schlußhüpfen vorwärts mit halben Drehungen

74. Dreimal Schlußhüpfen vorwärts – Schlußsprung mit halber Drehung (Wiederholung)

75. Schlußhüpfen vorwärts mit ganzer Drehung

76. Schlußhüpfen im Kreis mit viertel Drehungen: Hüpfen vorwärts mit viertel Rechtsdrehung – Hüpfen links seitwärts mit viertel Rechtsdrehung – Hüpfen rückwärts mit viertel Rechtsdrehung – Hüpfen rechts seitwärts mit viertel Linksdrehung

77. Schlußhüpfen im Kreis mit halben Drehungen: Hüpfen vorwärts mit halber Rechtsdrehung – Hüpfen rückwärts mit halber Linksdrehung

78. Viermal Einbeinhüpfen links vorwärts im Wechsel mit viermal Einbeinhüpfen rechts vorwärts, Hüftstütz

79. Dasselbe, aber das jeweils freie Bein gebeugt Rückheben und am Fußrist fassen

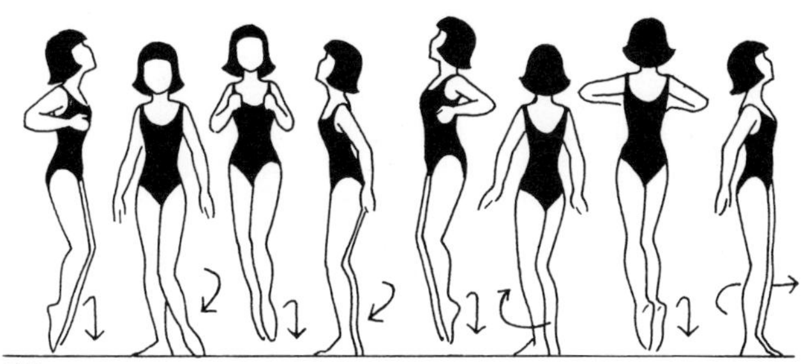

76

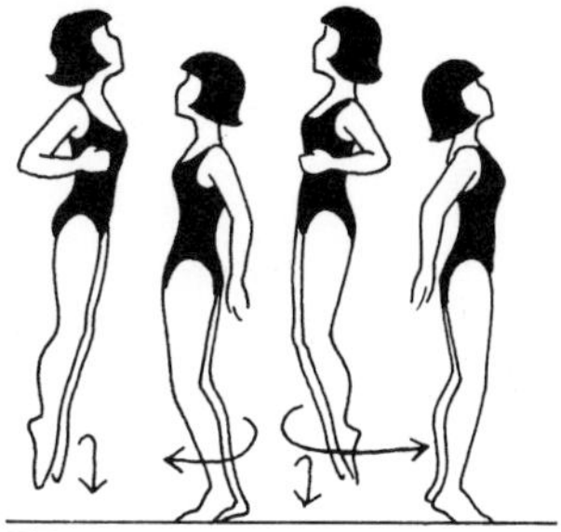

77

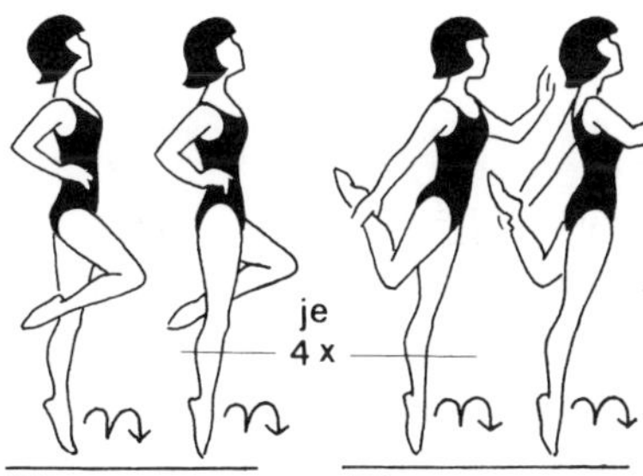

78 79

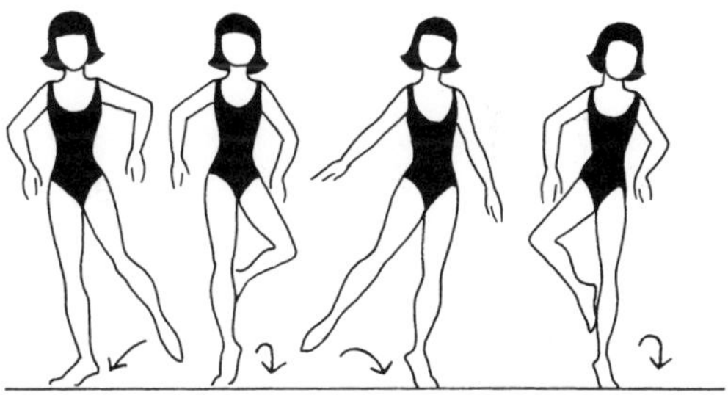

80

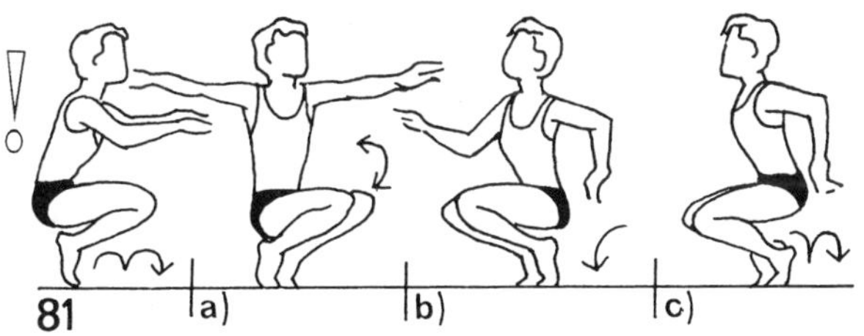

81 a) b) c)

80. Wechselhüpfen links und rechts seitwärts, mit Zwischenfedern (Zwischenfedern links, Hüpfen auf das rechte Bein, Zwischenfedern rechts usw.).

81. Schlußhüpfen im Hockstand

a) Hockhüpfen vorwärts, Drehen beider Knie nach links und rechts seitwärts

b) Hockhüpfen seitwärts

c) Hockhüpfen rückwärts

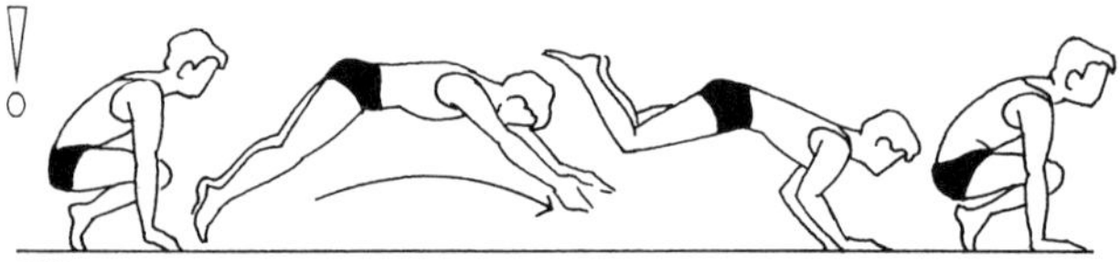

82

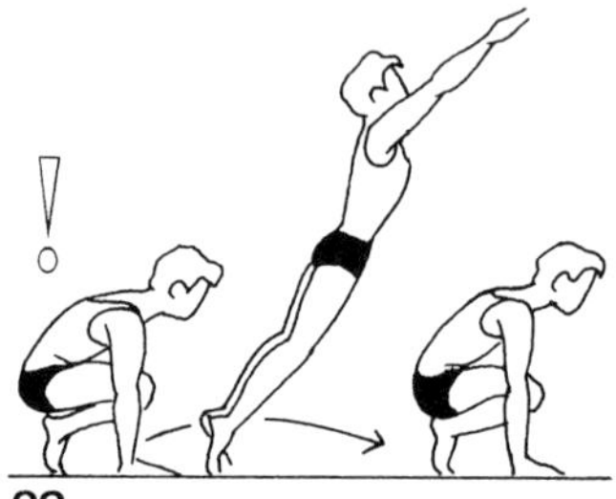

83

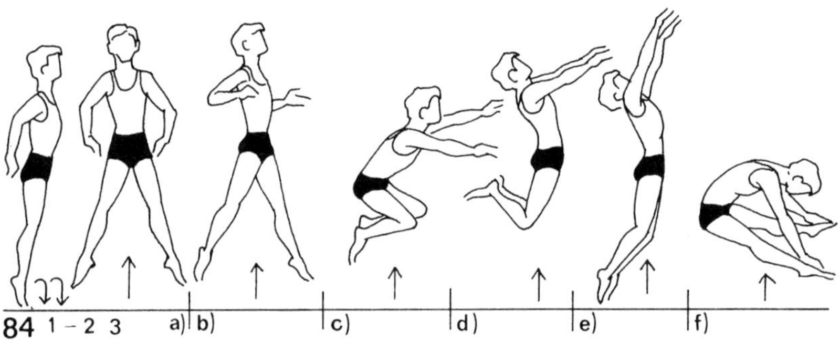

84

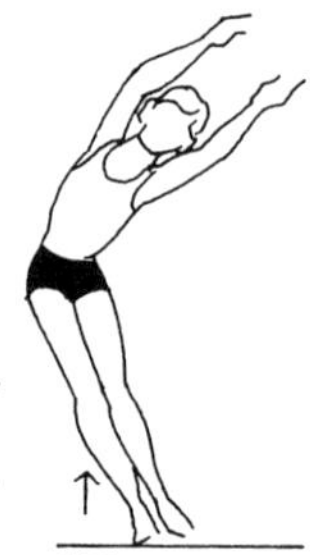

85

82. Schlußsprünge vorwärts mit beiden Beinen aus dem Hockstand über den Handstütz in den Hockstand (Froschhüpfen)

83. Schlußsprünge aus dem Hockstand mit ganzer Körperstreckung und Vorhochschwingen der Arme in den Hockstand (so fortlaufend)

84. Schlußhüpfen vorwärts bei jedem dritten Mal:

a) Grätschen

b) Scheren

c) Anhocken

d) Anfersen

e) Strecksprung mit Vorhochschwingen der Arme

f) Grätschristsprung, Hände berühren die Fußspitzen

85. Schlußsprünge vorwärts, Arme in Hochhalte, mit Seitrumpfbeugen links und rechts (Annäherung der Arme und Beine)

Kriechen

Kriechübungen werden im einleitenden Teil von Übungseinheiten hauptsächlich für Kinder eingeplant. Beim Kriechen sind Arme, Beine und Rumpf gleichzeitig beteiligt, jedoch ist die Beanspruchung der einzelnen Muskelgruppen nicht allzu groß. Kriechen wirkt sich günstig auf die Beweglichkeit der Wirbelsäule aus und kräftigt die Rückenmuskeln und Gliedmaßen. Solche Übungen tragen außerdem zu einer guten Stimmung bei und erhöhen die Freude am Üben.

86. Kriechen auf allen vieren (Vierfüßlergang)

86. Kriechen in Bankstellung:

a) Vorwärts

b) Rückwärts

87. Kriechen in Bauchlage

89. Kriechen in Seitenlage

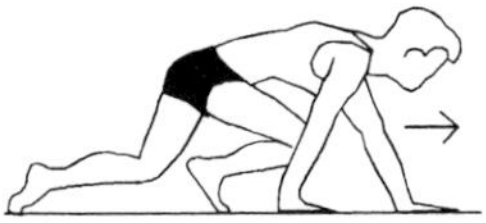

86

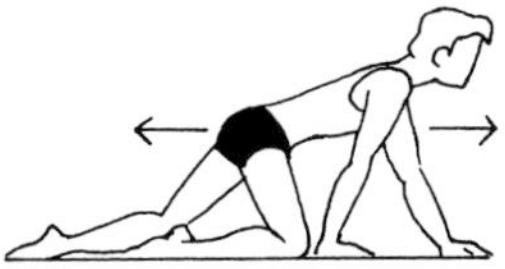

87 a + b

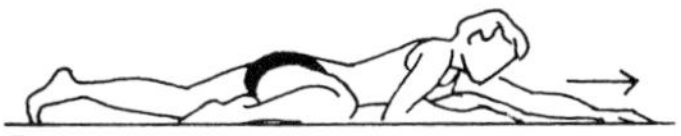

88

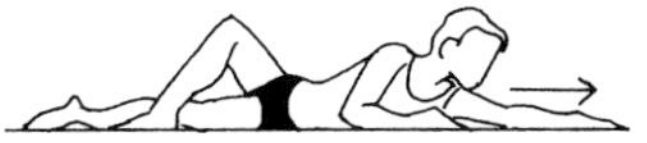

89

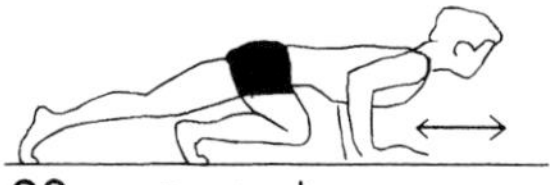

90 a + b

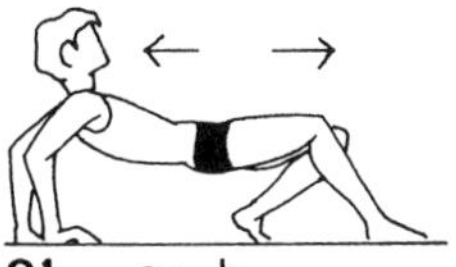

91 a + b

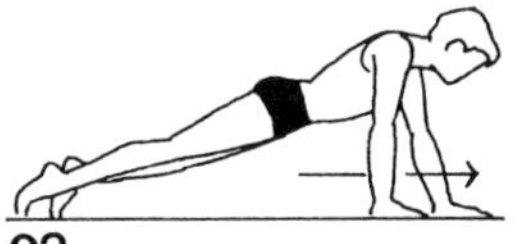

92

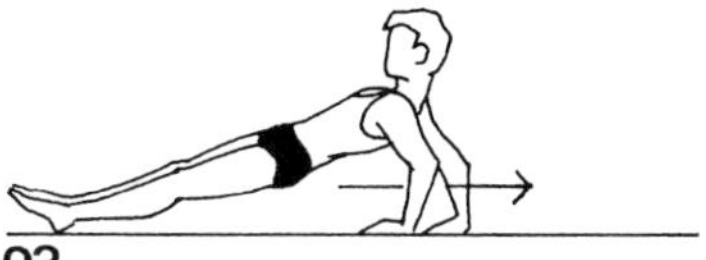

93

90. Kriechen im Liegestütz vorlings
a) Vorwärts
b) Rückwärts
91. Kriechen im Liegestütz rücklings (Krebsgang)
a) Vorwärts
b) Rückwärts
92. Gehen auf den Händen im Liegestütz vorlings (die geschlossenen Beine werden hinterhergezogen)
93. Gehen auf den Händen im Liegestütz rücklings (die geschlossenen Beine werden hinterhergezogen)

Reaktionsübungen

Indem die verschiedenen Formen der Fortbewegung mit der Aufgabe verbunden werden, auf ein akustisches, optisches oder anderes Signal schnell zu reagieren, wird die Reaktionsfähigkeit geschult ebenso wie die Fähigkeit, eine kurzdauernde Bewegungshandlung so schnell wie möglich auszuführen.
Im einleitenden Teil tragen Reaktionsübungen dazu bei, die Aufmerksamkeit der Übenden zu erhöhen. Die Einfachheit, Schnelligkeit und die Möglichkeit der Variation solcher Übungen machen das Üben freudbetonter, sorgen für gute Stimmung und machen Lust auf weitere Betätigung.
Übungen lassen sich erst dann zur Reaktionsschulung einsetzen, wenn sie sicher beherrscht werden. Man kann beispielsweise die Rolle rückwärts nicht als Reaktionsübung ausführen lassen, wenn sie von den meisten der Übungsgruppe unvollkommen beherrscht wird.

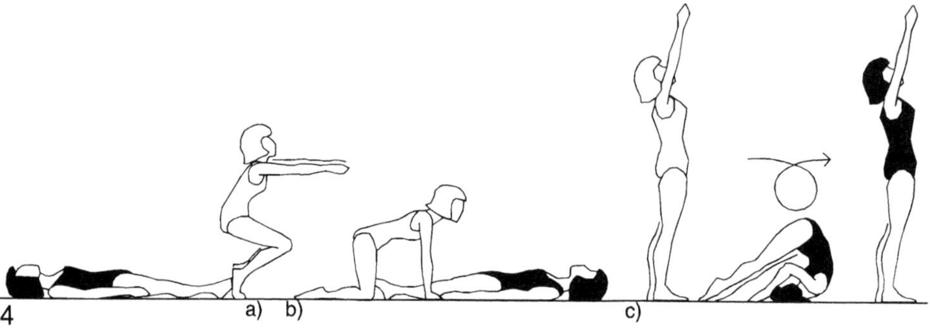

94

94. Auf ein Signal werden bestimmte Übungen sehr schnell ausgeführt.

a) Aus dem Hockstand mit Vorhalte der Arme – Rückenlage mit Tiefhalte der Arme

b) Aus der Bankstellung – Rückenlage

c) Aus dem Stand, Hochhalte – Rolle vorwärts in den Stand, Hochhalte der Arme

95. Aus dem Laufen werden auf Signal Übungen ausgeführt:

a) Hockstand

b) Strecksitz

c) Rückenlage

d) Liegestütz vorlings

e) Vorhoch-, Seit- und Abschwingen der Arme

f) Zwei Schlußsprünge – zwei Einbeinsprünge

g) Halbe Drehung und Weiterlaufen in entgegengesetzter Richtung

h) Ganze Drehung und Weiterlaufen in gleicher Richtung

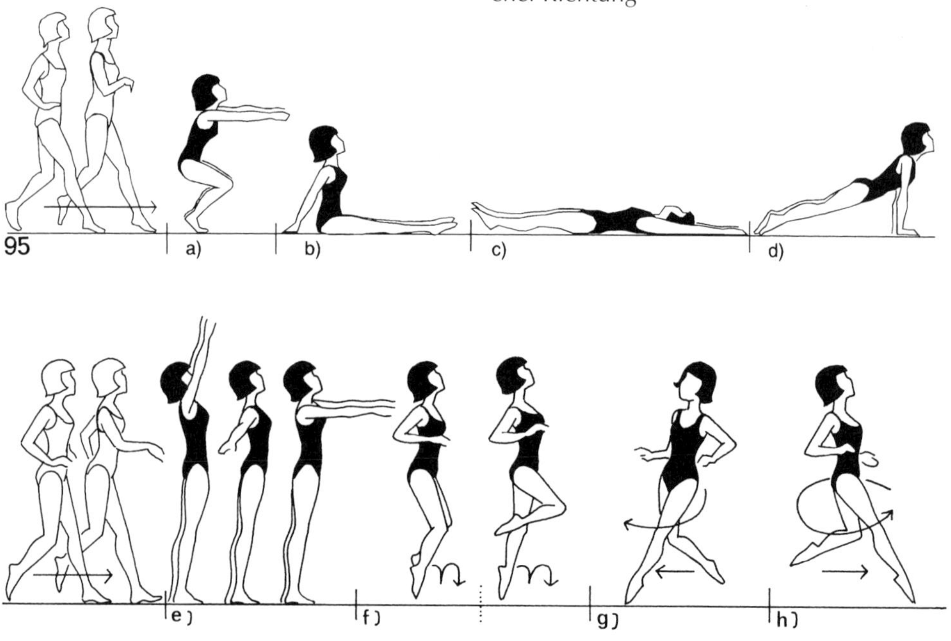

95

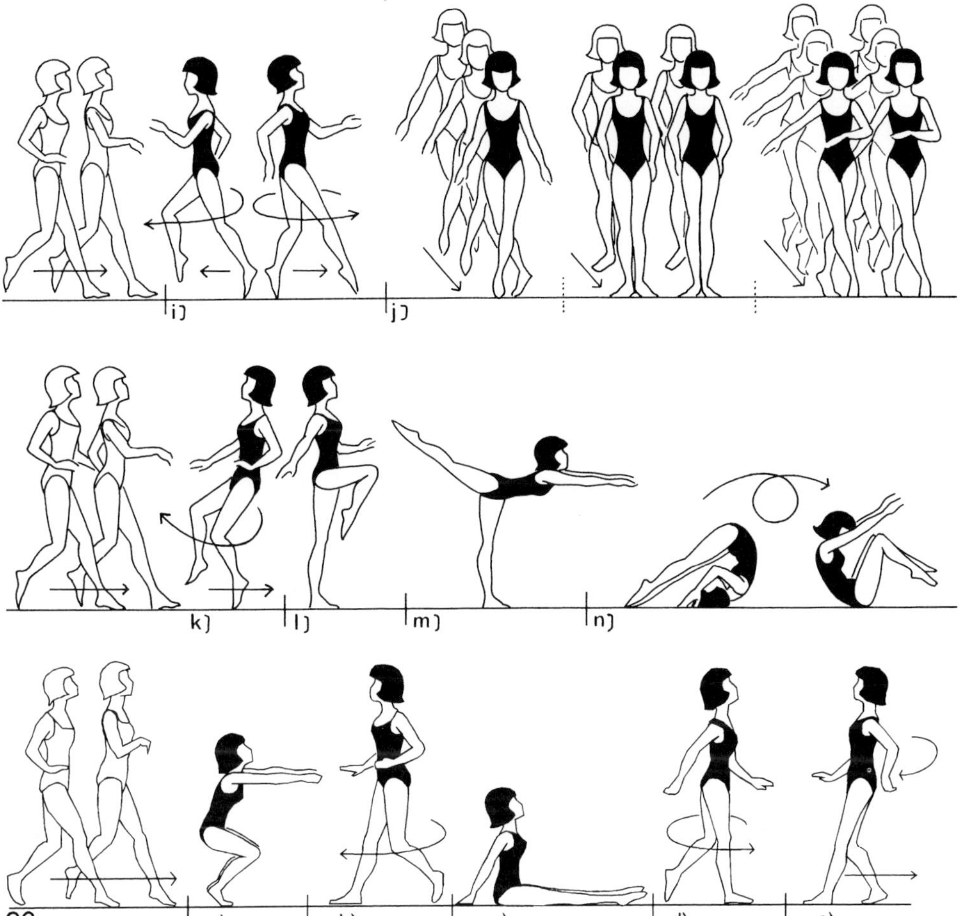

96

i) Bei einem Pfiff eine halbe, zweimal pfeifen eine ganze Drehung

j) Dasselbe, mit der Zugabe, daß bei dreimal Pfeifen eine viertel Linksdrehung (Rechtsdrehung) auszuführen ist: Alle Übungen lassen sich in Reihe nacheinander, in Zweier- oder Dreiergruppen, am besten auf einem ausreichend großen Sportplatz durchführen

k) Halbe Drehung und Laufen rückwärts

l) Stehen auf einem Bein

m) Standwaage

n) Rolle vorwärts

96. Aus dem Gehen werden auf ein Signal verschiedene Übungen ausgeführt:

a) Hockstand

b) Halbe Drehung, in entgegengesetzter Richtung weitergehen

c) Strecksitz

d) Ganze Drehung, in gleicher Richtung weitergehen

e) Halbe Drehung – rückwärts weitergehen

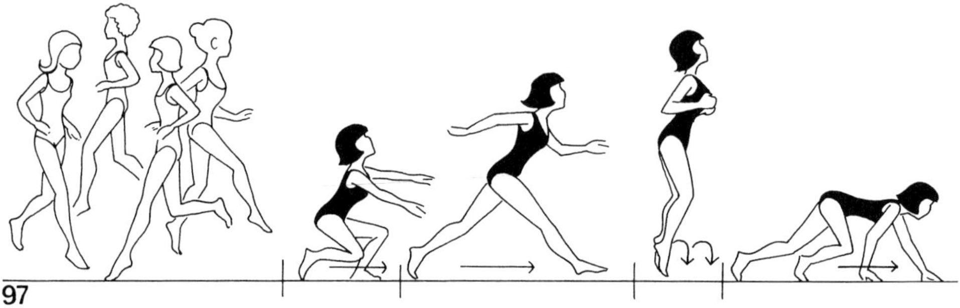

97

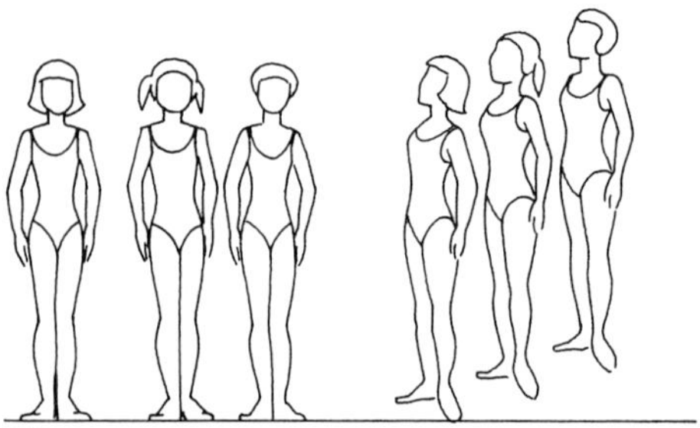

98

97. Die Übenden laufen frei in der Turnhalle herum, auf ein bestimmtes Signal führen sie schnell folgende Übungen aus: ein Pfiff – Hockstand einnehmen, einmal Klatschen – laufen mit verlängerten Schritten, zweimal Pfeifen – Schlußsprünge vorwärts, zweimal Klatschen – Vierfüßlergang

98. Die Übenden sind in Gruppen aufgeteilt und bewegen sich frei in der Turnhalle: Auf Pfiff treten die Übenden so schnell wie möglich hinter ihren Riegenführer in einer Ordnungsform an (Reihe, Linie, Doppelreihe)

99. Wie bei Übung 98, auf ein Signal führen alle Übenden die Übung aus, die der Riegenführer vorzeigt (Hockstand, Sitz, Liegestütz, Standwaage, Handstand usw.)

100. Dasselbe, auf ein Signal treten die Gruppen in einer bestimmten Ordnungsform an: Einmal Pfeifen – Linie zu einem Glied, zweimal Pfeifen – Linie zu zwei Gliedern, einmal Klatschen – in Reihe, zweimal Klatschen – in Doppelreihe

101. Die Übenden laufen, aufgeteilt in Gruppen, im Kreis: Auf ein Signal laufen sie so schnell wie möglich zur Mitte der Turnhalle und nehmen Hockstand ein

102. Die Übenden laufen zu zweien im Kreis: Auf Pfiff nehmen die außen Laufenden Seitgrätschstellung ein, die anderen kriechen,

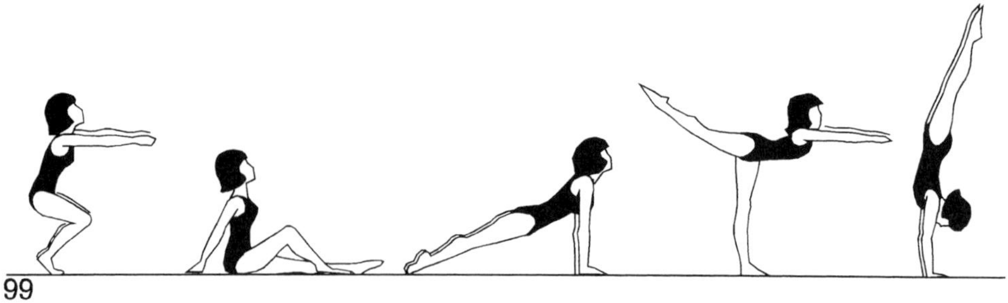

99

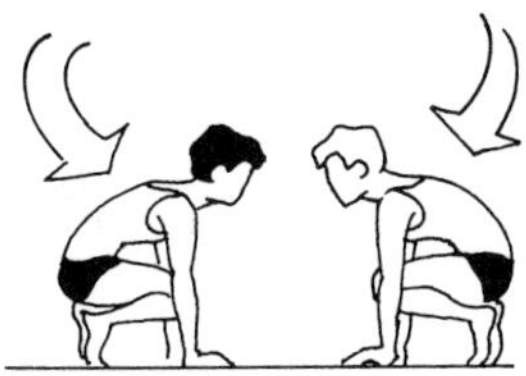

101

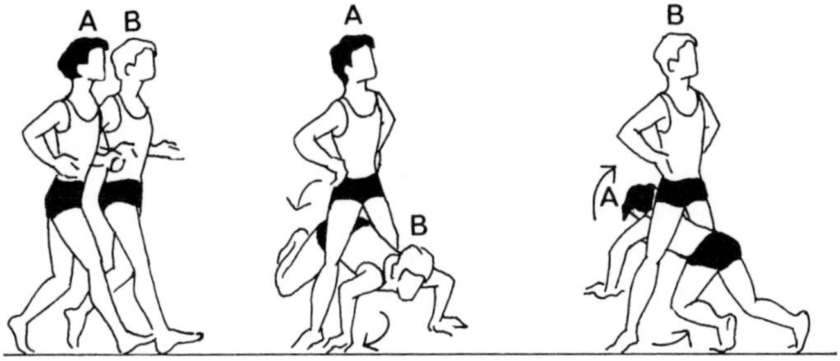

102

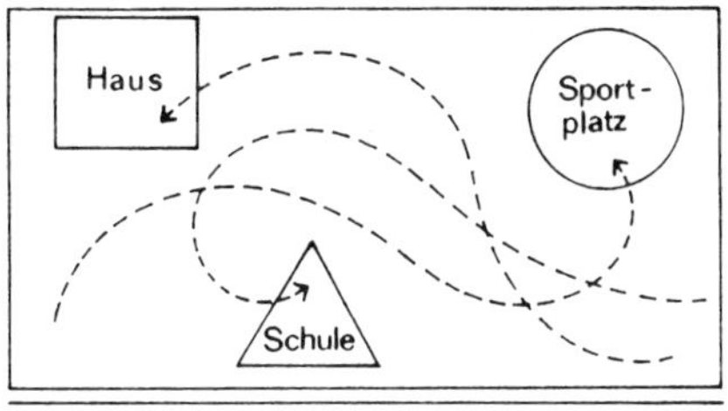

103

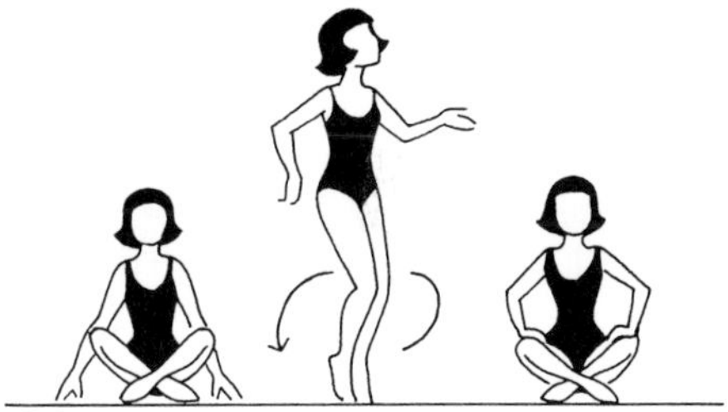

104

eine Acht beschreibend, durch die gegrätschten Beine ihrer Partner – zweimal Pfeifen, dasselbe widergleich

103. Die Übenden bewegen sich frei auf dem Platz, auf dem ein Quadrat (Haus), ein Kreis (Sportplatz) und ein Dreieck (Schule) aufgezeichnet oder abgesteckt sind. Auf den Ruf »nach Hause« laufen sie so schnell wie möglich in das Quadrat und stellen sich dort auf, auf den Ruf »in die Schule« in das Dreieck und auf den Ruf »auf den Sportplatz« in den Kreis.

104. Aus dem Schneidersitz auf ein Signal so schnell wie möglich aufstehen, ein ganze Drehung ausführen und wieder Schneidersitz einnehmen (anfangs mit Hilfe der Hände aufstehen, dann ohne mit Hochhalte der Arme)

Konditionsübungen

Beweglichkeitsübungen (Dehnübungen)

Arme

Diese Übungen werden eingesetzt, um die natürliche Beweglichkeit der oberen Gliedmaßen durch Erweiterung des Bewegungsumfanges in allen Gelenken zu verbessern.
Eine ausreichende Beweglichkeit in den Schultergelenken ist eine wichtige Voraussetzung für bestimmte Tätigkeiten bei der Arbeit und im Sport. Sie wird durch den großen Brustmuskel und den Deltamuskel begrenzt. Bei Männern kann die Beweglichkeit des Schultergelenks durch eine stark entwickelte Rückenmuskulatur rund um die Schulterblätter beeinträchtigt sein.
Ebenso kann die stark entwickelte Muskulatur des zweiköpfigen Oberarmmuskels die Beweglichkeit des Ellbogengelenks bei der Flexion begrenzen.
Erhöhte Beweglichkeit im Handgelenk und der Fingergelenke ist besonders für einige Sportarten von Bedeutung, so in der Leistungsgymnastik (Übungen mit Handgeräten), beim Basketball, Volleyball u. a. Das Ausmaß der Beweglichkeit in den Gelenken der oberen Gliedmaßen erhöhen wir durch Schwung-, Stretch- und Widerstandsübungen.
Bei Schwungübungen ist es notwendig, die Bremswirkung der antagonistischen Muskelgruppen auf ein Mindestmaß zu beschränken. Bei Übungen in der Richtung nach unten lassen wir voll die Körperschwere wirken. In jedem Falle muß eine fließende Bewegung angestrebt werden.

Dabei muß im gesundheitsorientierten Training nicht unbedingt eine Dehnwirkung auf die Antagonisten angestrebt werden, sondern vor allem eine Mobilisation der Gelenke und der sie sichernden Muskulatur. Beweglichkeit im Sinne einer Vergrößerung der Schwingungsseite der Gelenke sollte besser mit Stretching erreicht werden.

Aus anatomischer Sicht teilen wir die Übungen zur Erweiterung der Beweglichkeit der oberen Gliedmaßen ein in:

Übungen für die Schultern
Übungen für das Schultergelenk
Übungen für das Schulter- und Ellbogengelenk
Übungen für das Schulter- und Handgelenk
Übungen für alle Gelenke der Arme gleichzeitig

Es sind dies Übungen sowohl mit gestreckten Armen (Schwünge und Kreisschwünge) als auch mit angewinkelten Armen sowie Kombinationen. Zur Vervollkommnung der Beweglichkeit erhöhen wir den Schwierigkeitsgrad der Übungsausführung, indem wir die Übung in der halbtiefen Hocke federnd oder im Zehenstand, im Sprung, in Beugestellungen oder mit Rumpfdrehen mit zusätzlichen Bewegungen der Beine usw. ausführen lassen.

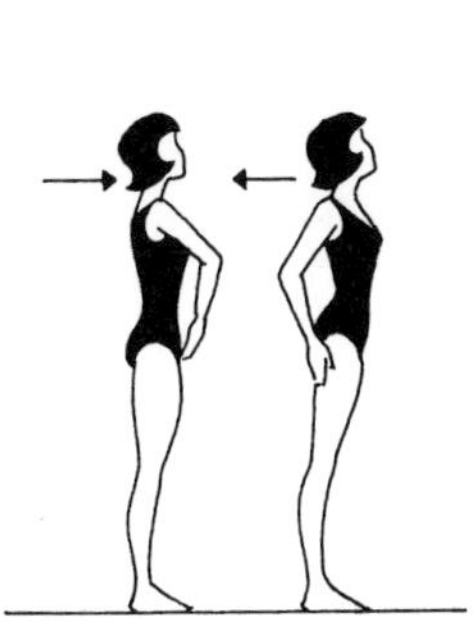

105

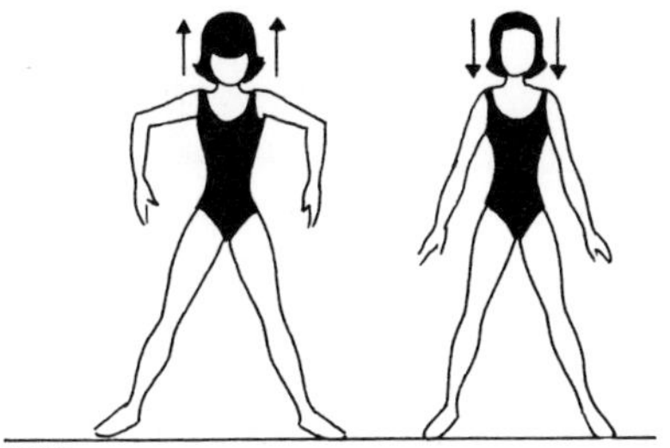

106

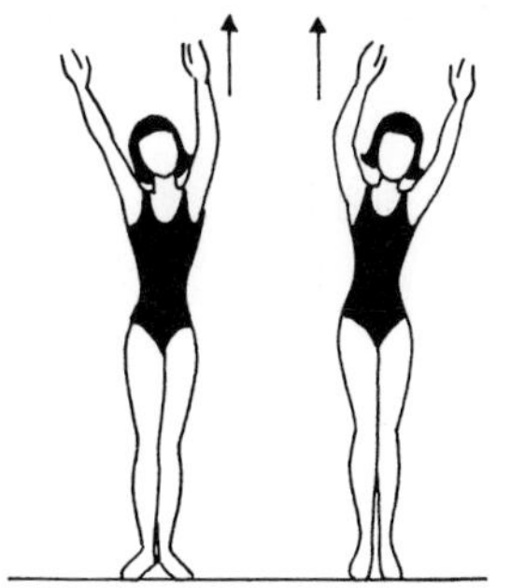

107

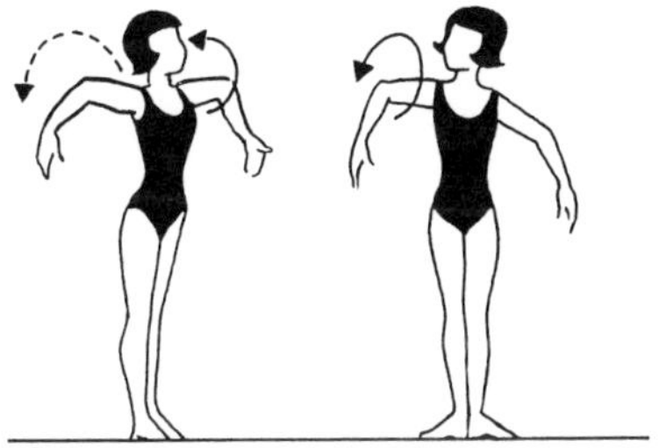

108 a b

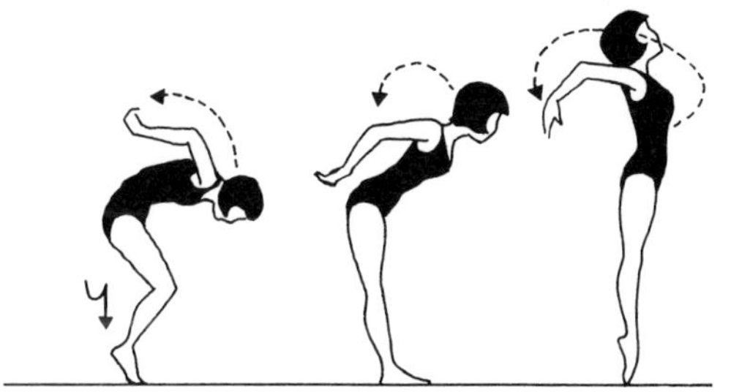

109 1 2 3

Übungen für die Schultern

105. Grundstellung – Arme in Tiefhalte:
Schultern nach vorn und nach hinten ziehen

106. Grätschstand – Tiefhalte:
Schultern anheben – fallen lassen

107. Grundstellung – Arme in Hochhalte, Handflächen nach vorn:
Abwechselnd die rechte und linke Schulter hochziehen

108. Grundstellung – Tiefhalte:
Schulterkreisen nach oben und hinten

a) Gleichmäßig

b) Ungleichmäßig

109. Grundstellung – Tiefhalte:

1. Federn in der Knie- und Rumpfbeuge – Vorschulterkreisen

2. Federn in der Rumpfbeuge – Vorschulterkreisen

3. Zehenstand – Vorschulterkreisen

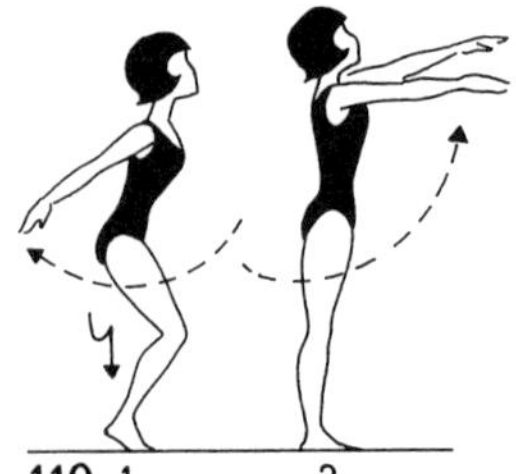

110 1 2

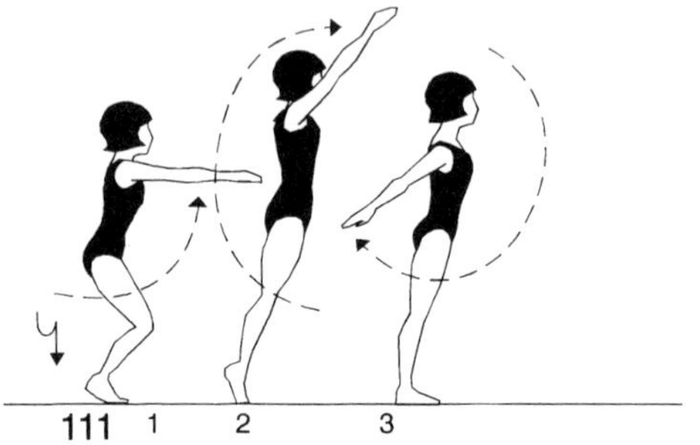

111 1 2 3

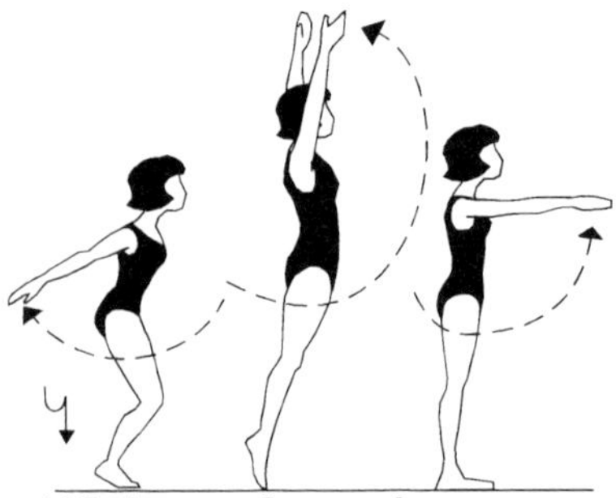

112 1 2 3

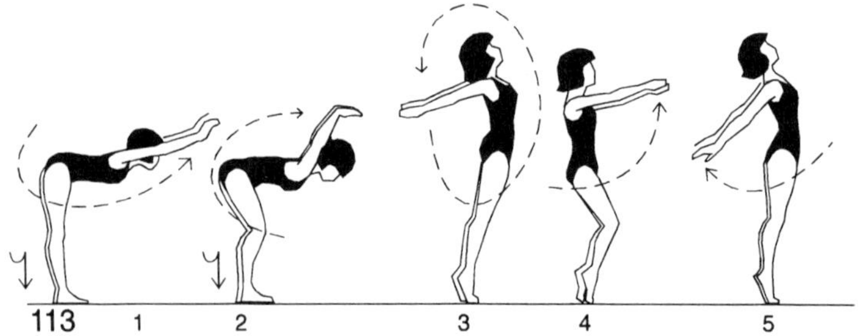

113 1 2 3 4 5

Übungen für das Schultergelenk

110. Grundstellung – Arme in Vorhalte, Handflächen nach unten:

1. Kniefedern – Rückschwingen der Arme, Handflächen nach oben
2. Vorschwingen, Handflächen nach unten

111. Grundstellung – Rückhalte, Handflächen nach oben:

1. Kniefedern – Vorschwingen der Arme, Handflächen nach unten
2. Strecken in den Zehenstand – Rückhochschwingen
3. Stand – Vortiefschwingen, Handflächen nach unten

112. Grundstellung – Vorhalte, Handflächen nach unten:

1. Kniefedern – Rückschwingen
2. Zehenstand – Vorhochschwingen
3. Stand – Rück- und Vorschwingen in die Vorhalte, Handflächen nach unten

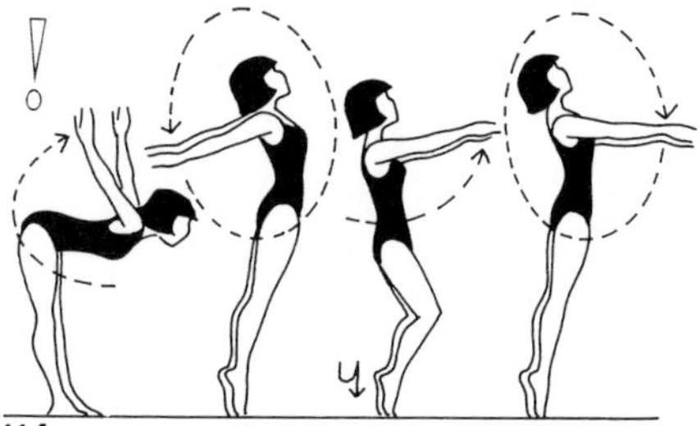

114 1 2 3 4

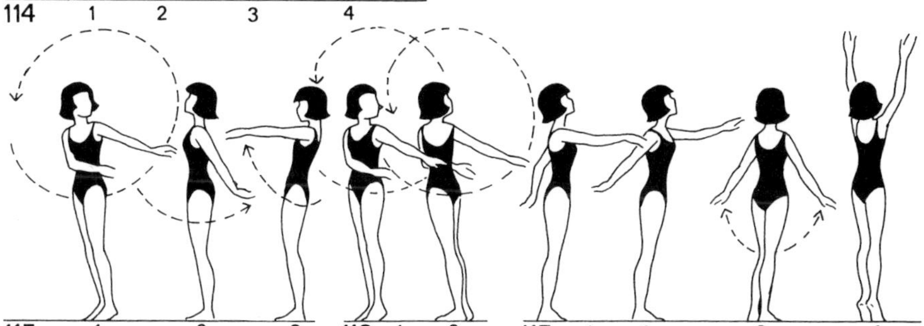

115 1 2 3 116 1 2 117 1 2 3 4

113. Grundstellung – Rückhalte, Handflächen nach oben:
1. Kniefedern – Vorsenken mit leichter Kniebeuge – Vorhochschwingen, Handflächen nach vorn
2. Kniefedern – tiefes Vorbeugen – Rückhochschwingen, Handflächen nach oben
3. Aufrichten – Armkreis nach vorn
4. Kniebeugen – leichte Rückrumpfbeuge – Vorschwingen, Handflächen nach unten
5. Stand – Aufrichten – Rückschwingen, Handflächen nach unten

114. Grundstellung – Vorhalte, Handflächen nach unten:
1. Vorsenken (ev. mit leichter Kniebeuge) – Rückschwingen, Handflächen nach Oben
2. Aufrichten – Armkreis nach vorn
3. Kniefedern – leichte Rückrumpfbeuge – Vorschwingen, Handflächen nach vorn
4. Aufrichten – Rückarmkreis

115. Grundstellung – Vorhalte, Handflächen nach unten:
1. Rückarmkreisen an der linken Körperseite mit Linksrumpfdrehen und Vorschwingen in die Vorhalte
2. Rückschwingen, Handflächen nach oben
3. Vorschwingen, Handflächen nach unten

116. Grundstellung – Vorhalte, Handflächen nach unten:
1. Rückarmkreisen an der linken Seite mit Linksrumpfdrehen und zurück
2. Rückarmkreisen an der rechten Seite imd dasselbe widergleich (die Arme beschreiben dabei eine Acht)

117. Grundstellung – Tiefhalte:
1. Vorschwingen rechts, Handfläche nach unten – Rückschwingen links, Handfläche nach oben
2. Rückschwingen rechts, Handfläche nach oben – Vorschwingen links, Handfläche nach unten
3. Linksrumpfdrehen mit Vorhochschwingen
4.– 6. Rückbewegung und dasselbe widergleich

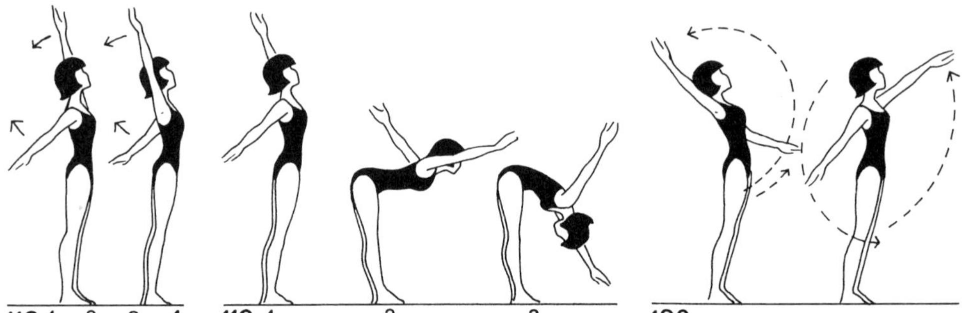

118 1—2 3—4 119 1 2 3 120

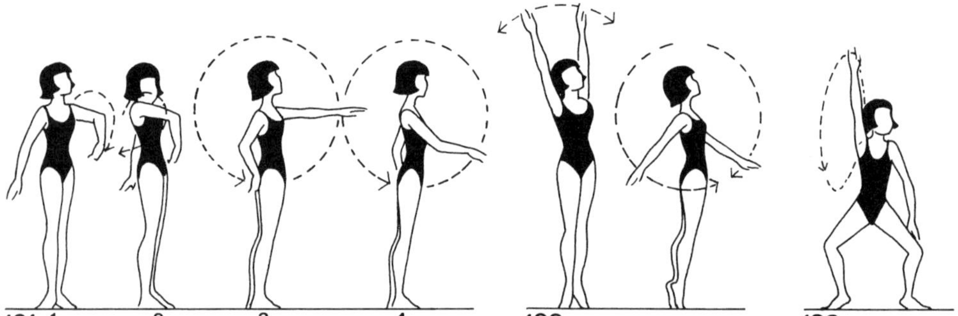

121 1 2 3 4 122 123

118. Grundstellung – Tiefhalte:
1. Vorhochschwingen links, Handfläche nach vorn
2. Rückfedern des Armes
3. Rückarmkreisen links in die Rückhalte, Handfläche nach oben – Hochhalte rechts, Handfläche nach vorn
4. Rückfedern

119. Grundstellung – Tiefhalte:
1. Vorhochschwingen links, Handfläche nach vorn – Rückschwingen rechts, Handfläche nach oben
2. Vorsenken – Rückschwingen links, Handfläche nach oben – Hochschwingen rechts, Handfläche nach vorn
3. Tiefes Vorrumpfbeugen (ev. mit leichter Kniebeuge) – Hochschwingen links, Handfläche nach vorn – Rückschwingen rechts, Handfläche nach oben
4. wie 2.
5. wie 1., aber Aufrichten
6.–10. Dasselbe widergleich

120. Grundstellung – Tiefhalte:
Fortlaufendes Vormühlkreisen

121. Grundstellung – Tiefhalte:
1. Schulterkreis links rückwärts
2. Schulterkreis rechts rückwärts
3. Armkreis links vorwärts
4. Armkreis rechts vorwärts

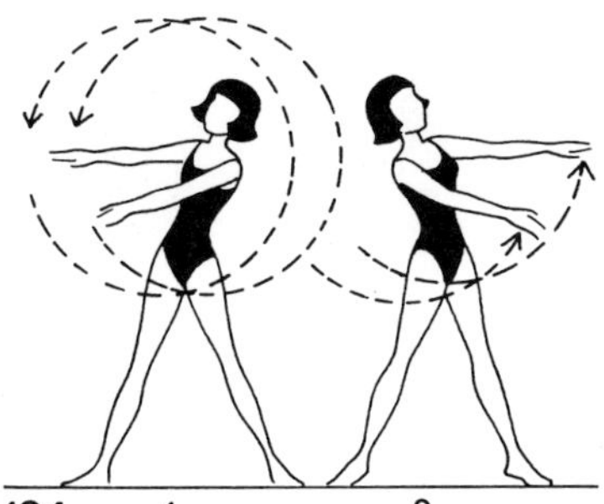

124 1 2

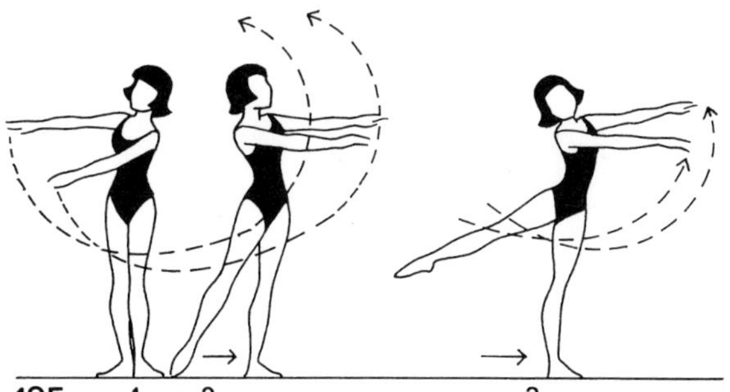

125 1 – 2 3

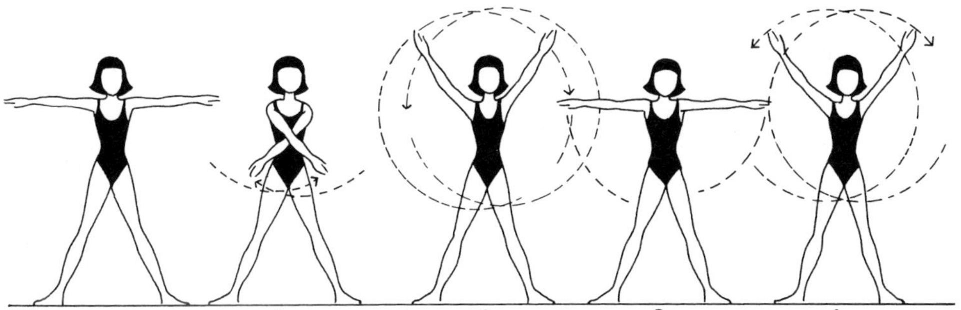

126 1 2 – 3 4

***122.** Grundstellung – Hochhalte: Fortlaufendes Gegenarmkreisen links rückwärts-rechts vorwärts

123. Grätschstand, Knie leicht gebeugt – linke Hand auf linkem Knie gestützt – Tiefhalte rechts:
Schnelles Armkreisen rechts rückwärts

Die Übungen 110 bis 123 tragen hauptsächlich bei der Beugung und Streckung zur Erweiterung der Beweglichkeit des Schultergelenks bei und dehnen außerdem die Brustmuskulatur.

124. Seitgrätschstand – Rechtsgleichhalte :
1. Armkreis vor dem Körper (nach unten beginnend)
2. Weiterkreisen in die Linksgleichhalte
3.– 4. Dasselbe widergleich

125. Grundstellung – Rechtsgleichhalte:
1.–2. Nachstellschritt links seitwärts – Armkreisen nach unten beginnend
3. Schritt links seitwärts mit Seitspreizen rechts – Weiterkreisen in die Linksgleichhalte
4.–6. Dasselbe widergleich

126. Seitgrätschstand – Seithalte:
1.–2. Innenarmkreisen
3.–4. Außenarmkreisen

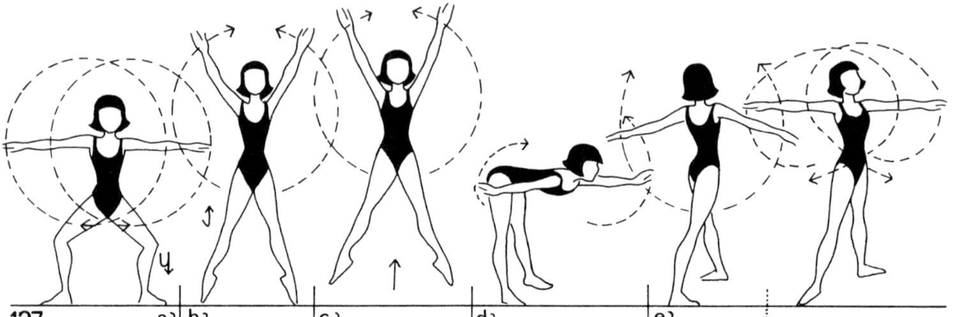

127 a) b) c) d) e)

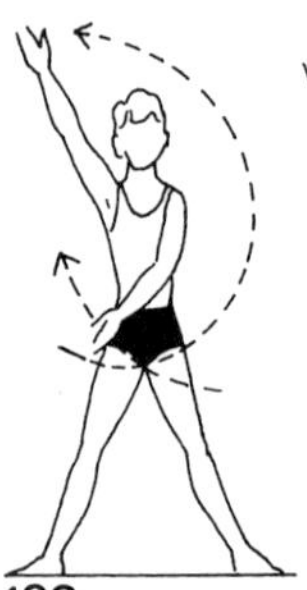

128

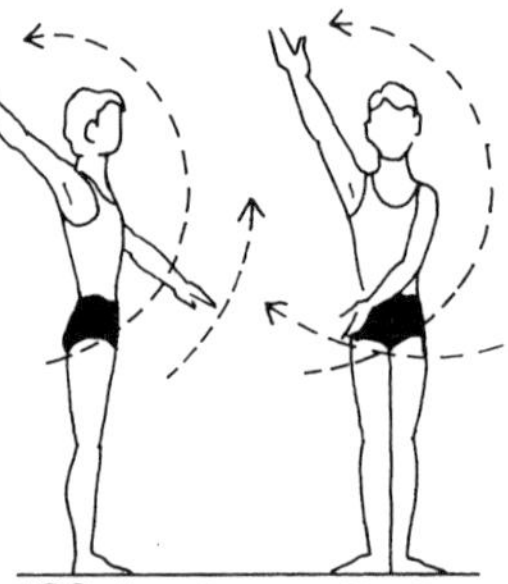

129 1—4 5—8

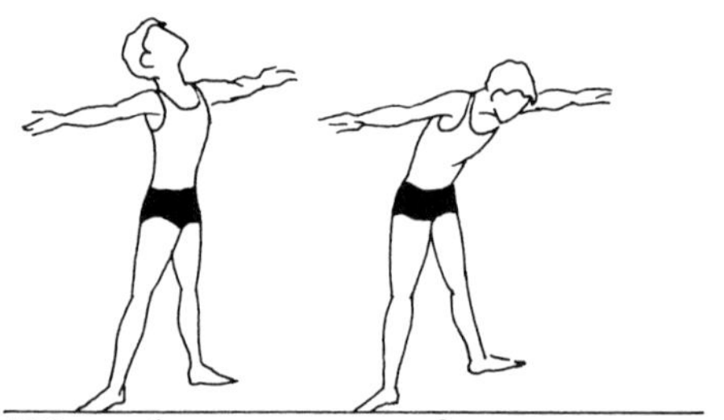

130 1 2

127. Seitgrätschstand – Tiefhalte: Innen- und Außenarmkreisen und dabei

a) Federn in den Knien

b) Federn im Fußgelenk

c) Schlußhüpfen

d) Vorsenken

e) Rumpfdrehen nach links oder Rumpfdrehen nach rechts

128. Seitgrätschstand – Tiefhalte: Gegenkreisen der Arme vor dem Körper

129. Grundstellung – Tiefhalte:

1.–4. Viermal Gegenkreisen neben dem Körper

5.–8. Viermal Gegenkreisen vor dem Körper

Die Übungen 124 bis 129 erweitern die Beweglichkeit des Schultergelenks vor allem im Sinne der Abduktion.

130. Seitgrätschstand – Seithalte:

1. Rückziehen der Schultern – Drehen der Arme nach hinten, bis die Handflächen nach oben zeigen

2. Vorziehen der Schultern – Armdrehen nach vorn

131. Seitgrätschstand – Seithalte:

1.– 3. Dreimal Kniefedern – drei kleine Rückarmkreise

4. Vorrumpfbeugen – Hände berühren die Fußspitzen, Kopf hängen lassen

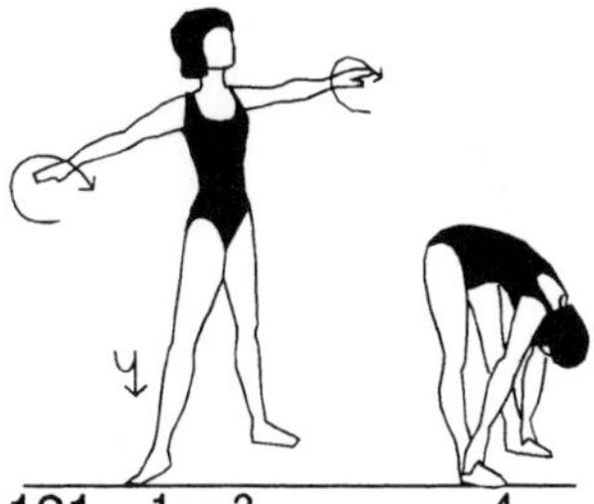

131 1—3 4

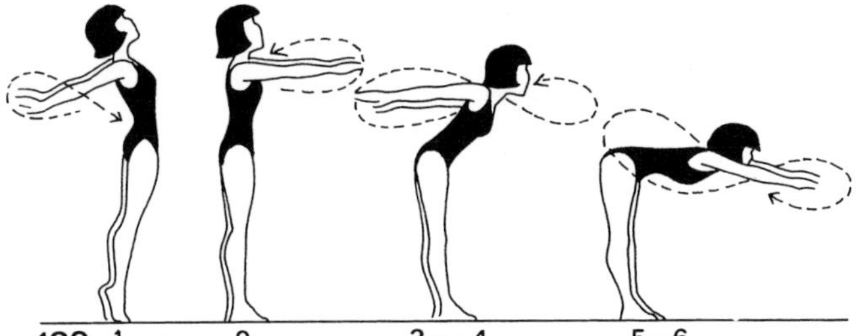

132 1 — 2 3 — 4 5—6

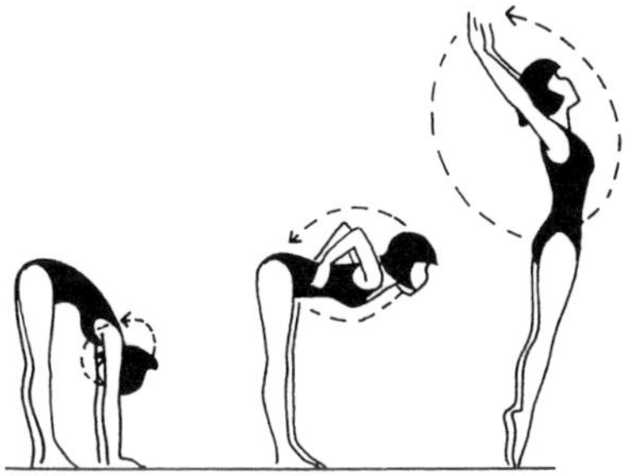

133 2 3

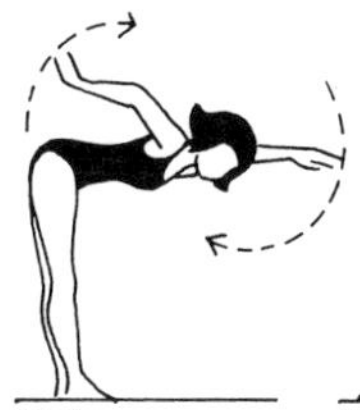

134

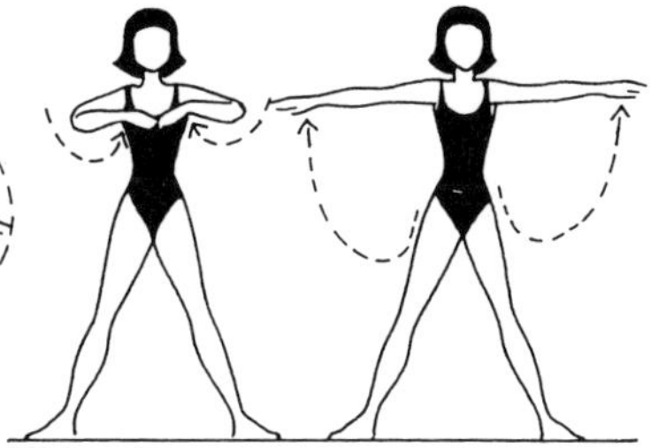

135 1 2

132. Grundstellung – Seithalte:

1.– 2. Achterkreisen der Arme in waagerechter Ebene

3.– 4. Dasselbe mit leichtem Vorrumpfbeugen

5.– 6. Dasselbe mit Vorrumpfsenken

Die Übungen 130 bis 132 erweitern die Beweglichkeit des Schultergelenks in der Rotation.

Übungen für die Schulter- und die Ellbogengelenke

133. Grundstellung – Tiefhalte:

1. Tiefes Vorrumpfbeugen (evtl. leichte Kniebeuge), die Arme hängen entspannt nach unten – Schulterkreisen vorwärts

2. Rumpfheben in den Winkelstand, Arme anwinkeln – Schulterkreisen vorwärts

3. Aufrichten – Armkreisen vorwärts

134. Winkelstand:

Armkreisen, ähnlich wie beim Kraulschwimmen

135. Seitgrätschstand – Seithalte:

1. Einnehmen der Schlaghalte

2. Rückbewegung

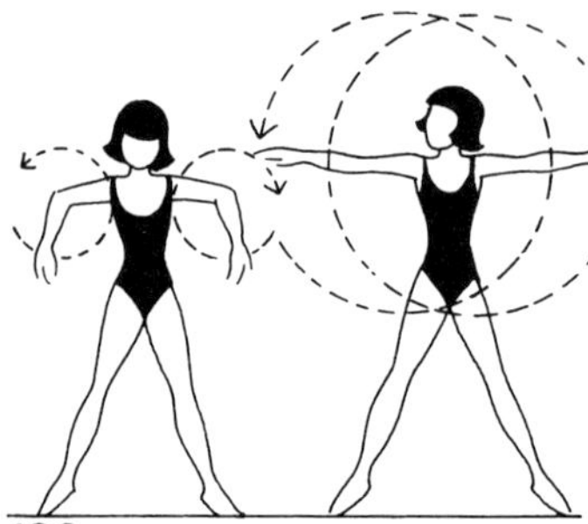

136

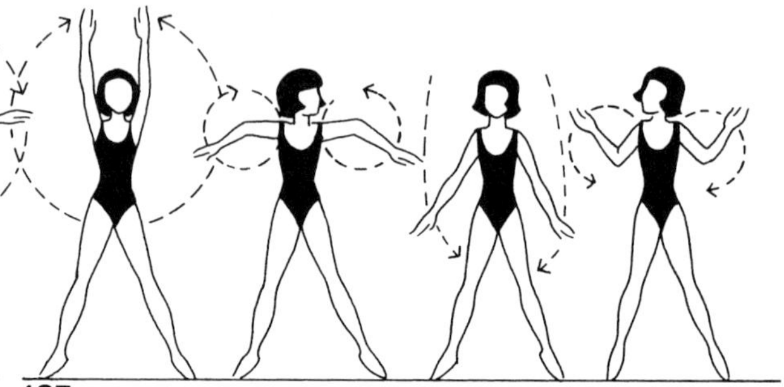

137

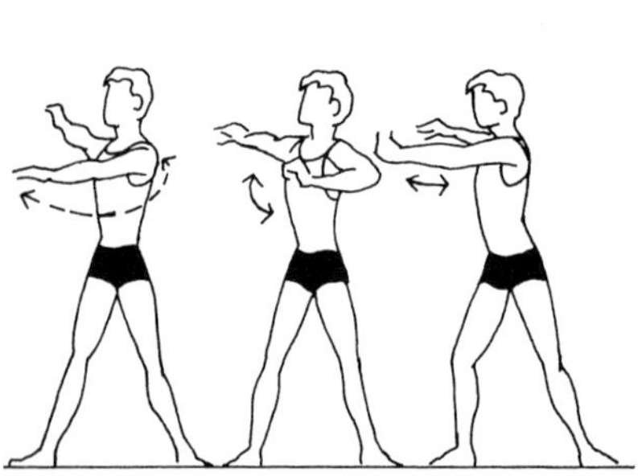

138 1 — — — 4

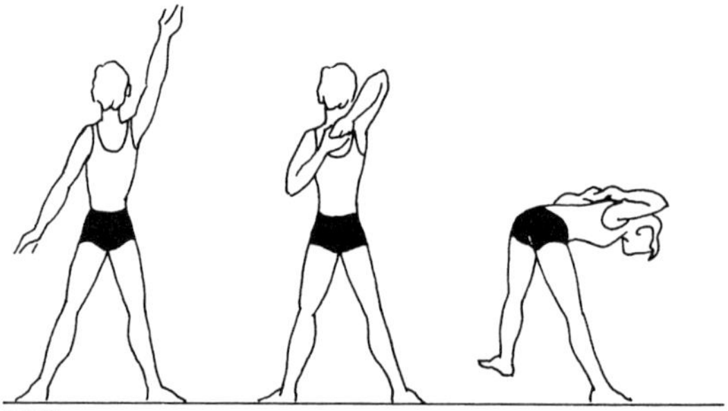

139

***136.** Seitgrätschstand – Seithalte:
1. Unterarmkreis nach innen
2. Innenarmkreis

137. Seitgrätschstand – Tiefhalte:
1.– 4. Unterarmkreis nach innen und Heben in die Hochhalte
5.– 8. Unterarmkreisen nach innen und Senken in die Tiefhalte

138. Seitgrätschstand – Seithalte:
1. Rechtsrumpfdrehen – linker Arm schwingt in die Vorhalte
2. Anwinkeln links und sofort Boxstoß links (Nachfedern in der Rumpfdrehung)
3.– 4. Linksrumpfdrehen und dasselbe widergleich
Diese Übung verbessert auch die Beweglichkeit (Rotation) des Rumpfes.

* **139.** Seitgrätschstand – Handfassung hinter dem Rücken:
Rechte Hand aus der Hochhalte, linke Hand aus der Tiefhalte, Vorrumpfbeuge (evtl. dabei leichte Kniebeuge) und dasselbe widergleich

Übungen für das Schulter- und das Handgelenk

140. Seitgrätschstand – Seithalte: Heben und Senken der Hände

141. Seitgrätschstand – Vorhalte, Handflächen nach oben: Kreisen im Handgelenk (gleichzeitiges Anziehen der Finger, beginnend mit dem kleinen Finger, die anderen folgen, bis die Handrücken zueinander stehen)

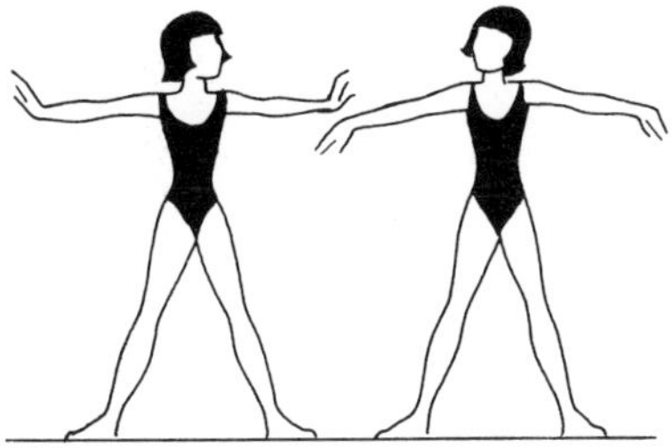

140

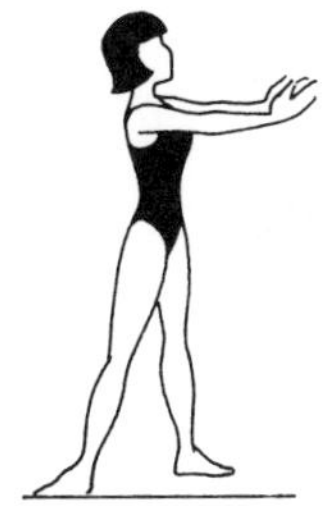

141

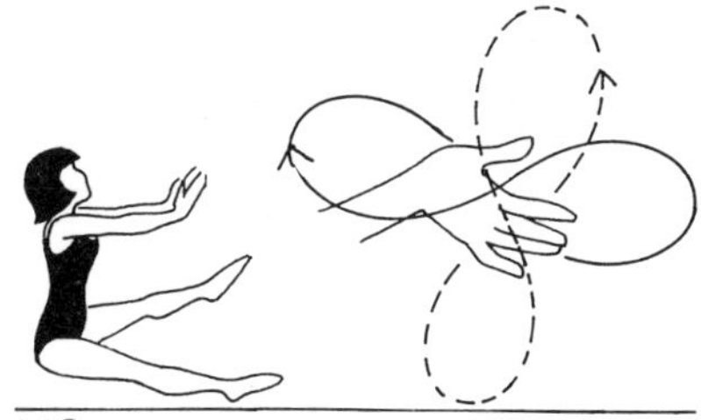

142

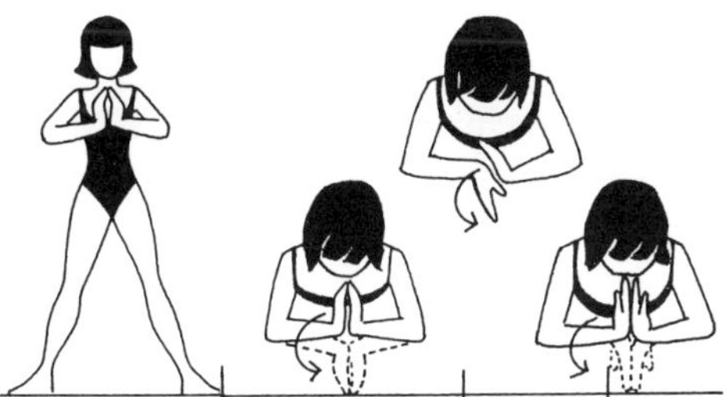

143 a) b) c)

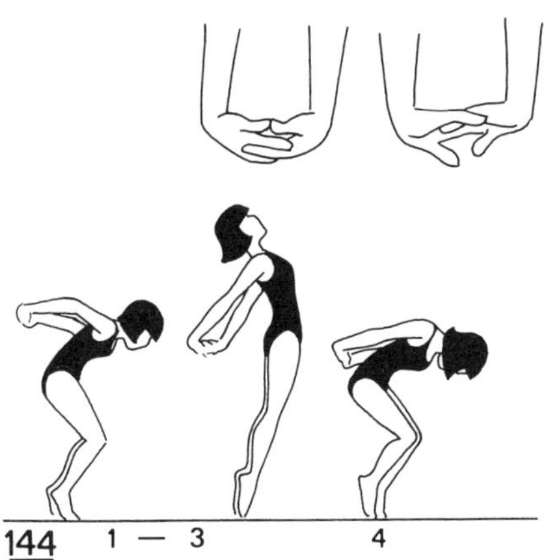

144 1 — 3 4

142. Grätschsitz – Vorhalte: Kreisen im Handgelenk

a) Achterkreisen nach außen beginnend (in waagerechter Ebene)

b) Achterkreisen nach innen beginnend (in waagerechter Ebene)

c) Achterkreisen in senkrechter Ebene

143. Seitgrätschstand – Schlaghalte:

a) Handflächen aufeinander gedrückt, Fingerspitzen nach oben: Drehen nach innen und außen (Fingerspitzen zeigen zum Körper und vom Körper weg)

b) Drehen, so daß die Fingerspitzen der linken Hand zum Körper, die der rechten vom Körper weisen und widergleich

c) Handrücken aufeinander gedrückt: Drehen nach innen und außen

* **144.** Leichte Kniebeuge – Oberkörper vorgeneigt – Arme in Rückhalte, Hände im Flechtgriff:

1.–3. Heben in den Zehenstand – allmähliches Aufrichten zur vollen Körperstreckung – Rückhochheben der Arme und Drehen der Handflächen (im Flechtgriff) nach außen

4. Rückbewegung

Diese Übung verbessert die Beweglichkeit bestimmter Teile der Wirbelsäule.

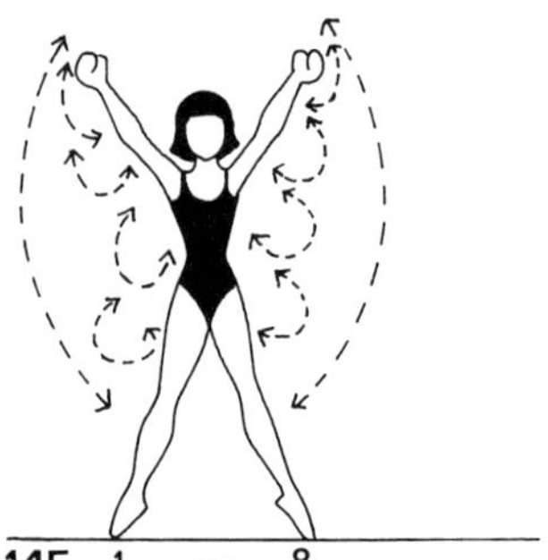

145 1 — 8

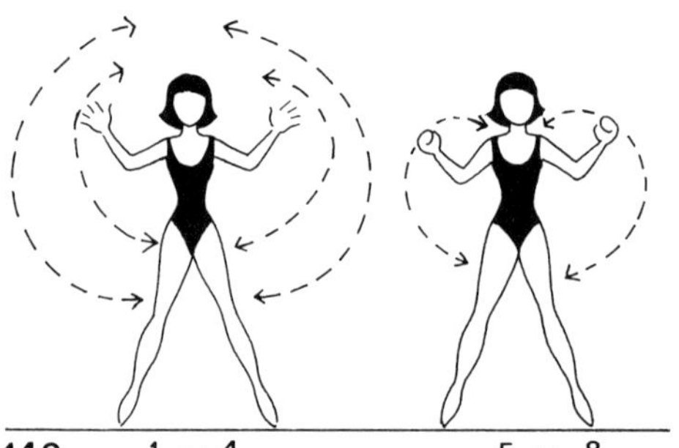

146 1 – 4 5 – 8

145. Seitgrätschstand – Tiefhalte, Hände zur Faust geballt:
1.–4. Mit viermaligem Kreisen im Handgelenk Heben in die Hochhalte
5.–8. In gleicher Weise in die Tiefhalte senken

Übung für alle Gelenke der Arme gleichzeitig

146. Seitgrätschstand – Tiefhalte:
1.–4. Mit viermaligem Kreisen im Ellbogengelenk und gleichzeitigem Beugen und Strekken der Finger, Seitheben der Arme in die Hochhalte
5.–8. Dasselbe mit Seitsenken der Arme

Wirbelsäule

Die Beweglichkeit des Rumpfes und des Kopfes hängt vor allem von der Beweglichkeit der Wirbelsäule ab aber auch von der Beschaffenheit der sie umgebenden Muskulatur, insbesondere von den Lenden- und Rückenmuskeln.
Die Beweglichkeit der Wirbelsäule wird beeinflußt:
1. vom *Muskeltonus* (Ruhespannung) und der Beschaffenheit des Bindegewebes,
2. von der *Höhe und Elastizität der Zwischenwirbelscheiben.*
Die Beweglichkeit zwischen den einzelnen Wirbeln ist gering, doch als Ganzes hat die Wirbelsäule große Bewegungsmöglichkeiten. Im Brustwirbelbereich, wo die Rippen ansetzen und die Dornfortsätze dachförmig die Wirbelkörper umschließen, ist die Beweglichkeit am geringsten, vor allem bei der Rotation und Extension. Die größte Beweglichkeit erreicht sie im Halswirbelbereich und beim Vorbeugen auch in der Lendenwirbelsäule.
Eine zu geringe oder zu einseitige Bewegungsanforderung verringert die Elastizität der Wirbelsäule. Die Folge ist eine ungenügende Durchsaftung der Zwischenwirbelscheiben, eine Erschlaffung oder aber eine zu starke Versteifung der Sehnen und Muskeln, die sie umgeben. Gleichzeitig erschlaffen auch große Muskelgruppen. Das alles beeinträchtigt Zustand und Funktion der Wirbelsäule (unzureichende Regeneration der Zwischenwirbelscheiben mit Kreuzschmerzen als Folge und muskuläre Dysbalancen) und die körperliche Leistungsfähigkeit des Menschen überhaupt. Deshalb ist es notwendig, die Beweglichkeit der Wirbelsäule

durch spezielle Übungen zu entwikkeln bzw. zu erhalten. Die Übungen müssen dabei sowohl auf die gesamte Wirbelsäule als auch auf bestimmte Abschnitte gerichtet sein und alle Bewegungsmöglichkeiten erfassen.
In der Praxis unterscheiden wir zwei Bewegungsmöglichkeiten der Wirbelsäule:
1. *Örtliche (lokale) Beweglichkeit,* die wir in einer wellenartigen Bewegung üben (ein Wirbel nach dem anderen wird einbezogen)
2. *Umfassende Beweglichkeit,* die wir durch Schwungformen mit großer Bewegungsamplitude üben (dabei dehnen wir gleichzeitig bestimmte Muskelgruppen des Rumpfes).
Übungen, die auf beide Bewegungsmöglichkeiten der Wirbelsäule gerichtet sind, haben besonderen Vorrang. Die lokale Beweglichkeit der Wirbelsäule ist bei Frauen – auf Grund ihrer günstigeren anatomischen Voraussetzungen – häufig besser. Ein Grund mehr, sie bei Männern betont zu vervollkommnen.
Auch die *Elastizität* der Wirbelsäule muß erhalten werden. Das geschieht durch Übungen, die keine Bewegungen einzelner Wirbelkörper, wie bei einer Beugung, erfordern. Es handelt sich um elastische Annäherungen der Wirbelkörper zueinander (beim Hüpfen, Laufen). Wir verbessern damit den Zustand der Zwischenwirbelscheiben, die eine gute Elastizität der Wirbelsäule bei Tiefsprüngen und Stößen garantieren.
Der *Halswirbelbereich* (vom 7. Halswirbel aufwärts) ist ein verhältnismäßig kurzer Teil der Wirbelsäule, aber Übungen für diesen Bereich sind sehr wichtig, da sie Auswirkungen auf eine richtige Kopfhaltung und damit auch für die gesamte Körperhaltung haben. Eine gute Beweglichkeit der Halswirbelsäule trägt zur Verminderung der Halshyperlordose bei und ermöglicht somit eine freie Bewegung des Kopfes. Die Beweglichkeit der Halswirbelsäule üben wir durch Beugen und Drehen des Kopfes sowie durch Kombinationen dieser Bewegungen.
Das Kreisen des Kopfes – besonders nach hinten – ist möglichst zu vermeiden, da es zu einer starken Halslordose kommt und die kleinen Wirbelgelenke Schaden nehmen können. Besser ist es, das früher übliche Kopfkreisen aufzulösen in drei separate Bewegungsebenen: Vorneigen – Seitneigen – Drehen nach links und rechts (oder Nicken – Neigen – Drehen).
Damit es zu einer lokalen Wirkung der Übungen auf den Halswirbelbereich kommt, müssen wir eine Mitbewegung des Körpers vermeiden und die Schultern fixieren, z. B. durch Hüftstütz, Strecksitz, Bankstellung oder Rükkenlage.
Die anderen Teile der Wirbelsäule bewegen wir mit Hilfe von Beugen (Flexion, Extension), Drehen (Rotation) und Kreisen (Zirkumduktion) des Rumpfes und durch Kombinationen all dieser Übungsformen. Es ist außerdem wichtig, auf den Unterschied von Rumpfbeugen (Kopf und Rumpf entspannt) und Rumpfsenken (gestreckte Oberkörperhaltung) hinzuweisen.

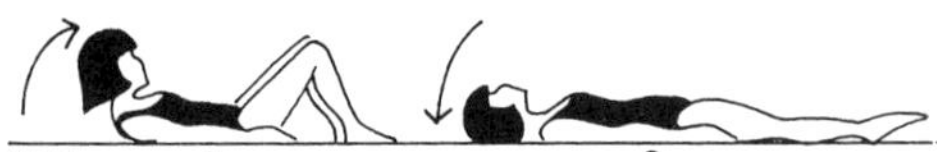
147 1 2

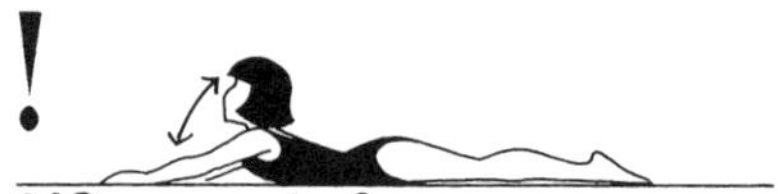
148 1–2

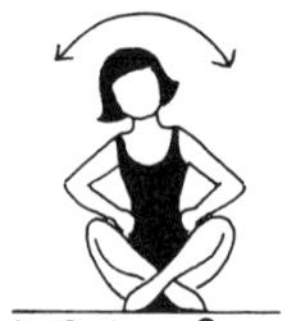
149 1 – 2

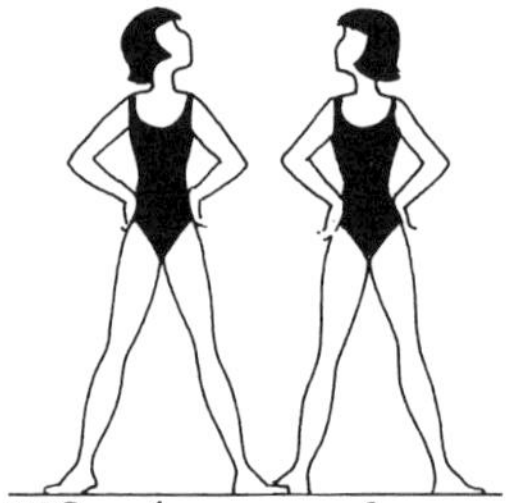
150 1 2

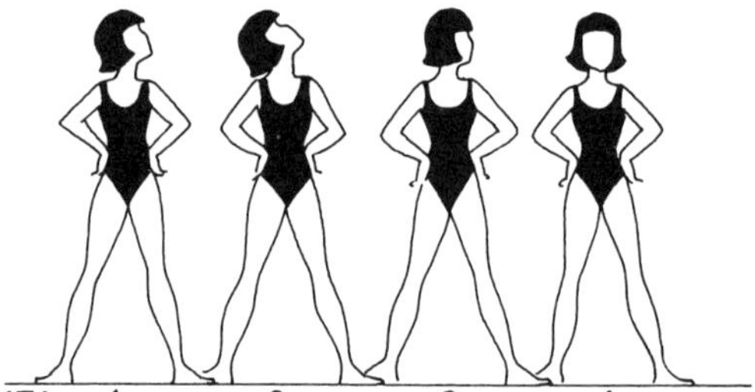
151 1 2 3 4

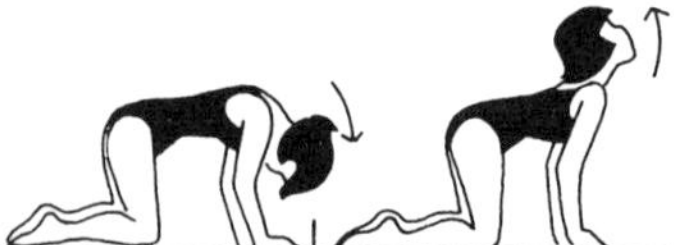
152 a) b)

Übungen für die Halswirbelsäule

147. Rückenlage – Arme entspannt neben dem Körper:
1. Kopf vorbeugen – Füße anziehen
2. Kopf gerade – Beine gestreckt
Beweglichkeitsübung in Richtung Flexion
148. Bauchlage – Schräghochhalte, Handflächen auf dem Boden:
1. Langsames Rückheben des Kopfes
2. Kopf gerade
Beweglichkeitsübung in Richtung Extension
149. Schneidersitz – Hüftstütz:
1. Kopfseitbeuge rechts
2. Kopfseitbeuge links
*Beweglichkeitsübung in Rich*tung *Lateroflexion*
150. Seitgrätschstand – Hüftstütz:
1. Kopfdrehen links
2. Kopfdrehen rechts
Übung für die Rotation *der Halswirbelsäule*
151. Seitgrätschstand – Hüftstütz:
1. Kopfdrehen links
2. Rückziehen des Kopfes (in der Drehung)
3. Aufrichten des Kopfes (in der Drehung)
4. Kopfdrehen rechts (Ausgangsstellung)
5.–8. Dasselbe widergleich
Übung für die Extension und Rotation der Halswirbelsäule
152. Bankstellung:
a) Senken des Kopfes im Wechsel mit
b) Heben
Übung für die Flexion der Wirbelsäule (Vorbeugen)
153. Grundstellung – Hochhalte:
1.–4. Stufenweise tiefes Vorrumpfbeugen – dabei Arme anwinkeln und entspannt fallen lassen
5.–8. Stufenweises Aufrichten – Arme anwinkeln und in die Hochhalte strecken
Zur Entlastung der Lendenwirbelsäule sollten die Beine beim Aufrichten leicht gebeugt werden.

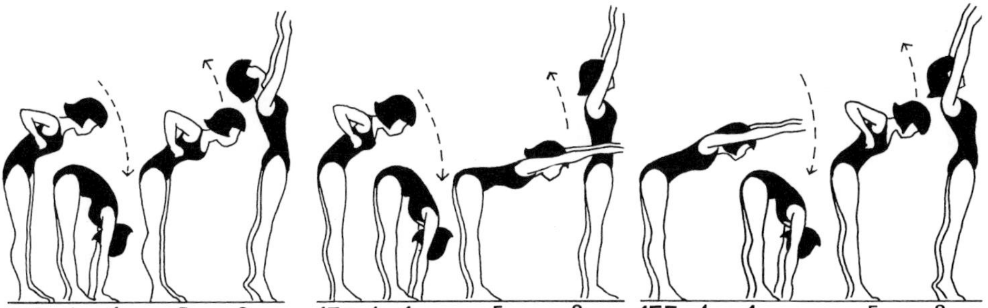

153 1–4 5–8 154 1–4 5–8 155 1–4 5–8

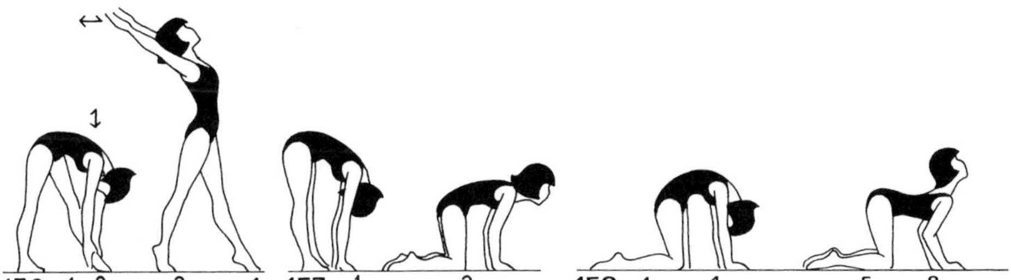

156 1 2 3 4 157 1 2 158 1–4 5–8

154. Grundstellung – Hochhalte:
1.–4. Stufenweises tiefes Vorbeugen – Arme anwinkeln und entspannt fallen lassen
5.–8. Oberkörper anspannen und Vorhochheben – Hochhalte
Zur Entlastung der Lendenwirbelsäule sollten die Beine beim Aufrichten leicht gebeugt werden.

155. Grundstellung – Hochhalte
1.–4. Vorrumpfsenken bis in die Waagerechte, dann entspannt in die tiefe Rumpfbeuge übergehen – Arme locker nach unten
5.–8. Stufenweises Aufrichten – zur Entlastung der Lendenwirbelsäule sollten die Beine beim Aufrichten leicht gebeugt werden. Arme anwinkeln und nach oben strecken
Die Übungen 153 bis 155 sind auf eine Verbesserung der örtlichen Beweglichkeit der *Wirbelsäule gerichtet. Es werden die Lendenmuskeln gedehnt und die Haltungsmuskulatur des Rumpfes gestärkt.*

156. Quergrätschstand links – Hochhalte:
1. Tiefes Vorrumpfbeugen – Hände erfassen das Fußgelenk des vorgestellten, gestreckten Beines
2. In der Vorbeuge den Rumpf an das Bein heranziehen
3. Aufrichten – Hochhalte
4. Rückführen der Arme

* **157.** Enge Bankstellung, Hande dicht an den Knien:
1. Beine strecken – Hände bleiben auf dem Boden
2. Bankstellung

* **158.** Bankstellung:
1.–4. Stufenweises Beugen der Wirbelsäule nach oben (im Lendenteil beginnend) »Katzenbuckel«
5.–8. Stufenweises Beugen der Wirbelsäule nach unten (im Lendenteil beginnend) Kopf im Nacken

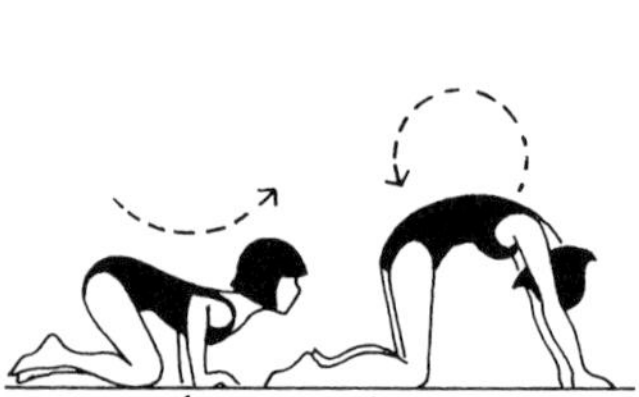

159 1 — 4

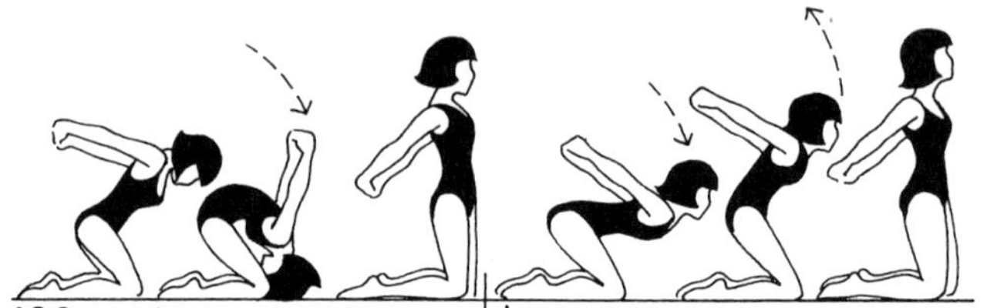

160 a) 1 — 4 b) 1 — 4

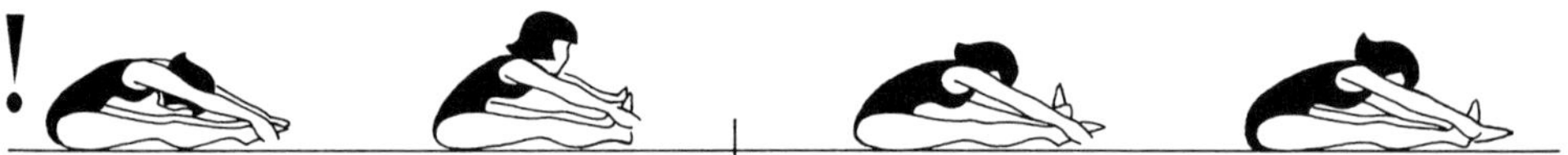

161 a) 1 2 b) 1 2

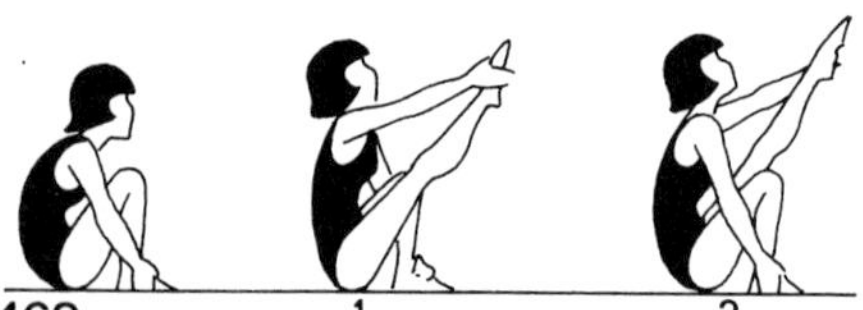

162 1 2

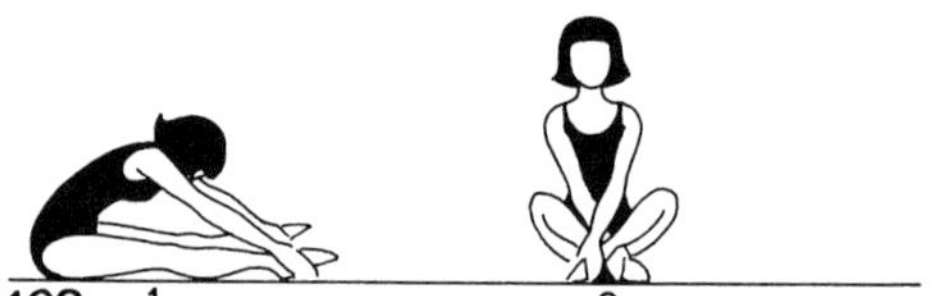

163 1 2

159. Bankstellung:

1.–4. Ständiges Beugen der Wirbelsäule nach oben und unten (der Kopf beschreibt einen Kreis in senkrechter Ebene)

160. Kniestand – Rückhalte, Hände sind miteinander verbunden:

a)

1. Tiefes Vorrumpfbeugen, Stirn berührt die Knie – Rückhochheben der Arme

2.–4. Oberkörper strecken und Rumpf heben – Arme senken

b)

1. Vorrumpfbeugen

2.–4. Stufenweises Aufrichten

Die Übungen 158 bis 160 verbessern die Beweglichkeit zwischen den einzelnen Wirbeln der Wirbelsäule, indem wir sie stufenweise (ein Wirbel nach dem anderen) ausführen.

161. Strecksitz – Vorrumpfsenken – Hände fassen beide Fußspitzen:

a) Ohne den Griff an den Fußspitzen zu lösen, Rumpf heben

b) Strecken der Fußspitzen und Vorrumpfsenken

162. Hocksitz – die Füße jeweils von außen an den Fußsohlen gefaßt:

1. Vorhochstrecken rechts

2. Vorhochstrecken links – Anhocken links (der Griff wird nicht gelöst)

163. Schneidersitz – Hände fassen die Fußspitzen:

1. Unterschenkel nach vorn strecken – Vorrumpfsenken

2. Unterschenkel anwinkeln – Aufrichten (der Griff wird nicht gelöst)

164. Strecksitz – Oberkörper tief vorgesenkt – Hochhalte:

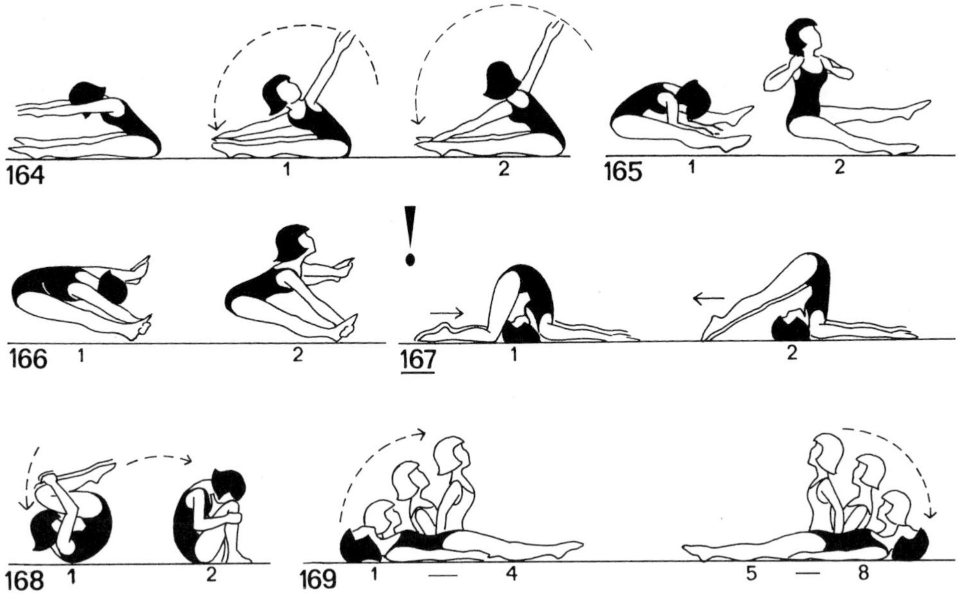

1. Rumpfdrehen links und zurück – Linksarmkreis neben dem Körper
2. Rumpfdrehen rechts und zurück – Rechtsarmkreis neben dem Körper

165. Grätschsitz – Schulterhalte, Hände berühren die Schultern von außen:
1. Tiefes Vorrumpfsenken, Unterarme berühren den Boden
2. Aufrichten – Schulterhalte

166. Grätschsitz – Vorrumpfsenken – Hochhalte, Hände erfassen die Fußsohlen von innen:
1. Tiefes Vorrumpfsenken (die Arme ziehen den Rumpf so tief wie möglich)
2. Aufrichten, ohne den Griff zu lösen

Bei den Übungen 161 bis 166 erleichtert eine leichte Beugung im Kniegelenk die Rückendehnung. Die Füße müssen nicht unbedingt gestreckt sein.

* **167.** Nackenstand, die Fußspitzen berühren hinter dem Kopf den Boden:
1. Beine anwinkeln, Knie heranziehen, bis sie den Kopf berühren, Fußspitzen verbleiben auf dem Boden
2. Zurück in die Ausgangsstellung

168. Hocksitz – Hände umfassen die Unterschenkel unterhalb der Knie:
1. Rückrollen auf die Schultern
2. Zurück in die Ausgangsstellung (»Rückenschaukel«)

169. Rückenlage – Arme locker neben dem Körper:
1.–4. Stufenweises Anheben des Oberkörpers zum Strecksitz (beginnend mit dem Kopf)
5.–8. Stufenweises Abrollen in die Rückenlage (beginnend mit dem Lendenteil)

Übung für die lokale Beugung der Wirbelsäule und Kräftigung der Bauchmuskeln.

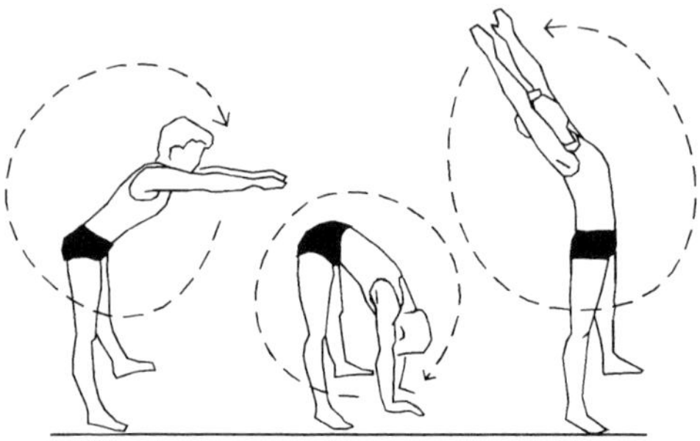

170 1 2 3

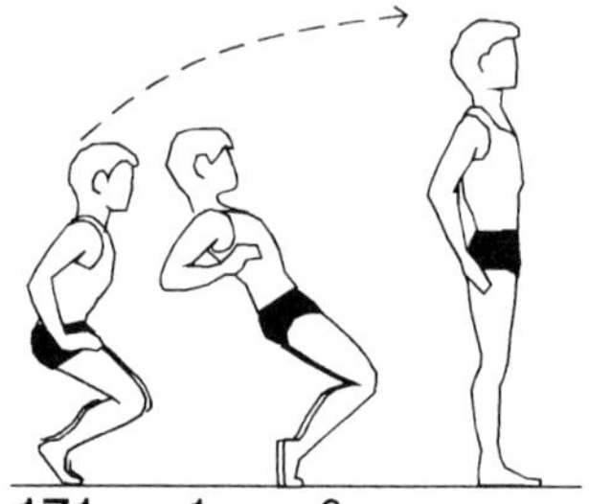

171 1 2

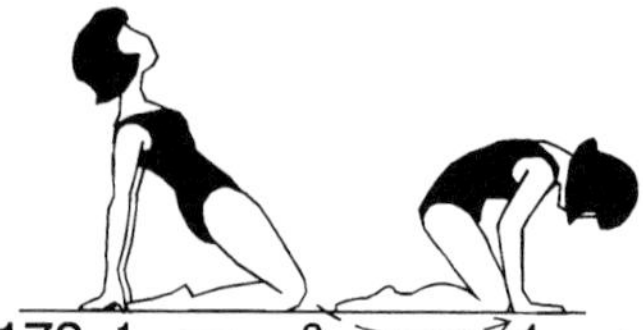

172 1 — 3 — 4

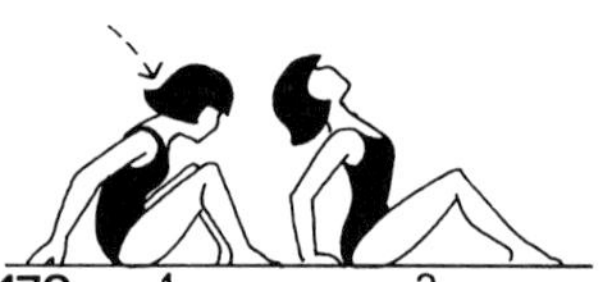

173 1 2

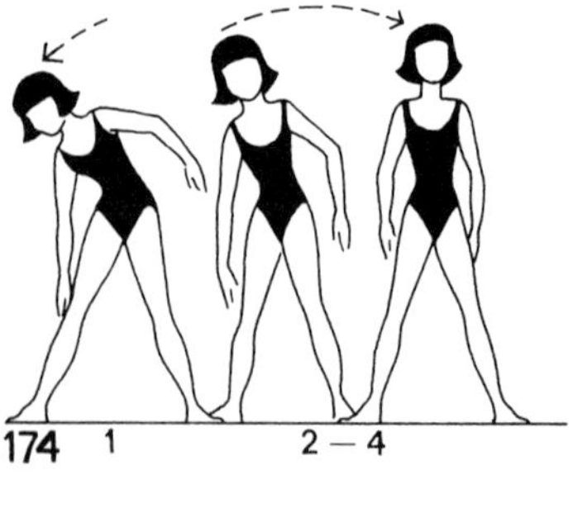

174 1 2 – 4

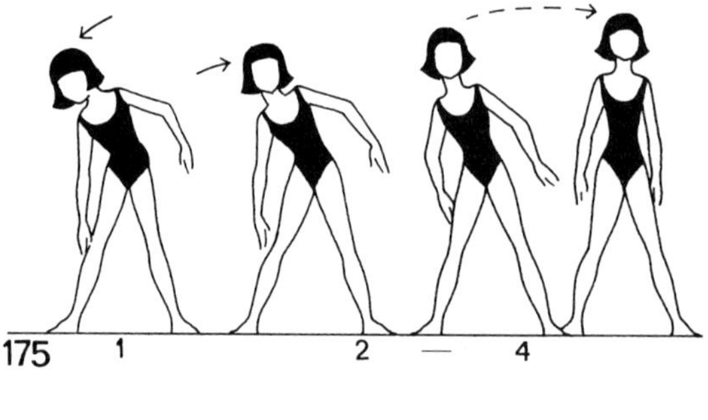

175 1 2 — 4

Extension der Wirbelsäule (Rückbeugen)

170. Seitgrätschstand – Hochhalte:

1.– 2. Zwei Rückarmkreise – tiefes Vorrumpfbeugen

3.– 4. Zwei Vorarmkreise – Rückhochstrecken mit leichter Rücklage

Diese Übung verbessert gleichzeitig die Beweglichkeit der Arme und Flexion der Wirbelsäule.

171. Grundstellung – Tiefhalte

1. Hockstand (Oberkörper senkrecht)

2. Über ein Vorschieben des Beckens und Rückbeugen in den Stand

172. Kniestand – Vorrumpfbeuge, Hände berühren bei den Knien den Boden:

1.–3. Kniestand – Hände berühren den Boden nahe den Füßen – Vorhochstrecken der Hüfte.

4. Zurück in die Ausgangsstellung

173. Hocksitz, Rücken gestreckt:

1. Vorbeugen (»Buckel machen«) – ausatmen

2. Rückbeugen (»Hohlkreuz«) einatmen

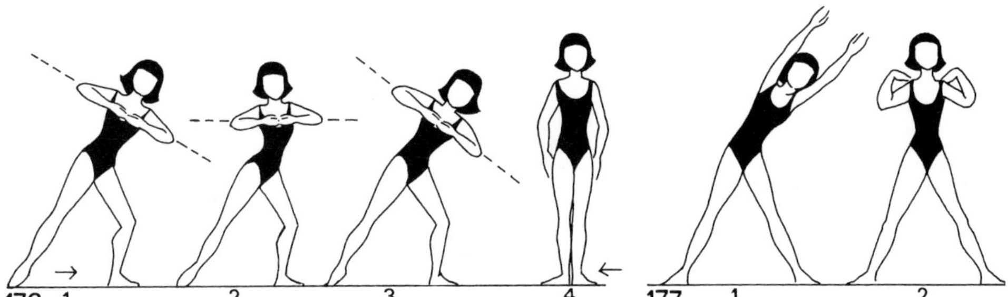

176 1 2 3 4 177 1 2

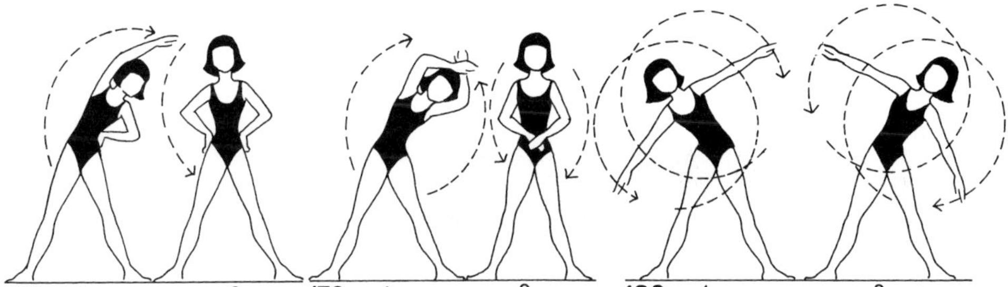

178 1 2 179 1 2 180 1 2

Lateroflexion der Wirbelsäule (Seitbeugen)

174. Seitgrätschstand – Tiefhalte:
1. Tiefes Rechtsseitbeugen
2.–4. Stufenweises Aufrichten, beginnend beim Lendenteil (die Wirbelsäule befindet sich in einer C-Form)
5.–8. Dasselbe widergleich

175. Seitgrätschstand – Tiefhalte:
1. Tiefes Rechtsseitbeugen
2.–4. Stufenweises Aufrichten, beginnend beim Kopf (S-Form der Wirbelsäule)
5.–8. Dasselbe widergleich

176. Grundstellung – Tiefhalte:
1. Ausfallschritt links seitwärts – Linksseitbeugen (Oberkörper und rechtes Bein bilden eine Linie) – Schlaghalte
2. Aufrichten des Oberkörpers (Seitbeugen der Wirbelsäule im Brustwirbelbereich)
3. Linksseitbeugen (Rückbewegung)
4. Körpergewicht auf das rechte Bein verlagern und Heranziehen des rechten Beines in die Ausgangsstellung
5.– 8. Dasselbe widergleich

177. Seitgrätschstand – Schulterhalte:
1. Linksseitbeugen – Hochhalte
2. Rückbewegung – Schulterhalte
3.– 4. Dasselbe widergleich

178. Seitgrätschstand – Hüftstütz:
1. Linksseitbeugen – Seithochheben rechts
2. Aufrichten – Rückführen in den Hüftstütz rechts
3.– 4. Dasselbe widergleich

179. Seitgrätschstand – Arme vor dem Körper in Tiefhalte, rechts über links:
1. Linksseitbeugen – Außenarmkreis
2. Aufrichten – Außenarmkreis in die Tiefhalte, links über rechts
3.– 4. Dasselbe widergleich

180. Seitgrätschstand – Tiefhalte:
1. Rechtsseitbeugen – Innenarmkreisen
2. Seitbeugen links – Innenarmkreisen

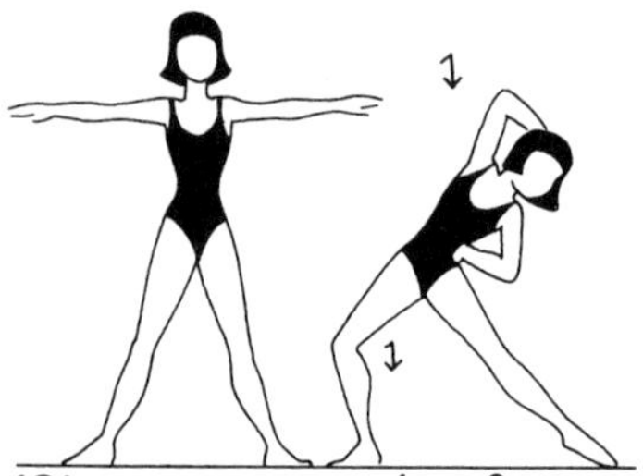

181 1 2

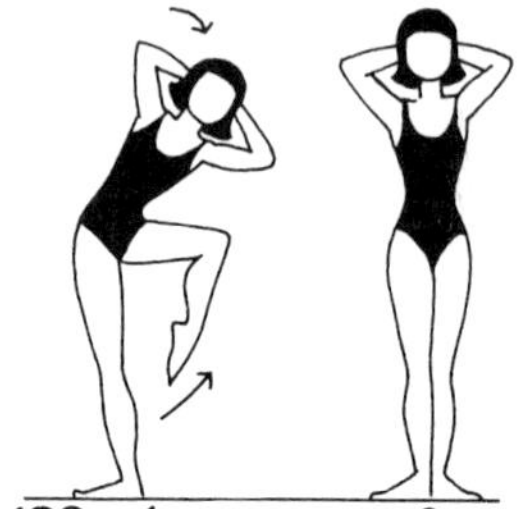

182 1 2

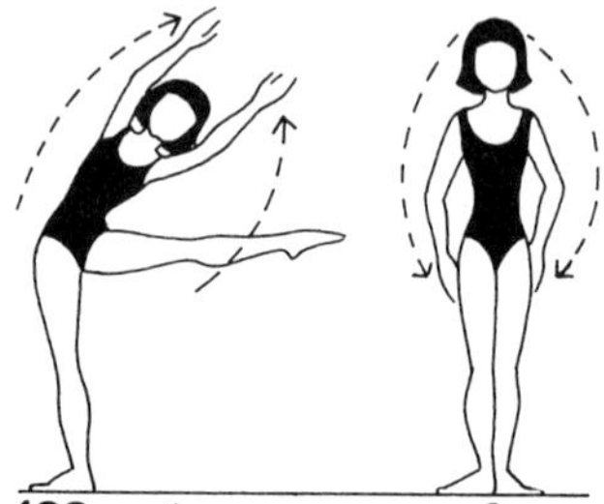

183 1 2

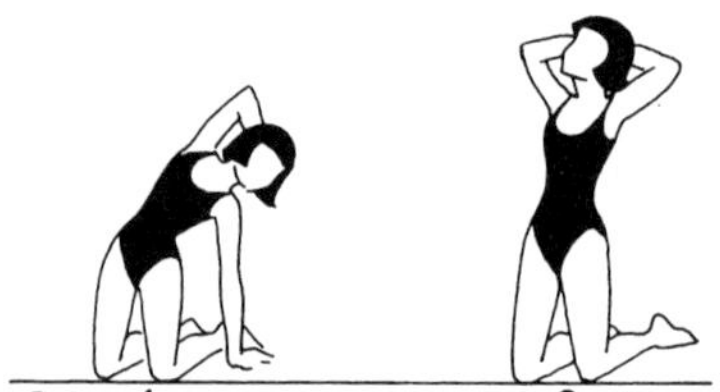

184 1 2

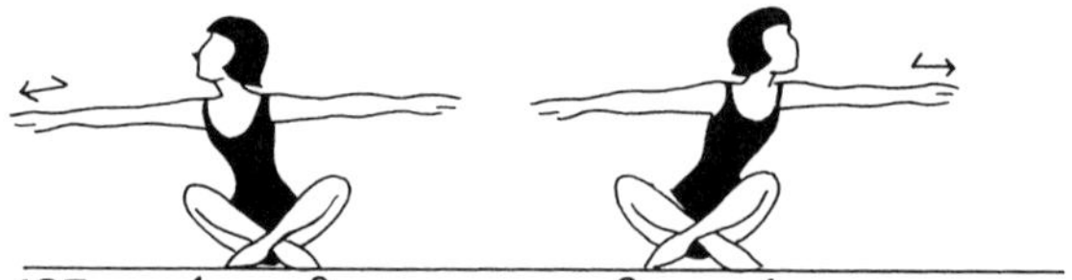

185 1 2 3 4

181. Seitgrätschstand – Seithalte:
1. Seitbeugen links – Körpergewichtsverlagerung nach rechts – Seithochheben rechts, Unterarm über dem Kopf – Seittiefsenken links, Unterarm auf dem Rücken
2. Federn in der Auslage, rechtes Bein wird dabei gebeugt
3.–4. Dasselbe widergleich

182. Grundstellung – Nackenhalte:
1. Seitbeugen links – seitliches Knieheben links
2. Aufrichten – Senken links
3.–4. Dasselbe widergleich

183. Grundstellung – Tiefhalte:
1. Seitbeugen links – Hochhalte – Seitspreizen links
2. Aufrichten – Seitsenken in die Tiefhalte
3.–4. Dasselbe widergleich

184. Kniegrätschstand – Nackenhalte:
1. Seitbeugen links – Seithalte links, Hand berührt den Boden
2. Aufrichten – linken Arm anwinkeln – Nackenhalte
3.–4. Dasselbe widergleich

185. Schneidersitz – Seithalte:
1. Rumpf so weit wie möglich nach rechts verschieben (die Wirbelsäule nimmt eine S-Form an, Arme verbleiben in Seithalte)
2. Federn in der Körperverschiebung
3.–4. Dasselbe widergleich

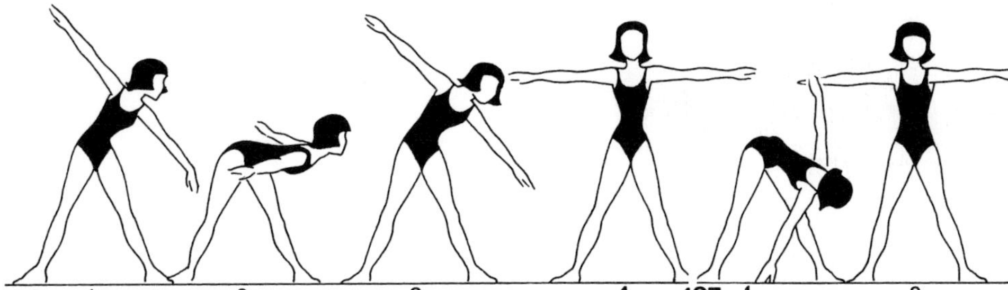

186 1 2 3 4 187 1 2

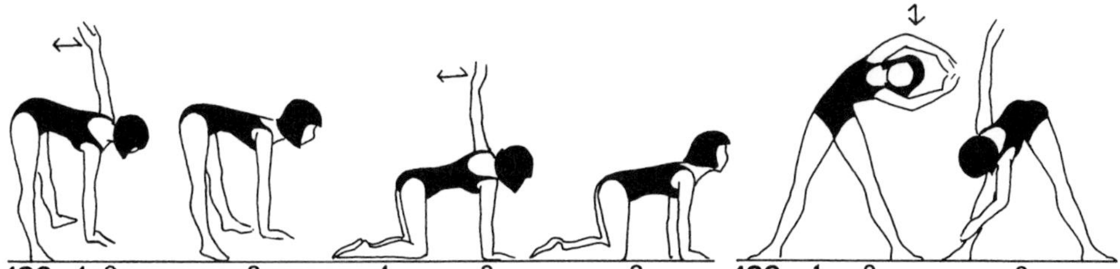

188 1 2 3 1 2 3 189 1 2 3

Flexion, Lateroflexion oder Extension der Wirbelsäule in Verbindung mit Rotation (Drehbeugen)

186. Seitgrätschstand – Seithalte:
1. Seitbeugen links
2. Vorbeugen links
3. Seitbeugen links
4. Aufrichten

5.– 8. Dasselbe widergleich

Durch diese Übung werden gleichzeitig die Haltungsmuskeln und die seitlichen Bauchmuskeln gekräftigt.

187. Seitgrätschstand – Seithalte:
1. Tiefes Vorrumpfbeugen links – rechte Hand berührt den Boden
2. Aufrichten

3.– 4. Dasselbe widergleich

188. Grätschwinkelstand:
1. Rumpfdrehen links – Seithalte links
2. In der Rumpfdrehung den linken Arm hoch zur Decke ziehen
3. Rumpfdrehen rechts, anschließend zurück zur Ausgangsstellung
4. Dasselbe widergleich

Abwandlung:
Dasselbe in Bankstellung

189. Seitgrätschstand – Hochhalte:
1. Tiefes Seitbeugen links
2. Leichtes Nachfedern in der Seitbeuge
3. Tiefes Vorrumpfbeugen rechts – linke Hand berührt die rechte Fußspitze – Rückhalte rechts

4.–6. Dasselbe widergleich

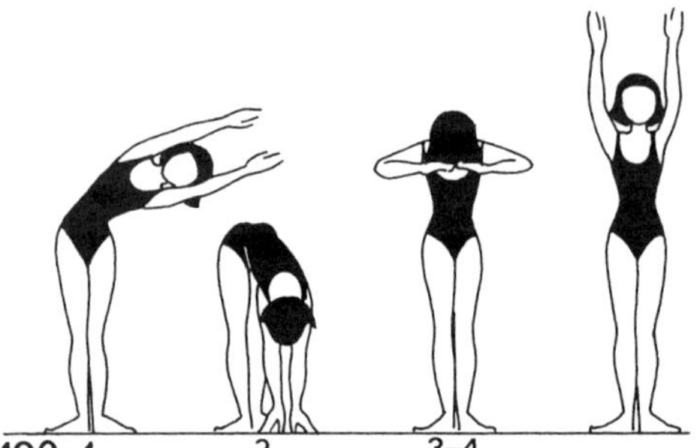

190 1 2 3-4

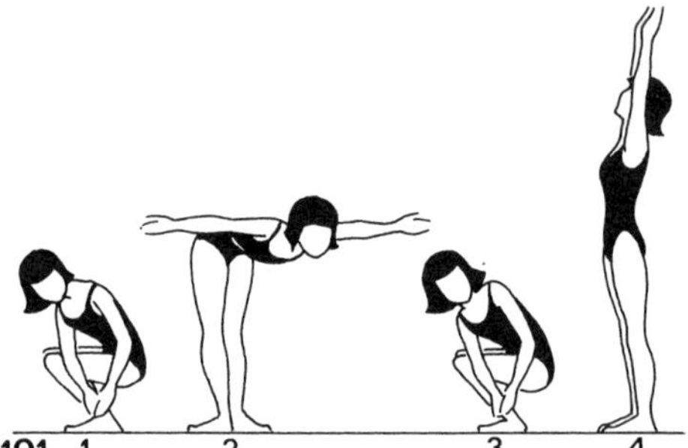

191 1 2 3 4

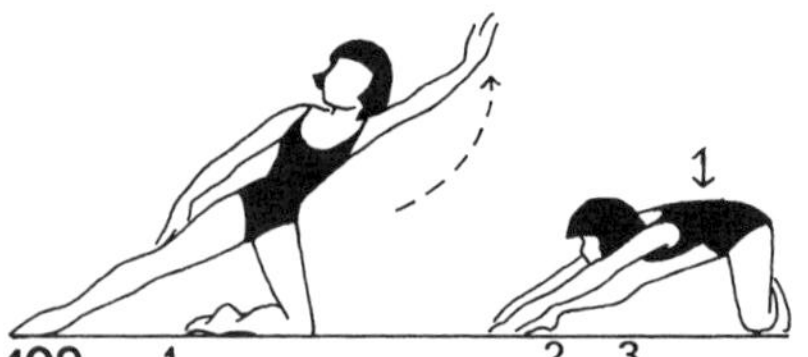

192 1 2 3

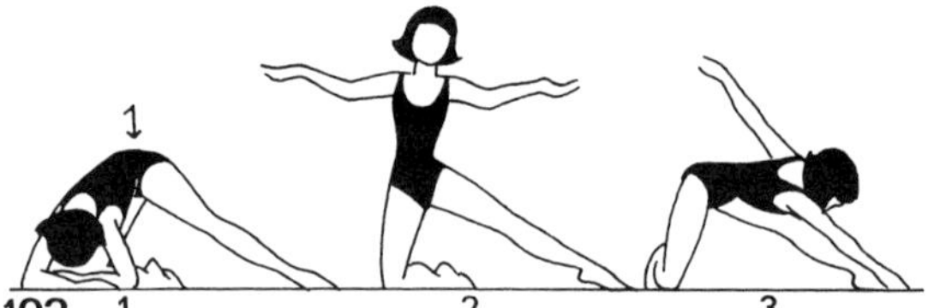

193 1 2 3

190. Grundstellung – Hochhalte:
1. Tiefe Seitbeuge links
2. Tiefes Vorrumpfbeugen nach links – die Hände berühren den Boden neben dem linken Fuß
3.–4. Stufenweises Aufrichten und Zurückdrehen des Rumpfes – Führen der Arme über die Schlaghalte in die Hochhalte
5.–8. Dasselbe widergleich

191. Grundstellung – Arme in Hochhalte:
1. Kniebeuge auf der ganzen Sohle mit Rumpfdrehen links – Arme senken, beide Hände erfassen das linke Fußgelenk
2. Beine strecken zum Winkelstand, Oberkörper nach links gerichtet, Arme in Seithalte, Handflächen nach vorn
3. Aufrichten und Kniebeuge auf der ganzen Sohle mit Rumpfdrehen links – beide Hände am linken Fußgelenk
4. Aufrichten in der Grundstellung mit Hochhalte
5.–8. Dasselbe widergleich

Diese Übungen verbessern gleichzeitig die allgemeine Beweglichkeit und stärken die Anzieher der Beine. Die Arme werden zur Hochhalte bzw. Tiefhalte an die Körperseiten geführt.

192. Kniestand links mit seitgestelltem rechten Bein – Tiefhalte:
1. Seitbeugen links – Seitheben links in die Hochhalte
2. Tiefes Vorrumpfbeugen zum rechten Bein – Hände berühren die Fußspitze
3. Heranziehen des Oberkörpers an das Bein
Dasselbe widergleich im Kniestand rechts

193. Kniestand rechts mit seitgestelltem linken Bein – Seithalte:
1. Tiefes Vorrumpfbeugen zum rechten Bein – Arme anwinkeln, die Unterarme berühren den Boden
2. Aufrichten – Seithalte, Handflächen nach oben

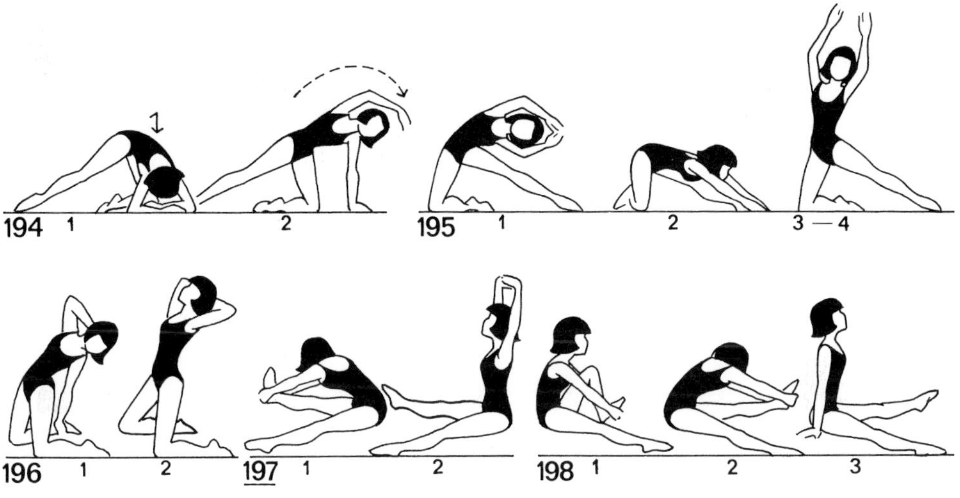

3. Vorbeugen zum linken Bein mit Rumpfdrehen links – rechte Hand berührt linke Fußspitze. Dasselbe widergleich im Kniestand links

194. Kniestand links, rechtes Bein seitgestellt – Tiefhalte:
1. Tiefes Vorrumpfbeugen links – Arme verschränken, Unterarme berühren den Boden
2. Oberkörper Heben und Seitbeugen in den Stütz links – lockeres Seithochführen des rechten Armes über den Kopf
Dasselbe widergleich im Kniestand rechts

195. Kniestand rechts, linkes Bein seitgestellt – Hochhalte:
1. Tiefes Seitbeugen links
2. Vorbeugen links (Kopf zum linken Knie) – Hände berühren linke Fußspitze
3. Tiefes Seitbeugen links
4. Aufrichten
Dasselbe widergleich im Kniestand links

196. Kniegrätschstand – Nackenhalte:
1. Rückbeugen mit Rumpfdrehen links – Rückhalte links, linke Hand berührt rechte Ferse
2. Rückbewegung – Nackenhalte
3.–4. Dasselbe widergleich

* **197.** Grätschsitz – Hochhalte, Hände über dem Kopf im Flechtgriff:
1. Tiefes Vorrumpfbeugen zum rechten Bein – Hände umfassen Fußsohle
2. Aufrichten
3.–4. Dasselbe widergleich

198. Grätschsitz – Arme entspannt neben dem Körper:
1. Linkes Bein anhocken, beide Hände umfassen den Fuß an den Fußsohlen
2. Vorbeugen links – Strecken des linken Beines und Senken auf den Boden
3. Griff lösen – Aufrichten – Arme neben dem Körper
4.–6. Dasselbe widergleich

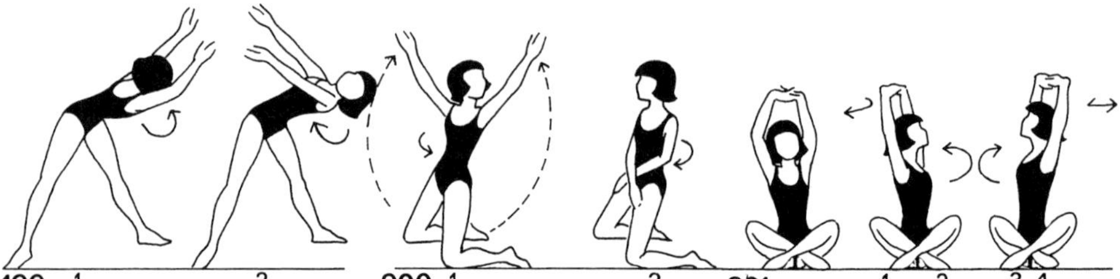

199 1 2 200 1 2 201 1 2 3 4

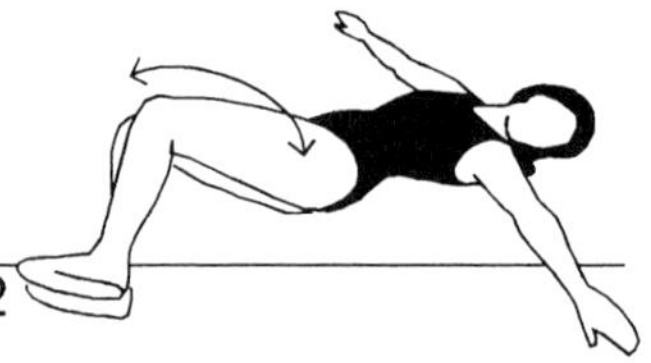

202

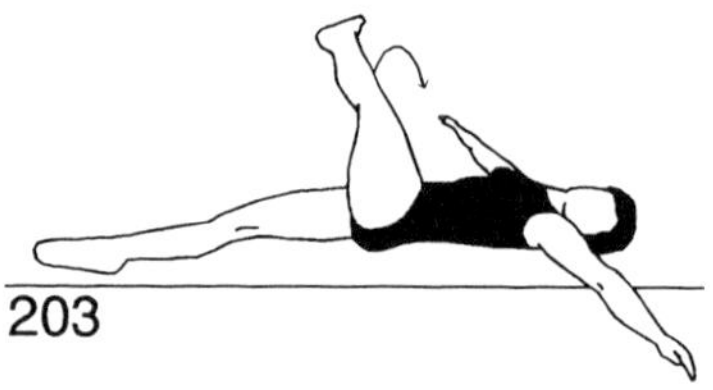

203

Fortlaufende Rotation der Wirbelsäule

199. Seitgrätschstand – Vorrumpfbeugen – Arme hängen entspannt nach unten: Rumpfdrehen im Wechsel nach links und rechts – die Arme unterstützen schwingend die Drehbewegung

200. Kniegrätschstand – Arme in Tiefhalte vor dem Körper, rechts über links:
1. Rumpfdrehen links – Außenarmkreis, Handflächen nach vorn
2. Rumpf zurückdrehen – Seitensenken der Arme, links über rechts
3.– 5. Dasselbe widergleich

201. Schneidersitz – Hochhalte, Hände über dem Kopf verbunden und mit den Handflächen nach oben gedreht:
1. Rumpfdrehen links
2. Nachfedern in der Rumpfdrehung
3.– 4. Dasselbe nach rechts

Durch den Scheidersitz wird das Becken derart fixiert, daß die Drehung nur in der Wirbelsäule erfolgen kann.

202. Rückenlage – Arme in Seithalte: die geschlossenen Knie nach links und rechts hin zum Boden absenken, Kopf jeweils zur anderen Seite drehen

203. Rückenlage, ein Bein senkrecht in die Vorhalte, Arme in Seithalte:
Das hochgestreckte Bein über das andere Bein hinweg bis zum Boden absenken
Dasselbe widergleich

Achtung, bei allen Übungen im Kniestand auf ausreichende Polsterung achten!

Zirkumduktion der Wirbelsäule (Trichterkreisen)

204. Seitgrätschstand – Hochhalte, die Hände über dem Kopf im Flechtgriff, Oberkörperkreisen, nach links–hinten beginnend (ebenso nach rechts–hinten), die Hände beschreiben einen großen Kreis (Spirale) über dem Kopf

205. Seitgrätschstand – tiefes Vorrumpfbeugen rechts – Hochhalte, Hände berühren die rechte Fußspitze:

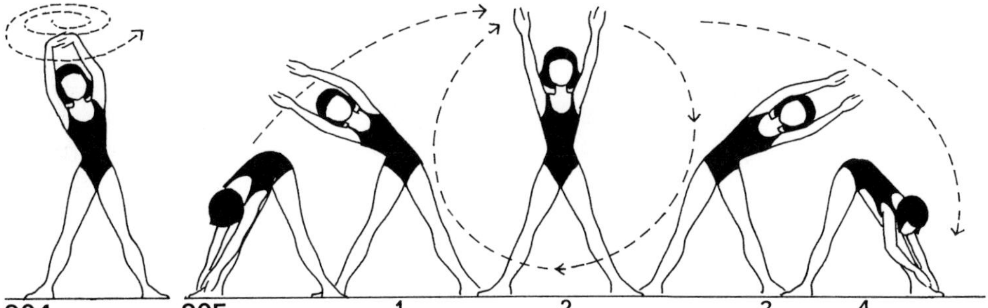

204 205 1 2 3 4

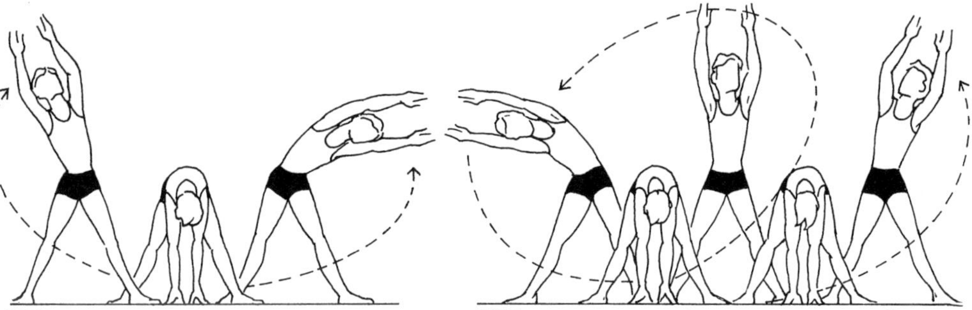

206 207 1 2

1. Rumpfseitheben
2. Mit dem Körper einen großen senkrechten Kreis beschreiben – die Arme unterstützen diesen Körperschwung
3. Tiefes Vorrumpfbeugen links
4. Hände berühren die linke Fußspitze
5.–8. Dasselbe widergleich

206. Seitgrätschstand – tiefe Seitrumpfbeuge rechts – Hochhalte:
Schwungvolles Pendeln des vorgebeugten Oberkörpers nach links und nach rechts
Pendelbewegungen des Rumpfes führen wir mit Schwung aus. *In der Anfangsphase der Bewegung geben wir den Impuls; die Bewegung endet durch das Verharrungsvermögen des Körpers. Die Arme unterstützen die Körperschwünge.*

* **207.** Grätschstand – tiefes Seitbeugen rechts – Hochhalte:
1. Rumpfkreis nach unten beginnend (in senkrechter Ebene) – die Arme unterstützen den Körperschwung
2. Zur tiefen Seitbeuge links
3.–4. Dasselbe widergleich

Rumpfkreisen in senkrechter Ebene führen wir schwungvoll aus. Die Arme unterstützen den Körperschwung.

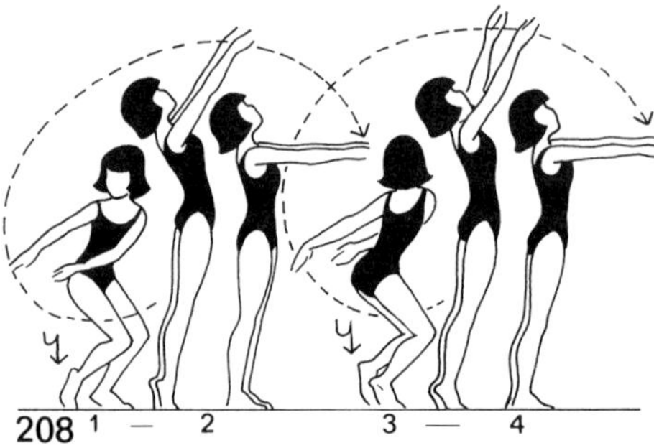

208. Grundstellung – Vorhalte, Handflächen nach unten:
1.–2. Federn aus der leichten Kniebeuge bis zum Zehenstand – Armkreisen mit beiden Armen an der rechten Körperseite, nach unten beginnend
3.–4. Dasselbe widergleich

Becken

Das Becken bildet die Basis für die Wirbelsäule und ist mit dem Lendenwirbelbereich verbunden. Die Beckenstellung hat Bedeutung für die Krümmung der Wirbelsäule und damit für eine richtige Körperhaltung. Ist das Becken stärker als normal nach vorn geneigt (es genügen einige Grad), führt das zu einer Vergrößerung der Lordose der Lendenwirbelsäule und der Kyphose der Brustwirbelsäule, was unerwünschte gesundheitliche Folgen nach sich ziehen kann (Beeinträchtigung innerer Organe im Bauch- und Beckenraum, Verschlechterung der Atmung). Die Neigung des Beckens und seine Bewegungsmöglichkeiten können wir beeinflussen durch:
a) Bewußtes Einnehmen einer richtigen Beckenhaltung bei gymnastischen Übungen und bei der täglichen Arbeit; wir bemühen uns, mit angespannten Bauch- und Gesäßmuskeln den oberen Teil des Beckens nach hinten und den unteren Teil nach vorn zu drükken. (Das Becken stellen wir uns als zweiseitigen Hebel vor, der um eine Achse, die die Mitte des Hüftgelenks durchläuft, drehbar ist; der untere Teil des Hebels ist kürzer.)
b) Kräftigung der Muskelgruppen, die das Becken in seiner richtigen Lage halten; Kräftigungsübungen für die Bauch- und Gesäßmuskeln und Dehnung der Lendenmuskulatur. Die Beweglichkeit des Beckens kann vergrößert werden durch Bewegungen um die Achse, die durch die Mitte des Hüftgelenks verläuft, in der frontalen Ebene durch Drehbewegungen um die senkrechte Achse und durch kreisende Bewegungen. Eine richtige Beckenhaltung ist durch ein vielseitiges Übungsprogramm erreichbar. Erfolgversprechend sind Übungen im Stand an einer Wand oder Sprossenwand oder in Rückenlage auf einer ebenen Unterlage. Dabei kommt es darauf an, das Becken gegen die Wand bzw. gegen die Unterlage zu drükken; mit den Händen können wir dann kontrollieren, ob zwischen Becken und Wand kein Zwischenraum ist.

Vor- und Rückwärtsbewegung des Beckens

209. Rückenlage – Arme entspannt neben dem Körper:
1. Becken nach unten gegen den Boden drücken, durch Anspannung der Bauch- und Gesäßmuskulatur wird das Becken mit dem oberen Ende nach hinten, dem unteren nach vorn gedruckt, dabei wird die Biegung in der Lendenwirbelsäule begradigt, es darf nicht mehr möglich sein, die Hand unter die Lenden zu schieben

2. Becken nach vorn anheben, das obere Ende des Beckens wird nach vorn, das untere nach hinten gedrückt, unter den Lenden entsteht ein Zwischenraum (Beckenspiel)

Abwandlung:

Dasselbe im Stand mit dem Rücken zu einer Wand (die Arme werden ungezwungen vor dem Körper gehalten oder im Hüftstütz mit den Daumen nach vorn und den Fingern nach hinten zur Unterstützung der Beckenbewegung)

210. Grundstellung – Tiefhalte:

1.–8. Übergang in die Kniebeuge mit abwechselndem Vor- und Rückheben des Beckens

9.–16. Übergang aus der Hocke in den Stand mit abwechselndem Vor- und Rückheben des Beckens

Diese Übung trägt gleichzeitig zur Kräftigung der Beinstrecker bei.

211. Grundstellung – Tiefhalte: Bei gleichzeitigem Federn in der leichten Kniebeuge Beckenkreisen, so daß das Becken abwechselnd mit dem unteren Ende nach vorn und hinten gedrückt wird

* **212.** Grundstellung mit angespannter Beckenhaltung – Tiefhalte:

1.–4. Kniebeuge (Oberkörper senkrecht)

5. Kniestand

6. Heben in den Hockstand (Oberkörper senkrecht)

7.–10. Grundstellung

Im Verlauf der Übung bleibt die Beckenlage unverändert.

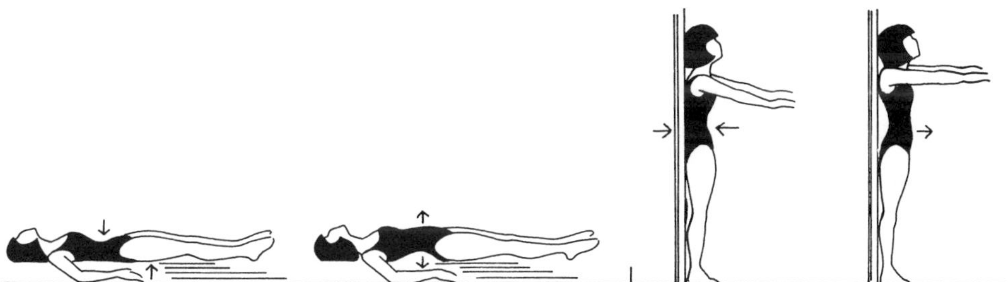

209 1 2

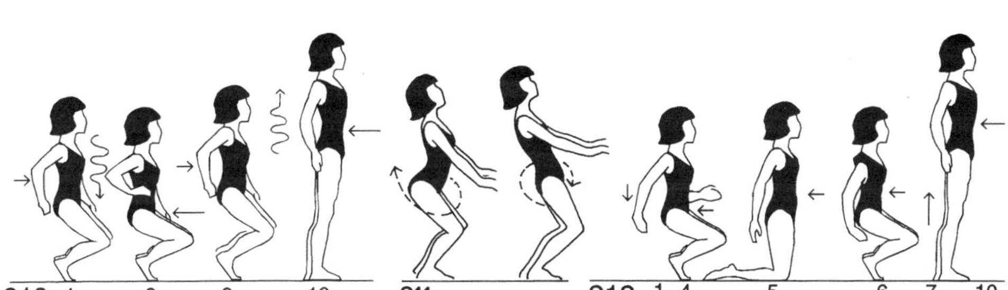

210 1 — 8 9 — 16 211 212 1–4 5 6 7—10

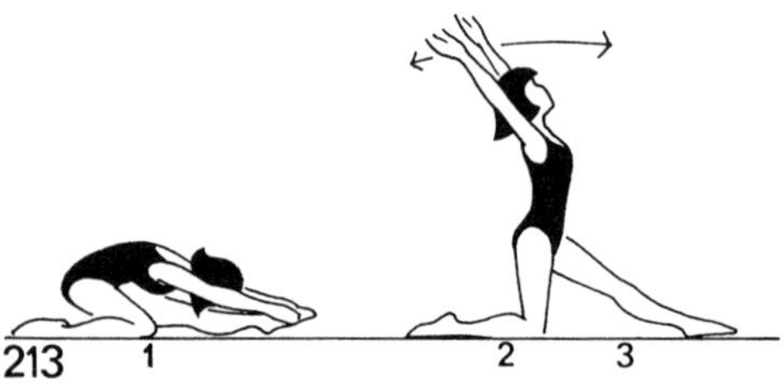
213

213. Kniestand rechts, linkes Bein gestreckt vorgestellt – Hochhalte

1. Kniesitz rechts – tiefes Vorrumpfsenken zum linken Bein – Hände berühren die Fußspitzen
2. Kniestand rechts – Aufrichten
3. Arme werden in der Hochhalte nach vorn und hinten gespannt. Dasselbe im Kniestand links

Die Übung trägt gleichzeitig zur Kräftigung der Beinstrecker bei. Bewegungen des Bekkens in frontaler Ebene

214. Grundstellung – Tiefhalte:

1. Das Körpergewicht auf das rechte Bein verlagern (Anheben der linken Hüfte und Senken der linken Schulter)
2. Zurück in die Ausgangsstellung

3.–4. Dasselbe widergleich

215. Grundstellung – Seithalte:

1. Becken nach rechts verschieben
2. Leichtes Nachfedern nach rechts

3.–4. Dasselbe in entgegengesetzter Richtung

* **216.** Kniestand – die Arme entspannt am Körper:

1. Senken in den Sitz links neben die Unterschenkel – leichte Vorrumpfbeuge – Arme in Rückhalte
2. Aufrichten in den Kniestand, Vorschwingen der Arme in die Vorhalte

3. u. 4 Dasselbe widergleich

Diese Übung ohne Stützhilfe der Arme ausführen! Kreisende Bewegungen des Beckens um die senkrechte Achse

217. Quergrätschstand links – Seithalte:

1. Knieheben rechts, Knie linksseits führen und Bein absetzen links neben dem Standbein mit einer viertel Linksdrehung auf dem linken Bein
2. Dasselbe widergleich («Indianertanz«)

218. Grundstellung – Seithalte:

a)

1.–2. Zweimal Hüpfen mit Beckendrehung rechts (»Twisthüpfen«)

3.–4. Zweimal Hüpfen mit Beckendrehung links

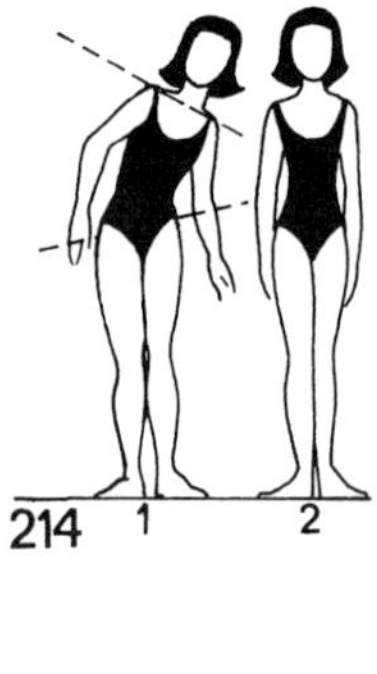
214

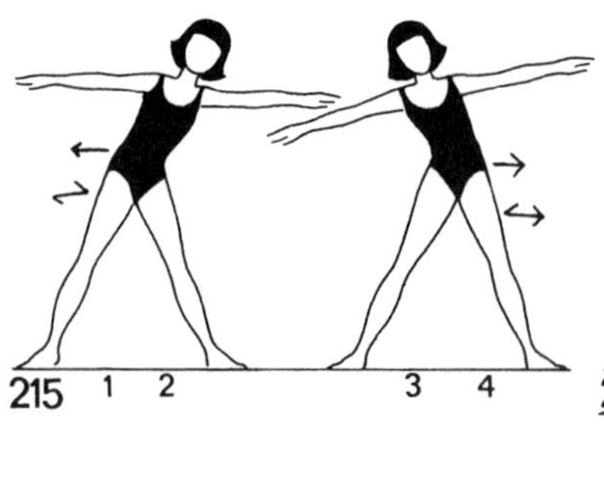
215

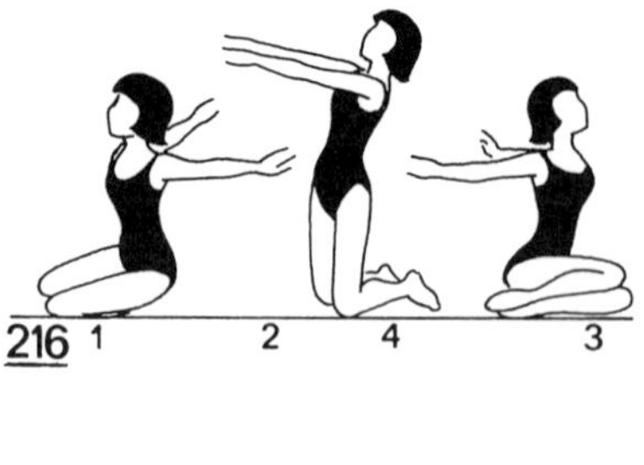
216

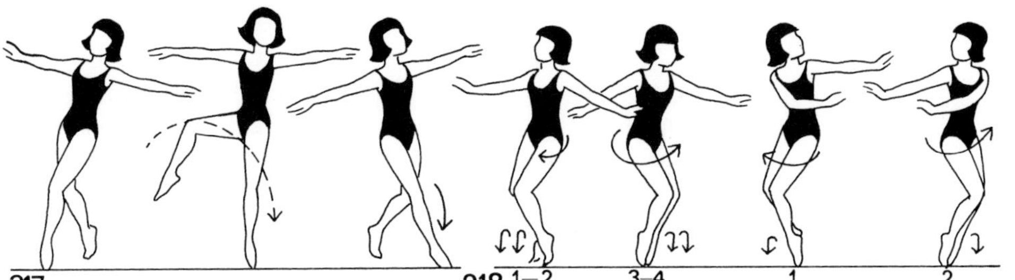

217 218 1–2 3–4 1 2

b)
1. Hüpfen mit Beckendrehung rechts – Armschwingen links
2. Hüpfen mit Beckendrehung links – Armschwingen rechts (auf kürzestem Wege)

Durch diese Übungen wird gleichzeitig die dynamische Kraft der Beine erhöht.

219. Hocksitz – Arme umschließen die Unterschenkel dicht unter den Knien: Durch Beckenbewegungen abwechselnd nach links und rechts vorwärts (rückwärts) bewegen.

Abwandlung:
Dasselbe im Sitz, Arme locker in Vorhalte, Beine können auch leicht gebeugt sein.

Kreisende Bewegungen des Beckens

220. Seitgrätschstand – Seithalte: Beckenkreisen nach vorn beginnend, dann im Bogen nach links und rechts im Wechsel

Abwandlungen:
a) Dasselbe nach hinten beginnend
b) Durchgehende Kreisbewegungen des Beckens nach links und rechts, dabei Körperverlagerung auf das Standbein links oder rechts

221. Rückenlage mit angewinkelten Beinen – Arme entspannt neben dem Körper: Becken vom Boden abheben, Oberkörper und Oberschenkel in einer Linie, Beckenkreisen links (rechts)

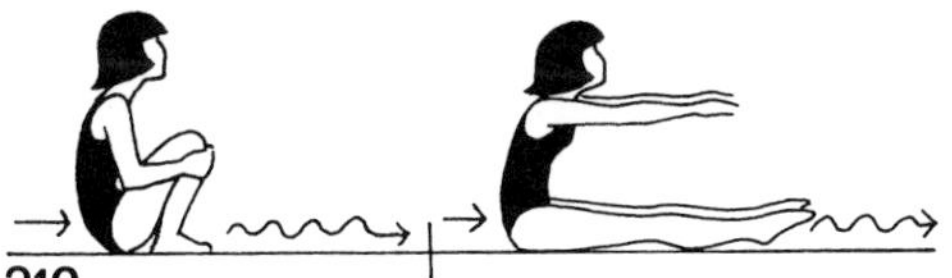

219

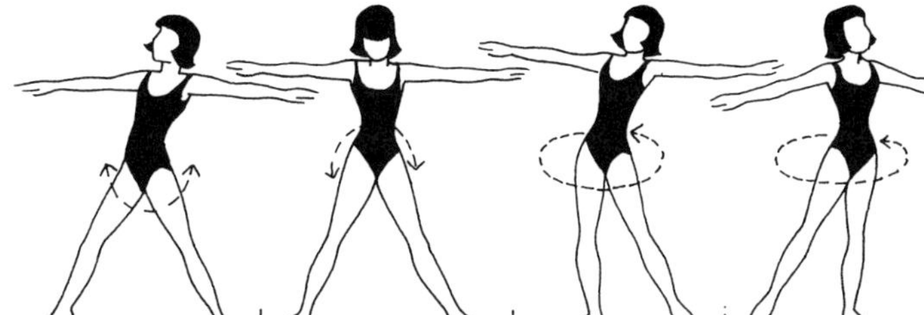

220 a) b)

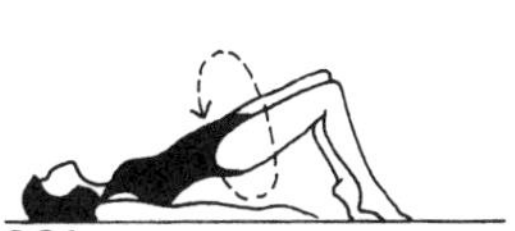

221

Beine

Die Beweglichkeit im Hüftgelenk ist von entscheidender Bedeutung für die allgemeine Fitneß und das körperlich-sportliche Leistungsvermögen des Menschen beim Gehen, Laufen, Springen. Das Hüftgelenk ist ein Kugelgelenk mit begrenztem Bewegungsumfang (die Gelenkpfanne ist sehr tief), es erfüllt vor allem eine statische Funktion (Tragen des Rumpfes). Seine Beweglichkeit wird von einer Gruppe stabilisierender Muskeln an der vorderen und hinteren Seite des Oberschenkels begrenzt. In Richtung Flexion (Vorspreizen) ist die Bewegungsmöglichkeit doppelt so groß wie in der Abduktion (Seitspreizen). Deshalb haben Menschen mit geringer Beweglichkeit das Bestreben, beim Seitspreizen das Becken zu drehen und so die Abduktion zu umgehen. Sie sind auch nicht in der Lage, das Bein im Knie gestreckt zu halten. Die Ursache einer verminderten Beweglichkeit im Gelenk sind kurze und verspannte Muskeln, die der Bewegung in der Gelenkkapsel wenig Raum lassen. Die entscheidende Rolle spielt hierbei der Muskeltonus der stabilisierenden Muskeln. **Unzureichend durchblutete und unelastische Muskeln sind nicht in der Lage, sich bei Anforderungen im maximalen Dehnungsbereich entsprechend zu entspannen.** Es ist deshalb notwendig, solche Leistungen schrittweise über einen sich steigernden Umfang zu erarbeiten.

Die Beweglichkeit im Hüftgelenk können wir durch eine große Zahl von Übungen verbessern, die darauf gerichtet sind, das Gewebe um die Gelenkkapsel zu dehnen. Die Übungen müssen in ausreichender Intensität oft wiederholt werden, am besten täglich. Wir können zwei Übungspruppen unterscheiden:

***1.** Schwungübungen des freien Beines,* verbunden mit Halten und sanftem Federn (Federn nur bei leistungsorientiertem Training) im Grenzbereich der Dehnung (Bewegungen des gebeugten und gestreckten Beines). Das sind Übungen, mit denen wir eine aktive, dynamische Beweglichkeit erarbeiten.

***2.** Halbpassive Übungen in tiefen Stellungen* (Stretching in Kniebeugen, Hocken, Knieständen und verschiedenen Sitzarten), bei denen das Körpergewicht über längere Zeit eine statische Dehnung des Bindegewebes verursacht.

Wird die Hilfe eines Partners bei der Übungsausführung genutzt, sprechen wir von *passiven Übungen.* Somit dienen diese Übungen zur Ausprägung einer passiven, statischen Beweglichkeit.

Für die Übungspraxis empfielt es sich, Übungen aus beiden Gruppen zu kombinieren. Die Übungen der zweiten Gruppe sind für eine Verbesserung der Bewegungsmöglichkeiten im Gelenk wirkungsvoller. Die Übungen der ersten Gruppe sind nur zum Erhalt der Beweglichkeit geeignet, sie tragen aber außerdem zur Entwicklung koordinativer Fähigkeiten bei. Die Beweglichkeit im *Kniegelenk* ist zur Ausübung bestimmter technischer Disziplinen im Sport wie auch für die normale Tätigkeit in der Regel ausreichend. Deshalb gibt es auch nur wenige Übungen für diesen Bereich.

Die Funktionstüchtigkeit des Sprunggelenks hängt maßgeblich vom Zustand der beteiligten Muskeln und Bänder ab. Allzu feste, statisch verstärkte Bänder rund um dieses Gelenk beschränken seine Beweglichkeit. Allzu lockere, untrainierte und schlaffe Muskeln und Bänder des Gelenks wiederum vermindern die Genauigkeit der Bewegung und sind oftmals Ursache von Verletzungen (Umknikken). In beiden Fällen liegt dann meist auch eine ungenügende Durchblutung des Gelenks vor.

Es kommt darauf an, sowohl die Festigkeit als auch die Elastizität des Gelenks zu verbessern, indem wir Übungen in allen Richtungen des Gelenks anwenden und dieses mit Kraft- und Lockerungsübungen kombinieren.

Für bestimmte Sportarten (Gerätturnen, Rhythmische Sportgymnastik, Tanz, Wasserspringen, Eisschnellauf u. a.) ist die Beweglichkeit im Fußgelenk, vor allem bei der Fußstrekkung, von größter Wichtigkeit. Diese Beweglichkeit erreichen wir mit Hilfe halbpassiver Übungen (Kniesitz).

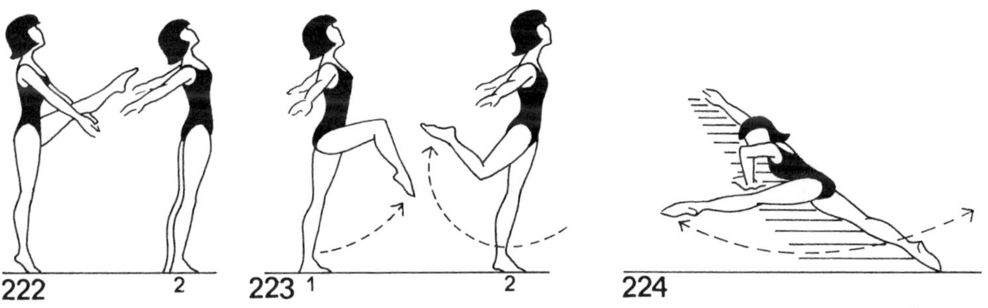

Flexion und Extension des Hüftgelenks (Vor- und Rückspreizen)

222. Grundstellung – Seithalte, Handflächen nach oben:
1. Hohes Vorspreizen links – Handklatsch unter dem linken Knie.
2. Rückbewegung
3.–4. Dasselbe widergleich

223. Grundstellung – lockere Seithalte:
1. Vorhochschwingen des entspannten rechten Beines
2. Rückschwingen
Dasselbe links

224. Seitenlage rechts – Hochhalte rechts – linker Arm angewinkelt mit Stütz auf dem Boden vor dem Körper:
1. Schwungvolles Vorspreizen links
2. Mit Schwung Rückspreizen links
Dasselbe in Seitenlage rechts

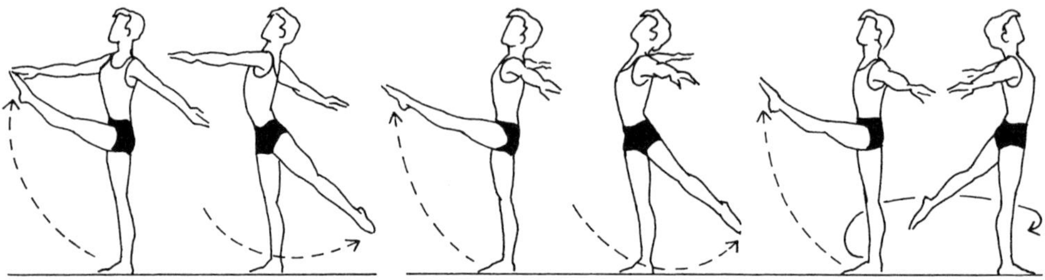

225 1 2 226 1 2 3

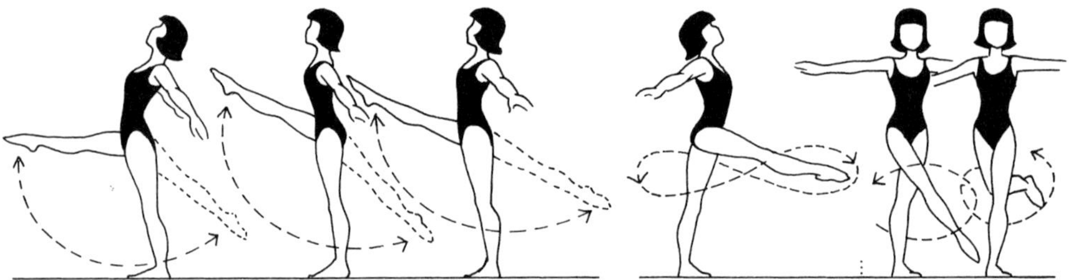

227 1 2 3 4–5 6 7 8 9–10 228 1 2 1 2

225. Grundstellung – Tiefhalte:
1. Hohes Vorspreizen links – Rückführen des linken Armes, Handfläche nach oben – Vorhalte rechts, Handfläche nach unten
2. Rückspreizen links – Vorhalte links, Handfläche nach unten – Rückhalte rechts, Handfläche nach oben

Dasselbe rechts und widergleich

226. Grundstellung – lockere Seithalte:
1. Vorspreizen links
2. Rückspreizen links
3. Vorspreizen links mit halber Drehung rechts auf dem rechten Bein und dasselbe mit rechts

227. Grundstellung – lockere Seithalte:
1. Vorschwingen rechts
2. Rückschwingen rechts
3. Hohes Vorschwingen rechts in die Vorhochhalte

4.–5. Halten (in der Vorhochhalte)

6. Rückschwingen rechts
7. Vorschwingen rechts
8. Weites Rückschwingen rechts zur Rückhalte

9.–10. Halten (in der Rückhalte)

Dasselbe mit links

228. Grundstellung – lockere Seithalte:
Achterkreisen des rechten Beines in waagerechter Ebene nach vorn innen beginnend
Dasselbe links

229. Grundstellung – Tiefhalte: Flechtgriff vor dem Körper
1. Linkes Bein anwinkeln und durch die Arme in die Vorhalte strecken
2. Rückbewegung (Griff nicht lösen)

3.–4. Dasselbe rechts

230. Grundstellung – Tiefhalte:
1. Anhocken rechts – die Hände umfassen den Unterschenkel unterhalb des Knies
2. Heranziehen rechts an den Körper

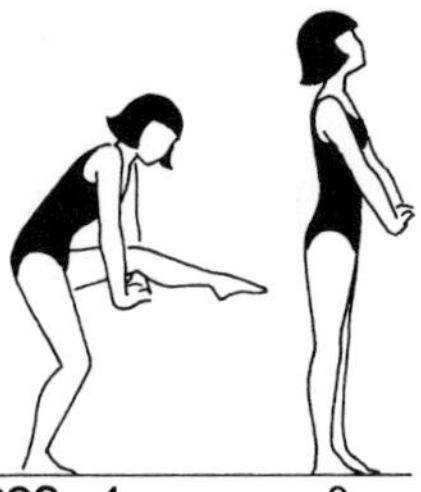

229 1 2

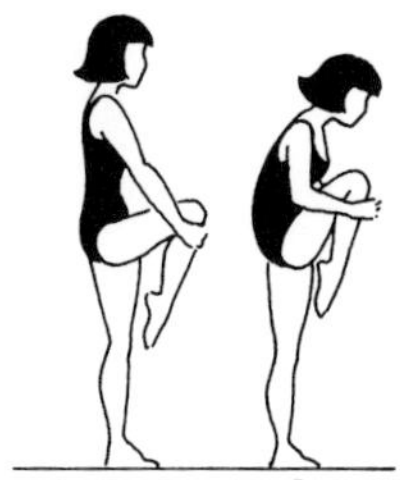

230 1 2

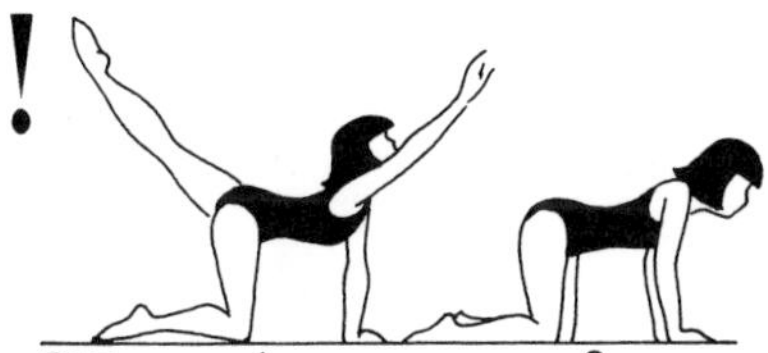

231 1 2

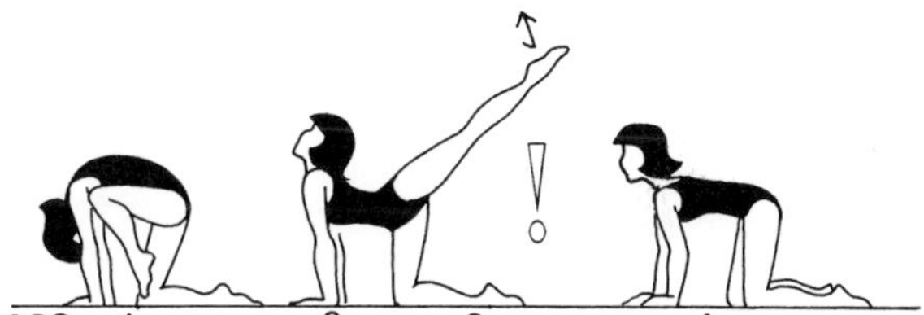

232 1 2 3 4

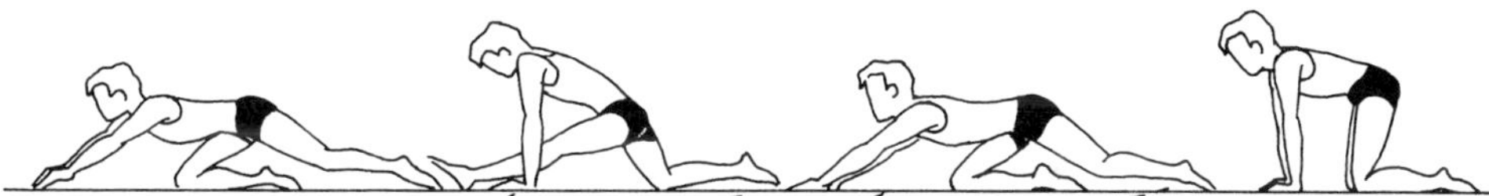

233 1 2 3 4

3. Senken – Hände lösen, Tiefhalte
4.– 6. Dasselbe links

231. Bankstellung:
1. Rückspreizen links – Hochhalte rechts
2. Bankstellung
3.– 4. Dasselbe rechts

232. Bankstellung:
1. Anheben des angewinkelten linken Beines vom Boden – Kopf vorsenken, Rücken rund (» Katzenbuckel«)
2. Rückhochspreizen links – Kopf (Rückheben) im Nacken
3. Rückfedern links
4. Senken links – Kopf und Rücken gerade
5.–8. Dasselbe rechts

Im gesundheitsorientierten Sport wird das Bein nur bis Gesäßhöhe rückhochgespreizt (Rückenschonung).

* **233.** Bankstellung:
1. Rückstrecken links und Kniesitz rechts (Körperverlagerung)
2. Vorziehen links im Bogen bis zwischen die Arme
3. Rückführen links im Bogen in den Kniesitz rechts
4. Heranziehen links – Bankstellung
5.– 8. Dasselbe rechts

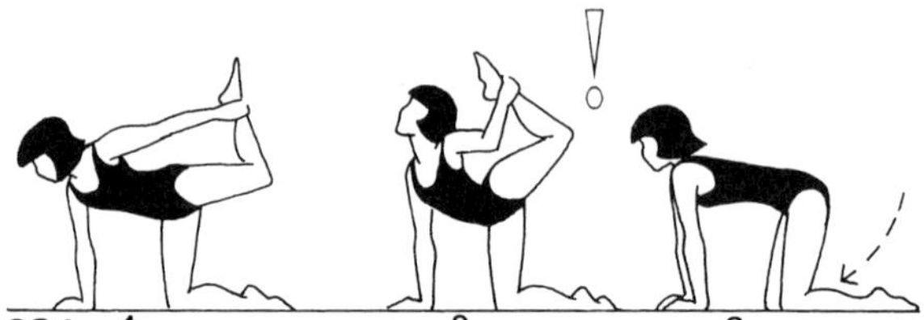
234 1 2 3

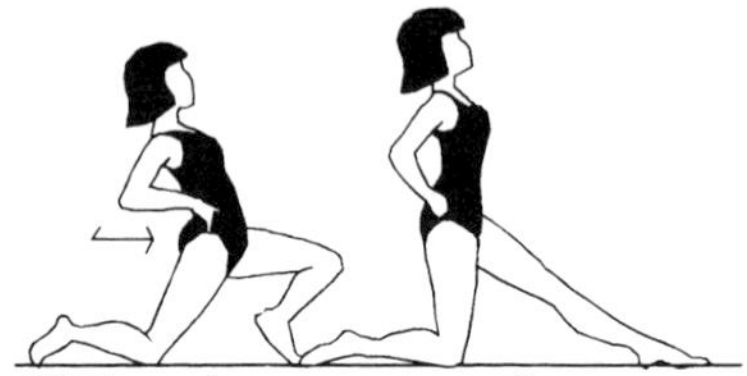
235 1 3

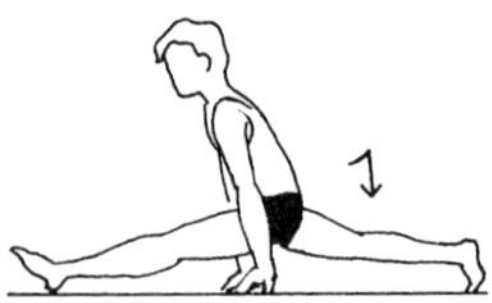
236

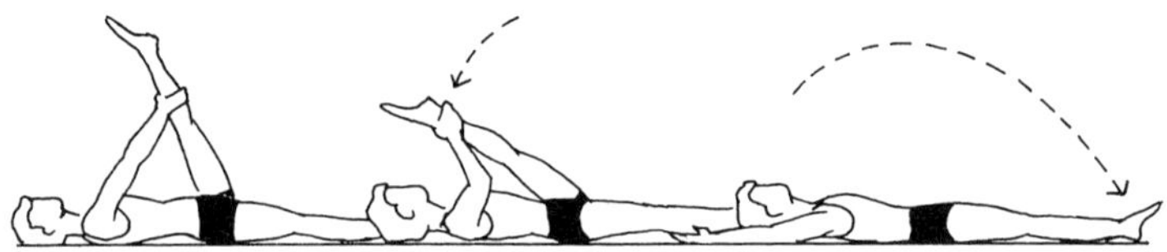
237 1 2 3

234. Bankstellung:
1. Rückheben gebeugt links – linke Hand erfaßt linkes Fußgelenk
2. Heranziehen links zum Körper
3. Rückbewegung – Bankstellung
4.–6. Dasselbe rechts

235. Kniestand rechts mit vorgestelltem linken Bein – Hüftstütz:
1. Vorschieben des Beckens (dabei wird das linke Bein gebeugt) und Rückrumpfbeuge
2. Durch Druck der Hände wird das Becken leicht nach vorn gefedert.
3. Linkes Bein strecken – Körper zurückschieben in die Ausgangsstellung und dasselbe im Kniestand links

* **236.** Weite Ausfallschrittstellung links – Arme stützen neben dem Körper: Durch Senken mit der Ausatmung (siehe Stretching) Übergang zum Längsspagat (Sitzknochen bei Männern bis 20 cm, bei Frauen bis 10 cm über dem Boden)

237. Rückenlage – Hochhalte:
1. Vorhochspreizen links – das linke Bein am Fußgelenk erfassen
2. Heranziehen an den Körper
3. Senken links – Rückführen der Arme in die Hochhalte
4.–6. Dasselbe rechts

Abduktion und Adduktion im Hüftgelenk (Seitspreizen nach außen und innen)

238. Grundstellung – Rechtsgleichhalte schräg nach unten:
1. Schwingen links seitwärts (nach innen kreuzend vor dem Standbein) – Armkreis nach unten links beginnend
2. Senken links – Rechtsgleichhalte schräg nach unten
3. Armschwingen in die Linksgleichhalte schräg nach unten
4.– 6. Dasselbe widergleich

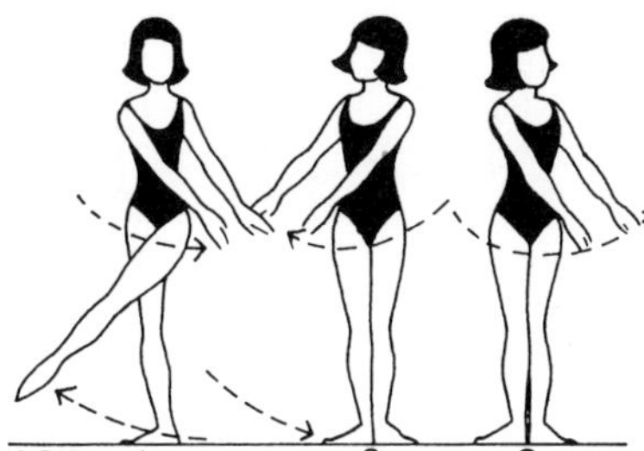

238 1 2 3

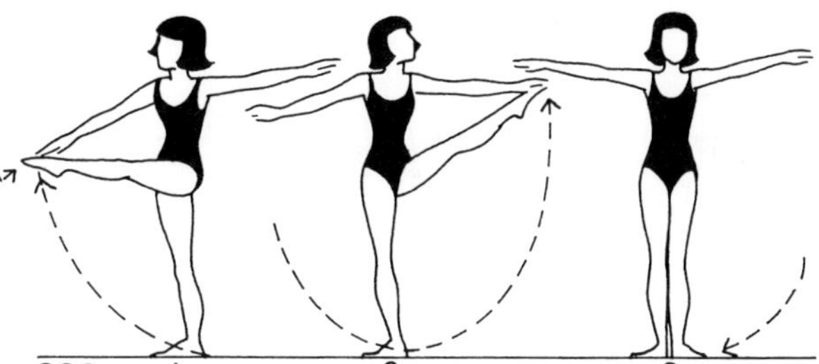

239 1 2 3

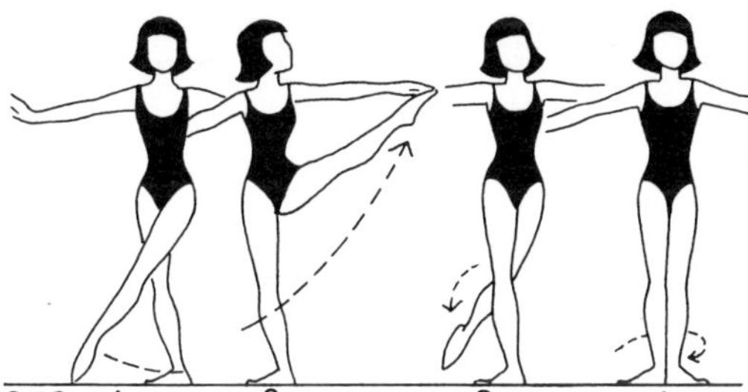

240 1 2 3 4

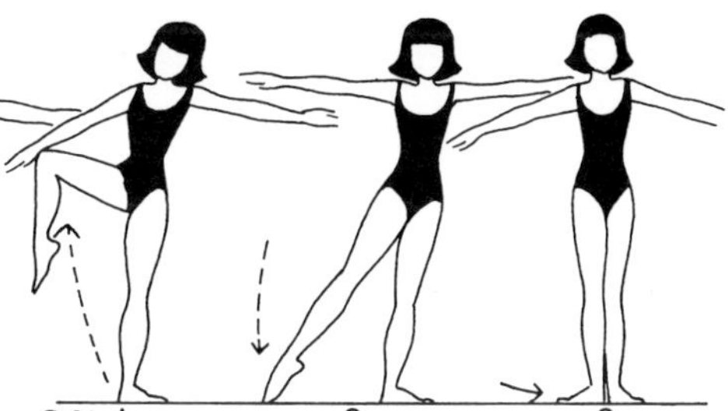

241 1 2 3

239. Grundstellung – Seithalte:
1. Seitspreizen links (nach innen kreuzend vor dem Standbein), linke Fußspitze berührt rechte Hand
2. Schwingen nach links über unten nach außen, linke Fußspitze berührt linke Hand
3. Senken links
4.–6. Dasselbe rechts

240. Grundstellung – Seithalte:
1. Vorspreizen links
2. Seitspreizen nach links außen, linke Fußspitze berührt linke Hand
3. Seitsenken links (nach innen kreuzend hinter dem Standbein)
4. Zurückführen des linken Beines, Ballenstand
5.– 8. Dasselbe rechts

241. Grundstellung – Seithalte:
1. Knieheben rechts seitwärts, bis das Knie den rechten Unterarm berührt
2. Strecken und Seitsenken rechts, bis die Fußspitze den Boden berührt
3. Heranziehen rechts in die Grundstellung – Seithalte
4.–6. Dasselbe links

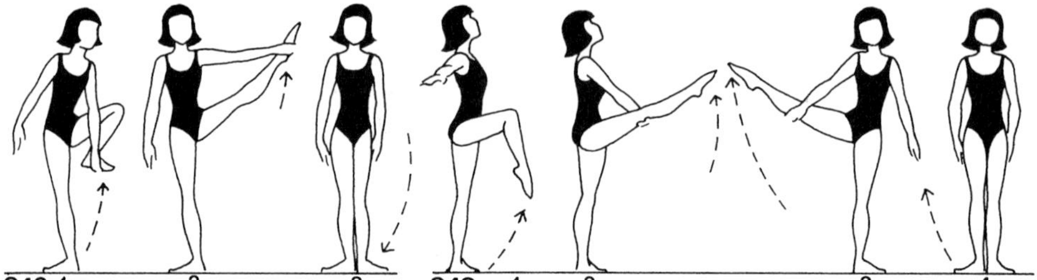

242 1 2 3 243 1 2 3 4

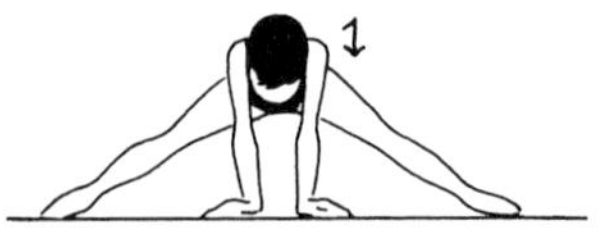

244

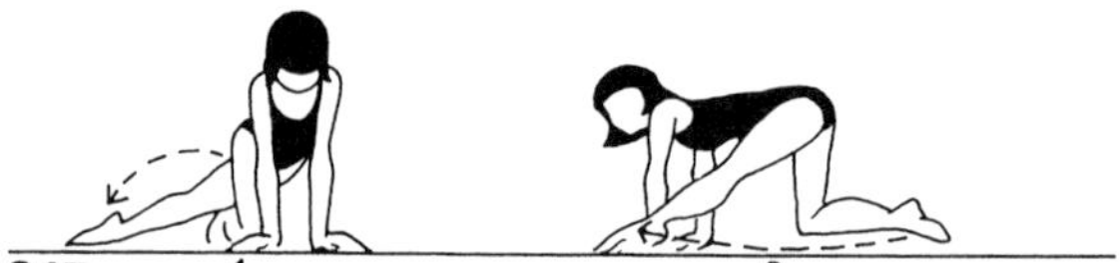

245 1 2

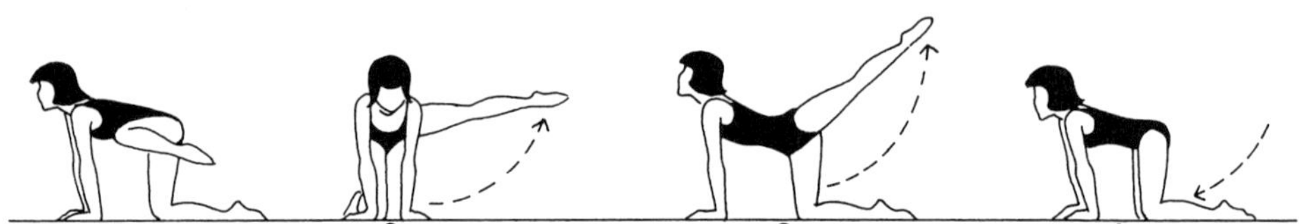

246 1 2 3 4

242. Grundstellung – Tiefhalte:
1. Knieheben links, linke Hand erfaßt den linken Fuß von innen an der Fußsohle
2. Seithochstrecken links (Griff nicht lösen)
3. Senken links und Griff lösen
4.–6. Dasselbe rechts

243. Grundstellung – Tiefhalte:
1. Knieheben rechts – Seithalte
2. Unterschenkel strecken in die Vorhochhalte. rechts – rechte Hand erfaßt rechtes Bein hinter dem Knie von innen
3. Führen des rechten Beines nach rechts außen (Griff unverändert)
4. Senken rechts – Griff lösen, Arme in die Tiefhalte
5.– 8. Dasselbe links

* **244.** Weiter Seitgrätschstand – Vorrumpfbeugen – Vorhalte, Handstütz vor dem Körper: Durch Senken mit der Ausatmung Grätsche erweitern in den Querspagat (Sitzbein bei Männern 30 cm, bei Frauen 20 cm über dem Boden)

245. Bankstellung:
1. Rückspreizen links und Führen nach innen (das Standbein kreuzend), bis die linke Fußspitze den Boden so weit wie möglich auf der rechten Seite berührt
2. Schwingen des linken Beines nach links außen, bis zum linken Arm
Dasselbe rechts

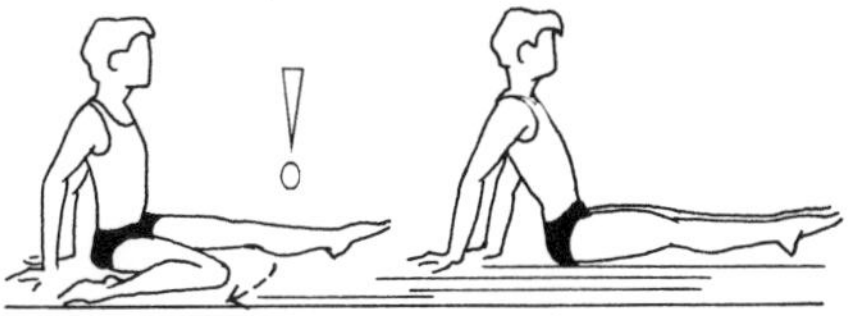

247 1 2

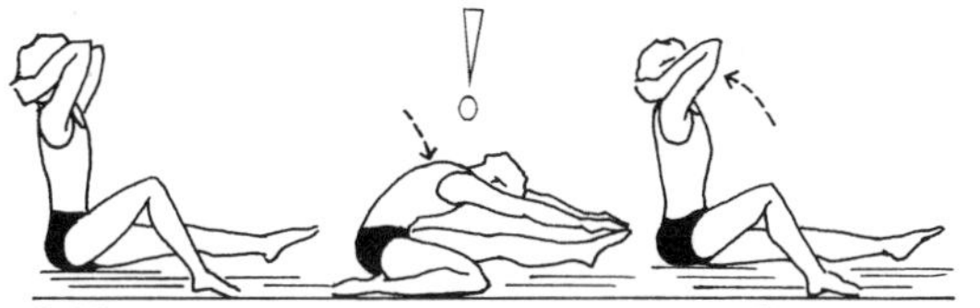

248 1 2

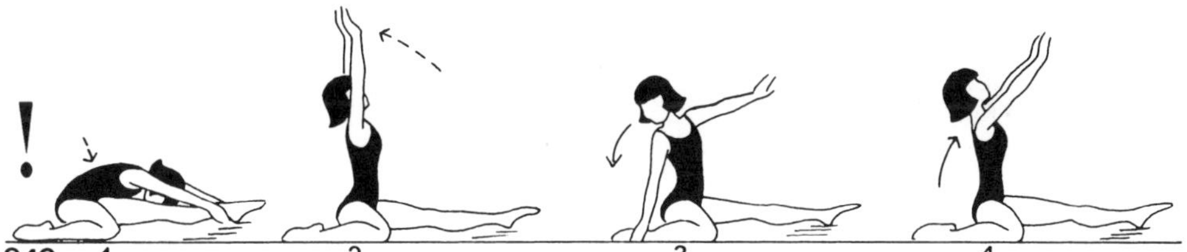

249 1 2 3 4

246. Bankstellung:
1. Knieheben links seitwärts
2. Strecken links zur Seite
3. Rückhochspreizen links
4. Anziehen links- Bankstellung
5.–8. Dasselbe rechts

Diese Übungen sind Kombinationen von Extension und Abduktion.

Bei allen Übungen im Kniestand für ausreichende Polsterung der Kniescheibe sorgen.

247. Strecksitz mit Stütz hinter dem Körper:
1. Anwinkeln rechts und schwungvolles Seit- und Rückführen des Beines in den Hürdensitz
2. Schwungvolles Vorführen des Beines in den Strecksitz
3.–4. Dasselbe links

248. Strecksitz mit angewinkeltem rechten Bein – Nackenhalte:
1. Hürdensitz, links vorn – tiefes Vorrumpfbeugen – Vorführen der Arme, Hände berühren die Fußspitze
2. Aufrichten und Einnehmen der Ausgangsstellung

Dasselbe widergleich

* **249.** Hürdensitz, links vorn – Hochhalte:
1. Tiefes Vorrumpfbeugen, die Stirn berührt das linke Knie
2. Aufrichten
3. Rückbeugen nach rechts – Seithalte, rechter Ellbogen berührt rechte Ferse
4. Aufrichten – Hochhalte

Dasselbe widergleich

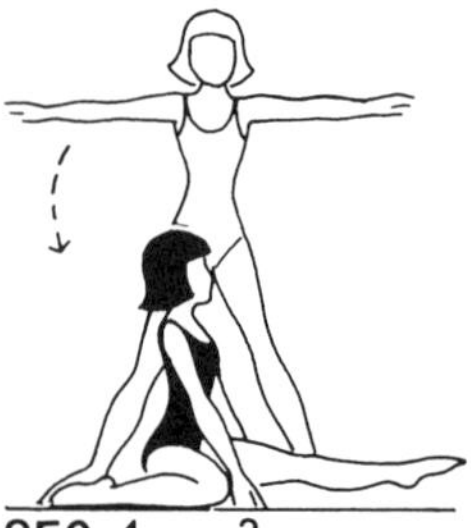

250 1 2

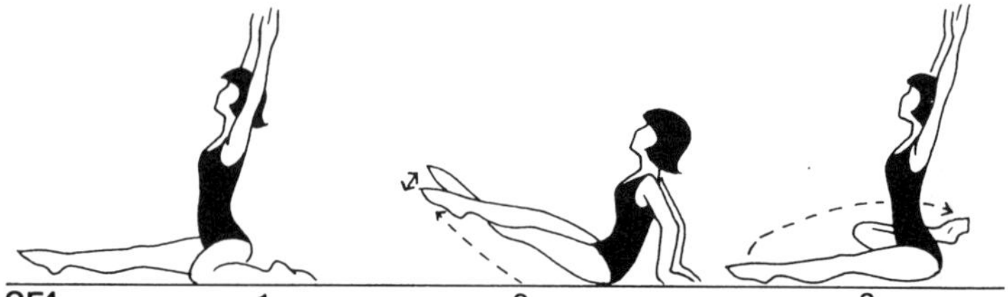

251 1 2 3

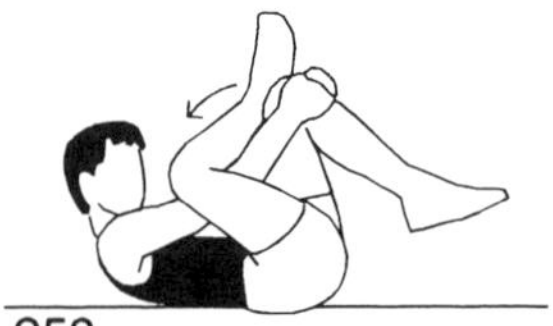

252

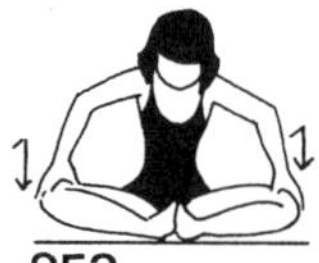

253

250. Weiter Seitgrätschstand – Seithalte:
1. Viertel Linksdrehung und Senken in den Hürdensitz, links vorn
2. Aufrichten mit viertel Rechtsdrehung in den Grätschstand – Seithalte
3.–4. Dasselbe nach rechts

Durch diese Übung werden gleichzeitig die Muskeln der unteren Gliedmaßen gekräftigt.

251. Hürdensitz, rechts vorn – Hochhalte:
1. Heben der Beine in den Schwebesitz, linkes Bein nach innen führen (kreuzt unter rechts)
2. Wechseln der gekreuzten Beine (links über rechts)
3. Hürdensitz (links vorn) einnehmen – Hochhalte

Durch diese Übung werden gleichzeitig die Bauchmuskeln gestärkt.

252. Rückenlage, Beine angestellt:
Das rechte Fußgelenk (äußerer Knöchel) auf das linke Knie legen, so daß Ober- und Unterschenkel annähernd waagerecht sind, das linke Knie umfassen und zum Körper ziehen
Dasselbe wiedergleich

253. Hocksitz, Knie auseinander, die Fußsohlen berühren sich – Hände stützen von innen auf die Knie:
Durch den Druck der Hände werden die Knie so weit wie möglich auseinandergedrückt

Die Übungen 247 bis 253 sind halbpassive Übungen und auf Abduktion und Flexion des Hüftgelenks gerichtet. Übung 252 zielt auf die Dehnung der Gesäßmuskeln.

Bewegungen im Kniegelenk

254. Enge Bankstellung:
1. Strecken der Beine (Hände und Füße bleiben am Ort)
2. Rückspreizen links (Oberkörper und Bein in einer Linie)
3. Leichtes Rückfedern des gestreckten Beines
4. Zurück in die Bankstellung (Hände und Füße bleiben am Ort)
5.–8. Dasselbe rechts

255. Strecksitz:
1. Anwinkeln des rechten Beines, rechte Hand erfaßt von außen die Fußsohle, linke am Knie
2. Strecken rechts vor-hoch (linke Hand drückt im Knie nach)
3. Senken rechts – Vorrumpfbeuge
4. Griff lösen – Aufrichten – Strecksitz

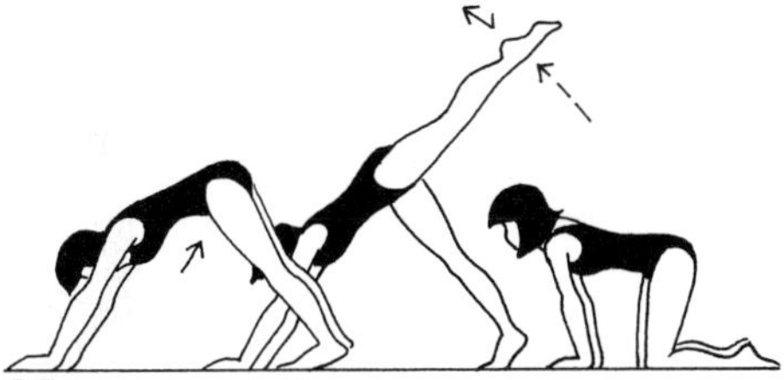

254

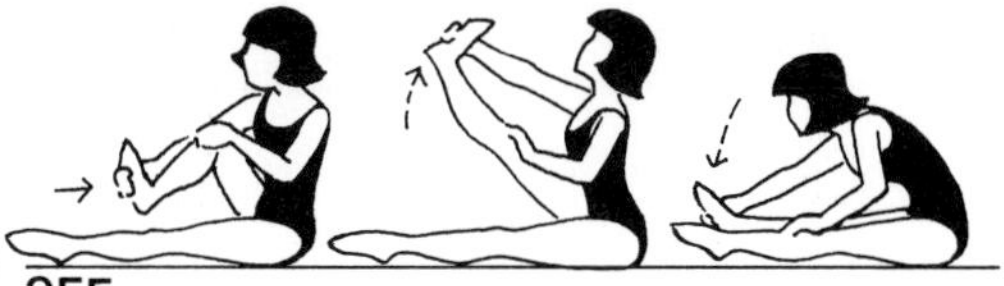

255

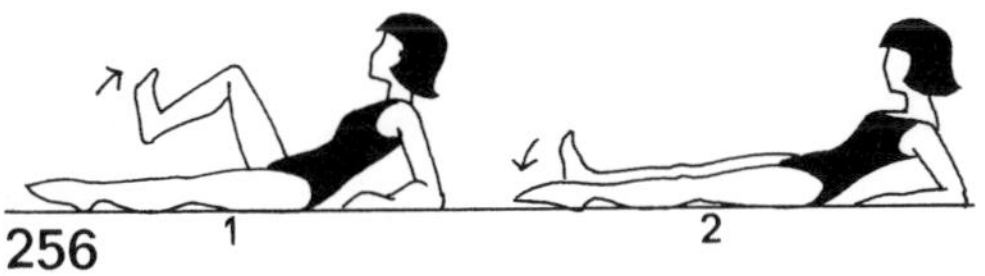

256

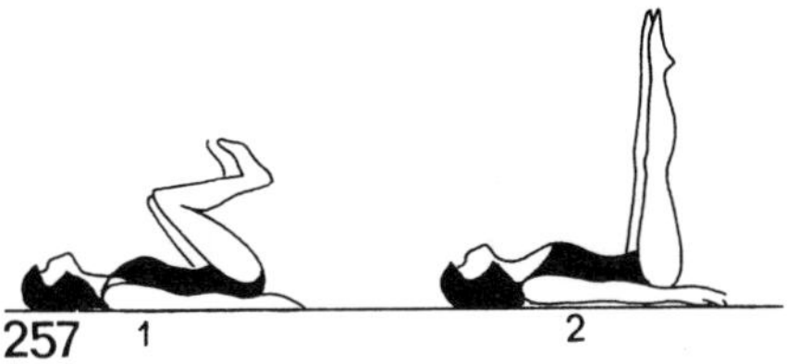

257

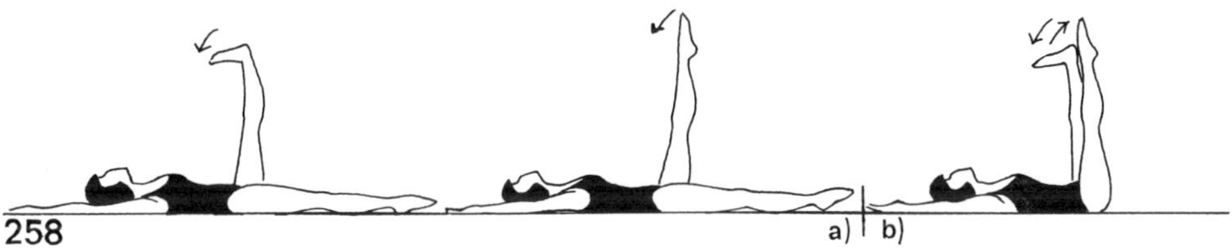

258

5.–9. Dasselbe links

Die Übungen 254 und 255 dienen gleichzeitig der Dehnung des vorderen und hinteren Oberschenkelmuskels und der Flexion der Wirbelsäule.

Bewegungen im Sprunggelenk

256. Strecksitz mit Unterarmstütz hinter dem Körper:

1. Anwinkeln links, Fuß stark anziehen
2. Strecken links, Fuß strecken und senken

3.–4. Dasselbe rechts

257. Rückenlage, Beine anheben (senkrecht zum Boden):

1. Beine anwinkeln, Füße stark anziehen
2. Strecken, Füße strecken

258. Rückenlage – Schräghochhalte:

a) Anheben links und Anziehen und Strecken des Fußes im Wechsel

b) Anheben beider Beine, anziehen links und strecken rechts im ständigen Wechsel

Diese Übungen verbessern gleichzeitig die Beweglichkeit im Hüftgelenk (Flexion).

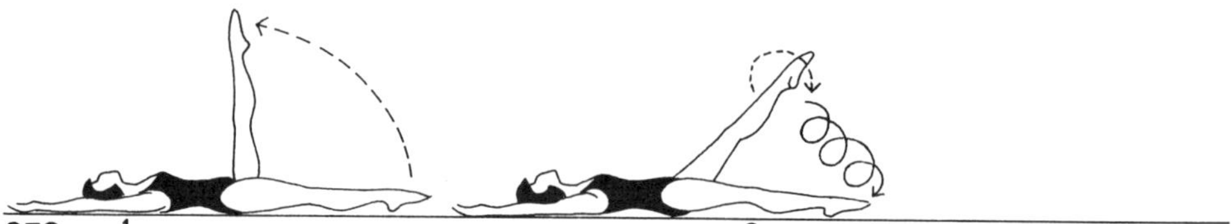

259

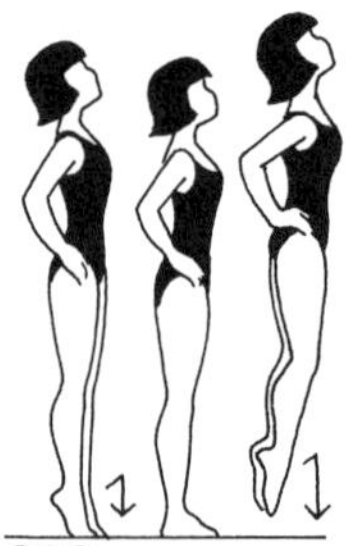

260

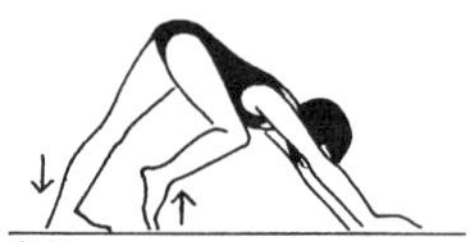

261

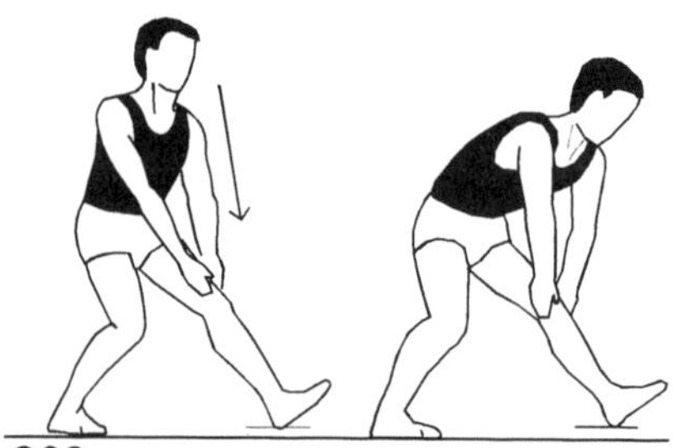

262

259. Rückenlage – Hochhalte:
1. Anheben links
2.–8. Unter ständigem Innenkreisen im Fußgelenk Senken nach links außen und Heranziehen
9.–16. Dasselbe rechts
Gleichzeitig ist das eine Übung für das Hüftgelenk (Flexion und Abduktion).

260. Grundstellung – Arme locker am Körper:
Ständiges Federn im Fußgelenk (mit Übergang zum federnden Hüpfen auf der Stelle, maximale Fußstreckung anstreben)

261. Vierfüßlerstand: Abwechselnd linke und rechte Ferse vom Boden abheben und zurückdrücken (beim Abheben bleibt die Fußspitze am Boden und steht senkrecht)

262. Schrittstellung, hinteres Bein gebeugt, vorderes Bein gestreckt und mit der Ferse aufgesetzt:
Mit geradem Rücken vorbeugen, bis ein Dehnreiz verspürt wird – über mehrere Atemzyklen sanft dehnen. Das Gewicht ruht auf dem hinteren Bein.

263. Enge Bankstellung, Zehen gestreckt, Fußrücken auf dem Boden:
Abheben der Knie vom Boden, das Körpergewicht lastet auf den gestreckten Füßen (Halten in dieser Stellung)
Abwandlung:
Bankstellung, Füße auf dem Boden gestreckt: Strecken der Beine zum Vierfüßlerstand (im Zehenstand halten)

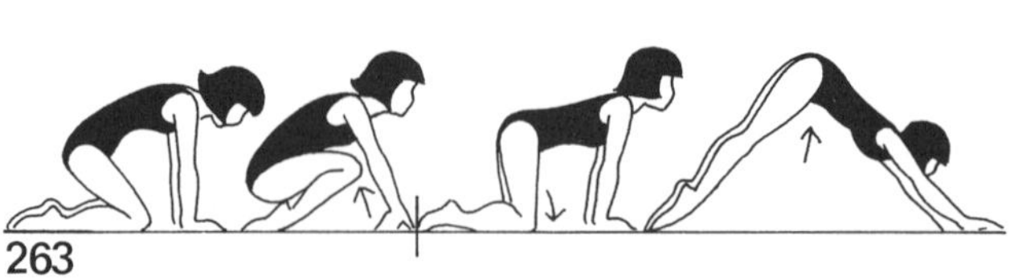

263

Kraftübungen

Arme

Kräftigen müssen wir in erster Linie die bewegungsausführenden (agonistischen) Muskelgruppen, dürfen aber die Gruppen der Antagonisten, die die Bewegung bremsen und begrenzen, deswegen nicht vernachlässigen.
Kraftübungen für die Arme müssen mit Lokkerungs- und Dehnungsübungen gekoppelt werden. Beim Üben mit Kindern und Frauen wählen wir zunächst entlastende Ausgangsstellungen (z.B. lassen wir bestimmte Übungen in der Bankstellung und nicht im Liegestütz ausführen oder im verkürztem Liegestütz, wobei die Knie aufgesetzt sind). Der Übende sollte auf eine korrekte Ausführung des Stützes achten. Die Schlüsselbeine müssen in einer Ebene liegen, und der Kopf darf nicht zwischen die Schultern »rutschen«, sonst werden die Zwischenschulterblattmuskeln im gedehnten Zustand belastet, was sich negativ auf die Körperhaltung auswirkt. Kraftübungen führen wir in Serien aus. Die Anzahl der Wiederholungen in einer Serie steigern wir systematisch, entsprechend dem steigenden Leistungsvermögen der Übenden. In den Pausen zwischen den Serien müssen die Muskeln aufgelockert oder leicht gedehnt werden.

Schultergürtel

Die Übungen sind auf den dreiköpfigen Oberarmmuskel, den Deltamuskel und den großen Brustmuskel (Schlüsselbeingegend) gerichtet.

264. Seitgrätschstand – Seithalte:
1. Senken in die Tiefhalte
2. Seitheben in die Schräghochhalte
3. Senken in die Seithalte

Bei dieser Übung vergrößern wir gleichzeitig die Beweglichkeit des Schultergelenks, vor allem in Richtung Abduktion. Üben wir in schnellem Tempo mit plötzlichem Halt in bestimmten Positionen, ist es eine Übung zur Entwicklung dynamischer Armkraft. Mit 2-kg-Hanteln kann sie als Kontrollübung ausgeführt werden (Männer 30mal, Frauen 15mal).

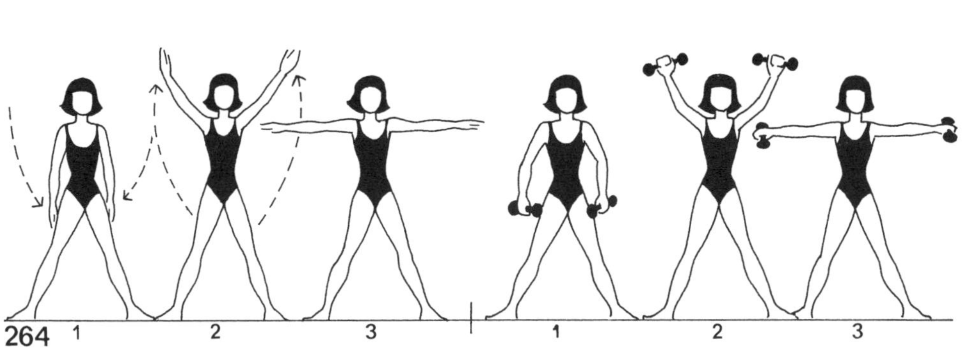

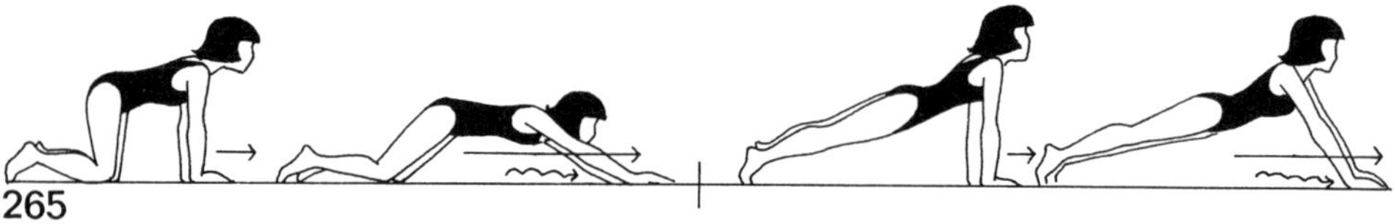

265

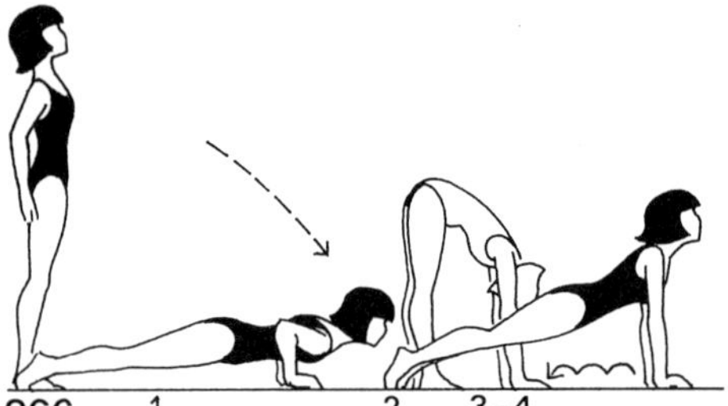

266 1 2 3–4

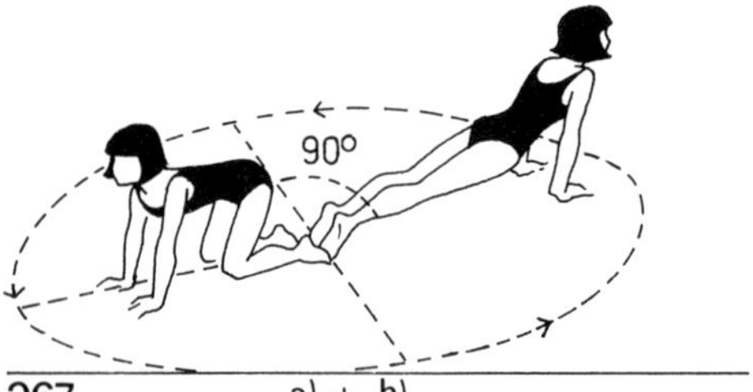

267 a) + b)

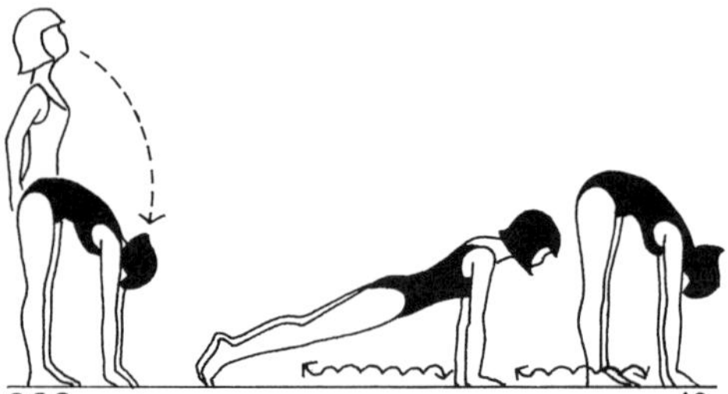

268 1 — — — — — 16

265. Bankstellung:
So weit wie möglich nach vorn stützeln (Füße bleiben am Ort, Körper darf nicht »durchhängen«)

Abwandlung:
Dasselbe im Liegestützt
Durch diese Übung *wird gleichzeitig intensiv die Bauchmuskulatur gestärkt.*

266. Grundstellung – Tiefhalte:
1. Fallen in die Liegestützbeuge
2. Arme strecken
3. Zurückstützeln in den Rumpfbeugestand
4. Aufrichten – Tiefhalte

Diese Übung trägt gleichzeitig zur Verbesserung der Beweglichkeit des Rumpfes bei (Flexion der Wirbelsäule).

267. Hockstütz:
a) Stützeln nach vorn in den Liegestütz – Stützeln seitwärts im Kreisbogen nach links (90°) – die Füße bleiben am Ort – Stützeln zurück und Ausgangsstellung einnehmen
b) Liegestütz vorlings, Stützeln seitwärts nach links einen ganzen Kreis beschreibend (360°), Füße bleiben am Ort (dabei Gesäß und Bauch anspannen)

268. Grundstellung – Tiefhalte:
1.–4. Tiefes Vorrumpfbeugen mit Handstütz und vorstützeln in den Liegestütz vorlings
5.–8. Mehrmals Schlußhüpfen vorwärts in den Rumpfbeugestand (Hände bleiben am Ort)
9.–12. Mehrmals Schlußhüpfen rückwärts in den Liegestütz
13.–16. Rückwärts stützeln in den Rumpfbeugestand und Aufrichten – Tiefhalte

Eine Übung, die gleichzeitig zur Verbesserung der *Beweglichkeit des Rumpfes beiträgt (Flexion der Wirbelsäule).*

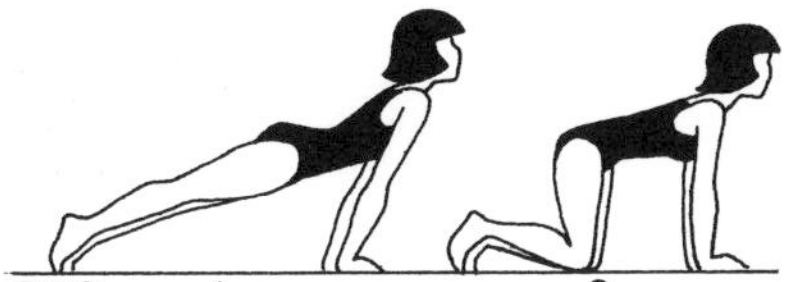

269 1 2

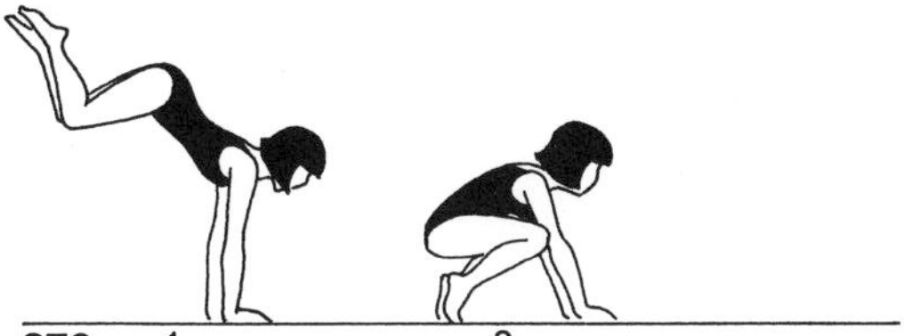

270 1 2

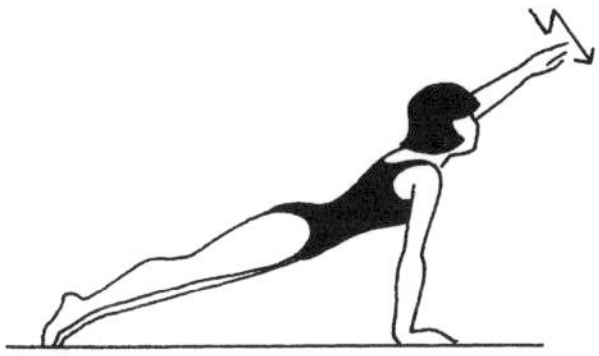

271

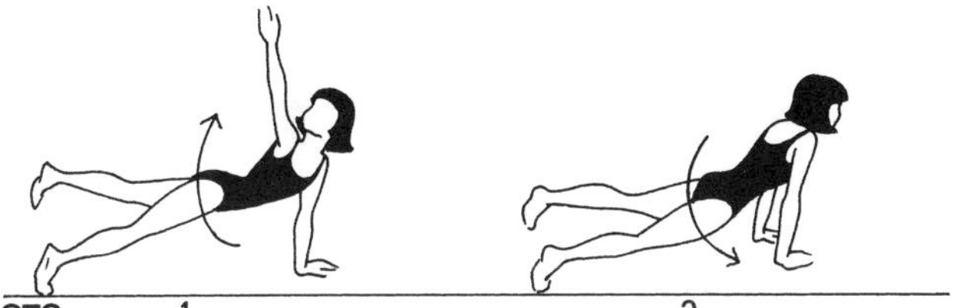

272 1 2

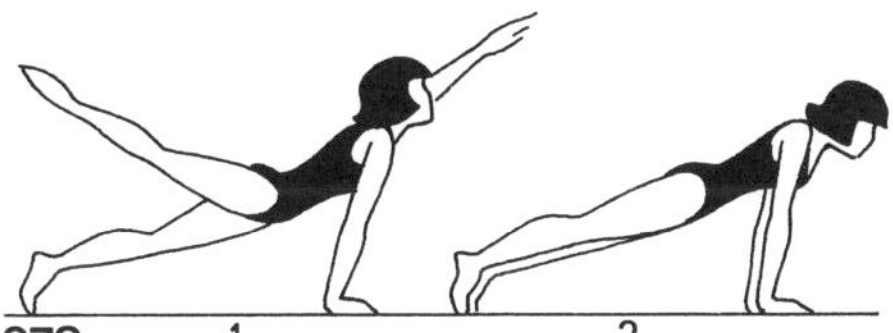

273 1 2

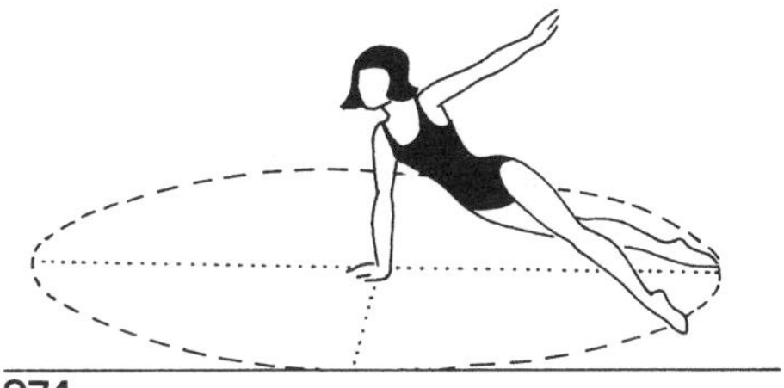

274

269. Bankstellung:
1. Liegestütz (Hände und Füße bleiben am Ort – Schrägstütz)
2. Bankstellung
(Beine anhocken und strecken)

270. Hockstütz, Hände vor dem Körper aufgestützt:
1. Durch Abdruck mit den Füßen Übergang in den Handstand gehockt (Becken so hoch wie möglich)
2. Zurückfallen in den Hockstütz

Das ist gleichzeitig eine Gleichgewichtsübung.

271. Liegestütz vorlings:
Hochstrecken des linken Armes und leichtes Rückfedern
Dasselbe rechts

272. Liegestütz vorlings, gegrätscht:
1. Rumpfdrehen nach rechts – Seithalte rechts, Handfläche nach vorn (Arm senkrecht, dabei Bauch und Gesäß fixieren)
2. Rückbewegung in den Stütz
3.–4. Dasselbe widergleich

273. Liegestütz vorlings:
1. Hochstrecken des linken Armes – Rückspreizen rechts (Wirbelsäule durchgebeugt)
2. Liegestütz (Wirbelsäule gerade)
3. Dasselbe widergleich

274. Seitliegestütz rechts:
Mit kleinen Schritten kreisförmig um den Stützarm bewegen

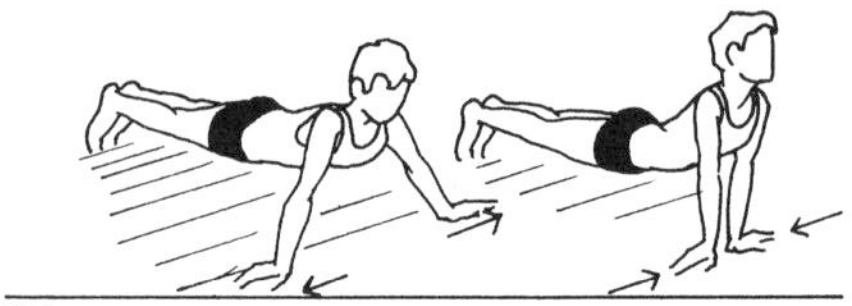

275 1 2

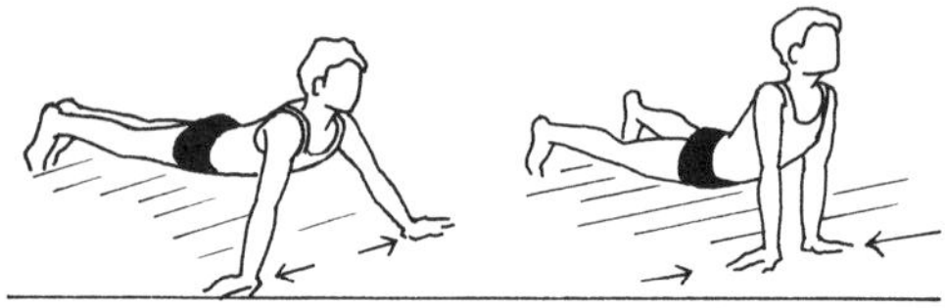

276 1 2

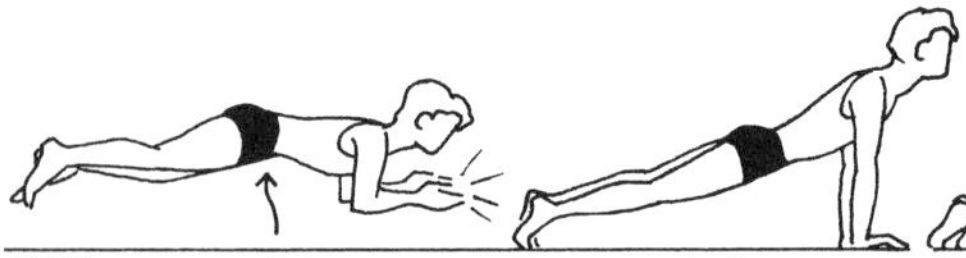

277 1 2

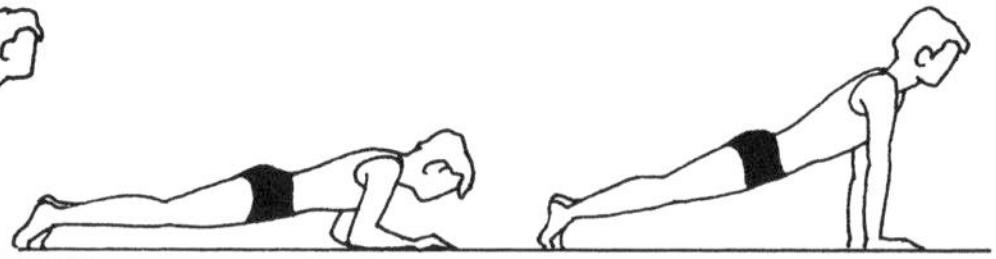

278 1 2

275. Liegestütz vorlings:
1. Mit Abstoß der Hände vom Boden Stützabstand erweitern
2. Zurück stützeln in den engen Stütz (Rükken darf nicht »durchhängen«).

276. Liegestütz vorlings:
1. Abstoß mit den Händen in den weiten Stütz
2. Abstoß mit Händen und Füßen gleichzeitig in den Liegestütz mit gegrätschten Beinen

277. Liegestütz vorlings:
1. Gleichzeitiges Abdrücken vom Boden mit Händen und Füßen und Handklatsch
2. Landen im Liegestütz

Armstrecker

Die Übungen sind auf die Kräftigung des dreiköpfigen Oberarmmuskels, des Deltamuskels (vorderer Teil), des großen Brustmuskels (Schlüsselbeinteil), des zweiköpfigen Oberarmmuskels (kurzer Kopf), des Kapuzenmuskels, des langen Rautenmuskels und der Strecker des Handgelenks gerichtet.

278. Liegestütz vorlings:
1. Beugen der Arme in den Unterarmstütz
2. Strecken der Arme in den Liegestütz

279. Liegestütz vorlings, enger Armstütz, Fingerspitzen zeigen nach innen:
1. Beugen links in den Unterarmstütz
2. Beugen rechts in den Unterarmstütz (Unterarme in einer Linie)
3. Strecken links
4. Strecken rechts

280. Bankstellung – weiter Stütz:
1. Beugen links
2. Strecken links und Beugen rechts (Kopf dicht über dem Boden)
3. Strecken rechts

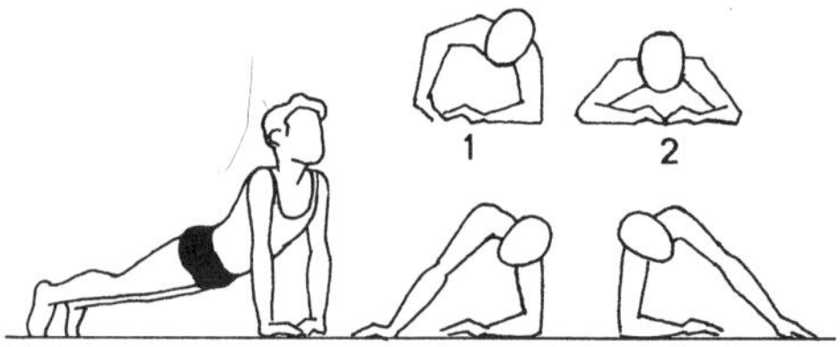

279 1 2 3 4

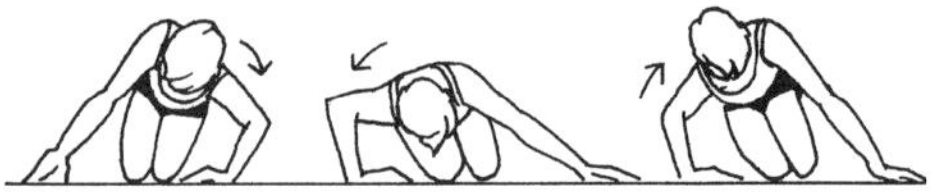

280 1 2 3

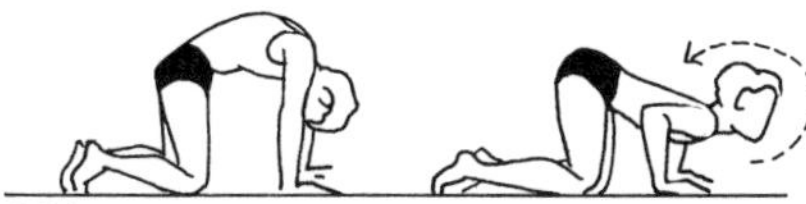

281

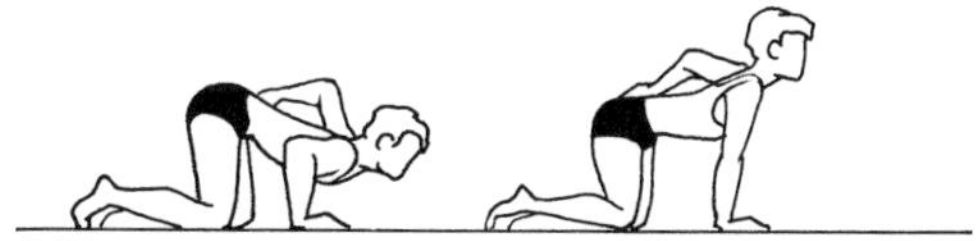

282 1 2

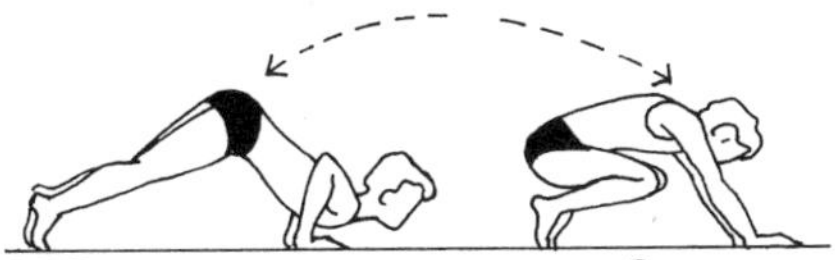

283 1 2

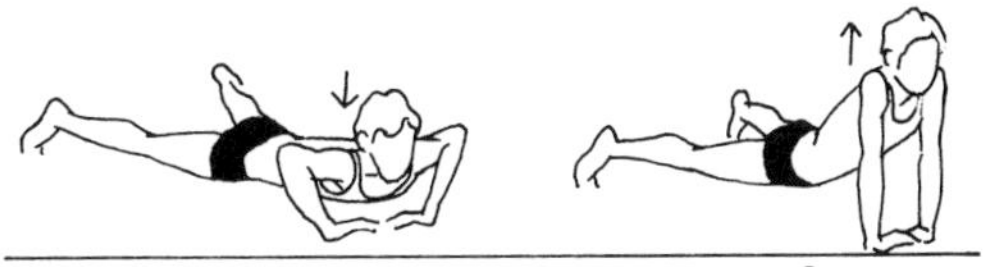

284 1 2

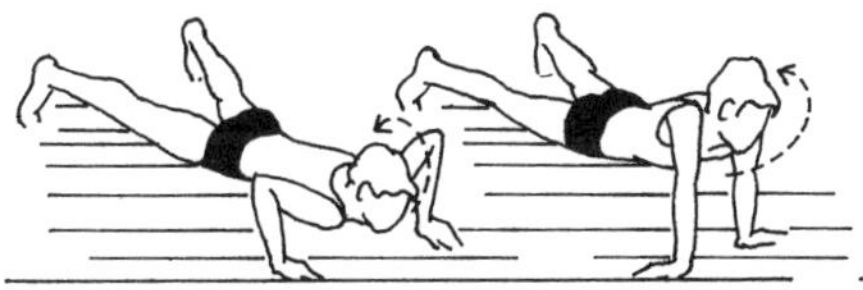

285 1 — 4

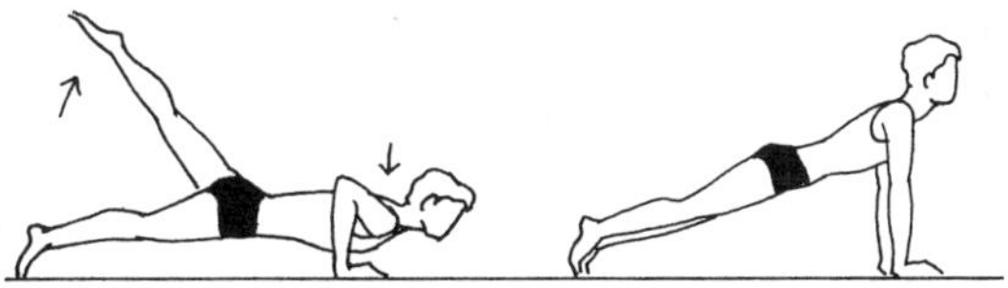

286 1 2

281. Bankstellung:
Fortlaufendes Beugen und Strecken der Arme, der Kopf beschreibt einen senkrechten Kreis, beim Beugen Wirbelsäule durchdrücken, beim Strecken hochdrücken (Buckel)

282. Bankstellung – Stütz rechts, linker Arm Tiefhalte, Hand auf der Hüfte:
1. Beugen rechts (nicht setzen!)
2. Strecken rechts
Dasselbe links

283. Hockstütz, Hände stützen vor dem Körper
1. Beugen der Arme mit gleichzeitigem Strecken der Beine (Körpergewicht lastet auf den Armen)
2. Strecken der Arme, Zurückschieben des Rumpfes in den Hockstütz

284. Liegestütz vorlings, gegrätscht, enger Stütz, die Fingerspitzen berühren sich:
1. Beugen
2. Strecken
(Gesäß und Bauch fixieren)

***285.** Liegestütz vorlings mit weit gegrätschten Beinen:
1.–4. Fortlaufendes Beugen und Strecken der Arme, der Kopf beschreibt einen senkrechten Kreis, beim Beugen durchdrücken, beim Strecken Hochdrücken der Wirbelsäule (Männer 12mal, Frauen 6mal)

286. Liegestütz vorlings:
1. Beugen – Rückspreizen links
2. Strecken – Senken links
3.–4. Dasselbe widergleich

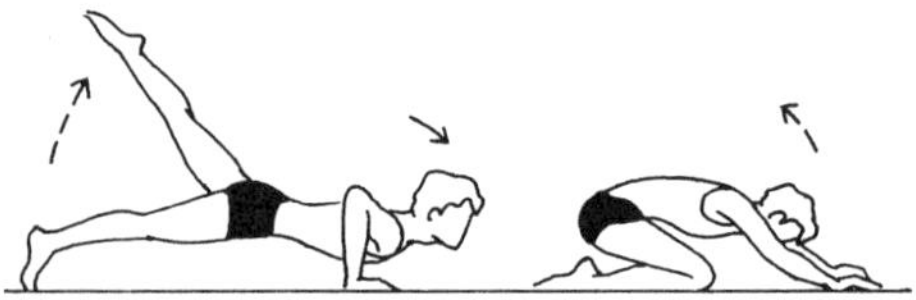
287 1 2

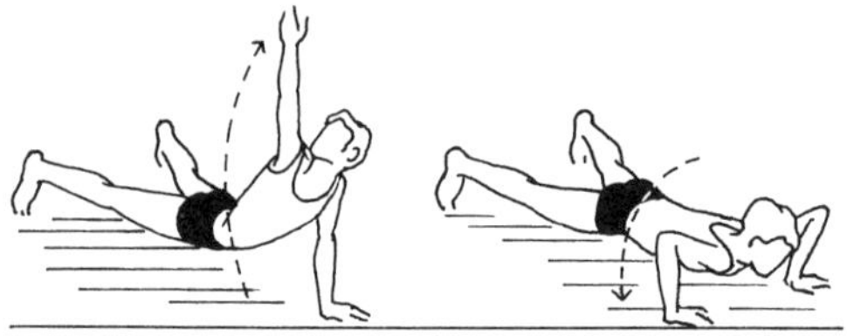
288 1 2

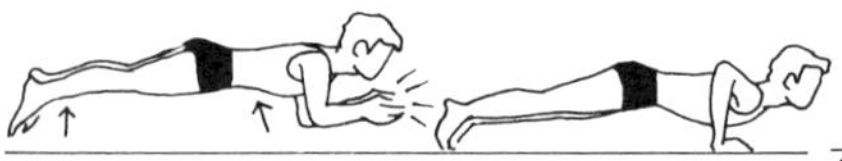
289

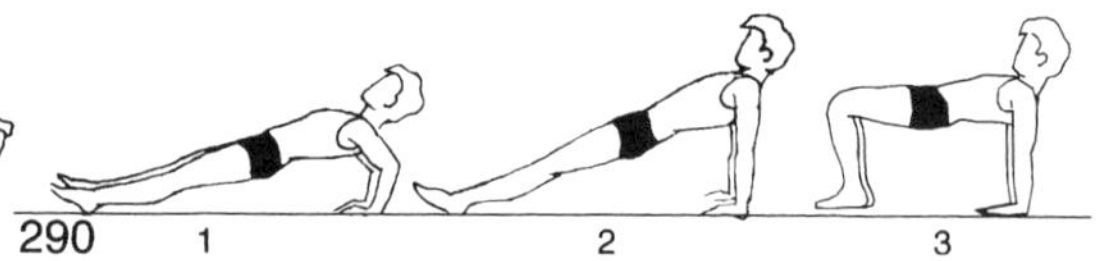
290 1 2 3

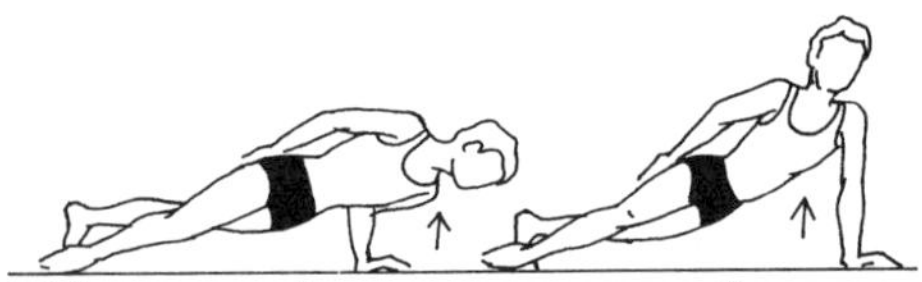
291 1 2

287. Kniesitz, Rumpf vorgebeugt, Arme vorgestreckt, Hände berühren den Boden (Kriechstellung):
1. Rumpf vorschieben und Beugestütz der Arme – Rückspreizen links
2. Zurück in die Ausgangsstellung
3.–4. Dasselbe widergleich

288. Liegestütz vorlings, gegrätscht mit gebeugten Armen:
1. Strecken links – Rumpfdrehen rechts – Seithalte rechts, Handfläche nach vorn (Arm senkrecht)
2. Beugestützt
3.–4. Dasselbe widergleich

289. Liegestütz vorlings mit gebeugten Armen:
Gleichzeitiges Abdrücken vom Boden mit Händen und Füßen und Handklatsch (fortlaufend)

290. Liegestütz rücklings:
1. Beugen
2. Strecken
3. Vereinfachte Variante: Bank rücklings – Beugen und Strecken der Arme
Diese Übungen kräftigen gleichzeitig den langen Rückenmuskel. Sie sind nur für Männer geeignet.

***291.** Liegestütz seitlings links mit überkreuzten Beinen:
1. Beugen links
2. Strecken links
Dasselbe rechts
Eine Übung nur für Männer (3mal).

Handmuskeln

292. Seitgrätschstand – Hochhalte:
1.–4. Führen der Arme in die Vorhalte mit gleichzeitigem Öffnen und Schließen der Hände und Beugen und Strecken im Handgelenk
5.–8. Führen der Arme in die Seithalte (Hand- und Fingerbewegungen fortsetzen)
9.–12. Führen in die Hochhalte (Hand- und Fingerbewegungen fortsetzen)

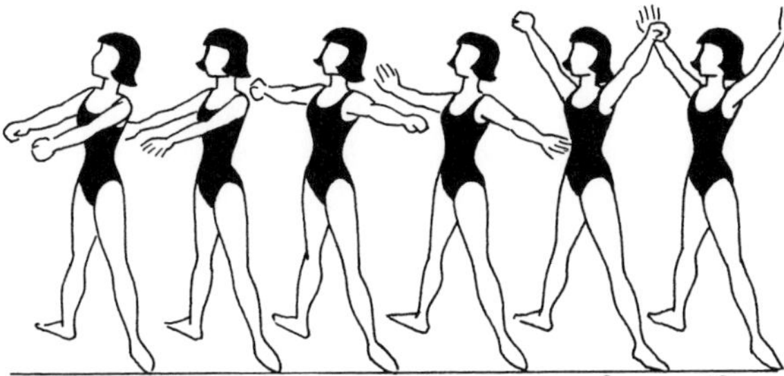

292 1 — 4 5 — 8 9 — 12

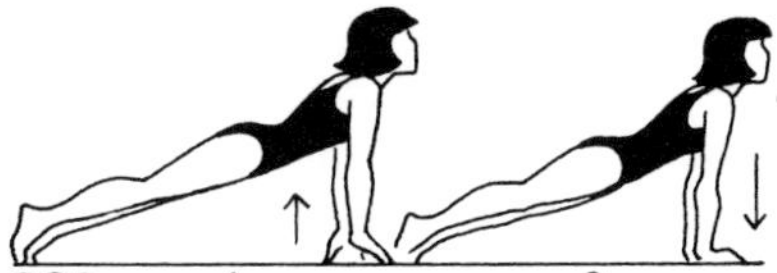

293 1 2

Mit dieser Übung werden gleichzeitig die Beuger und Strecker der Finger intensiv gekräftigt.

293. Liegestütz vorlings:
Heben in den Stütz auf den Fingern und Senken auf die Handfläche (im ständigen Wechsel)
Mit dieser Übung werden intensiv die Unterarm- und Handmuskeln gekräftigt.

Rücken

Kräftigungsübungen für die Rückenmuskulatur bezeichnen wir im engeren Sinne auch als **Haltungsübungen**, da sie hauptsächlich auf eine Verbesserung der Körperhaltung gerichtet sind. Sie haben zum Ziel:

1. Kräftigung der Muskeln im Bereich der Schulterblätter (großer Rautenmuskel und Kapuzenmuskel)
2. Dehnung der Brustmuskeln (Antagonistengruppe)
3. Verbesserung der Beweglichkeit der Schultergelenke.

Eine richtige Kopfhaltung (der Kopf darf nicht zurückgeneigt sein) erzielen wir durch Kräftigung der tiefen Nackenmuskeln. Das sind Übungen, bei denen wir uns mit dem Genick von einem festen Halt (Wand, Unterlage) abdrücken.

Haltungsübungen für den Brustwirbelbereich führen wir mit unterschiedlichen Armhaltungen aus. Dabei geht es darum, daß die *Innenränder der Schulterblätter zueinander gedrückt* und jene Rückenmuskeln gestärkt werden, die schräg oder quer zur Wirbelsäule (Zwischenschulterblattmuskeln) verlaufen. Die Wirkung erhöhen wir durch Halten, in besonderen Fällen durch federnde Bewegungen der Arme und kleine Kreise in angespannter Haltung.

Durch *Vorsenken* und *Vorbeugen* kräftigen wir die Muskeln, die längs der Wirbelsäule verlaufen (Haltungsmuskeln des Rumpfes) und verringern so die Kyphose der Wirbelsäule. Diese zwei Übungsgruppen vereinigen wir durch *Übungsverbindungen* wie tiefe Vorrumpfbeuge mit Hochhalte und Rückfedern bzw. Rückführen der Arme und erreichen dadurch eine hohe Wirksamkeit. Auf eine Verbesserung der Haltung sind auch Rückbeugen gerichtet. Diese Übungen werden aktiv in der Bauchlage durchgeführt, indem der Rumpf vom Boden abgehoben wird oder halbpassiv in der Kriechstellung verhält. Mit halbpassiven Übungen erreichen wir gleizeitig eine Dehnung der Brustmuskulatur. Um zu einer Verbesserung zu gelangen, müssen die Übungen exakt und oft ausgeführt werden, besonders bei Kindern, dann aber in ein-

fachen Ausgangsstellungen. Wird das Becken fixiert, wirken die Kraftübungen auf den Nacken, die Schultern und die Schulterblätter. Es ist wichtig, die Übungsausführung nicht nur mit Worten zu korrigieren, sondern auch am Übenden selbst, damit er den Übungsverlauf besser erfassen kann und die richtigen Muskelgruppen einsetzt. Achten müssen wir hauptsächlich auf eine aufrechte Kopfhaltung, auf die richtige Armhaltung (Rückhochhalte – Schultern nach unten drücken, Brustkorb so weit wie möglich dehnen) und eine richtige Beckenhaltung (keine zu starke Beugung in der Lendengegend zulassen), anderenfalls wird keine Verbesserung der Körperhaltung erreicht.
Den menschlichen Körper können wir aus mechanischer Sicht als *Bewegungskette* verstehen, die von den Muskelschleifen in Bewegung gesetzt wird. Ihre einzelnen Teile werden aus Muskelgruppen und Gelenken gebildet, die bei bestimmten Bewegungen eng miteinander verknüpft sind. Beim Üben kommt es darauf an, das schwächste Glied der Kette zu erkennen und wirkungsvoll gerade diesen Bereich zu kräftigen. Beispielsweise bei Rückbeugen und bei Haltungsübungen im eigentlichen Sinne des Wortes kann es dazu kommen, daß die Übenden durch falsche Ausführung den Wirkungsbereich der Kräftigung mehr zur Lendengegend verschieben und nicht, wie beabsichtigt, den Bereich der Brustwirbelsäule erfassen. Auch wenn beim Vorbeugen die Knie nicht gestreckt bleiben oder wenn an Stelle von Seitspreizen ein Vorspreizen ausgeführt wird, kräftigen wir andere Muskelgruppen, als beabsichtigt. Bei der Konditionsgymnastik geht es nicht um eine ökonomische Bewegungsausführung. Wir müssen bewußt dem Gesetz des geringsten Widerstandes, von dem sich der Körper unter normalen Umständen leiten läßt, entgegenwirken.

Nackenmuskeln

Diese Übungen sind auf den Kapuzenmuskel, die tiefen Nackenmuskeln und den oberen Teil der tiefliegenden Rückenmuskeln gerichtet.

294. Grundstellung, einen Schritt von der Wand, der Rumpf ist gegen die Wand gelehnt – Tiefhalte:
1. Ohne Einsatz der Hände Abdruck von der Wand in steifer Körperhaltung in den Schrägstand (Kopf nicht zurückneigen)
2. Zurück in die Ausgangsstellung
Diese Übung dient gleichzeitig zur Kräftigung der Brust- und Haltungsmuskeln des Rumpfes.

295. Rückenlage mit angewinkelten Beinen – Tiefhalte:
1. Rumpf *vom* Boden abheben (es stützen nur Hinterkopf und Fußsohlen)

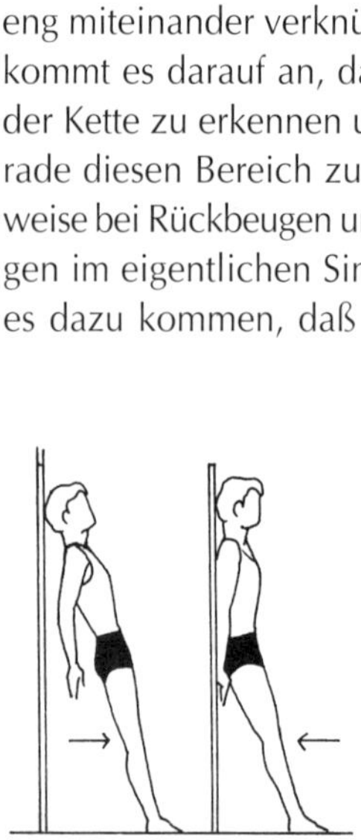
294 1 2

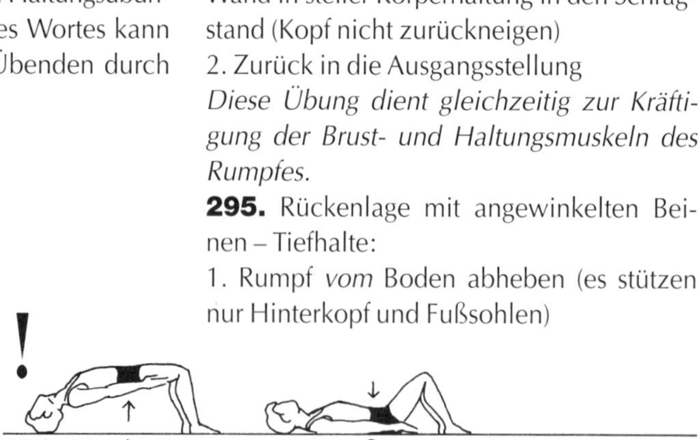
295 1 2

2. Rumpf auf den Boden senken
Diese Übung sollte auf einer weichen Unterlage ausgeführt werden. Sie dient gleichzeitig zur Kräftigung der Bauch- und Haltungsmuskulatur.

Zwischenschulterblattmuskeln

Diese Übungen sind auf den Kapuzenmuskel, den großen und kleinen Rautenmuskel, den schrägen Rückenmuskel, den schrägen Rückenmuskel, den Schlüsselbeinmuskel und den Deltamuskel gerichtet.

***296.** Schneidersitz – Tiefhalte:
1. Arme in Schulterhalte, die Hände berühren die Schultern von außen
2. Arme hoch strecken
3. Leichtes Federn nach hinten
4.–6. Tiefes Vorrumpfbeugen – Arme anwinkeln, so daß die Unterarme auf dem Boden liegen

297. Bauchlage, Arme in U-Haltung, Gesäß angespannt:
1. Oberkörper etwas anheben und Ellenbogen 5- bis 8mal rückwärts heben
2. Dasselbe, aber Arme strecken, bis sich die Hände berühren

298. Kniestand – Seitwinkelhalte (Unterarme senkrecht nach oben, Handflächen nach vorn):
1. Schräghochhalte links – Schrägtiefhalte rechts
2. Vorkreisen mit den Armen
3. Zurück in die Ausgangsstellung
4.–6. Dasselbe widergleich

299. Hocksitz – Tiefhalte
1. Arme in die Nackenhalte führen
2. Hochstrecken, Handflächen nach vorn
3. Kreisen mit den Armen nach außen
4. Arme wieder in die Nackenhalte
5. Vorrumpfbeugen – Vorhalte, Hände berühren den Boden

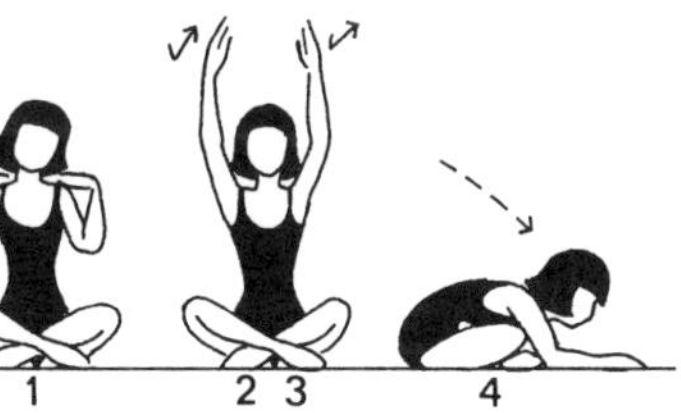

296

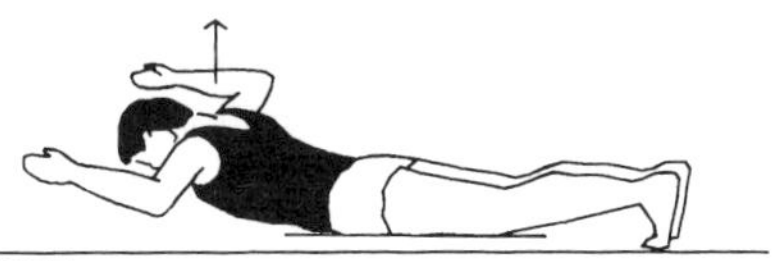
297

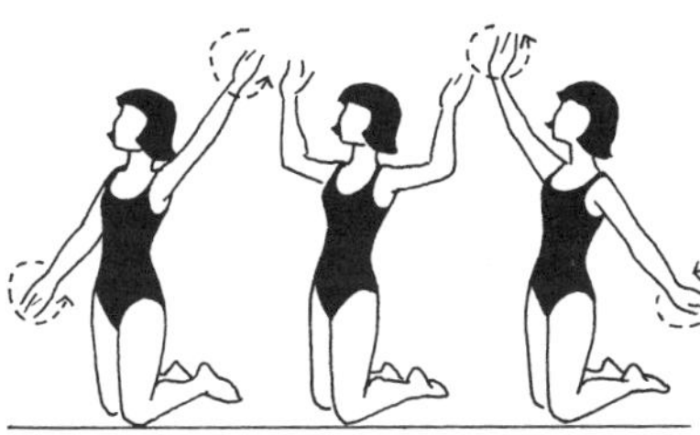
298

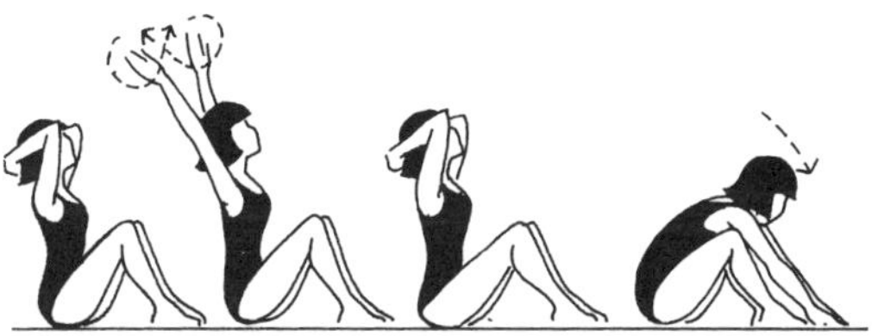
299

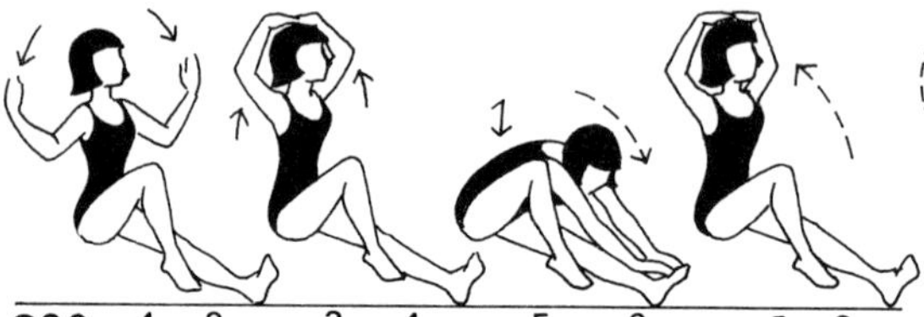

300 1–2 3–4 5–6 7–8

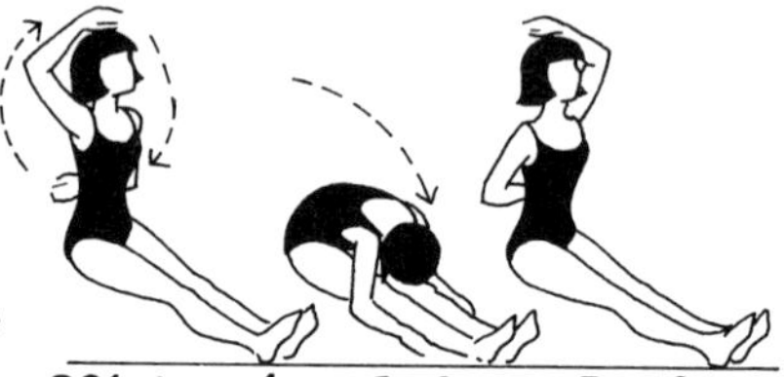

301 1–4 5–6 7–8

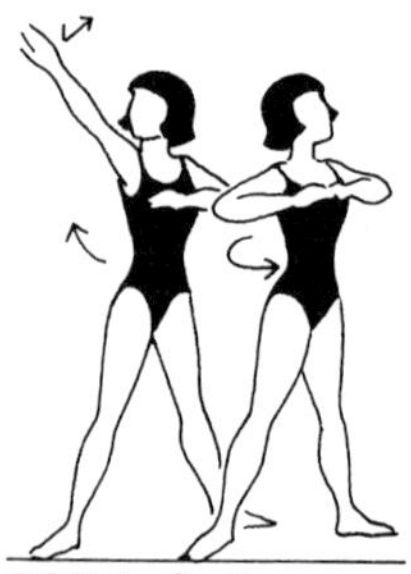

302 1 2 3

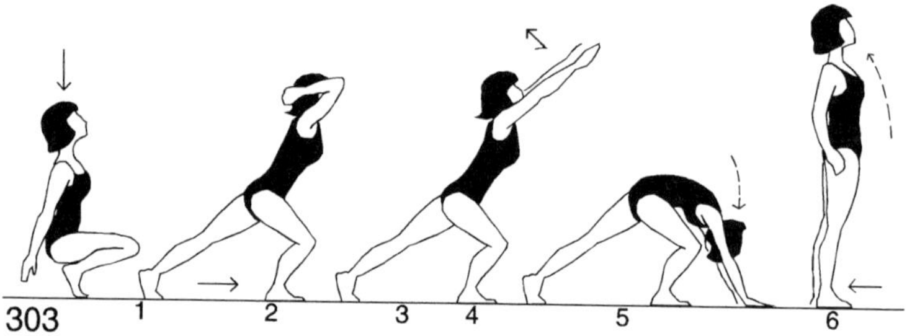

303 1 2 3 4 5 6

300. Strecksitz – rechtes Bein angehockt – Hochhalte, Handflächen nach vorn, Fingerspitzen berühren sich über dem Kopf:
1.–2. Langsames Senken der gewinkelten Arme in die Seithalte (der Winkel zwischen Oberarm und Unterarm bleibt bestehen, die Unterarme werden nach hinten gedrückt)
3.–4. Langsames Heben der Arme in die Ausgangsstellung
5. Tiefes Vorbeugen – Arme in Vorhalte, Hände berühren die linke Fußspitze
6. Leichtes Federn in der Vorbeuge
7.–8. Aufrichten in die Ausgangsstellung
Dasselbe mit angehocktem linken Bein

301. Strecksitz – linker Arm in gewinkelter Hochhalte über dem Kopf, rechter Arm gewinkelt hinter dem Rücken (Unter- und Oberarm im rechten Winkel zueinander):
1.–2. Wechseln der Armstellungen
3.–4. Wechseln der Armstellungen
5.–6. Tiefes Vorrumpfbeugen – Arme nach vorn führen, Hände erfassen die Unterschenkel und ziehen den Rumpf zu den Beinen
7.–8. Zurück in die Ausgangsstellung

302. Seitgrätschstand – Schlaghalte:
1. Rumpfdrehen rechts – rechten Arm nach hinten-oben strecken, Handfläche nach oben strecken, Handfläche nach oben
2. Leichtes Nachfedern in der Rumpfdrehung – Rückfedern des rechten Armes
3. Zurück in die Ausgangsstellung
Damit wird zugleich die Rotation der Wirbelsäule verbessert.

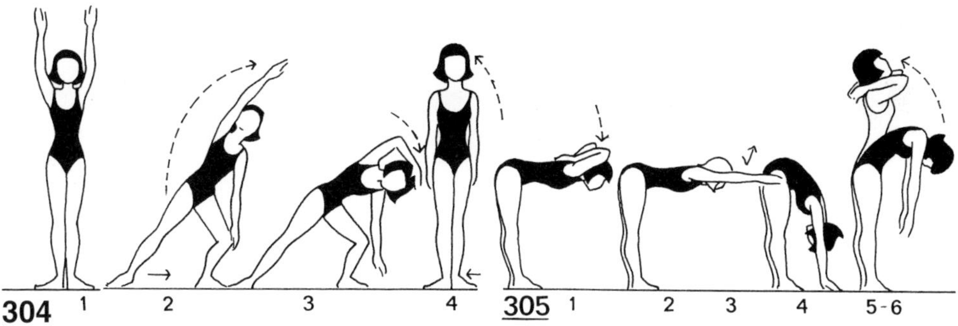

304 **305**

Haltungsmuskeln des Rumpfes

Die Übungen sind auf die tiefen Rückenmuskeln, die Lendenmuskeln, den langen Rückenmuskel, den Kapuzenmuskel, die tiefen Nackenmuskeln, den großen Gesäßmuskel sowie auf den dreiköpfigen Oberschenkelmuskel gerichtet.

***303.** Grundstellung (Tiefhalte):
1. Hockstand (Oberkörper senkrecht)
2. Ausfall rechts-vorwärts – leichte Vorbeuge – Arme in Nackenhalte
3. Hochstrecken der Arme in die Hochhalte
4. Rückfedern der Arme
5. Tiefes Vorrumpfbeugen – die Arme hängen entspannt nach unten
6. Aufrichten – Heranziehen des linken Beines – Tiefhalte
7.–12. Dasselbe mit Ausfall links-vorwärts
Mit dieser Übung werden zugleich die Zwischenschulterblattmuskeln und die Beinstrekker gekräftigt.

304. Grundstellung – Tiefhalte:
1. Stand, Arme in Hochhalte
2. Ausfall links seitwärts – leichtes Seitrumpfsenken links – Seithochführen des rechten Armes in die Hochhalte (Bein, Rumpf, Arm in einer Linie)
3. Tiefes Seitrumpfbeugen links – rechter Arm gewinkelt über dem Kopf
4. Aufrichten in die Grundstellung – Tiefhalte
5.–8. Dasselbe aus dem Hockstand nach rechts seitwärts
Mit dieser Übung kräftigen wir gleichzeitig die schrägen Bauchmuskeln und die Beinstrecker.

305. Grundstellung – Schulterhalte, Hände berühren die Schultern von außen:
1. Vorrumpfsenken
2. Hochhalte
3. Rückfedern der Arme
4. Tiefes Vorrumpfbeugen – Arme hängen locker nach unten

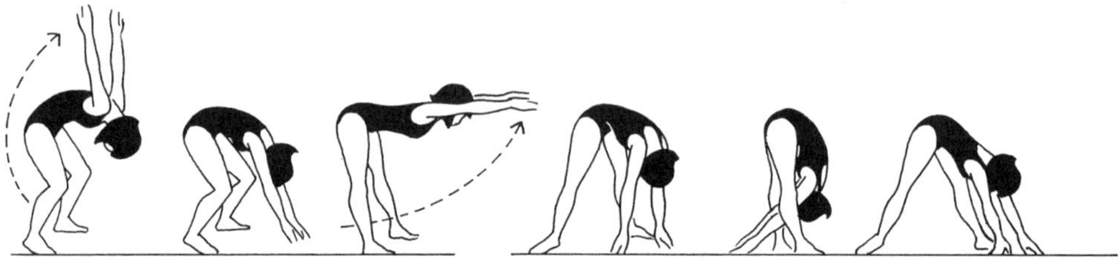

306 1 2 — 4 307 1 2 3

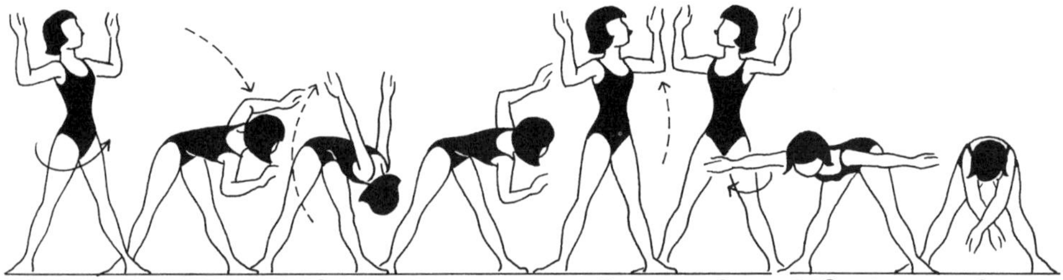

308 1 2 3 4 5 6 309 1 2

5.–6. Stufenweises Aufrichten, die Arme wieder in die Schulterhalte führen.
Damit werden gleichzeitig die Zwischenschulterblattmuskeln gekräftigt.

306. Enger Grätschstand – Tiefhalte:
1. Kniebeugen, tiefes Vorrumpfbeugen – Rückschwingen der Arme
2.–4. Kniefedern – Rumpfheben – Vorhochheben der Arme

* **307.** Seitgrätschstand – Tiefhalte:
1. Tiefes Vorrumpfbeugen – Arme hängen locker nach unten
2. Leichtes Nachfedern in der Vorrumpfbeuge – Arme werden durch die Beine geführt, Hände berühren den Boden so weit wie möglich hinter dem Körper
3. Rumpf anheben – Arme in die Hochhalte, Hände berühren den Boden so weit wie möglich vor dem Körper

308. Seitgrätschstand – Winkelhalte, Unterarme zeigen senkrecht nach oben, Handflächen nach vorn:
1. Rumpfdrehen links
2. Vorrumpfsenken links
3. Lockeres Tiefrumpfbeugen links – Rückschwingen der Arme
4. Vorrumpfheben links (bis zur Waagerechten) – Arme in Winkelhalte
5. Aufrichten
6. Rumpfdrehen rechts in die Ausgangsstellung
7.–12. Dasselbe widergleich
Damit werden gleichzeitig die Zwischenschulterblattmuskeln gekräftigt und die Beweglichkeit der Wirbelsäule verbessert.

309. Grundstellung – Tiefhalte:
1. Vorrumpfsenken – Seithalte rechts, Handflächen nach vorn
2. Tiefes Vorrumpfbeugen – Arme in Hochhalte gekreuzt (links vor rechts)

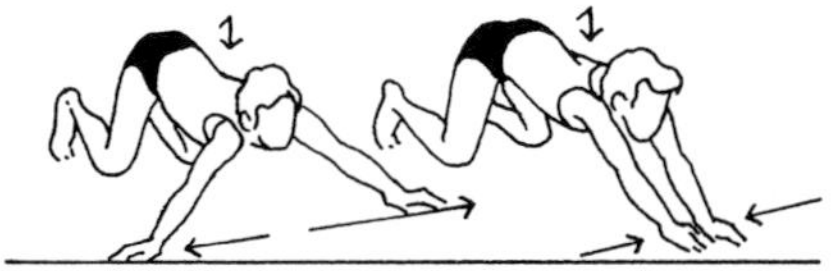

310 1 2 3 4

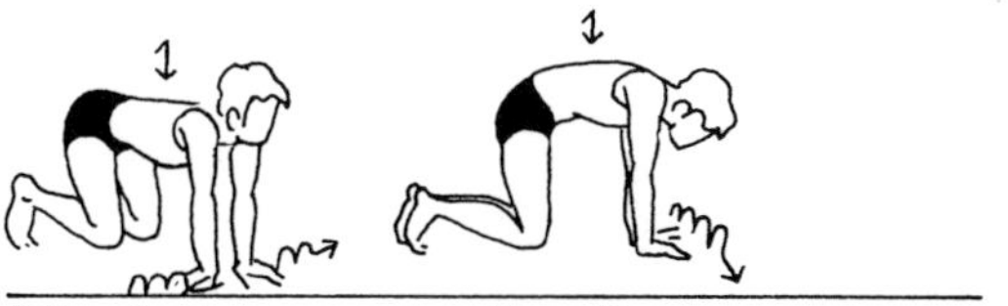

311 1–4 5–8

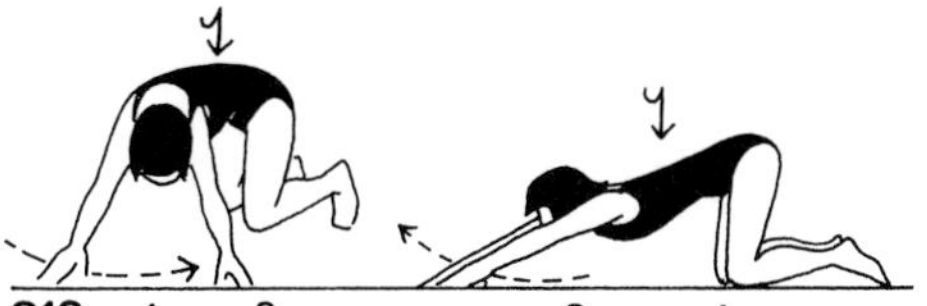

312 1 2 3 4

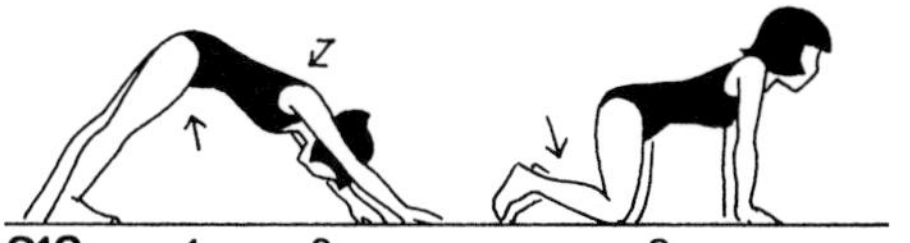

313 1 2 3

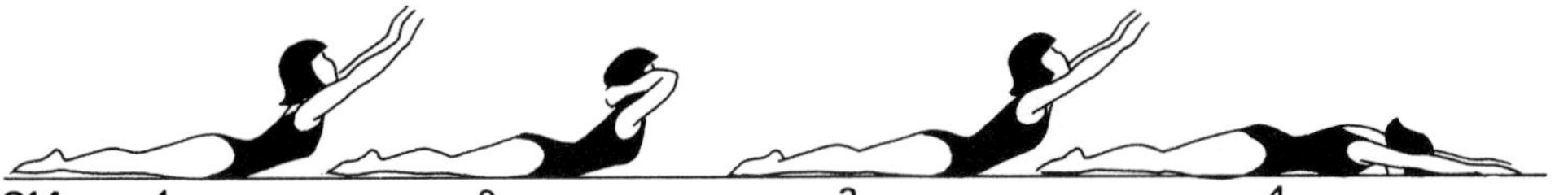

314 1 2 3 4

3.–4. Dasselbe widergleich

310. Kriechstellung, Arme in Hochhalte vor dem Körper, Hände auf dem Boden:
1. Nach Abdruck mit den Händen Arme zu einem weiten Stütz auseinanderführen
2. Rumpffedern
3. Nach Abdruck Arme wieder zum engen Stütz schließen
4. Rumpffedern

311. Kriechstellung, Arme vor dem Körper:
1.–4. Stützeln nach links mit Rumpffedern
5.–8. Zurückstützeln mit Rumpffedern
9.–16. Dasselbe widergleich

312. Kriechstellung, Arme vor dem Körper:
1. Abdrücken mit den Händen und so weit wie möglich nach links verkrümmen
2. Leichtes Rumpffedern
3. Mit Abdruck der Hände zurück
4. Leichtes Rumpffedern
5.–8. Dasselbe widergleich

* **313.** Bankstellung:
1. Beine durchstrecken
(Hände und Füße bleiben am Ort, Körpergewicht nach hinten verlagern, Füße auf der ganzen Sohle)
2. Schultergürtel mehrfach senken
3. Zurück in die Bankstellung

Da bei den Übungen 310 bis 313 die Hände auf dem Boden stützen, besteht ihr physiologischer Wert in der Dehnung der Brust- und Lendenmuskeln.

314. Bauchlage – Schräghochhalte, Handflächen auf dem Boden:
1. Rumpf vom Boden abheben in die Rückrumpfbeuge
2. Arme in die Nackenhalte führen
3. Arme Vorhochstrecken
4. Zurück in die Ausgangsstellung

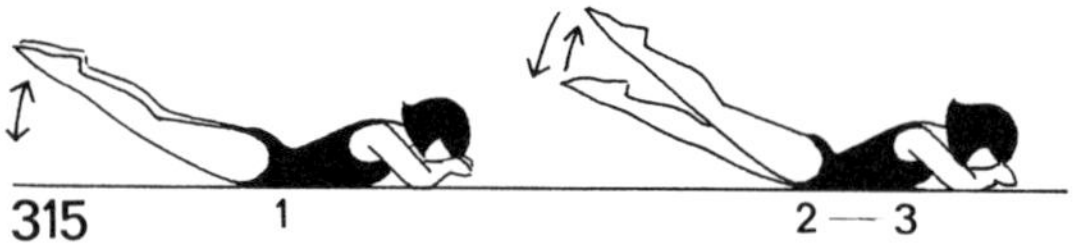

315

315. Bauchlage – Arme vor dem Kopf verschränkt, Stirn auf den Händen:
1. Rückhochheben der Beine
2.–3. Scheren der Beine (die Bewegung geht vom Hüftgelenk aus, die Fußspitzen sind gestreckt)
4. Beine wieder auf den Boden senken

316. Bauchlage – Hochhalte, Handflächen auf dem Boden:
1. Rückrumpfbeugen – Schräghochhalte – Beine vom Boden abheben und Scheren
2. Zurück in die Ausgangsstellung

317. Bauchlage – Hochhalte, Handflächen auf dem Boden:
1. Abheben des linken Armes und des rechten Beines vom Boden
2. Zurück in die Ausgangsstellung
3.–4. Dasselbe widergleich

Bei den Übungen 314 bis 317 dürfen die Arme und Beine nicht zu hoch vom Boden abgeboben werden, damit die Beugung der Lendenwirbelsäule nicht verstärkt wird: die Beugung erfolgt von den Lenden in Richtung Kopf und zu den Beinen. Als Ausgleich ist nach den Übungen 314 –317 eine sanfte Dehnung der Rückenstrecker zu empfehlen.

318. Rückenlage mit angewinkelten Beinen – Tiefhalte:

a)
1. Becken vom Boden abheben (Rumpf und Oberschenkel in einer Linie)
2. Senken auf den Boden

b)
1. Becken vom Boden abheben, Strecken des linken Beines (Rumpf und linkes Bein in einer Linie, Knie eng beieinander)
2. Zurück in die Ausgangsstellung
3.–4. Dasselbe widergleich

319. Rückenlage – Seithalte, Handflächen am Boden:
1. Becken vom Boden abheben (nur Fersen und Schultern stützen auf dem Boden)
2. Becken nach links drehen, linke Hüftseite berührt den Boden

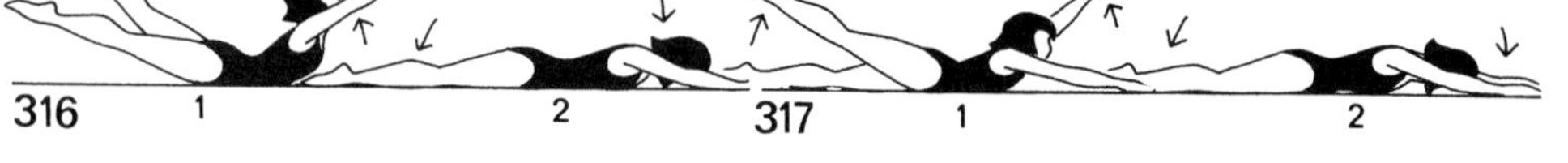

316 317

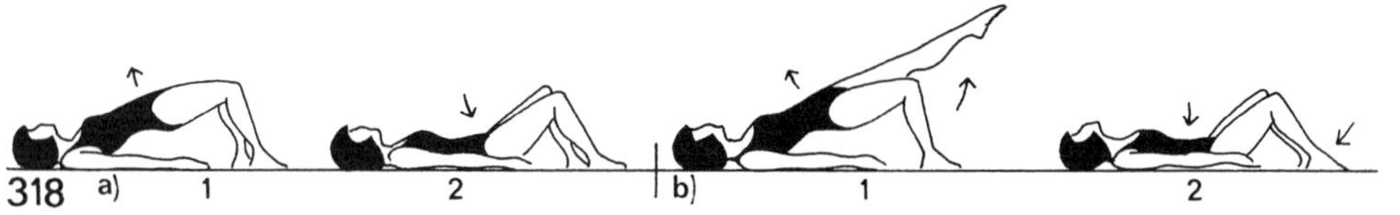

318

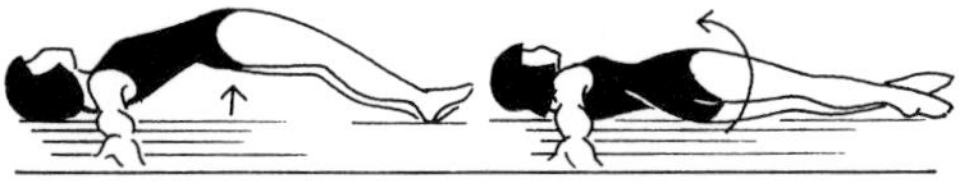

319 1 2

3. Becken zurückdrehen
4. Becken nach rechts drehen, rechte Hüftseite berührt den Boden
5. Becken zurückdrehen
6. Senken auf den Boden in die Ausgangsstellung

Damit werden gleichzeitig die schrägen Bauchmuskeln gestärkt und die Beweglichkeit der Wirbelsäule verbessert.

Bauch

Eine regelmäßige Kräftigung der Bauchmuskulatur ist sehr wichtig, da die Bauchmuskulatur im normalen Leben kaum beansprucht wird, wodurch sie sich zurückbildet und die Balance mit den Rückstreckmuskeln gestört wird. Gewöhnlich sind die Bauchmuskeln nicht so stark beansprucht wie die Muskelgruppen, die das Gehen und Laufen ermöglichen. Sie sind jedoch an allen Bewegungen des Rumpfes außer dem Aufrichten beteiligt und tragen zu einer richtigen Körperhaltung bei, beeinflussen durch ihren Druck das richtige Funktionieren der inneren Organe, vor allem des Verdauungsapparates, der Ausscheidung sowie der Atmung (Bauchmuskeln sind Atemhilfsmuskeln), sie spielen somit für einen gesunden Rücken und die Mehrzahl der Sportarten eine bedeutende Rolle.

Bauchmuskelübungen führen wir am besten im Sitz oder in der Rückenlage aus, indem wir die gebeugten oder gestreckten Beine anheben oder aus der Rückenlage den Rumpf heben. Kommen dazu noch Rumpfdrehungen, richten wir den Übungseffekt auch auf die schrägen und querliegenden Bauchmuskeln. Diese tiefer gelegenen Muskelgruppen sind deshalb wichtig, weil die meisten Körperbewegungen bei der Arbeit und im Sport mit einer Rotation verbunden sind. Das Abheben der Beine vom Boden vollbringt der stärkste Beuger des Hüftgelenks, der Lendendarmbeinmuskel. Die Bauchmuskeln wirken hierbei als Fixatoren, indem sie die hinteren Ansatzstellen des Lendendarmbeinmuskels an Becken und Lendenteil der Wirbelsäule feststellen. Das Becken fungiert hier als zweiarmiger Hebel um eine Achse, die durch die Mitte des Hüftgelenks verläuft. Deshalb ist es notwendig, daß bei allen Beinbewegungen in der Rückenlage der obere Beckenrand fest auf dem Boden bleibt (keinerlei »Hohlkreuz«), um den Zug des Lendendarmbeinmuskels auf die Wirbelsäule nicht zu verstärken (Verstärkung der Lendenlordose). Ebenso müssen wir darauf achten, bei Hochhalten den Brustkorb mit hochzuziehen, da es sonst durch den Zug der Bauchmuskeln zu einer Abplattung des Brustkorbs kommen kann. Daraus ergibt sich, daß die Kräftigung der Bauchmuskeln mit gleichzeitiger Kräftigung der Rückenmuskeln erfolgen muß; eine übermäßig starke Entwicklung der Bauchmuskeln würde eine Ausweitung des Brustkorbes einschränken.

Im gesundheits- und haltungsorientierten Bauchmuskeltraining haben sich heute einige Erkenntnisse und Erfahrungen durchgesetzt, deren Beachtung sowohl zu einer Schonung des Rückens als auch zu einer optimalen Entwicklung der Bauchmuskeln beiträgt:

• Der Lendendarmbeinmuskel sollte möglichst neutralisiert werden, da er im Alltag ohnehin ausreichend gekräftigt wird (z.B. beim Treppensteigen) und außerdem zur Verkürzung neigt (und damit eine mögliche Hohlkreuzbildung unterstützt). Die gebräuchlichste Methode ist das Anstellen (Beugen) der Beine, z.B. beim Crunch.
• Beim Üben sollte eine Lendenlordose vermieden werden, d.h., der untere Rücken muß weitgehend am Boden bleiben.
• Kopf und Schultern nicht hochreißen oder als »Schwungmasse« verwenden und alle Übungen langsam ausführen.
• Da das Training der Bauchmuskeln bei verkürzter Rückenstreckmuskulatur weitgehend wirkungslos ist, sollten die Rückenstrecker unbedingt vorgedehnt werden.

Wir fügen der Übungssammlung deshalb eine kleine Auswahl von Bauchmuskelübungen bei, die diesen Erfahrungen entsprechen.
In der Rückenlage sind Übungen mit Vorhochheben der Beine wirkungsvoller als im Sitz. In der Rückenlage ist der Winkel vom Ansatz des Lendendarmbeinmuskels zum Oberschenkelknochen gleich Null, im Sitz ist er vergrößert. Am günstigsten ist es, wenn der Winkel zwischen Muskelansatz und Knochen 90° beträgt, so daß es nicht zu einer Verteilung zwischen parallelen Kräften kommen kann.
Aus mechanischer Sicht sind Bewegungen der Beine flach über dem Boden am wirkungsvollsten. Das Gewicht der Beine stellt in diesem Falle im Verhältnis zur Mitte der Drehung im Hüftgelenk die größere Last dar. Im Gegensatz dazu bilden die Beine dann den kürzesten Lastarm, wenn sie senkrecht zum Boden stehen und sich ihr Gewicht auf die Mitte der Drehung stützt. In der Rückenlage ist der Lendendarmbeinmuskel am meisten gedehnt und muß somit die größte Kraft zur Kontraktion aufwenden.
Aus dieser biomechanischen Betrachtung ergeben sich einige **Hinweise zum methodischen Vorgehen bei Bauchmuskelübungen** mit angehobenen Beinen:
• Wir heben zuerst ein Bein an, dann beide.
• Wir verlängern allmählich die Bewegungsebene der Beine von der Fastsenkrechten zur Fastwaagerechten oder verharren einige Sekunden.
• Im Sitz lösen wir den Armstütz, indem wir Armbewegung einfügen.

Zu einer aktiven Kontraktion der Bauchmuskeln kommt es hauptsächlich bei Übungen, wo der Rumpf aus der Rückenlage in den Sitz gehoben wird (mit bis zu 60° angewinkelten Beinen). Die Belastung erhöhen wir durch Steigerung der Anzahl der Wiederholungen oder durch Halten.
Die Kräftigung der Bauchmuskeln können wir sehr fein abstufen und so allmählich die Belastung nach dem Leistungsvermögen erhöhen. Nur so gelangen wir zu dem gewünschten Ergebnis. Vor allem bei Kindern, die sich im körperlichen Reifeprozeß befinden, und bei Frauen ist der methodische Weg konsequent einzuhalten. Überlastungen können zu einer Verstärkung der Lendenlordose führen.
Bei intensiver Beanspruchung der Bauchmuskeln sind immer wieder Lockerungsübungen einzuflechten (tiefe Vorrumpfbeugen) und Kompensationsübungen (Übungen für die Antagonisten, also die Rückenmuskeln). Gleichzeitig müssen wir beachten, daß Bauchmuskelübungen nur dann wirkungs-

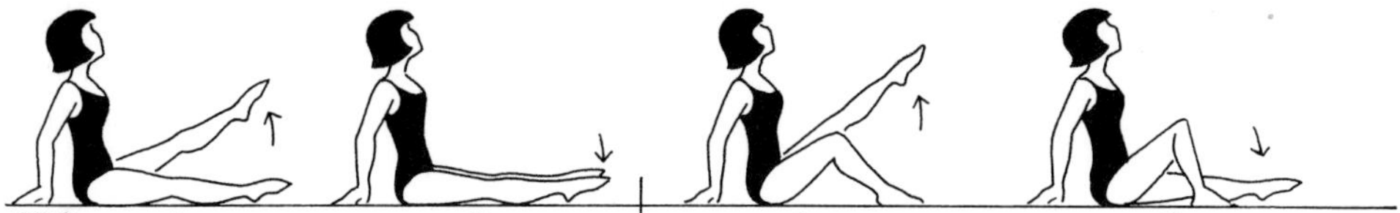

320 1 2 1 2

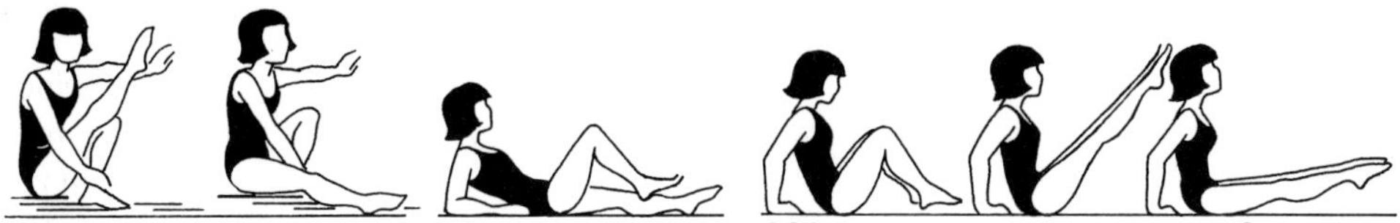

321 1 2 322 323 1 2 3

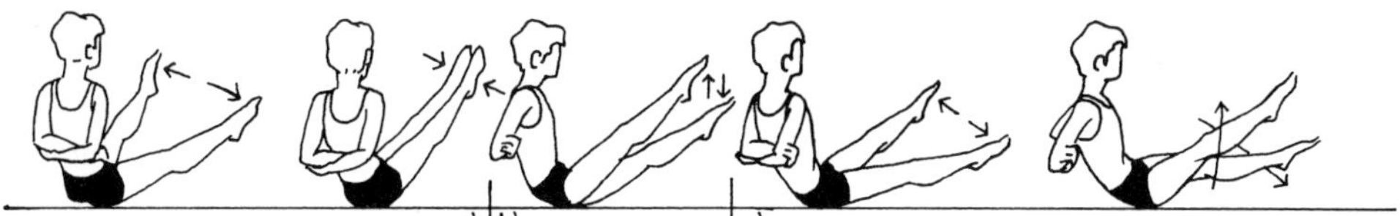

324 a) b) c)

voll sind, wenn sie mit anderen Bewegungsformen (hauptsächlich mit Laufen) verbunden werden, da hierbei große Muskelgruppen und auch die inneren Organe stärker beansprucht sind.

Gerade Bauchmuskeln

320. Strecksitz mit Stütz hinter dem Körper:
1. Heben des linken Beines
2. Senken
3.–4. Dasselbe rechts

Abwandlung:
Dasselbe im Hocksitz, linkes Bein gestreckt

321. Strecksitz, linkes Bein angehockt – Seithalte links, rechte Hand erfaßt linkes Fußgelenk:
1. Das rechte Bein zwischen rechtem Arm und linkem Bein hindurchschieben in die Schräghochhalte
2. Bein zurückführen und auf den Boden senken

322. Strecksitz mit rückgesenktem Oberkörper und Stütz auf den Unterarmen:
Wiederholtes Anhocken und Strecken der Beine im Wechsel links und rechts (Radfahren)

* **323.** Schwebesitz mit Stütz hinter dem Körper:
1. Beine anhocken (Fußsohlen über dem Boden)
2. Strecken in die Schräghochhalte
3. Gestreckt senken bis dicht über dem Boden, den Oberkörper nicht rückbeugen

324. Schwebesitz – Arme hinter dem Rükken verschränkt
a) Grätschen und Schließen der Beine
b) Scheren
c) Im Wechsel Scheren senkrecht und waagerecht

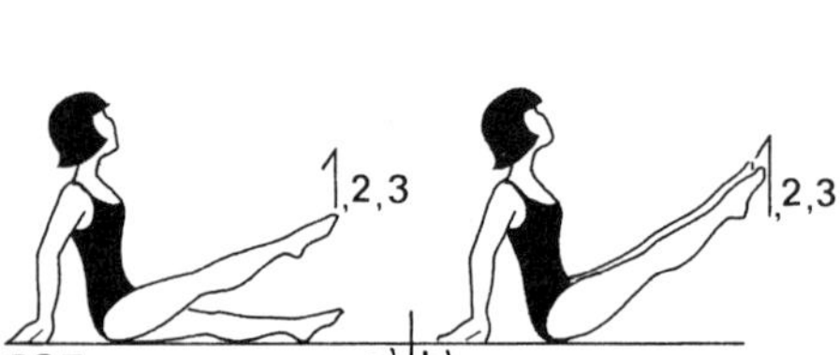

325

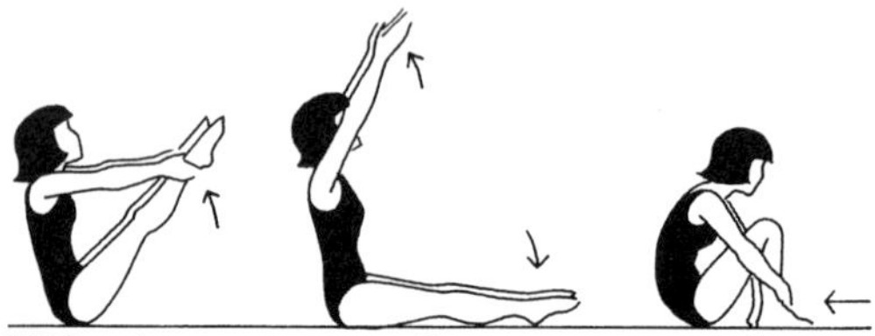

326 1 2 3

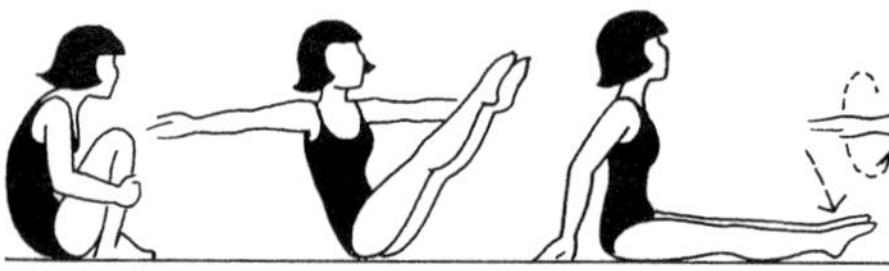

327 1 2 3

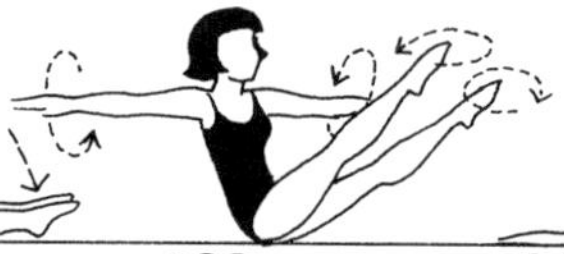

328

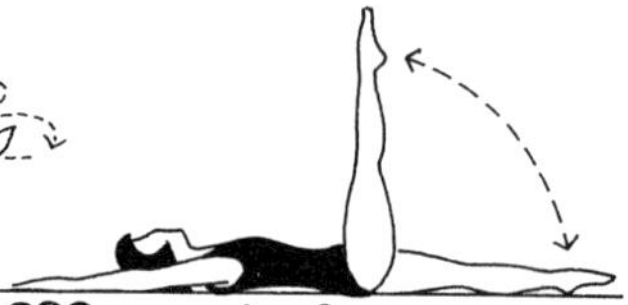

329 1 2

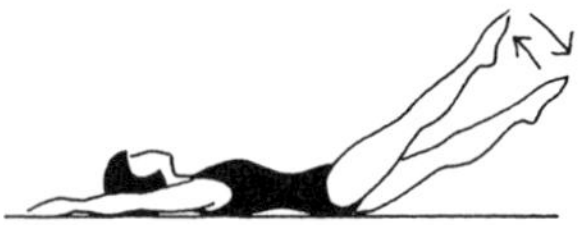

330

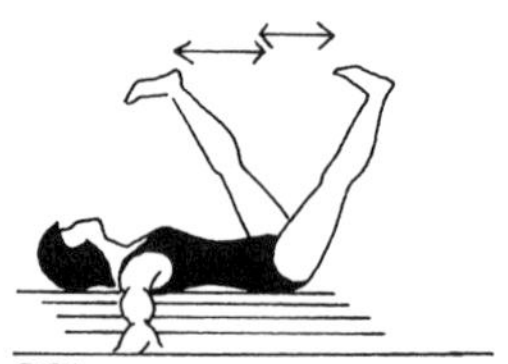

331

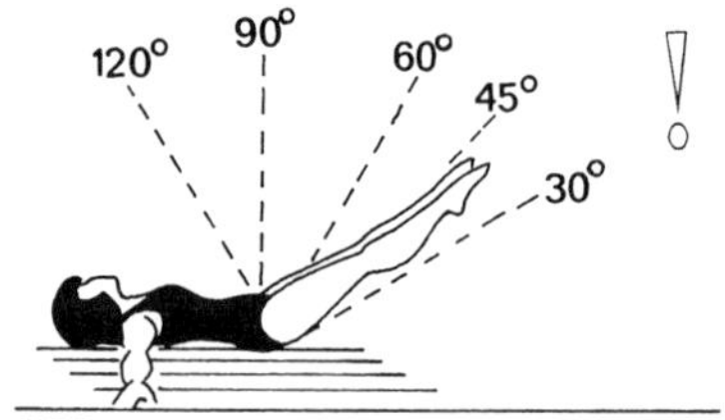

332

325. Schwebesitz mit Stütz hinter dem Körper:

a) Das rechte Bein schreibt die Zahlen 1 bis 10 über dem Boden (oder das Datum des Übungstages)

b) Dasselbe mit beiden Beinen gleichzeitig

326. Hocksitz – die Hände erfassen die Fußgelenke von außen:

1. Strecken der Beine nach schräg-oben
2. Griff lösen und Beine auf den Boden senken – Arme in der Hochhalte
3. Zurück in die Ausgangsstellung

327. Strecksitz mit Stütz hinter dem Körper

1. Anhocken – die Hände umfassen die Unterschenkel
2. Strecken schräg nach oben, Führen der Arme in die Seithalte, Handflächen nach oben
3. Zurück in die Ausgangsstellung

328. Schwebesitz – Seithalte:

Vorarmkreisen und gleichzeitiges Beinkreisen nach außen

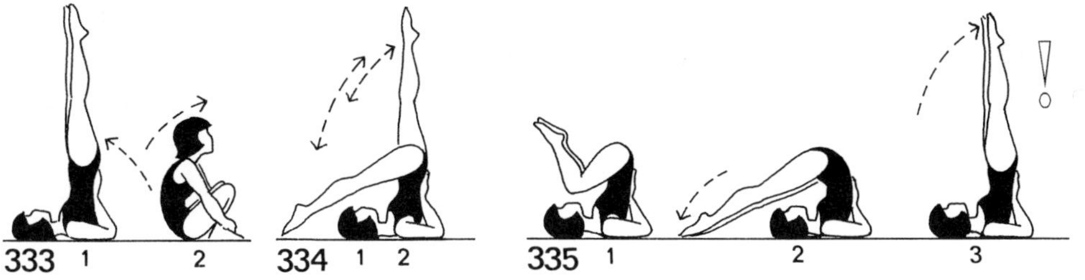

329. Rückenlage – Hochhalte – linkes Bein in Vorhalte (senkrecht zum Boden):
1. Vorspreizen rechts – Senken links auf dem Boden
2. Senken rechts – Vorspreizen links

330. Rückenlage – Hochhalte:
Leichtes Anheben der Beine und Scheren nach oben und unten (das Becken wird mit seinem oberen Teil auf die Unterlage gedrückt)

331. Rückenlage – Seithalte, Handflächen auf dem Boden – Beine in Vorhalte (senkrecht zum Boden), Füße angezogen: Fortlaufendes Scheren der Beine

332. Rückenlage – Seithalte, Handflächen auf dem Boden: Nach den Anweisungen des Übungsleiters müssen die gestreckten Beine in bestimmte Winkelstellungen zum Boden gebracht werden. Unteren Rücken auf den Boden pressen!

Die Übungen 320 bis 332 sind hauptsächlich auf den Lendendarmbeinmuskel, den Kammuskel, den Hauptkopf des Oberschenkelmuskels und den geraden und schrägen Bauchmuskel gerichtet.

333. Schneidersitz – Hände an den Fußspitzen:
1. Rückrollen auf die Schulterblätter in den Nackenstand (Kerze)
2. Vorrollen in die Ausgangsstellung

Abwandlung:
Dasselbe, aber beim Vorrollen eine viertel Drehung ausführen (nach der 4. Wiederholung hat sich der Übende um 360° gedreht)

334. Nackenstand – linkes Bein gesenkt, die Fußspitze berührt den Boden:
Im Wechsel gleichzeitiges Heben und Senken der Beine

335. Nackenstand:
1. Anhocken der Beine
2. Strecken der Unterschenkel, die Fußspitzen berühren den Boden
3. Heben der gestreckten Beine in die Ausgangsstellung

Die Übungen 333 bis 335 vergrößern die Beweglichkeit der Wirbelsäule in Richtung Flexion und dehnen die Lendenmuskeln. Diese Übungen wirken nur begrenzt kräftigend auf die Bauchmuskulatur. Die Ausgangsstellung verstärkt die Kyphose, sie darf nicht lange eingenommen werden.

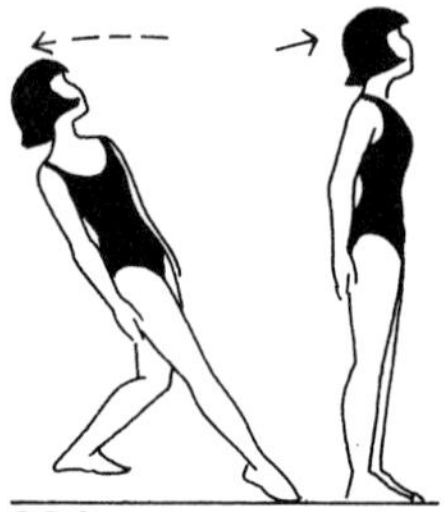
336 1 2

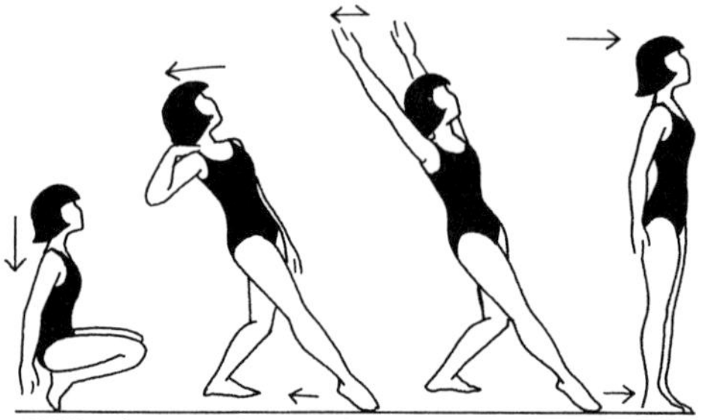
337 1 2 3 4 5

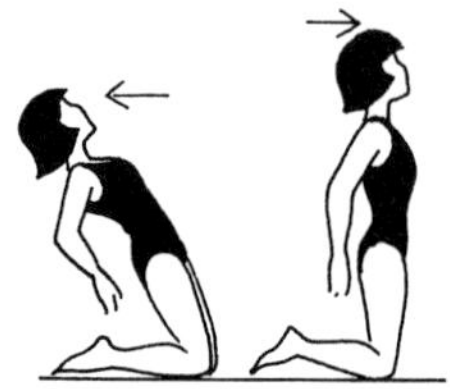
338 1 2

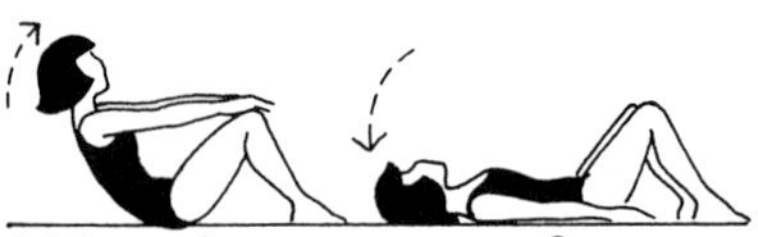
339 1 2

336. Grundstellung – Tiefhalte:
1. Ausfall links-rückwärts – Rücksenken des Oberkörpers (rechtes Bein und Oberkörper in einer Linie)
2. Aufrichten – linkes Bein zurück in Ausgangsstellung
3.–4. Dasselbe rechts
Die Übung kräftigt gleichzeitig die Beinstrecker.

337. Grundstellung – Tiefhalte
1. Hockstand (Oberkörper senkrecht)
2. Ausfall links rückwärts – leichtes Rückrumpfsenken – Anwinkeln der Arme in die Schulterhalte
3. Arme strecken in die Hochhalte
4. Rückfedern der Arme
5. Aufrichten – Heransetzen des linken Beines in die Grundstellung – Tiefhalte
6.–10. Dasselbe rechts
Durch diese Übung werden gleichzeitig die Zwischenschulterblattmuskeln und die Beinstrecker gekräftigt.

338. Kniestand – Tiefhalte: Wiederholtes Rücksenken

339. Rückenlage mit angehockten Beinen – Tiefhalte:
1. Anheben des Oberkörpers und Berühren der Knie mit den Händen
2. Zurück in die Ausgangsstellung
Durch das Anwinkeln der Beine wird der Lendendarmbeinmuskel nicht beansprucht.

340.
a) Hocksitz mit Vorhalte (Hände leicht überstreckt):
1. Rücksenken des Oberkörpers mit rundem Rücken (Kinn auf dem Brustbein), bis die Schulterblätter den Boden berühren
2. Ohne Schwungholen aufrichten in den Sitz
b) Rückenlage mit angestellten Beinen (Hände an den Schläfen):
1. Heben des Oberkörpers (Kinn auf dem Brustbein) mit rundem Rücken
2. Rücksenken in die Rückenlage

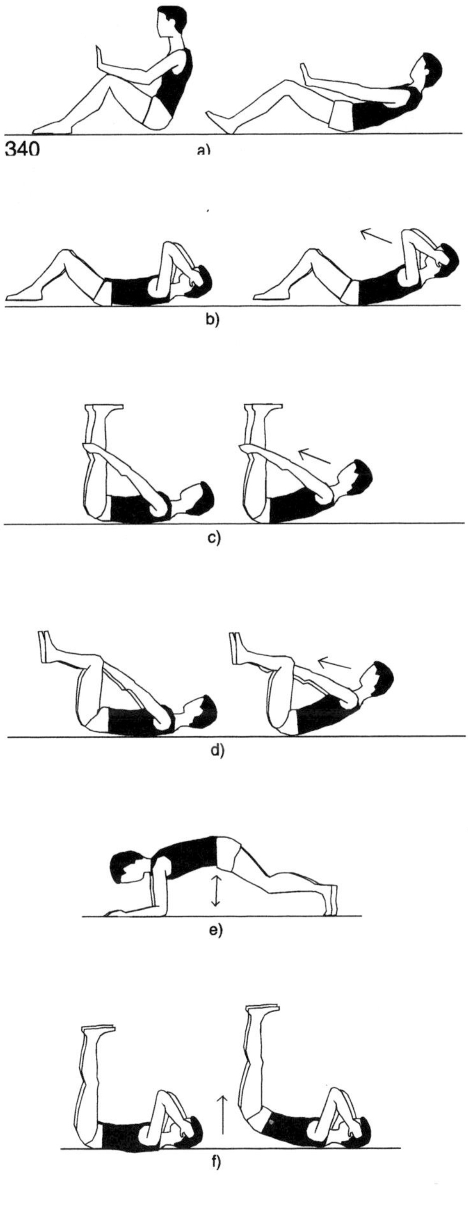

340

3. Heben des Oberkörpers wie 2., jedoch linken Ellbogen zum rechten Knie führen
4. Rücksenken
5. wie 3., aber rechten Ellbogen zum linken Knie
6. Rücksenken

c) Rückenlage, Beine senkrecht, Füße angezogen:
1. Oberkörper heben (Stirn strebt zu den Knien, Arme zeigen an den Knien vorbei schräg aufwärts)
2. Rücksenken des Oberkörpers

Variante:
Nach dem Heben des Oberkörpers für 5 bis 10 Atemzyklen in der Stellung verharren (isometrische Kontraktion)

d) Rückenlage, Beine gewinkelt angehoben, Arme gestreckt in Schrägtiefhalte, Hände überstreckt:
1. Heben des Oberkörpers, Hände zwischen den Knien
2. Rücksenken
1. Heben des Oberkörpers, Hände links neben den Knien
4. Rücksenken
5. wie 3., aber Hände rechts neben den Knien
6. Rücksenken

e) Bankstellung auf den Ellbogen (Unterschenkel 45° zum Boden):
1. Knie vom Boden heben und den Bauch anspannen
2. Rücksenken

Variante: Die kniestützlose Phase 5 bis 10 Atemzyklen lang halten

f) Rückenlage, Beine mit angezogenen Füßen senkrecht, Hände an den Schläfen:
Abheben des Gesäßes durch Kontraktion der Bauchmuskeln Po-Lift) – »Fersen zur Decke schieben«
2. Rücksenken

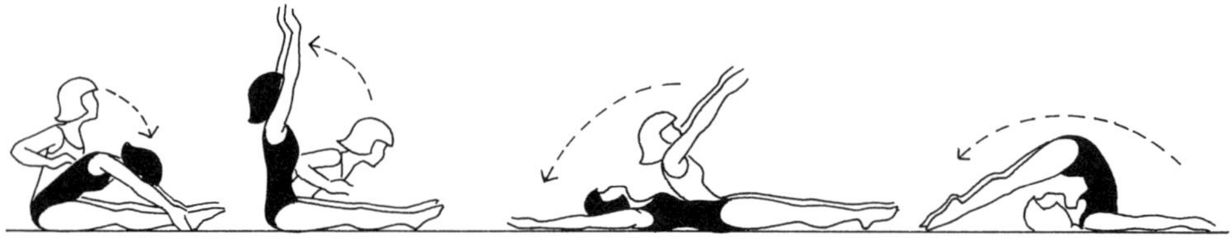

341 1 – 4 5 – 8 9 – 12 13 – 16

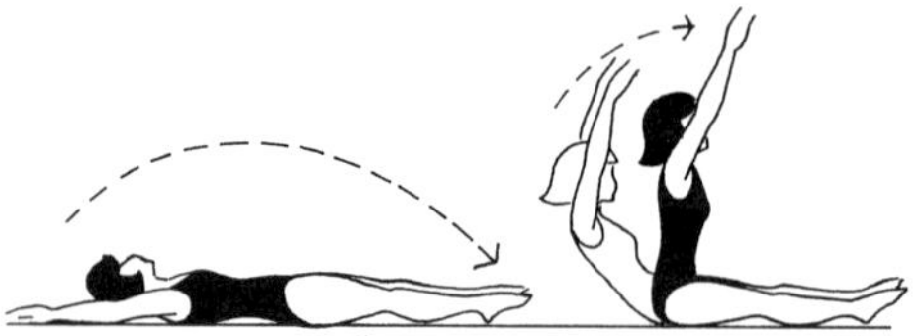

17 – 20 21 – 24

341. Strecksitz – Hochhalte:
1.–4. Stufenweises Vorbeugen – Anwinkeln der Arme in die Schlaghalte und wieder Strekken
5.–8. Stufenweises Aufrichten – Anwinkeln der Arme und Strecken in die Hochhalte
9.–12. Stufenweises Rücksenken in die Rükkenlage, beginnend bei den Lendenwirbeln
13.–16. Rückrollen mit gestreckten Beinen, bis die Fußspitzen den Boden hinter dem Kopf berühren
17.–20. Rückbewegung
21.–24. Stufenweises Rumpfheben in den Sitz (beginnend beim Kopf)
Alle Bewegungen werden stufenweise ausgeführt, das heißt Wirbel für Wirbel. Die Übung verbessert gleichzeitig die Beweglichkeit der Wirbelsäule und dehnt die Lendenmuskulatur.

342. Rückenlage – Hochhalte:
1. Rumpfheben in den Sitz und tiefes Vorbeugen – Arme werden mitgeführt und berühren die Fußspitzen
2. Federn in der Vorbeuge
3. Rücksenken in die Rückenlage – Hochhalte

Die Übungen 339 bis 342 sind auf die geraden Bauchmuskeln und die schrägen Bauchmuskeln gerichtet (die äußeren und inneren).

343. Strecksitz – gestrecktes Rücksenken (bis zu einem Winkel von 45° zum Boden) – Tiefhalte:
1. Rückenlage – Anheben der Beine (bis zu einem Winkel von 45°)
2. Zurück in die Ausgangsstellung (der Winkel zwischen Oberkörper und Beinen bleibt immer gleich)

344. Rückenlage – Schräghochhalte:
1. Rumpfheben in den Sitz – Anhocken der Beine – Arme umfassen Unterschenkel – Kopf vorbeugen
2. Rückrumpfsenken in die Rückenlage – Schräghochhalte – Beine dicht über dem Boden strecken

345. Rückenlage – Tiefhalte:

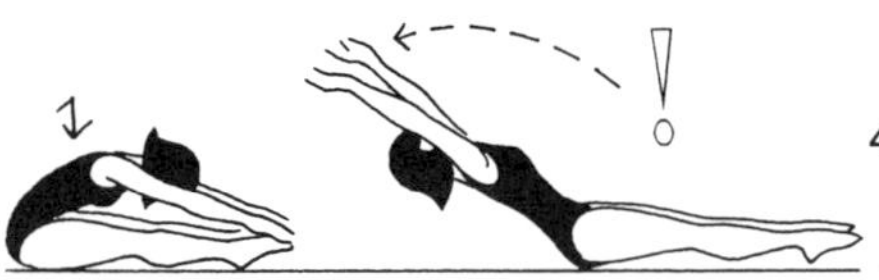

342 1 2 3

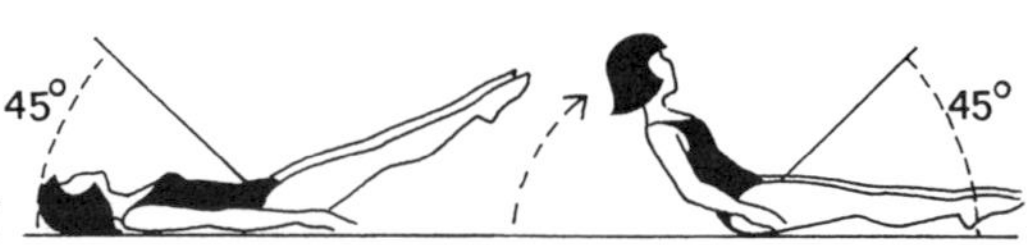

343 1 2

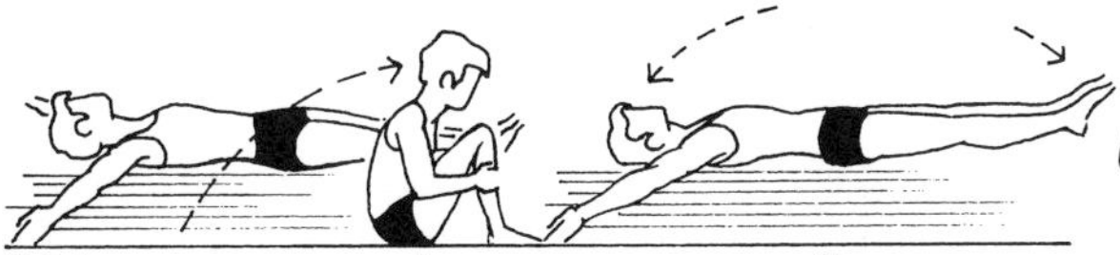

344 1 2

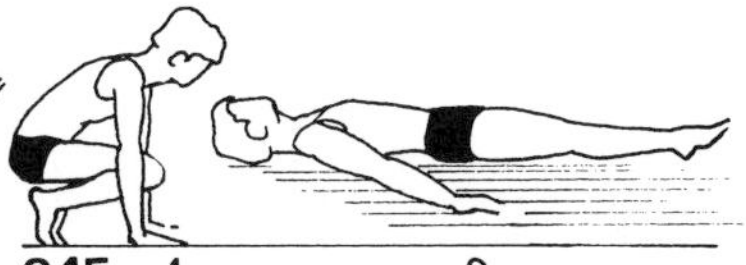

345 1 2

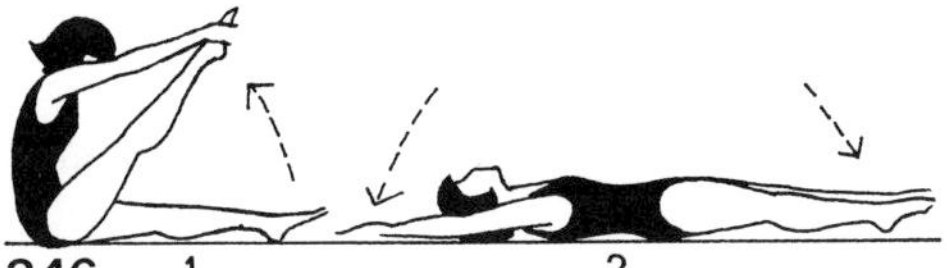

346 1 2

1. Flüchtiger Sitz und Anhocken der Beine in den Hockstand
2. Rückenlage – Tiefhalte

Die Übung wird so schnell wie möglich ausgeführt.

346. Rückenlage – Hochhalte:
1. Rumpfheben in den Strecksitz – Vorhochspreizen rechts – Hände berühren die rechte Fußspitze
2. Zurück in die Ausgangsstellung
3.–4. Dasselbe links

* **347.** Rückenlage – Tiefhalte:
1. Sitz – Vorhochheben der Beine – die Hände stützen neben der Hüfte auf dem Boden
2. Rückenlage – Tiefhalte

Abwandlung:
Rückenlage – Hochhalte
1. Sitz – leichtes Rückrumpfsenken – Vorhochheben der Beine – Hände berühren die Fußspitzen
2. Rückenlage – Hochhalte

Ausführung in schnellem Tempo, nach Möglichkeit auf einer weichen Unterlage

348. Hocksitz – Hände erfassen die Fußgelenke von außen:
1. Leichtes Rückrumpfsenken – Beine nach vorn-oben strecken
2. Rückrollen
3. Griff lösen – Rückenlage – Hochhalte
4. Zurück in die Ausgangsstellung

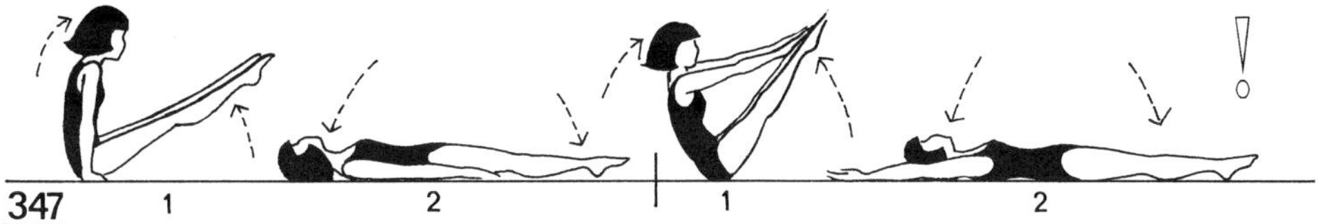

347 1 2 1 2

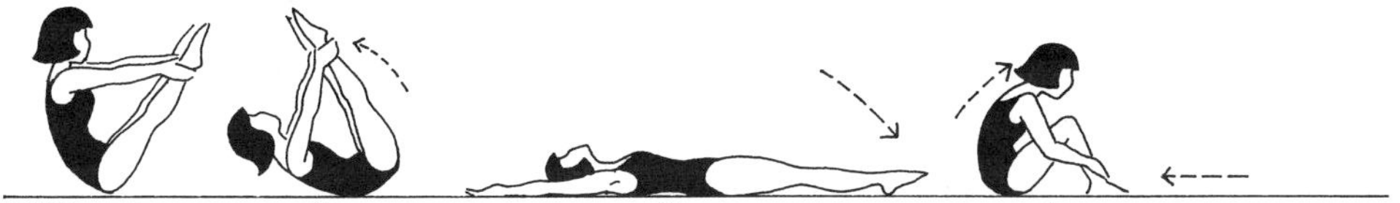

348 1 2 3 4

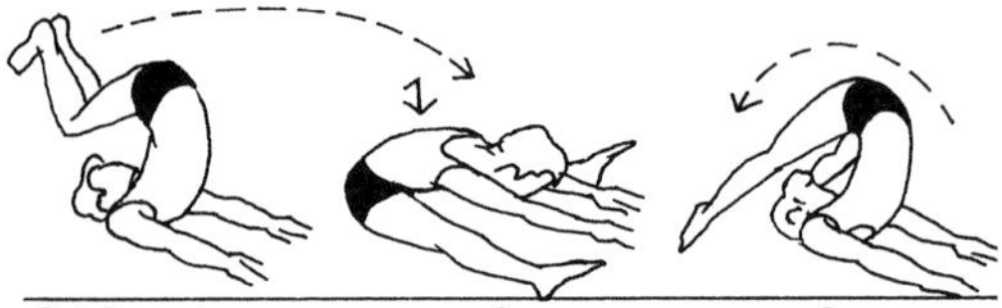

349 1 2 3

349. Aus dem Nackenstand
Senken der gegrätschten Beine nach hinten, so daß die Füße den Boden so weit wie möglich hinter dem Kopf berühren:
1. Beine Anhocken und Vorrollen in den Grätschsitz, tiefes Vorrumpfbeugen – Vorhalte der Arme die Hände berühren den Boden so weit wie möglich vor dem Körper
2. Leichtes Federn in der Vorrumpfbeuge
3. Zurückrollen in die Ausgangsstellung
Die Übung dient gleichzeitig der *Verstärkung* der *Flexion* der *Wirbelsäule* und der *Dehnung* der *Lendenmuskeln.*

350. Strecksitz gegrätscht mit Stütz der Hände hinter dem Körper:
1. Anheben des Beckens in den Liegestütz rücklings gegrätscht
2. Senken in die Ausgangsstellung

351. Strecksitz – Stütz hinter dem Körper:
1. Becken anheben in den Liegestütz rücklings – Anhocken links
2. Senken in den Strecksitz
3.–4. Dasselbe rechts

Schräge Bauchmuskeln

Die Übungen sind auf die schrägen Bauchmuskeln (innere und äußere), die tiefen Rükkenmuskeln, den vierköpfigen Lendenmuskel, die Rotationsmuskeln der Wirbelsäule und den Lendendarmbeinmuskel gerichtet.

352. Strecksitz:
1. Führen des rechten Beines im Bogen über

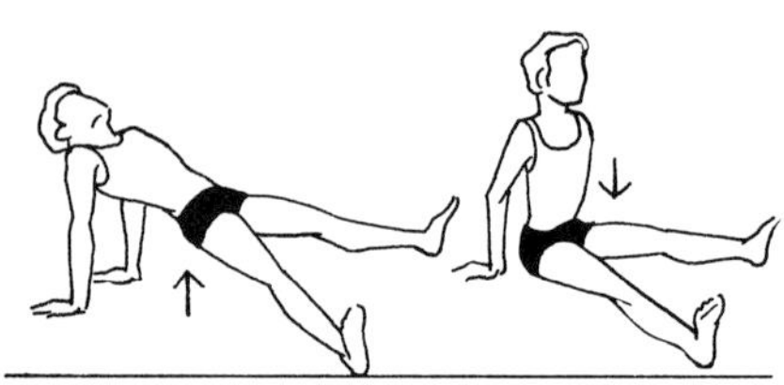

350 1 2

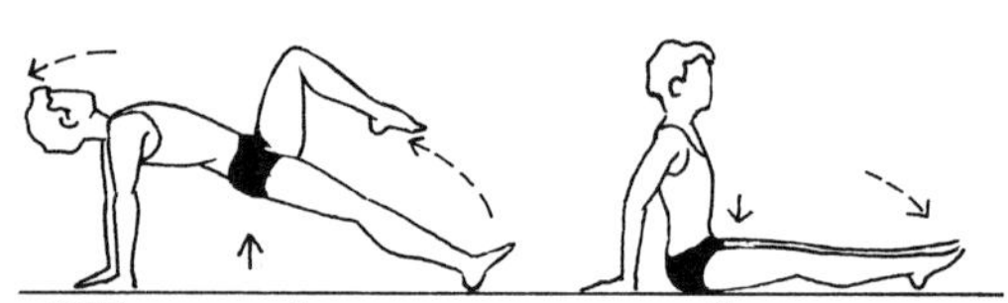

351 1 2

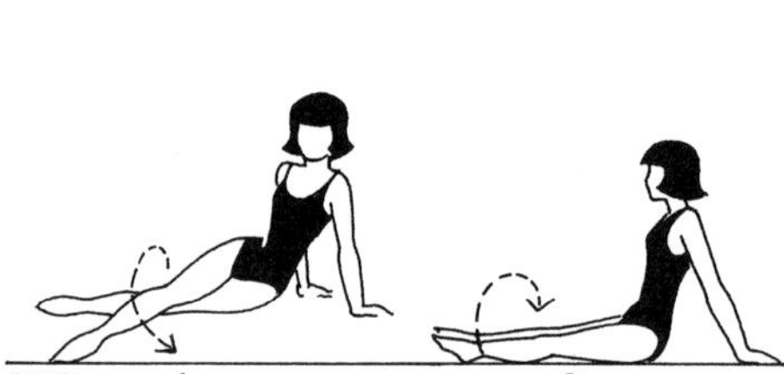

352 1 2

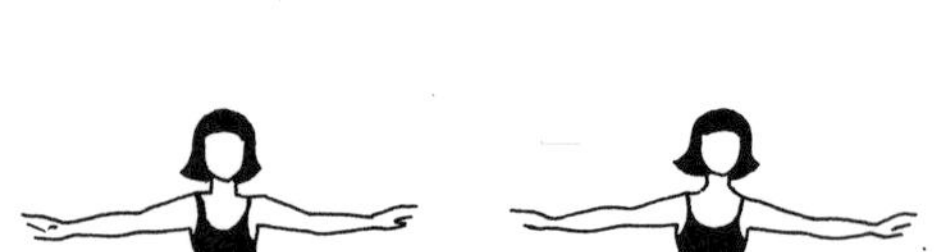

353 1 2

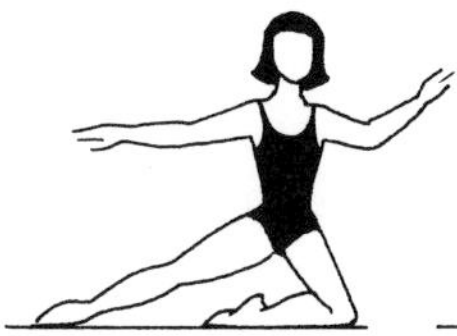

354 1

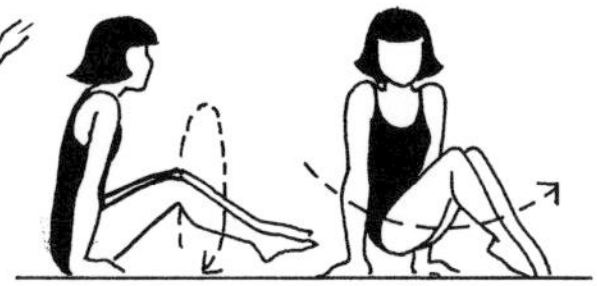

355 1 2

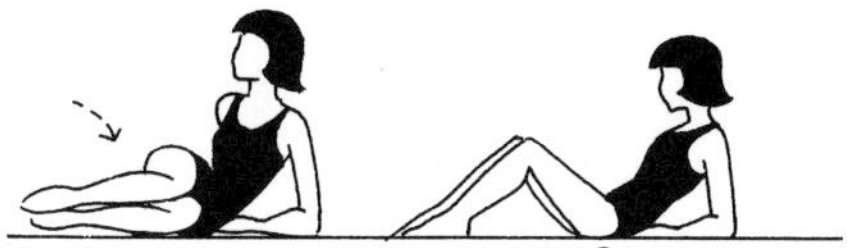

356 1 2

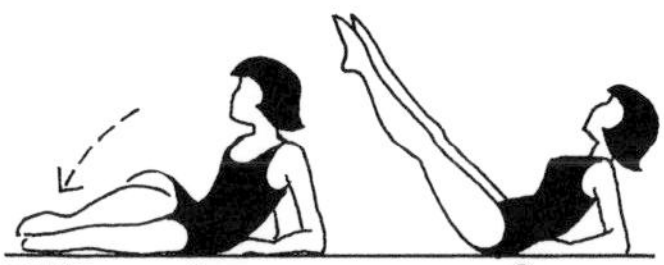

357 1 2

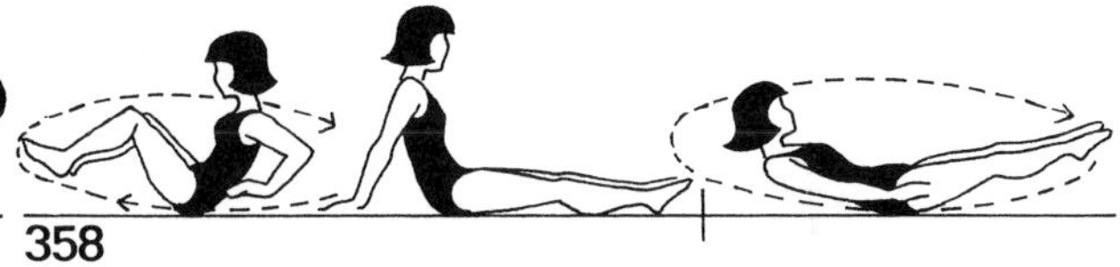

358

das linke Bein so weit wie möglich nach links, die Fußspitze berührt den Boden
2. Im Bogen zurückführen
3. Dasselbe links

353. Schneidersitz, links über rechts – Arme in lockerer Seithalte:
1. Seitspreizen links
2. Zurück in den Schneidersitz rechts über links
3.–4. Dasselbe rechts

354. Kniestand rechts mit seitgespreiztem linkem Bein – lockere Seithalte der Arme
1. Anwinkeln links – Strecken rechts
2. Anwinkeln rechts – Strecken links

355. Schwebesitz – Anhocken der Beine nach rechts:
1. Kreisen der Unterschenkel nach unten beginnend
2. Führen der gehockten Beine im Bogen nach links beginnend
3. Dasselbe widergleich

356. Hocksitz zurückgeneigt mit Stütz auf den Unterarmen:
1. Entspanntes Fallenlassen der Beine nach links, bis sie den Boden berühren
2. Zurück in die Ausgangsstellung
3.–4. Dasselbe widergleich

Abwandlung:
Dasselbe mit gegrätschten Beinen

357. Schwebesitz – Unterarmstütz:
1. Anhocken der Beine und Drehen nach links (das linke Bein berührt mit seiner ganzen Außenseite den Boden)
2. Strecken
3.–4. Dasselbe widergleich

358. Strecksitz:
Anhocken der Beine und mit Abdruck der Hände schnell eine ganze Drehung ausführen (schnell zurück in den Strecksitz)
Abwandlung: Aus der Rückenlage Rumpf und Beine leicht anheben und mit Abdruck der Hände eine ganze Drehung ausführen

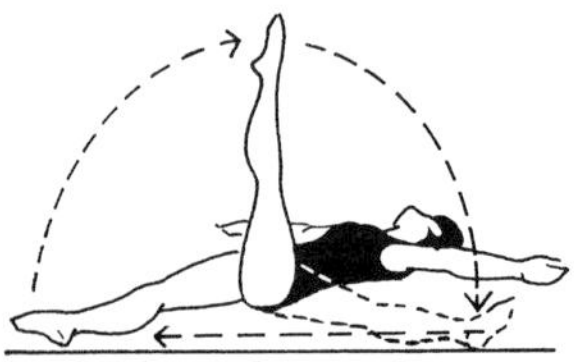

359 1 2 3

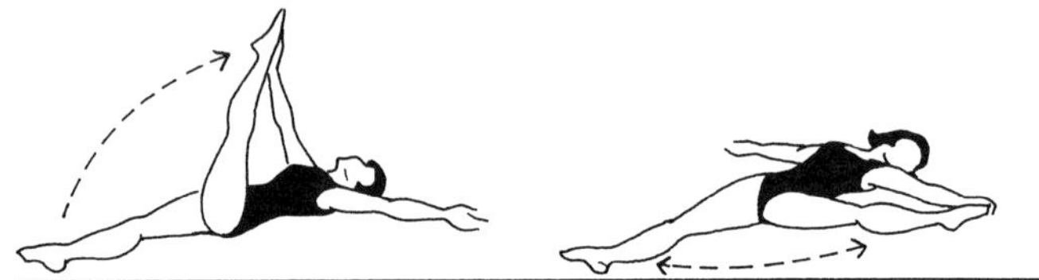

360 1 2 3 4

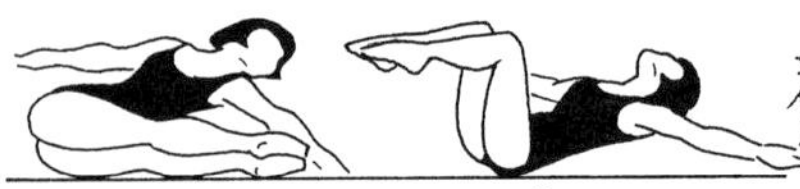

361 1 2

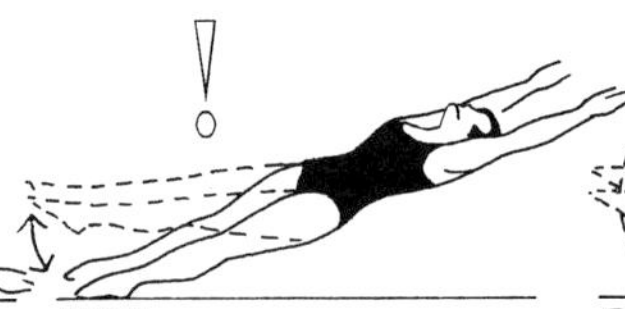

362

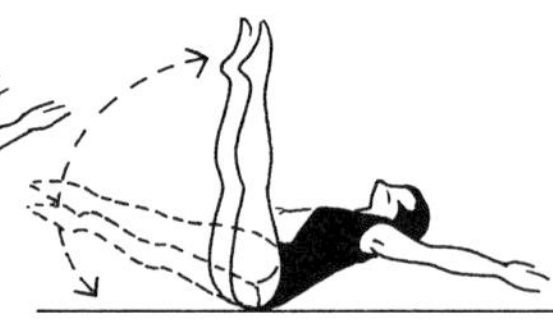

363

359. Rückenlage – Seithalte, Handflächen auf dem Boden:
1. Vorhochspreizen links (senkrecht zum Boden)
2. Seitführen links
3. Heranführen links (im Bogen ganz dicht über dem Boden)
4.–6. Dasselbe widergleich

360. Rückenlage – Seithalte, Handflächen auf dem Boden:
1. Vorhochspreizen links (senkrecht zum Boden)
2. Führen des Beines nach rechts-oben, die Fußspitze berührt die rechte Hand
3. Führen nach links außen, Fußspitze berührt linke Hand
4. Heranführen links (im Bogen dicht über dem Boden)
5.–8. Dasselbe widergleich

361. Rückenlage – Seithalte, Handflächen auf dem Boden – Beine angehockt:
1. Führen der Beine nach links, die Fußspitzen berühren die linke Hand
2. Rückbewegung in die Ausgangsstellung
3.–4. Dasselbe widergleich

362. Rückenlage – Hochhalte – Beine leicht angehoben:
Federn der geschlossenen Beine nach links und rechts (oberen Teil des Beckens nicht vom Boden abheben)

363. Rückenlage – Seithalte, Handflächen auf dem Boden – Vorhalte der Beine:
Senken der geschlossenen Beine abwechselnd nach links und rechts auf den Boden (die Bewegung vollzieht sich in senkrechter Ebene)

364. Rückenlage – Seithalte, Handflächen auf dem Boden:
Nach Hinweisen des Übungsleiters werden die geschlossenen Beine wie Uhrzeiger in verschiedene Stellungen gebracht (z.B. 3, 6, 9, 12 Uhr)

* **365.** Rückenlage, Seithalte, Handflächen auf dem Boden:
Kreisen der Beine und des Rumpfes nach links (rechts), die Fußspitzen beschreiben einen Kreis auf dem Boden
Diese Übung bewirkt eine Verbesserung der Beweglichkeit der Wirbelsäule und dehnt die Lendenmuskulatur.

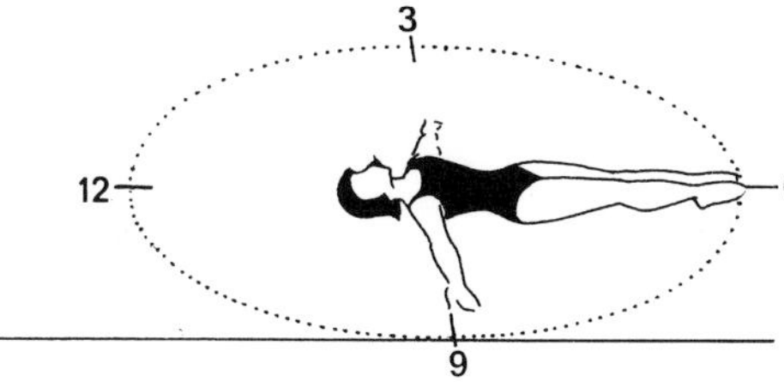

364

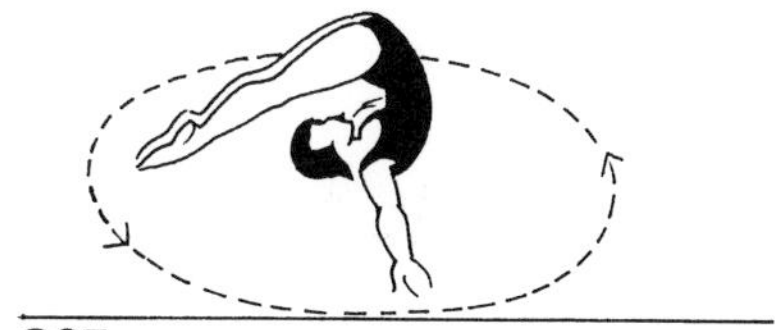
365

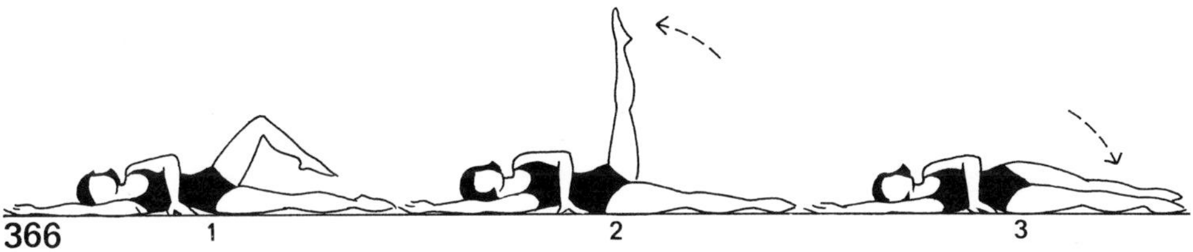

366

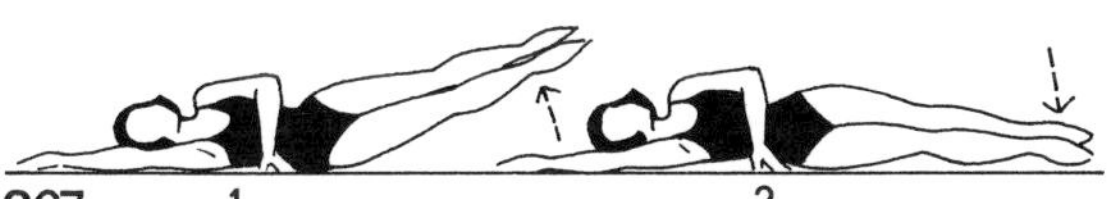

367

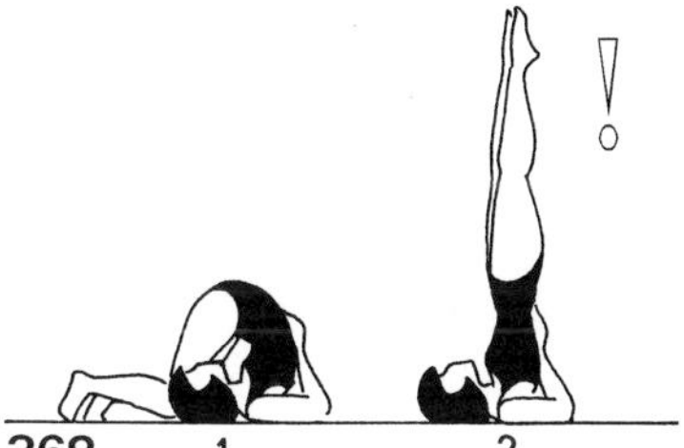

368

366. Seitenlage rechts – Hochhalte rechts – Winkelstütz links vor dem Körper:
1. Anhocken links seitlich
2. Seitspreizen links
3. Heranführen links

Dasselbe aus der Seitlage links

Durch diese Übung wird gleichzeitig die Beweglichkeit des Hüftgelenks in Richtung Abduktion verbessert.

367. Seitenlage rechts – Hochhalte rechts – Winkelstütz links vor dem Körper:
1. Abheben der Beine vom Boden
2. Senken der Beine

Dasselbe aus der Seitenlage links

368. Nackenstand:
1. Beine anhocken, senken und Knie links neben dem Kopf absetzen
2. Strecken der Beine in die Ausgangsstellung

3.–4. Dasselbe widergleich

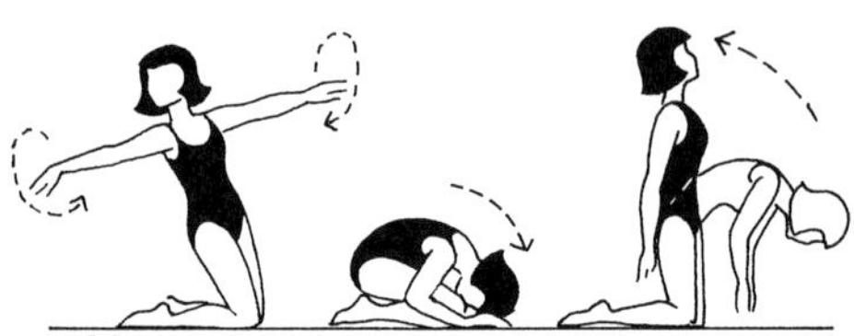

369 1 2 3 4

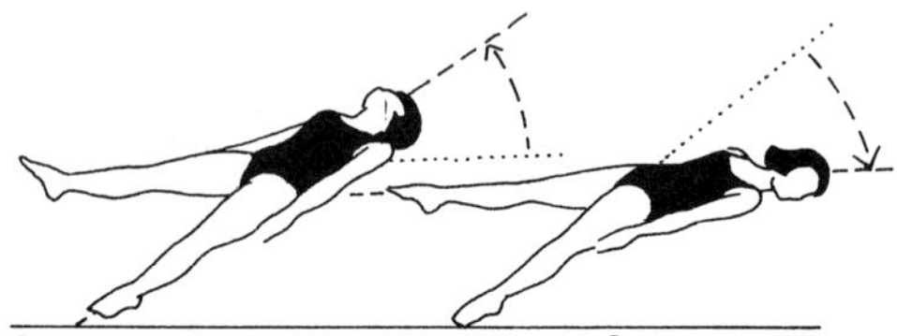

370 1 2

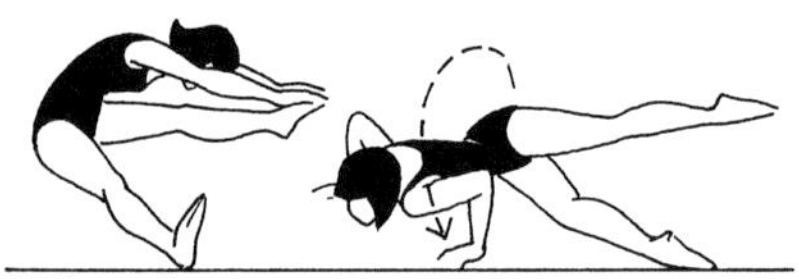

371 1 2

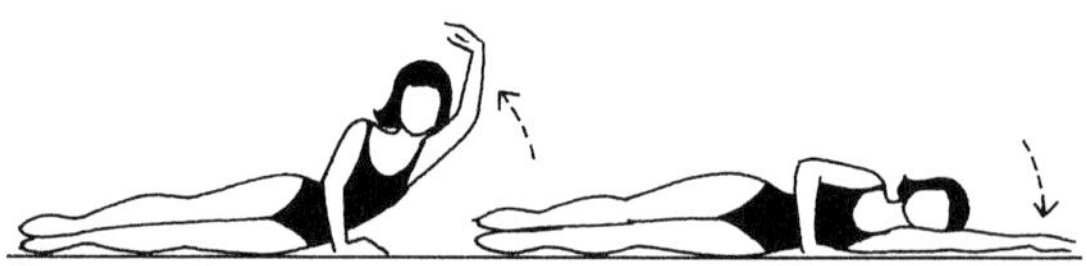

372 1 2

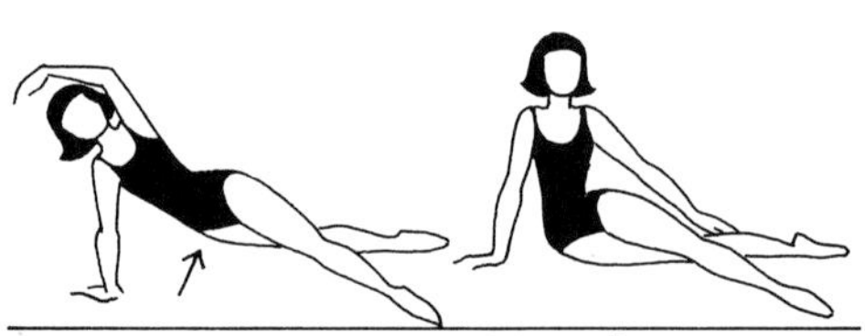

373 1 2

369. Kniestand – Tiefhalte:
1. Rücksenken – Rumpfdrehen rechts – Seithalte
2. Vorarmkreisen (Trichterkreisen)
3. Rückbewegung – Sitz auf den Fersen und tiefes Vorrumpfbeugen, der Kopf berührt die Knie – Arme anwinkeln, Unterarme auf dem Boden
4. Stufenweises Aufrichten in den Kniestand – Arme senken
5.–8. Dasselbe widergleich

370. Rückenlage, Beine gegrätscht, leichtes Seitbeugen links, Oberkörper in Verlängerung des rechten Beines:
1. Nach leichtem Anheben des Oberkörpers Seitbeugen nach rechts, Oberkörper in Verlängerung des linken Beines
2. Seitbeugen links in die Ausgangsstellung

371. Grätschsitz – Tiefhalte:
1. Tiefes Vorrumpfbeugen links – Hände berühren linke Fußspitze
2. Aufrichten und Rumpfdrehen rechts und Senken in den Stütz und wieder Aufrichten in die Ausgangsstellung
3.–4. Dasselbe widergleich
Mit dieser Übung werden gleichzeitig die Flexion und die Rotation der Wirbelsäule verbessert und die Lendenmuskeln gedehnt.

372. Seitenlage links – Hochhalte links – Winkelstütz rechts vor dem Körper:
1. Seitbeugen rechts (Abdruck mit der rechten Hand)
2. Senken auf den Boden
Dasselbe aus der Seitenlage rechts

373. Sitz auf dem rechten Oberschenkel mit gekreuzten Beinen links über rechts – Stütz rechts, Tiefhalte links:
1. Anheben des Beckens in den Liegestütz rechts seitlings – Seithochheben links
2. Zurück in den Sitz – Seitsenken links
Dasselbe im Sitz auf dem linken Oberschenkel
Mit dieser Übung werden gleichzeitig die Armmuskeln gestärkt.

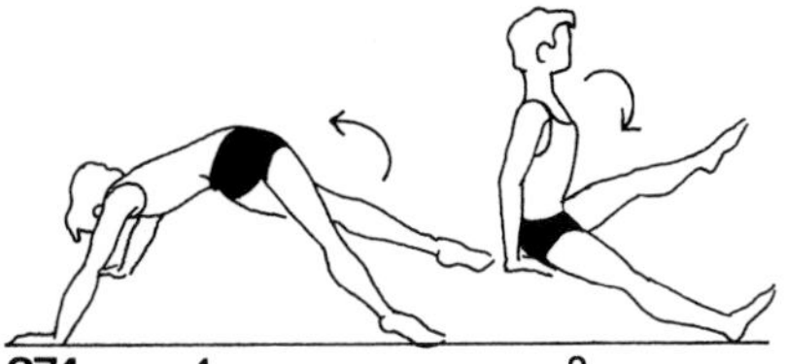
374 1 2

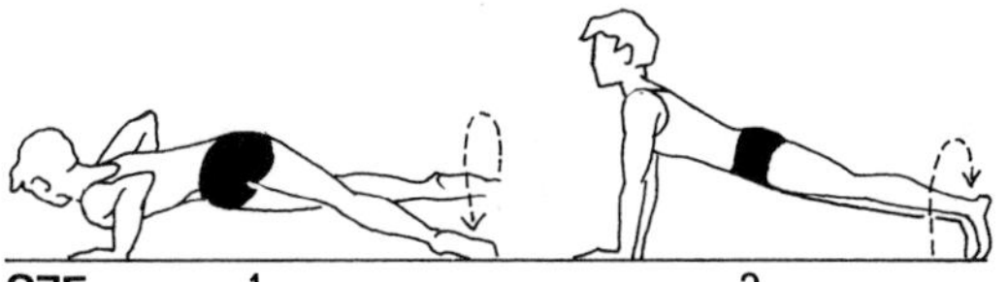
375 1 2

374. Grätschsitz mit Stütz hinter dem Körper:
1. Halbe Drehung links in den Liegestütz vorlings mit gekreuzten Beinen
2. Halbe Drehung rechts in den Grätschsitz
3.–4. Dasselbe widergleich

375. Liegestütz
1. Beugen der Arme – Spreizen des rechten Beines über das linke, die Fußspitze berührt den Boden so weit wie möglich links
2. Zurückspreizen
3.–4. Dasselbe widergleich
Mit dieser Übung kräftigen wir gleichzeitig die Armmuskeln.

Beine

Die Sprunggelenksstrecker (plantare Flexion) befinden sich auf der hinteren Beinseite (Wadenmuskulatur) und die Strecker für die Knie auf der Vorderseite der Oberschenkel (vierköpfiger Oberschenkelmuskel). Die Hüftgelenksstrecker liegen wiederum an der hinteren Seite (Gesäßmuskeln). Bei den Beugern ist es umgekehrt. Bei den Muskeln, die über zwei Gelenke reichen, überwiegt die Funktion am unteren Ende. Tiefe Kniebeugen oder Hockhüpfen mit einem Kniewinkel kleiner als 90° führt zu einer Erhöhung des Druckes im Fermoropatellagelenk mit möglicher schädigender Wirkung. Diese Übungen sind im gesundheitsorientierten Training möglichst zu vermeiden.

Die erste Gruppe von Übungen – *statische Kräftigung* – beruht auf Übergängen aus dem Stand in die Kniebeuge, den Sitz und umgekehrt. Bei Abwärtsbewegungen wirken die Strecker bremsend, die Aufwärtsbewegungen kommen durch sie zustande. Bei Kniebeugen mit geschlossenen und gegrätschten Beinen dehnen wir gleichzeitig die Muskeln des Hüftgelenks und erhöhen so die Beweglichkeit. Am wirkungsvollsten sind Übungen, bei denen das Körpergewicht auf einem Bein ruht.

Die zweite Gruppe – *dynamische Kräftigung* – umfaßt verschiedene Formen des Hüpfens. Hüpfen und Sprünge können wir einteilen in:
1. Schlußhüpfen
2. Grätschhüpfen
3. Einbeinhüpfen
4. Hüpfen von einer Erhöhung nach unten und und entgegengesetzt
5. Hockhüpfen (Vorsicht!)

Sprünge lassen sich sehr gut dosieren. Wir führen sie aus der Grundstellung mit Kniefedern, aus dem Hockstand mit Zwischenfedern, in verschiedenem Rhythmus und Tempo, unterschiedlicher Höhe, mit Unterstützung der Arme und des Rumpfes, mit

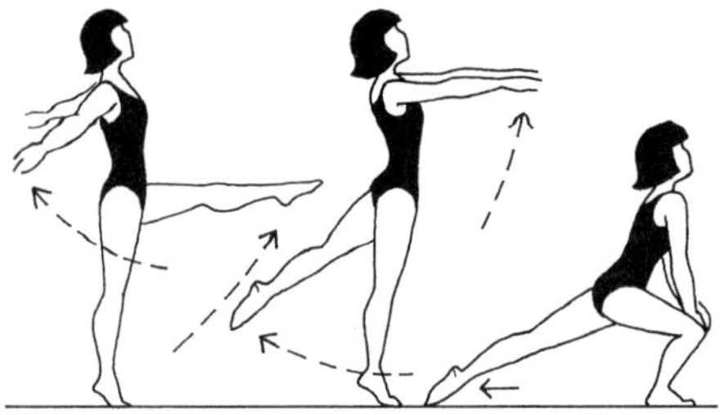

376 1 2 3

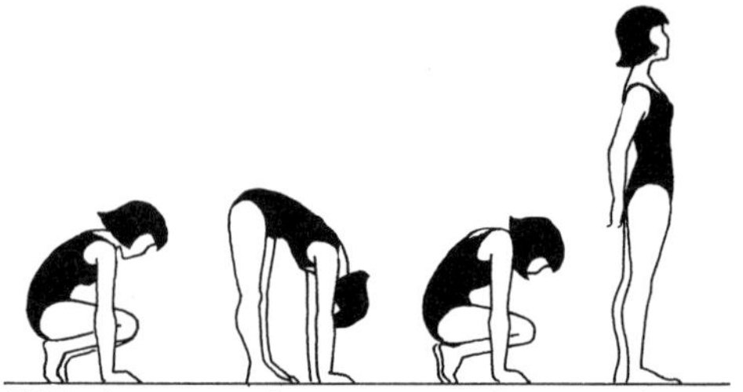

377 1 2 3 4

Drehungen auf der Stelle, in der Bewegung usw. aus. Die dynamische Kräftigung der Beinmuskulatur trägt auch zur Entwicklung der Schnelligkeit, Gewandtheit und Ausdauer bei. Bei der Mehrzahl der Übungen, die auf die Entwicklung der Beweglichkeit oder Kraft der Beine gerichtet sind, erzielen wir auch eine Wirkung auf die große Gruppe der Gesäßmuskeln. Ihre Kräftigung ist besonders wichtig, da sie im täglichen Leben nicht genügend beansprucht werden. Für den Bereich der Fußsohlen wenden wir zielgerichtet spezielle Kraftübungen zur Erhaltung des Fußgewölbes an.

Beinstrecker – statische Kräftigungsübungen

Diese Übungen wirken auf den großen Gesäßmuskel, den vierköpfigen Oberschenkelmuskel, den zweiköpfigen Oberschenkelmuskel, den zweiköpfigen Wadenmuskel und die schrägen Wadenmuskeln ein.

376. Stand mit leichtgebeugtem rechten und zurückgestelltem linken Bein – Armstütz auf dem rechten Knie:
1. Aufrichten in den Stand rechts – Vorspreizen links – Rückführen der Arme, Handflächen nach oben
2. Rückspreizen links – Arme in der Vorhalte, Handflächen nach unten
3. Beugen des rechten Beines, rückgespreiztes linkes Bein senken – Armstütz auf rechtem Knie
Dasselbe widergleich

377. Grundstellung – Tiefhalte:
1. Hockstütz, Hände stützen auf dem Boden
2. Beine durchstrecken
3. Hockstütz
4. Aufrichten in die Grundstellung – Tiefhalte
Übung in schnellem Tempo ausführen.

378. Grundstellung – Tiefhalte:
1. Rechtes Bein beugen in den Hockliegestütz rechts
2. Rechtes Bein strecken in die Standwaage vorlings – Rückhalte
3. Aufrichten – linkes Bein senken – Tiefhalte
4.–6. Dasselbe widergleich

* **379.** Grundstellung – Tiefhalte:
1. Vorspreizen rechts – rechte Hand erfaßt rechtes Fußgelenk
2. Kniebeuge links (bis 90°) – Seithalte links
3. Strecken links in den Stand links
4. Senken rechts in die Ausgangsstellung
5.– 8. Dasselbe widergleich

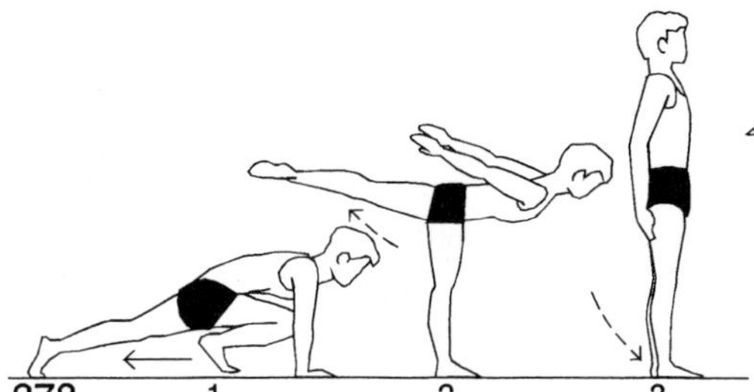

378 1 2 3

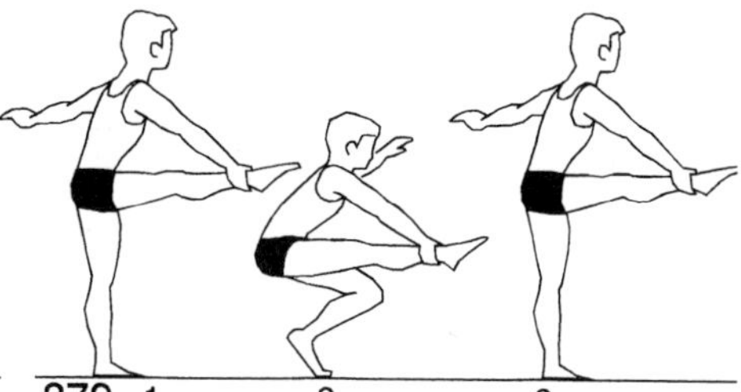

379 1 2 3

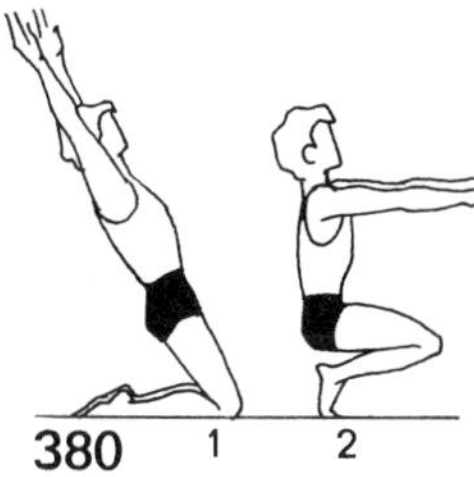

380 1 2

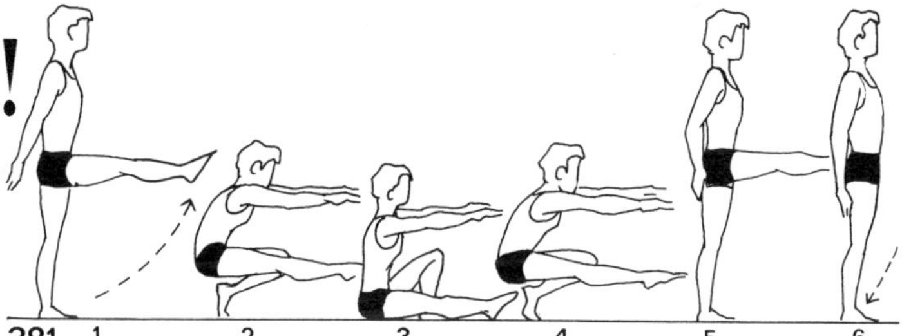

381 1 2 3 4 5 6

Männer führen die Übung 4mal, Frauen 2mal aus.

380. Hockstand – Vorhalte – Handflächen nach unten:

1. Übergang in den Kniestand und Rückrumpfbeugen – Hochhalte, Handflächen nach vorn
2. Hockstand – Vorhalte, Handflächen nach unten

381. Grundstellung – Tiefhalte:

1. Vorspreizen rechts
2. Kniebeugen links – Arme in die Vorhalte
3. Senken in den Strecksitz, linkes Bein angehockt
4. Heben in den Hockstand auf dem linken Bein, rechts gestreckt
5. Linkes Bein strecken in den Stand links – Tiefhalte
6. Senken des rechten Beines in die Ausgangsstellung

7.–12. Dasselbe widergleich

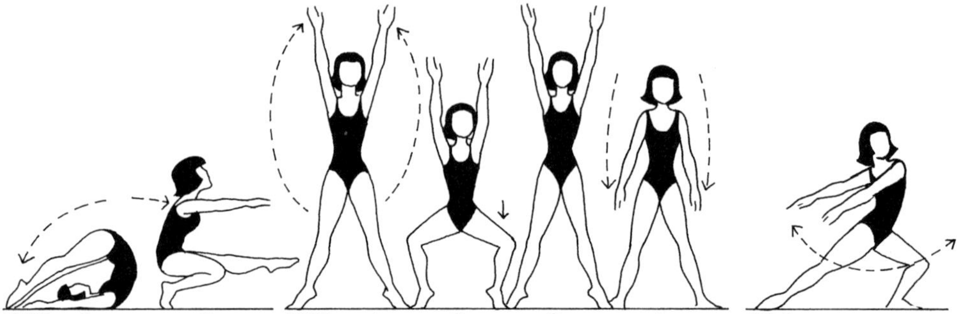

382 1 2 383 1 2 3 4 384

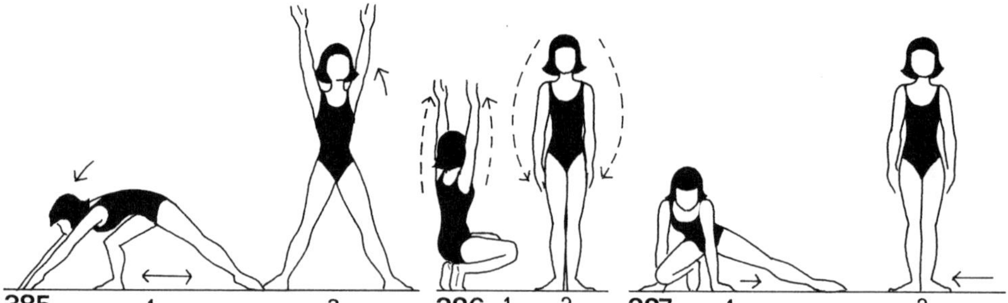

385 1 — 3 386 1 2 387 1 2

382. Hockstand links – rechtes Bein vorgespreizt – Vorhalte
1. Rückrollen in den Nackenstand, die Füße berühren den Boden so weit wie möglich hinter dem Kopf – Hochhalte
2. Rollen vorwärts in die Ausgangsstellung
Dasselbe widergleich
Mit dieser Übung wird gleichzeitig die Flexion der Wirbelsäule verbessert.

383. Seitgrätschstand – Tiefhalte:
1. Zehenstand – Seithochschwingen der Arme
2. Kniebeugen im Grätschstand (Knie nach außen drücken)
3. Strecken in den Zehenstand
4. Grätschstand – Seitabschwingen

384. Grätschstand – mit Beugen rechts – Linksgleichhalte:
1. Hüftschwung nach links – Arme schwingen über die Vorhalte nach rechts
2. Hüftschwung nach rechts – Arme schwingen nach links

385. Seitgrätschstand – Hochhalte:
I. Kniebeugen rechts – tiefes Vorrumpfbeugen rechts – Hände berühren den Boden so weit wie möglich rechts
2. Hüftschwung nach links – tiefes Vorrumpfbeugen links – Hände berühren den Boden so weit wie möglich links
3. Aufrichten in die Ausgangsstellung

386. Grundstellung – Tiefhalte:
1. Kniebeuge in den Hockstand (Oberkörper senkrecht) – Seithochschwingen der Arme
2. Aufrichten in die Grundstellung – Seitsenken

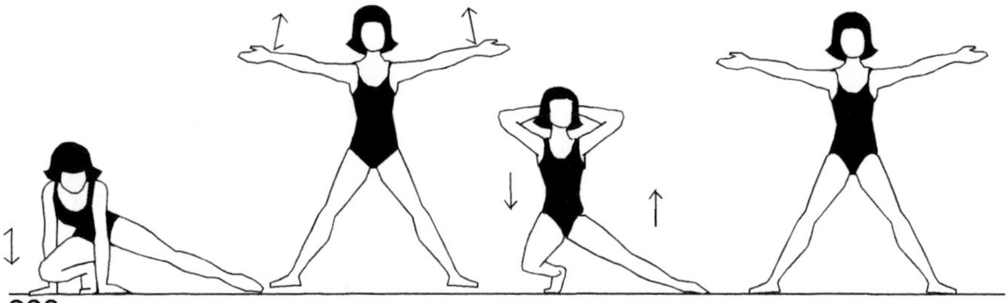

388 a) 1 2 3 4 b) 1 - 3 - 4

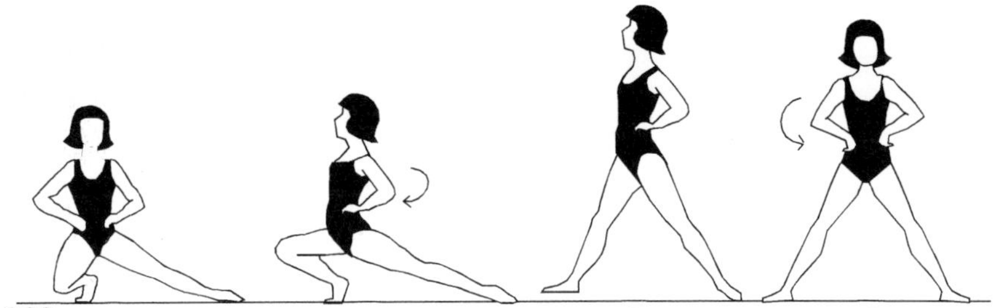

389 1 2 3 4

387. Grundstellung – Tiefhalte:
1. Kniebeuge rechts, Seitstellen links
2. Aufrichten, Heransetzen, links in die Grundstellung
3.–4. Dasselbe widergleich

* **388.** Weiter Seitgrätschstand – Seithalte, Handflächen nach oben:

a)
1. Kniebeuge rechts, Seitstellung links
2. Federn in der Kniebeuge
3. Aufrichten in den Grätschstand – Seithalte, Handflächen nach oben
4. Rückfedern der Arme
5.–8. Dasselbe widergleich

b)
1.–2. Kniebeuge rechts, Seitstellen links – Arme in Nackenhalte
3.–4. Aufrichten in den Seitgrätschstand – Seithalte, Handflächen nach oben
5.–8. Dasselbe widergleich

389. Seitgrätschstand – Hüftstütz
1. Kniebeuge rechts, Seitstellen links
2. Viertel Rechtsdrehung in die Ausfallschrittstellung rechts
3. Aufrichten in den Quergrätschstand
4. Viertel Linksdrehung in den Seitgrätschstand
5.–8. Dasselbe widergleich

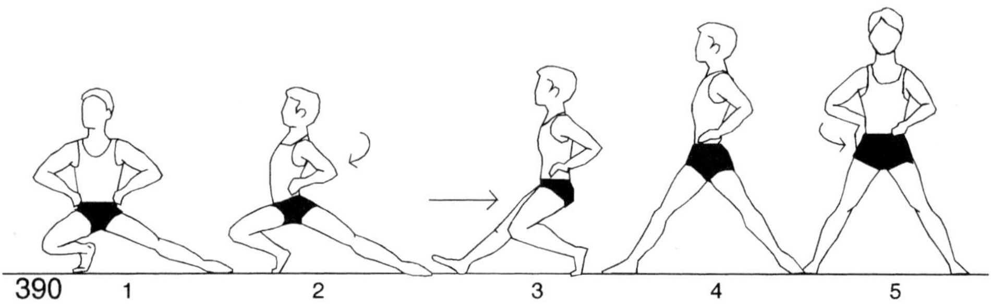

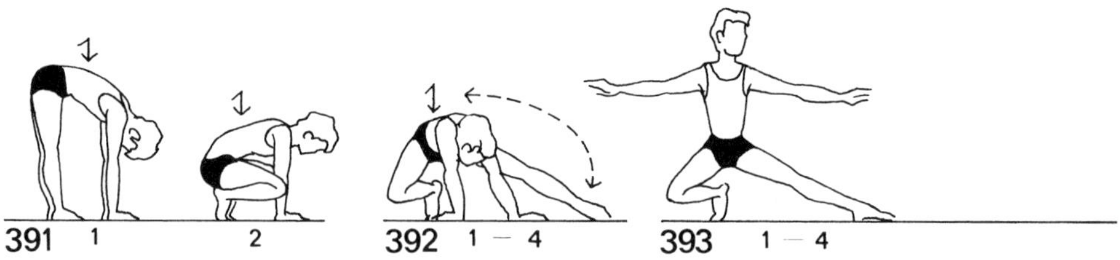

* **390.** Seitgrätschstand – Hüftstütz
1. Kniebeuge rechts, Seitstellen links
2. Viertel Rechtsdrehung
3. Gewichtsverlagerung auf das linke Bein, Kniebeuge links, Strecken rechts
4. Aufrichten in den Quergrätschstand
5. Viertel Linksdrehung in den Seitgrätschstand
6.–10. Dasselbe widergleich

391. Hockstütz – Armstütz vor dem Körper:
1. Strecken und Beugen der Beine
2. Leichtes Federn in der Kniebeuge
3. Strecken und Beugen der Beine
4. Leichtes Federn in der Kniebeuge

Während der ganzen Übung stützen die Hände auf dem Boden.

392. Kniebeuge links mit Seitstellen rechts, Stütz zwischen den Füßen:
1. Hüftschwung nach rechts, Gewichtsverlagerung auf das rechte Bein
2. Nachfedern
3. Hüftschwung nach links, Gewichtsverlagerung auf das linke Bein
4. Federn in der Kniebeuge links

393. Kniebeuge rechts, Seitstellen links – Seithalte
1.–2. Hüftschwung nach rechts
3.–4. Hüftschwung nach links

394. Hockstand – Hüftstütz:
1. Vorstellen rechts
2. Seitstellen rechts

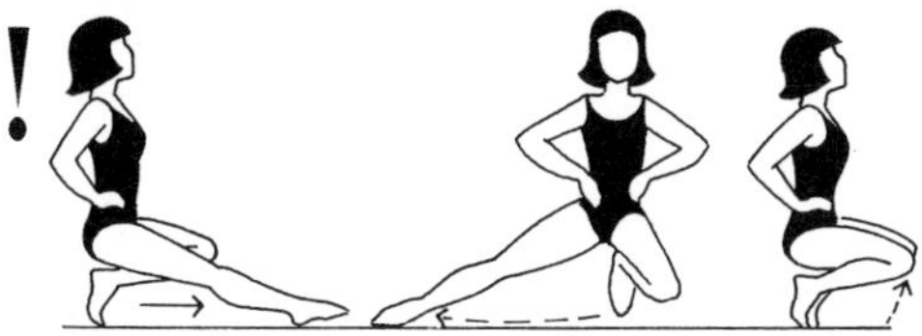

394 1 2 3

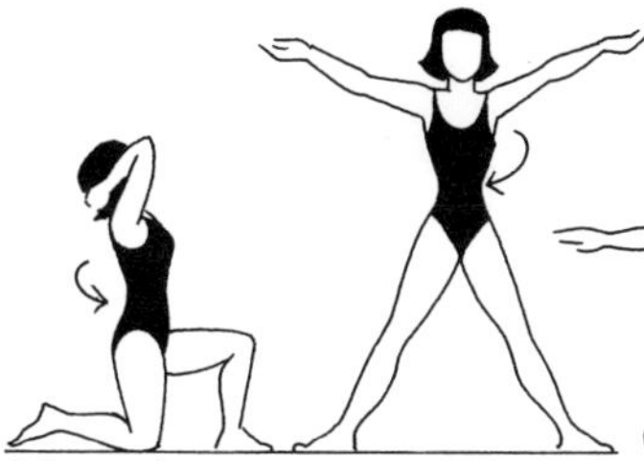

395 1 2

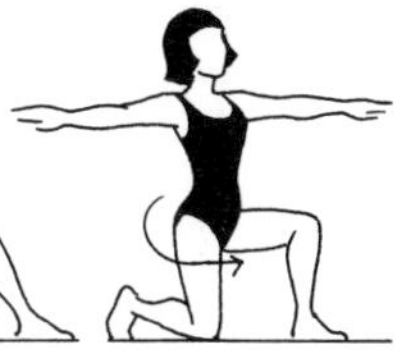

396

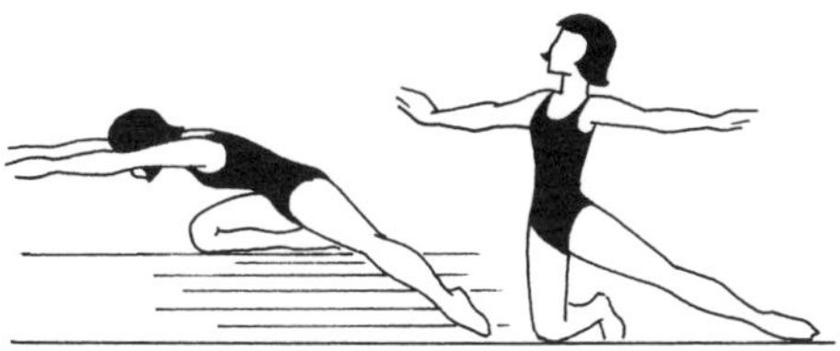

397 1 2

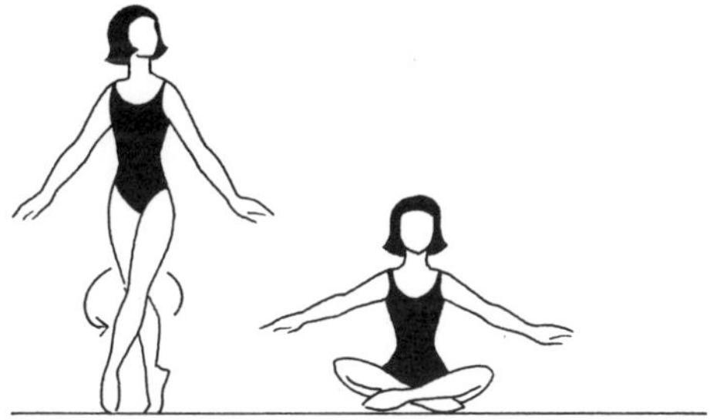

398 1–2 3–4

3. Heransetzen rechts (linkes Bein verbleibt in der Hocke)
4.–6. Dasselbe widergleich

395. Seitgrätschstand – Seithalte (Handflächen nach oben):
1. Viertel Linksdrehung in den Kniestand rechts (Schrittknien), Arme in Nackenhalte
2. Viertel Rechtsdrehung in den Seitgrätschstand – Seithalte, Handflächen nach oben gekehrt

396. Kniestand links – Seithalte:
1. Halbe Linksdrehung in den Kniestand rechts
2. Halbe Rechtsdrehung in den Kniestand links

397. Kniestand rechts mit Seitstellen links – Seithalte:
1. Sitz auf dem rechten Unterschenkel – Vorbeugen – Vorhochführen der Arme
2. Kniestand rechts – Aufrichten – Seithalte
Dasselbe widergleich

398. Schneidersitz rechts über links – Schrägtiefhalte der Arme:
1.–2. Aufrichten in den Stand mit gekreuzten Beinen, ganze Linksdrehung in den Stand mit gekreuzten Beinen links vor rechts, Fußspitzen bleiben am Ort
3.–4. Schneidersitz links über rechts
5.–8. Dasselbe mit Rechtsdrehung

Der *Übergang* aus dem *Sitz in den Stand und aus* dem *Stand in den Sitz erfolgt ohne Stütz der Hände. Anfänger und schwerere Personen können die Hände zu Hilfe nehmen.*

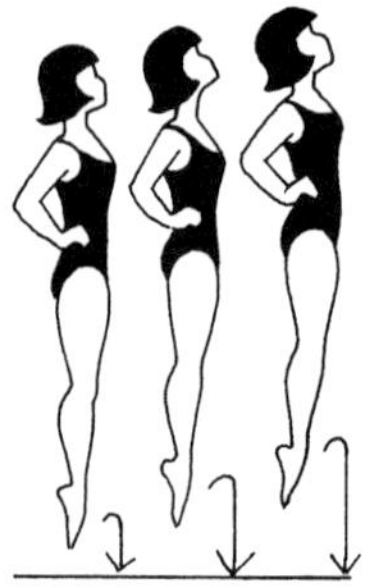

399 1 2 3

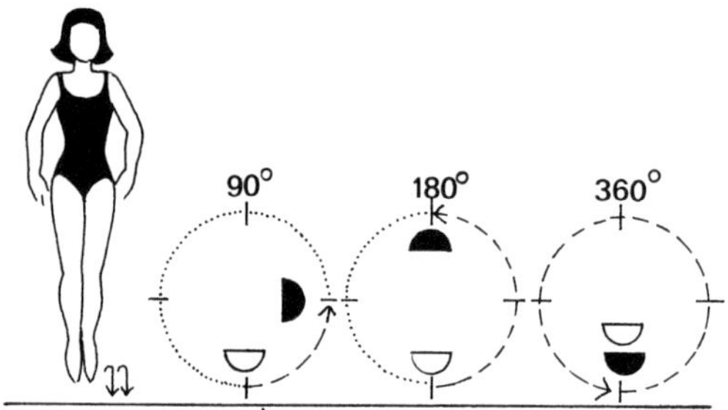

400 1-2 3 a) b) c)

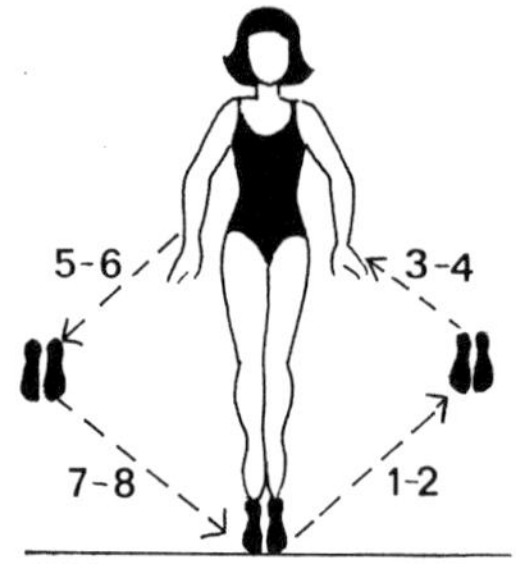

401

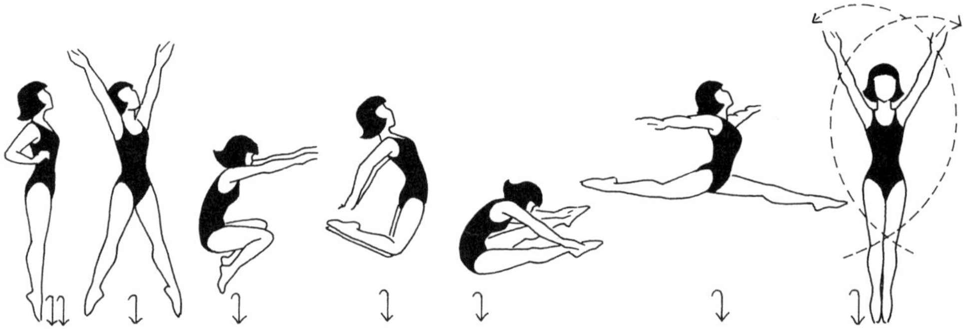

402 1-2 3 a) b) c) d) e) f)

Beinstrecker und Beinmuskulatur allgemein – dynamische Kräftigungsübungen

399. Grundstellung – Tiefhalte:
1. Leichtes Hüpfen
2. Hüpfen
3. Strecksprung

400. Grundstellung – Tiefhalte:
a) 1.–2. 2mal Hüpfen
3. Hüpfen mit viertel Drehung
b) Dasselbe, aber Hüpfen mit halber Drehung
c) Dasselbe, aber Hüpfen mit ganzer Drehung

401. Grundstellung – Tiefhalte:
1. Hüpfen nach hinten-links
2. Hüpfen auf der Stelle
3. Hüpfen nach hinten-rechts
4. Hüpfen auf der Stelle
5. Hüpfen nach vorn-rechts
6. Hüpfen auf der Stelle
7. Hüpfen nach vorn-links
8. Hüpfen auf der Stelle

* **402.** Grundstellung – Tiefhalte:
a) 1.–2. 2mal Schlußhüpfen
3. Grätschsprung mit Schräghochschwingen der Arme
b) Dasselbe mit Hocksprung und Vorschwingen der Arme

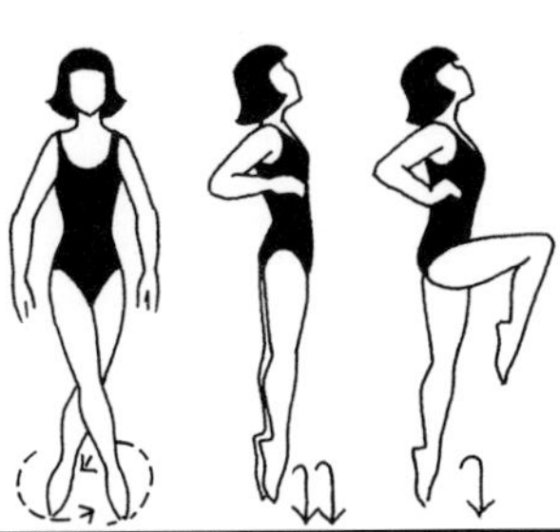

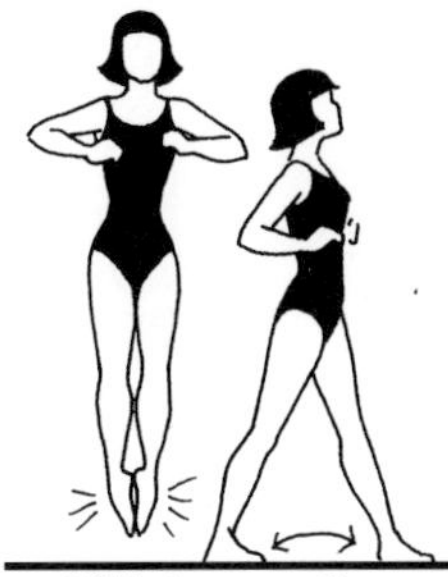

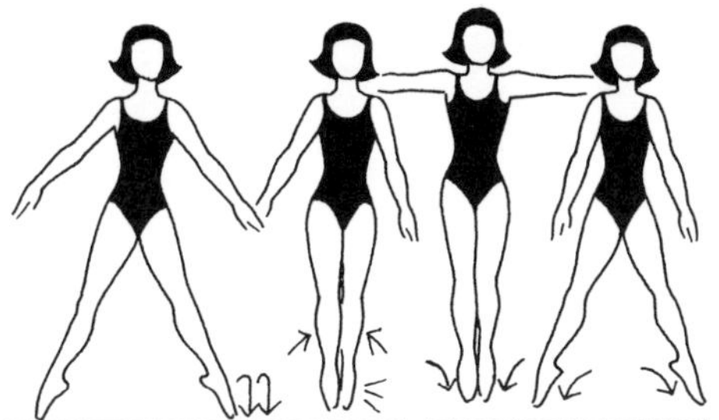

c) Dasselbe mit Anfersen der Beine und Rückschwingen der Arme

d) Dasselbe mit Grätschristsprung

e) Dasselbe mit Schrittsprung mit Seitschwingen der Arme

f) Dasselbe mit Schlußsprung mit Innen- bzw. Außenarmkreisen

403. Grundstellung – Tiefhalte:
Hüpfen mit Beinscheren in der Luft, zunächst rechts vor links, dann links vor rechts

404. Grundstellung – Tiefhalte:
1.–2. 2mal Schlußhüpfen
3. Sprung links mit Knieheben rechts
4. Sprung rechts mit Knieheben links

405. Quergrätschstand, rechts vorn – Tiefhalte:
1. Absprung und Beinwechsel (in der Luft berühren sich die Füße mit den Innenseiten)
2. Beinwechsel in die Ausgangsstellung
3.–4. Dasselbe widergleich

* **406.** Seitgrätschstand – Tiefhalte:

a) 1.–2. 2mal Grätschhüpfen
3. Absprung mit Schließen und Grätschen der Beine in der Luft (Flugphase)

b) Dasselbe, aber Absprung mit zwei Berührungen in der Luft

407. Seitgrätschstand – Tiefhalte
1. Sprung in die Grundstellung – Seitschwingen der Arme
2. Sprung in den Seitgrätschstand – Tiefhalte

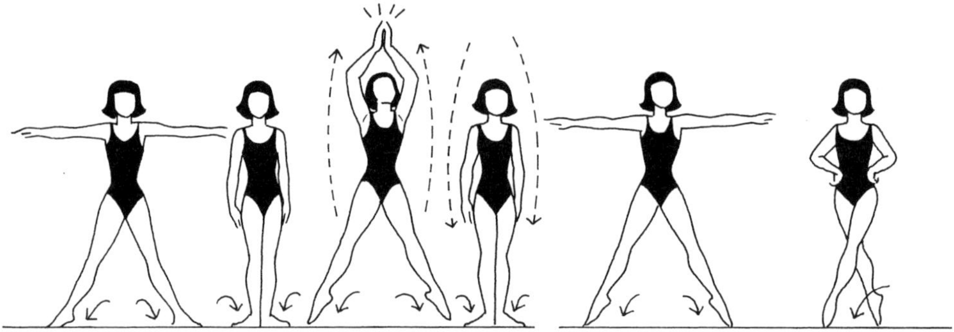

408 1 2 3 4 409 1 2

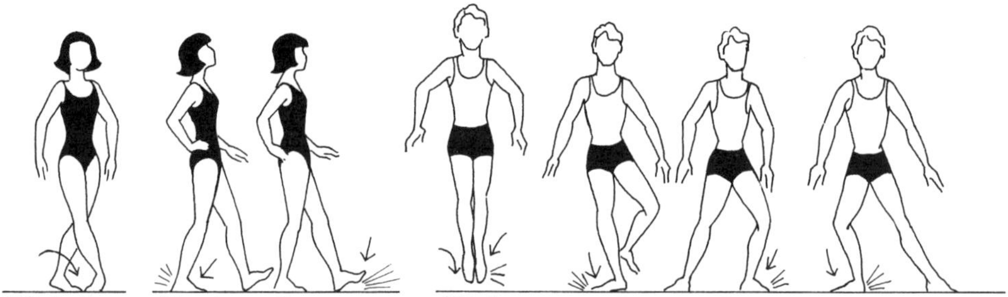

410 1 2 411 1 2 412 1 2 3 4

408. Grundstellung – Tiefhalte:
1. Sprung in den Seitgrätschstand – Seithalte
2. Sprung in die Grundstellung – Tiefhalte
3. Sprung in den Seitgrätschstand – Seithochschwingen der Arme mit Handklatsch über dem Kopf
4. Sprung in die Grundstellung – Seittiefschwingen der Arme

409. Stand mit gekreuzten Beinen, rechts vorn – Hüftstütz:
1. Sprung in den Seitgrätschstand – Seithalte
2. Sprung in den Stand mit gekreuzten Beinen, links vorn – Hüfthalte
3.–4. Dasselbe widergleich

410. Stand mit gekreuzten Beinen links vorn – Tiefhalte:
1. Sprung in den Stand mit gekreuzten Beinen, rechts vorn
2. Sprung in den Stand mit gekreuzten Beinen, links vorn

411. Schrittstand, links vorn, der linke Fuß berührt mit der Ferse den Boden:
1. Aufstampfen rechts (mit Körpergewicht)
2. Auftupfen der linken Ferse

412. Enger Seitgrätschstand – Tiefhalte:
1. Schlußsprung und Zusammenschlagen der Füße in der Luft
2. Aufstampfen rechts – Anwinkeln des linken Beines
3. Aufstampfen links (zur engen Seitgrätschstellung)
4. Aufstampfen rechts

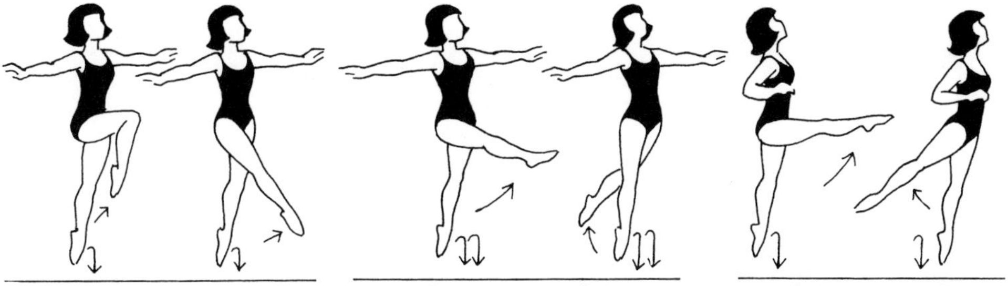

413 1 2 414 1 – 2 3 – 4 415 1 — 3

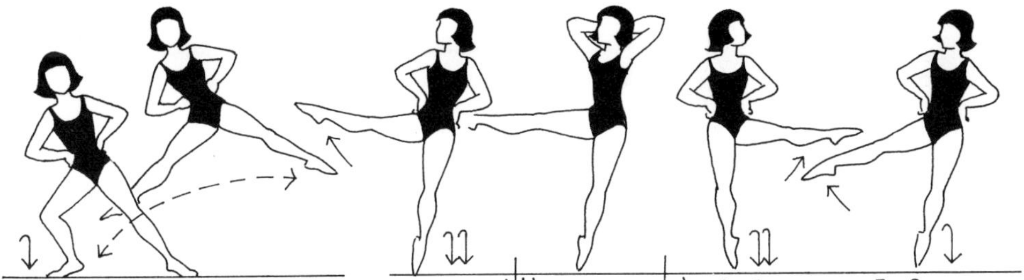

416 1 — 4 417 1-4 a) b) c) 1-4 5-6

413. Grundstellung – Seithalte:
1. Sprung links mit Knieheben rechts
2. Sprung links mit Vorspreizen rechts
3.–4. Dasselbe widergleich

414. Grundstellung – Seithalte:
1.–2. 2mal Hüpfen links mit Vorschwingen rechts
3.–4. 2mal Hüpfen rechts mit Rückschwingen links

415. Grundstellung – Tiefhalte:
1. Hüpfen links mit Vorspreizen
2. Hüpfen rechts mit Vorschwingen links
3. Hüpfen links mit Rückschwingen rechts
4. Hüpfen rechts mit Rückschwingen links

416. Grundstellung – Hüftstütz:
1. Hüpfen nach rechts-seitwärts, Landung auf dem rechten Bein
2. Hüpfen rechts
3.–4. Dasselbe widergleich

417. Grundstellung – Hüftstütz:
a)
1.–2. 2mal Hüpfen links mit Seitschwingen rechts
3.–4. 2mal Hüpfen rechts mit Seitschwingen links
b) Dasselbe mit Händen in Nackenhalte
c) 1.–2. 2mal Hüpfen links mit Seitschwingen rechts
3.–4. 2mal Hüpfen rechts mit Seitschwingen links
5. Hüpfen links mit Seitschwingen rechts
6. Hüpfen rechts mit Seitschwingen links

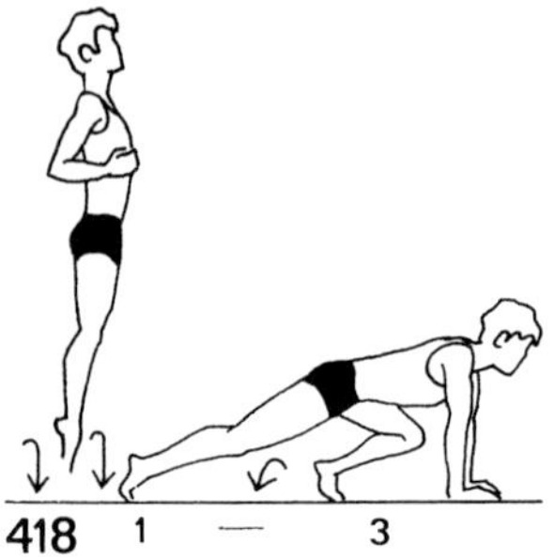

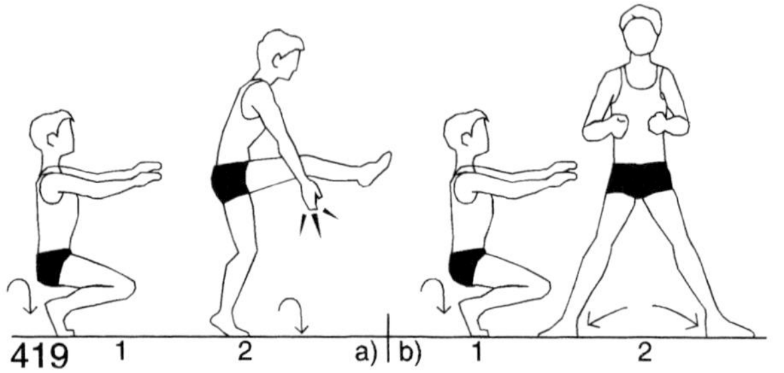

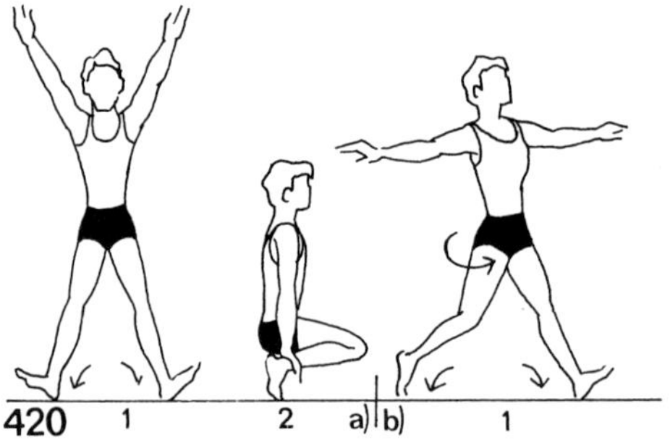

418. Grundstellung – Tiefhalte:
1.– 2. 2mal Hüpfen
3. Sprung in den Hockliegestütz links
4.– 6. Dasselbe widergleich

419. Grundstellung – Tiefhalte:

a)
1. Sprung in den Hockstand – Vorhalte
2. Sprung in den Stand auf dem linken Bein – Vorschwingen rechts und Handklatsch unter dem Bein
3.– 4. Dasselbe widergleich

b)
1. Sprung in den Hockstand – Vorhalte
2. Sprung in den Seitgrätschstand – Arme anwinkeln

420. Hockstand – Tiefhalte:

a)
1. Sprung in den Seitgrätschstand auf den Fersen – Schräghochhalte
2. Sprung in den Hockstand – Tiefhalte

b)
1. Sprung mit viertel Linksdrehung in den Quergrätschstand, linker Fuß auf der Ferse, rechter auf der Fußspitze – Seithalte
2. Sprung mit viertel Rechtsdrehung in den Hockstand – Tiefhalte
3.– 4. Dasselbe widergleich

421. Liegestützt vorlings:

a)
1. Schwingen der Beine über die Seite nach vorn in den Liegestütz rücklings
2. Rückbewegung in den Liegestütz vorlings

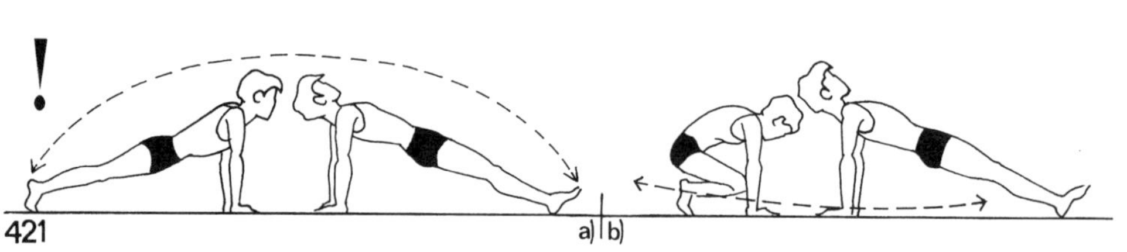

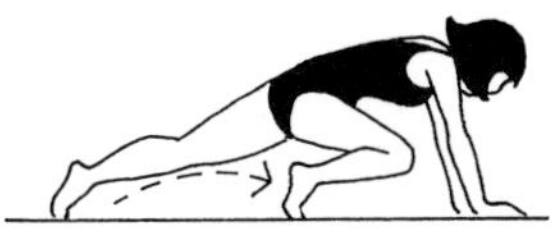

422 1 2

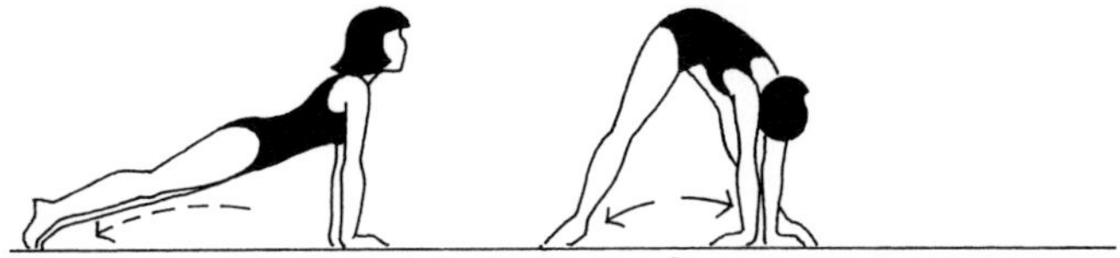

423 1 2

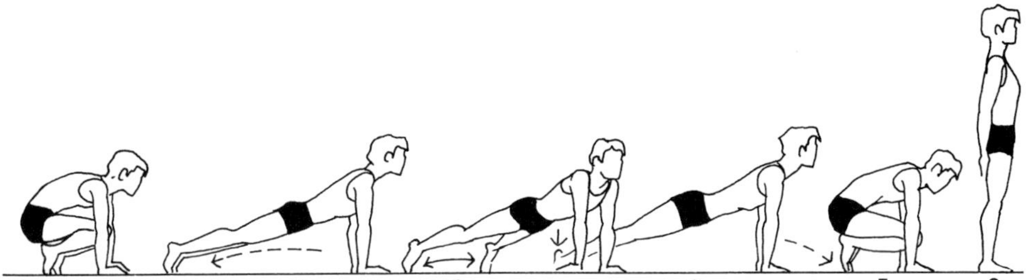

424 1 2 3 4 5 6

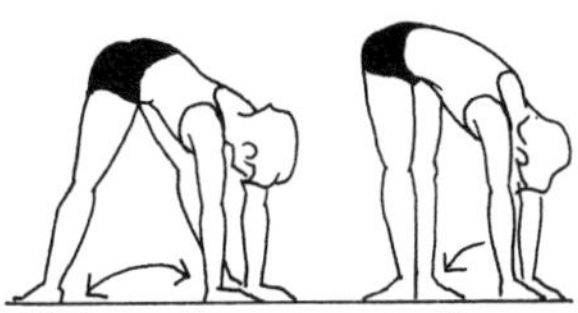

425 1 2

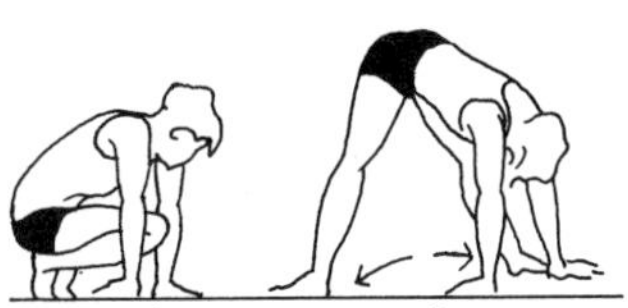

426 1 2

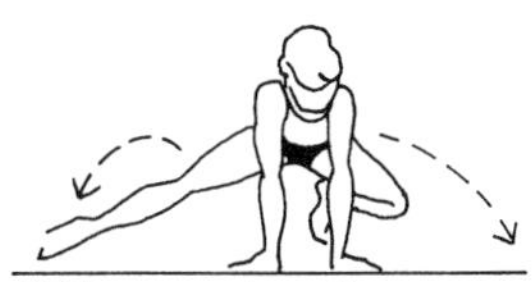

427 1 — 2

b)
Dasselbe mit Durchhocken der Beine in den Liegestütz rücklings und Rückbewegung

422. Hockliegestütz links:
1. Mit Absprung Beinwechsel – rechtes Bein angehockt
2. Mit Absprung Beinwechsel – linkes Bein angehockt

423. Grätschbeugestand – Stütz zwischen den Beinen:
1. Mit Absprung in den Liegestütz vorlings
2. Mit Absprung zurück in den Grätschbeugestand

424. Grundstellung – Tiefhalte:
1. Hockstütz
2. Sprung in den Liegestütz
3. Sprung in den Grätschliegestütz
4. Schließen der Beine
5. Sprung in den Hockstütz
6. Aufrichten in die Grundstellung – Tiefhalte

Diese Übung ist im schnellen Tempo auszuführen

425. Stand mit tiefer Vorrumpfbeuge – Stütz vor den Füßen:
1. Sprung in den Seitgrätschstand
2. Sprung in die Ausgangsstellung

426. Seitgrätschstand mit tiefer Vorrumpfbeuge – Stütz zwischen den Beinen:
1. Sprung in den Hockstütz
2. Sprung in den Seitgrätschstand

427. Hockstütz, linkes Bein seitgestellt:
1. Sprung in den Hockstütz, rechtes Bein seitgestellt
2. Sprung in den Hockstütz, linkes Bein seitgestellt

428. Hockstütz, rechtes Bein seitgestellt: Drehen über links, das seitgestellte Bein beschreibt einen Kreis (fortlaufend), dasselbe mit seitgestelltem linken Bein

Durch die Übungen 421 bis 428 werden gleichzeitig die Armmuskeln gestärkt.

429. Hockstütz:

a)

1.–2. Zweimal Hockfedern

3. Strecksprung mit Rückhochschwung der Arme, Landen im Hockstütz, Vorschwingen der Arme

b) Dasselbe, aber Strecksprung mit halber Drehung

c) Dasselbe, aber Strecksprung mit ganzer Drehung

d) Dasselbe, aber Sprung mit Anhocken der Beine und ganzer Drehung

430. Hockstand – Arme in Vorhalte, Handflächen nach unten:
Unterschenkel vorschnellen (flüchtige Beinstreckung) und Rückbewegung

431. Hockstand rechts, linkes Bein vorgestellt – Vorhalte:

1. Sprung mit Beinwechsel in den Hockstand, rechtes Bein vorgestellt

2. Sprung mit Beinwechsel in den Hockstand, linkes Bein vorgestellt

Diese Übung (»Kosakentanz«) sollte nur selten und von Männern ausgeführt werden.

432. Hockstand, linkes Bein seitgestellt – Seithalte:

1. Sprung in den Hockstand rechtes Bein seitgestellt

2. Sprung in den Hockstand, linkes Bein seitgestellt (seitlicher Kosakentanz)

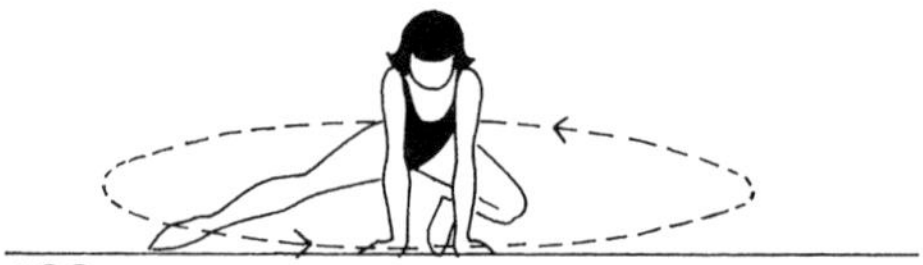

428

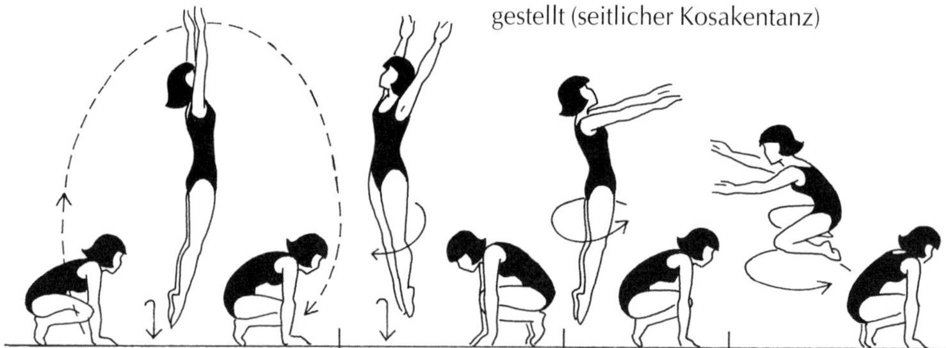

429 1 2 3 1 2 a) b) 3 c) 3 d) 3

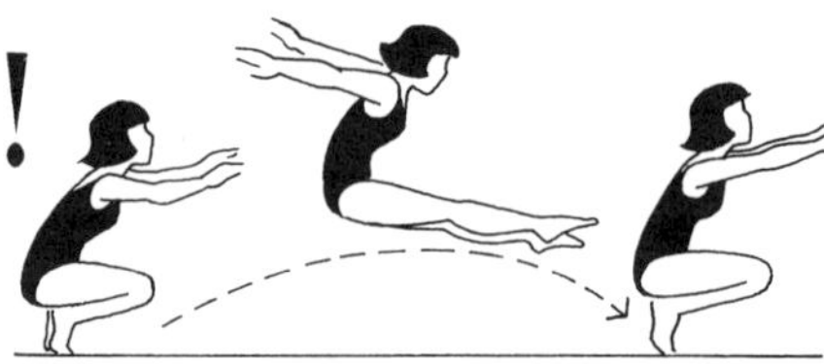

430

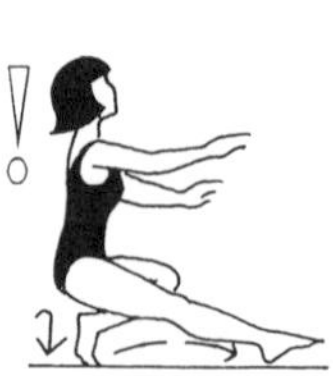

431 1–2

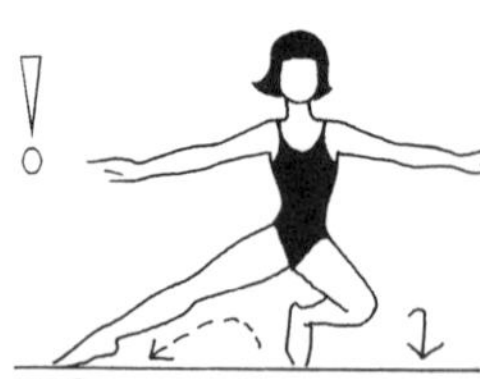

432 1–2

FUßMUSKELN

Die Übungswirkung ist auf den zweiköpfigen Wadenmuskel gerichtet, den schrägen Wadenmuskel, den hinteren Schienbeinmuskel, den langen Zehenbeuger, den langen Großzehenbeuger und den kurzen Schienbeinmuskel.

433. Grundstellung – Hüftstütz:
1. Heben in den Zehenstand, Fußspitzen nach innen – Fersen auseinander
2. Senken in die Ausgangsstellung

434. Grundstellung – Hüftstütz:
Wiederholtes Verlagern des Körpergewichts auf den Außenrist der Füße und gleichzeitiges Fußwölben (plantare Flexion)

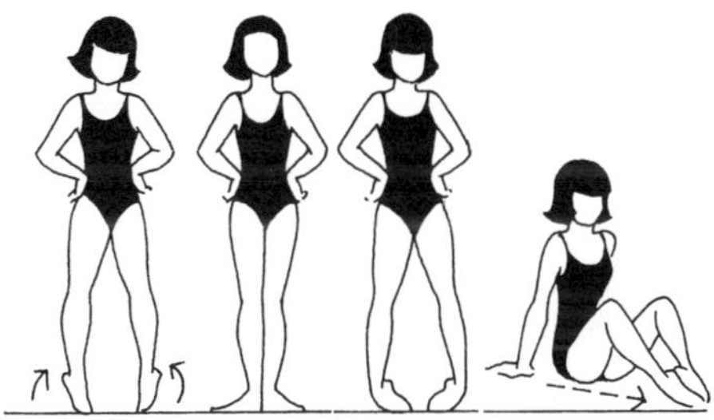

433 1 2 434 435

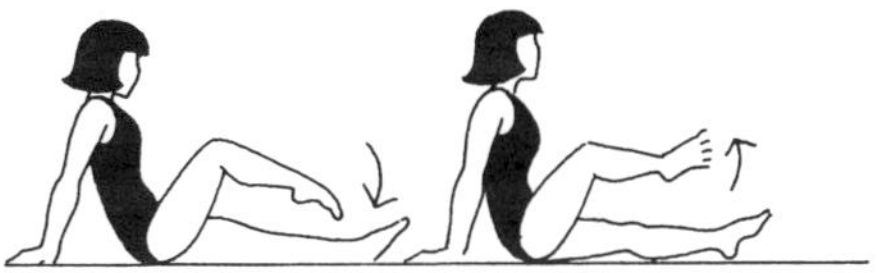

436 1 2

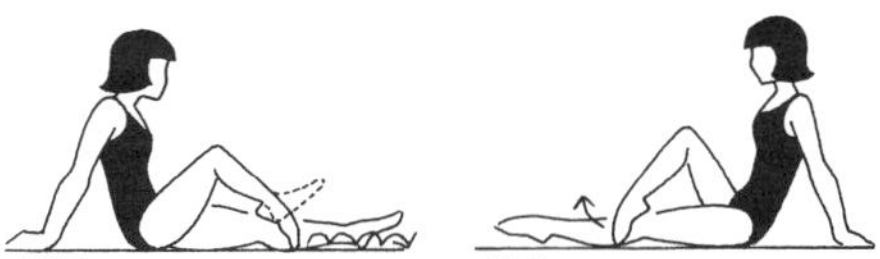

437 438

435. Sitz mit leicht angewinkelten Beinen – Stütz hinter dem Körper:
Wölben der Füße, so daß sie sich mit der Ferse und allen Zehen berühren; Füße vorschieben, die Zehen müssen sich dabei weiter berühren (Füße nicht vom Boden abheben)

436. Strecksitz – rechtes Bein angewinkelt:
1. Wölben des rechten Fußes
2. Senken des rechten Fußes und Spreizen der Zehen

Dasselbe widergleich

437. Strecksitz – rechtes Bein angewinkelt:
Im Wechsel Wölben und Anziehen des rechten Fußes, dabei stufenweises Strecken des rechten Beines (»Fußgreifen« nach vorn)

438. Strecksitz – rechtes Bein quer über dem linken angewinkelt:
Wölben und Anziehen des rechten Fußes im Wechsel (Zehen »kratzen« auf dem Boden)

Lockerungsübungen

Lockerungsübungen sollen den Muskeltonus vermindern, die Elastizität der Muskeln verbessern und die Entmüdung der Muskeln nach Belastungen beschleunigen. Bei passiven Lockerungsübungen liegt der Übende auf einer Matte und versucht, sich vollkommen zu entspannen, während der Übungsleiter ein Körperteil erfaßt und durch Schüttelbewegungen die Muskulatur auflockert. Als Ausgangslage wählen wir die Rückenlage mit angestellten Beinen (Beine in mittlerer Beugestellung des Gelenks), um die Muskulatur von jeglicher Haltearbeit zu entlasten.
Zur Lockerung mit Hilfe aktiver Übungen wählen wir vor allem solche, bei denen die Wirkung der Erdanziehung ausgenutzt wird. Das sind Schwungbewegungen, Pendelbe-

wegungen und Schüttelbewegungen der Muskeln. Die Übenden empfinden dabei das Gewicht des bewegten Körperteiles, die Gliedmaßen werden vollkommen entspannt, so daß sie nur durch den Bindegewebsapparat gehalten werden. Wir wenden auch Übungen mit rhythmischem Charakter an, bei denen gleichermaßen Kontraktion und Relaxion der Muskeln wechseln. Hastige Schwungbewegungen führen nicht zur Entspannung der Muskeln. Sie fordern die Bremswirkung der antagonistischen Muskelgruppen heraus und die Arbeit der Fixatoren. Ähnlich ist es auch beim kraftvollen Nachfedern.

Das Üben des Muskellockerns ist viel schwieriger als das Üben von Muskelkontraktionen und beansprucht mehr Zeit. Die Vorstellungen der Übenden von der Ausführung und dem Wert der Lockerungsübungen sind meist unvollkommen. Auf die Anweisung: »Entspannt die Muskeln« erhöht sich bei Untrainierten der Muskeltonus gewöhnlich. Eine vollkommene Relaxion erreichen nur die Sportler, die ihre Gesetzmäßigkeiten kennen und selbst Relaxionsübungen sicher ausführen. Es gilt folgender *Grundsatz*: Wer seine Muskeln entspannen will, muß gut ausgebildete und durchtrainierte Muskeln haben. Kontraktion und Relaxion der Muskeln sind Teile eines Bewegungsaktes. Deshalb ist es für jeden Übenden wichtig, auf das richtige Verhältnis von Kräftigung und Lockerung zu achten. Die Relaxion verbinden wir auch mit der *Atmung*: Bei Kontraktion einatmen, bei Relaxion ausatmen.

Von der Fähigkeit, sich richtig zu entspannen, kann sich der Übungsleiter bei einem Übenden dadurch überzeugen, daß er eine seiner Gliedmaßen anhebt und dann fallen läßt. Langsames Fallen (oder Halten in der Stellung) zeigt eine nicht vollständig entspannte Muskulatur an.

Arme

439. Seitgrätschstand – Hochhalte:
1. Seitliches Fallenlassen des rechten Armes (der Arm fällt durch sein Eigengewicht)
2. Dasselbe links
3. Seithochführen der Arme in die Hochhalte

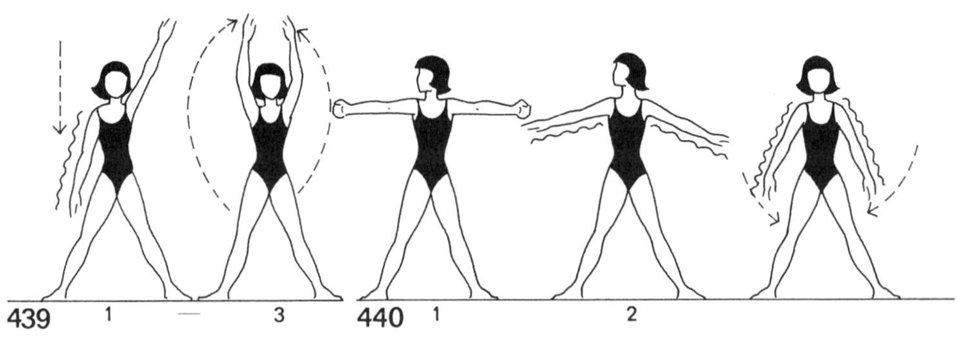

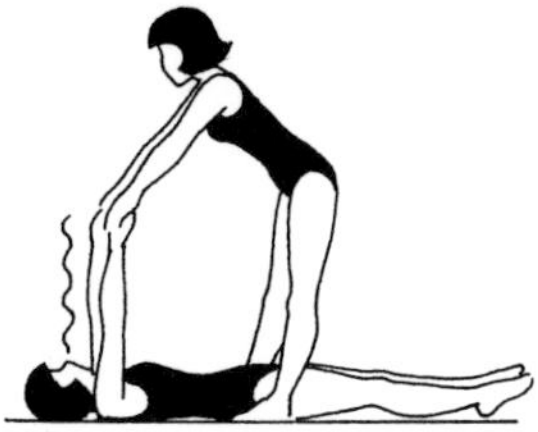
441

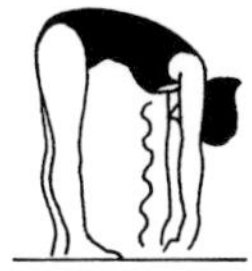
442

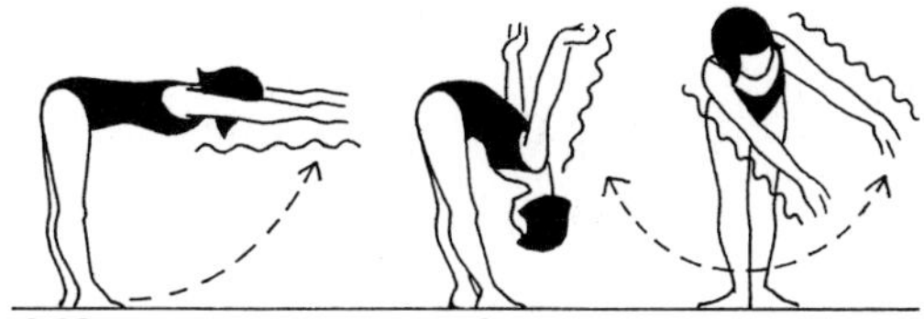
443 a 1 2 b

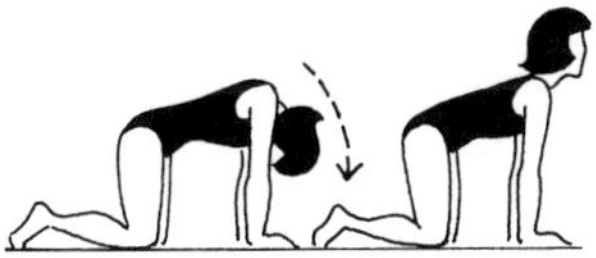
444 1 2

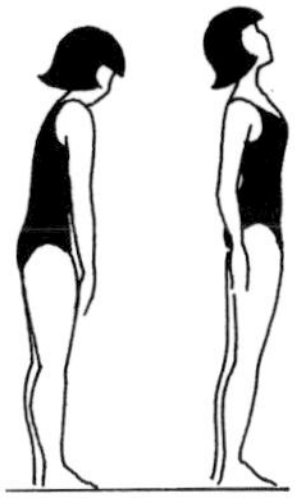
445 1 2

440. Seitgrätschstand – Seithalte:
Isometrische Anspannung der Armmuskeln, Hände zur Faust geballt, Armmuskeln auflockern, Arme entspannt fallen lassen
Damit werden drei Anspannungsstufen der Muskeln geübt.

441. Rückenlage – Vorhalte:
Mit Hilfe eines Partners werden die Armmuskeln gelockert

442. Stand mit tiefer Vorrumpfbeuge – die Arme hängen entspannt nach unten:
Lockerung der Muskeln der Arme durch schüttelnde Bewegungen

443. Grundstellung – Vorrumpfbeuge – Arme hängen entspannt nach unten:

a)
I. Rumpfheben in den Winkelstand – lockeres Vorhochschwingen der Arme
2. Tiefes Vorrumpfbeugen – lockeres Rückschwingen

b) Links- und Rechtsrumpfdrehen im Wechsel, die Arme folgen entspannt pendelnd der Rumpfbewegung
Die Arme bewegen sich halbpassiv, sie folgen der Körperbewegung

Rumpf

444. Bankstellung:
1. Nach Ausspannung der Nackenmuskeln den Kopf vorfallen lassen (der Kopf fällt durch sein Eigengewicht nach unten)
2. Nackenmuskeln Anspannen und Rückheben des Kopfes in den Nacken

445. Grundstellung – Tiefhalte:
1. Durch Entspannung der Nackenmuskeln die Schultern vorfallen lassen
2. Nackenmuskeln anspannen und gestreckt aufrichten

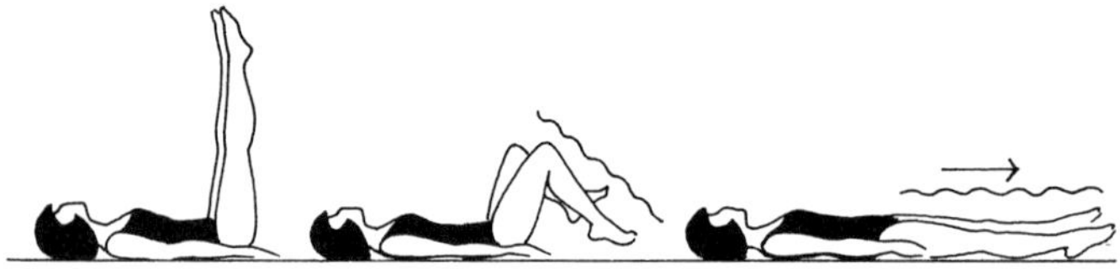

446 1 2 3

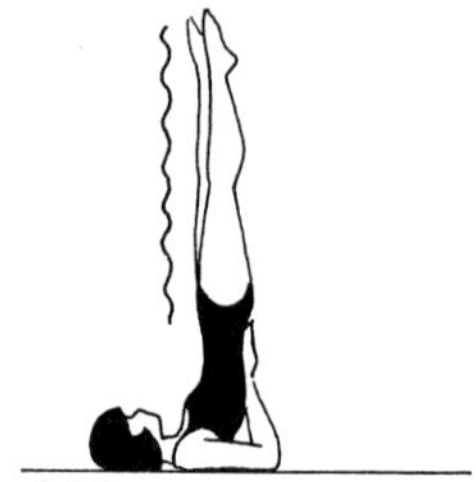

447

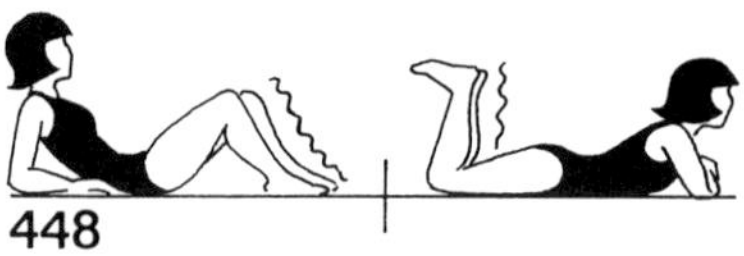

448

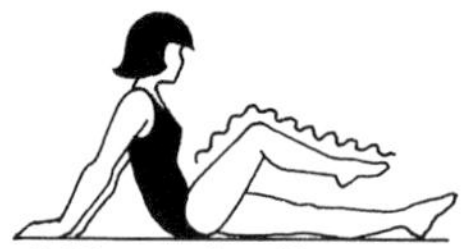

449 1 – 2

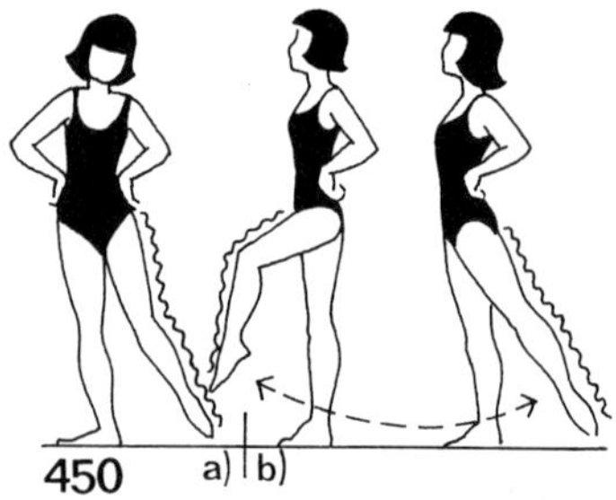

450 a) b)

Beine

446. Rückenlage – Tiefhalte:
1. Vorhochheben der Beine (senkrecht zum Boden)
2. Entspannung der Unterschenkelmuskeln, die Unterschenkel fallen entspannt nach vorn-unten (durch Wirkung ihres Eigengewichts)
3. Entspannung der Oberschenkelmuskeln, die Beine rutschen entspannt nach vorn (die Fußsohlen gleiten auf dem Boden)

447. Nackenstand:
Lockerung der Beinmuskeln durch schüttelnde Bewegungen

448. Nackenstand – Unterarmstütz hinter dem Rumpf:
Lockerung der Wadenmuskeln durch schüttelnde Bewegungen
Abwandlung:
Dasselbe in Bauchlage – Unterschenkel angewinkelt

449. Strecksitz – Armstütz hinter dem Körper:
Lockerung der Beinmuskeln durch wechselndes Anwinkeln und Ausschütteln des rechten und linken Beines

450. Stand auf dem rechten Bein – Hüftstütz:
a) Lockerung der Muskeln des linken Beines durch schüttelnde Bewegungen
b) Beim Vor- und Rückpendeln des linken Beines und gleichzeitigem Schütteln werden die Muskeln gelockert

451. Rückenlage – Beine vorhochheben, Arme in Vorhalte (senkrecht zum Boden):
Durch schüttelnde Bewegungen werden die Muskeln der Arme und Beine gelockert

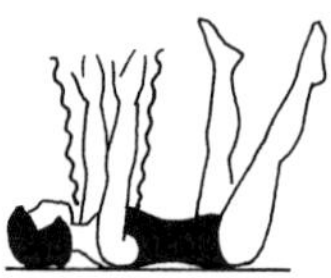

451

ALLGEMEINE AUFLOCKERUNG

* **452.** Grundstellung – Tiefhalte
Nach völliger Entspannung aller Muskeln des Körpers – Fallenlassen auf eine weiche Matte

* **453.** Rückenlage – Beine gegrätscht – Seithalte
Völlige Entspannung aller willkürlichen Muskeln (Augen schließen, an nichts denken – Atem- und Körperrelaxion)

454. Rückenlage – Tiefhalte:

a) Isometrische Muskelanspannung der Muskeln des linken Armes und nachfolgend völlige Entspannung

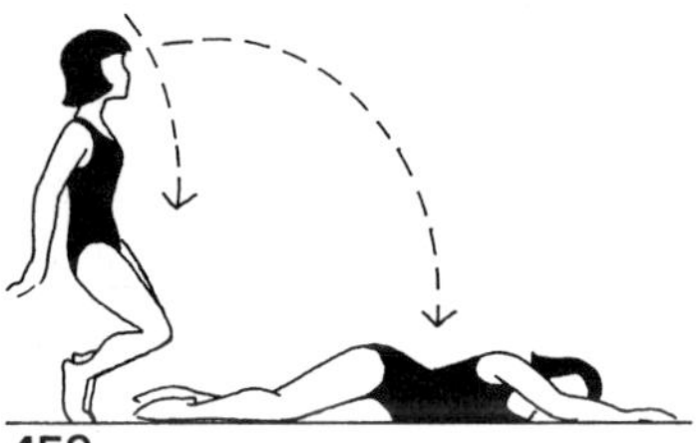

452

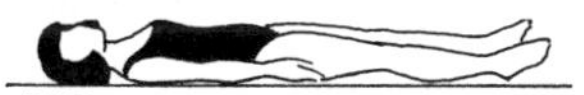

453

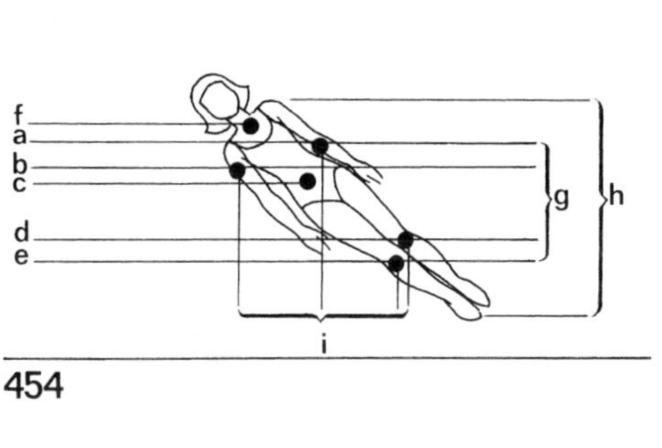

454

b) Dasselbe mit den Muskeln des rechten Armes

c) Dasselbe mit den Bauchmuskeln

d) Dasselbe mit den Muskeln des linken Beines

e) Dasselbe mit den Muskeln des rechten Beines

f) Dasselbe mit den Muskeln des Schultergürtels und der Arme

g) Dasselbe mit den Bauch- und Beinmuskeln

h) Dasselbe mit allen Muskeln des Körpers

i) Isometrische Anspannung einzelner Muskelgruppen mit geringer, mittlerer und hoher Intensität und nachfolgender Entspannung und Lockerung und gleichzeitigem Ausatmen
Beim Anspannen langsam einatmen, die Spannung für 2–4 Atemzyklen halten, dann mit Ausatmung langsam entspannen und für 2–4 Atemzyklen nachspüren.
So Muskelgruppe für Muskelgruppe langsam durcharbeiten.

Gleichgewichtsübungen

Gleichgewichtsübungen werden in Form von Halten und Ständen ausgeführt, wie Stand auf einem Bein mit gleichzeitigen Arm-, Bein- und Rumpfbewegungen, aber auch im Sitz ohne Arm- und Beinstütz auf dem Boden – *statische Gleichgewichtsübungen.* Würden wir in einem solchen labilen Zustand die Augen schließen, wäre ein sehr wichtiger Analysator ausgeschaltet, und das Halten des Gleichgewichts wäre noch schwieriger.
Bei Hüpfübungen und bei schnellen Drehbewegungen schulen wir die Orientierung in der Bewegung und somit die Fähigkeit, der Fliehkraft entgegenzuwirken – *dynamische Gleichgewichtsübungen.*

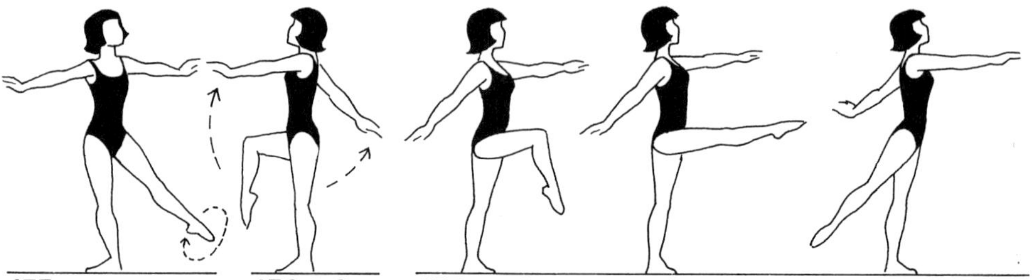

455 456 1–2 457 1 2 3 4

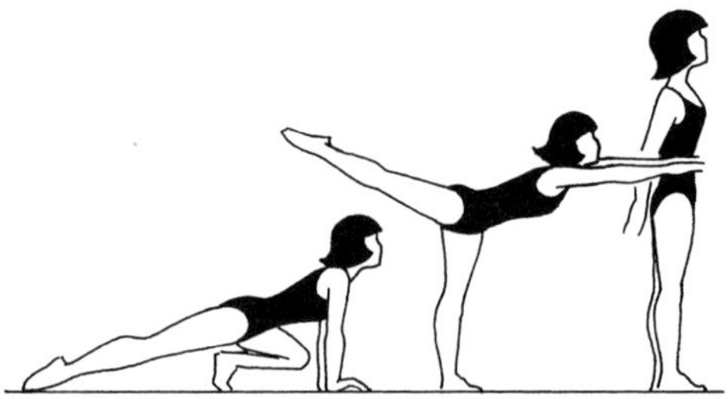

458 1 2 3

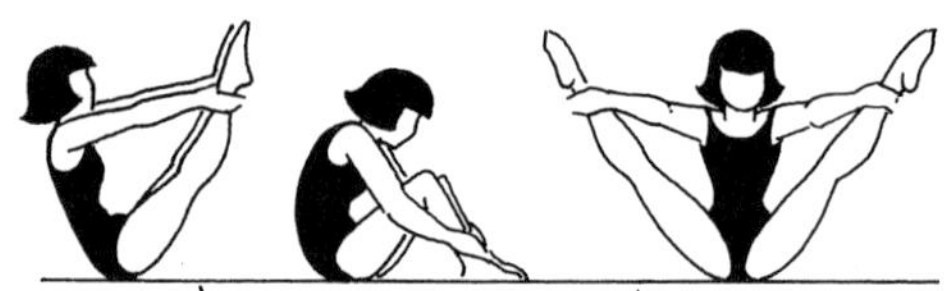

459 a) 1 — 4 b) 1 — 4

455. Stand rechts – Seitspreizen links – Seithalte:
Trichterkreisen, nach unten beginnend
Dasselbe widergleich

* **456.** Stand links – Knieheben rechts – Tiefhalte:
Vor- und Rückarmschwünge (dabei erst ein Auge, dann beide Augen schließen)
Dasselbe widergleich

457. Grundstellung – Tiefhalte:
1. Knieheben rechts – Vorhalte links- Rückhalte rechts
2. Gegenarmschwung
3. Strecken des Unterschenkels in die Vorhalte rechts – Gegenarmschwung
4. Rückspreizen rechts – Armwechsel
5.–8. Dasselbe widergleich

458. Grundstellung –Tiefhalte:
1. Hockliegestütz links
2. Standwaage links – Hochhalte
3. Aufrichten in die Grundstellung
4.–6. Dasselbe widergleich

459. Hocksitz:
a) Erfassen der Fußgelenke von außen
1.–3. Leichtes Rücksenken – Vorhochstrekken der Beine
4. Zurück in die Ausgangsstellung
b) Erfassen der Fußgelenke von innen
1.–3. Leichtes Rücksenken – Vorhochstrekken und Grätschen der Beine
4. Zurück in die Ausgangsstellung
Bei Übungsausführung bleiben die Hände an den Fußgelenken.

* **460.** Seitgrätschstand – Schrägvorgleichhalte rechts:
1. Ganze Linksdrehung auf dem linken Bein (in den Grätschstand) – über flüchtige Seithalte in die Schrägvorgleichhalte links (Pirouette)

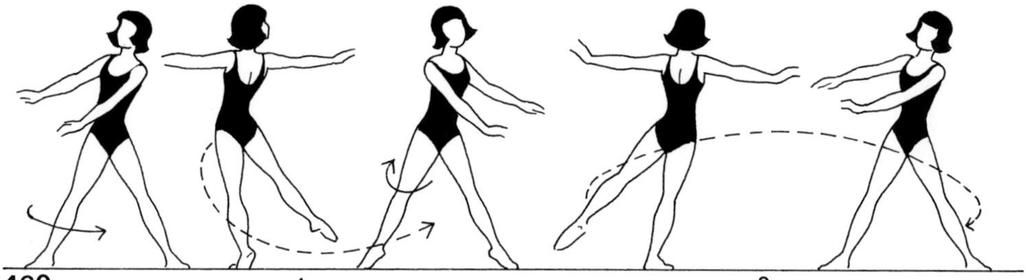

460 1 2

2. Ganze Rechtsdrehung auf dem rechten Bein (in den Grätschstand) – über flüchtige Seithalte in die Schrägvorgleichhalte rechts

Spezielle Koordinationsübungen

In unserem Bewegungssystem ist deutlich eine Abhängigkeit der Bewegungen voneinander zu erkennen: Die Bewegungen der einen Körperseite sind mit in der Richtung übereinstimmenden und gleichzeitigen Bewegungen der anderen Seite verknüpft. Deshalb sind Bewegungen mit *symmetrischer Koordination* einfach auszuführen.

Dagegen ist das Erlernen von Bewegungen mit gegenteiliger Bewegungsrichtung schwierig. Verbinden wir zwei oder mehr Bewegungen, von denen jede für sich eingeübt und automatisiert ist, wird ihr Bewegungsablauf gestört. Automatisiert läuft gewöhnlich nur eine Bewegung ab, – die zweite kann nur unvollkommen ausgeführt werden und muß in dieser Verbindung erst neu eingeübt werden, obwohl sie einzeln für sich gut beherrscht wird. In die Situation, zwei verschiedene Bewegungsaufgaben parallel zu lösen, gerät der Mensch im täglichen Leben des öfteren (z. B. beim Autofahren, Klavierspielen, der Arbeiter an einer Werkzeugmaschine, Sportler bei der Reaktion auf eine veränderte Spielsituation usw.). Das schnelle Tempo unseres gesellschaftlichen Lebens und die Notwendigkeit, ständig neue Probleme lösen zu müssen, erfordern geradezu eine Entwicklung der *dynamischen Anpassungsfähigkeit* zur schnellen Bewältigung der neuen Aufgaben. Deshalb müssen wir unsere Motorik in diesem Sinne trainieren und so die Fähigkeit herausbilden, auf gegebene Bewegungsaufgaben sehr schnell zu reagieren und sie bestmöglich zu lösen. Diese Fähigkeit läßt sich mit anspruchsvollen Übungen für das neuromuskuläre Zusammenspiel entwickeln.

Asymmetrische Übungen erfordern motorische Leistungen, bei welchen symmetrisch angeordnete Gliedmaßen Bewegungen in verschiedenen Richtungen ausführen. Dabei kommt es zu einer »Auseinandersetzung« der für die Bewegungssteuerung zuständigen motorischen Zentren, um die Führungsrolle in bezug auf die Bewegungsausführung bzw. in der Bewegungsrichtung. Eine der Aufgaben der asymmetrischen Übungen besteht darin, diese Abhängigkeit der Bewegungen voneinander abzustellen.

Das systematische Üben asymmetrischer Bewegungen verbessert die neuromuskuläre Koordination, baut die Abhängigkeit bestimmter Bewegungen voneinander ab, fördert die

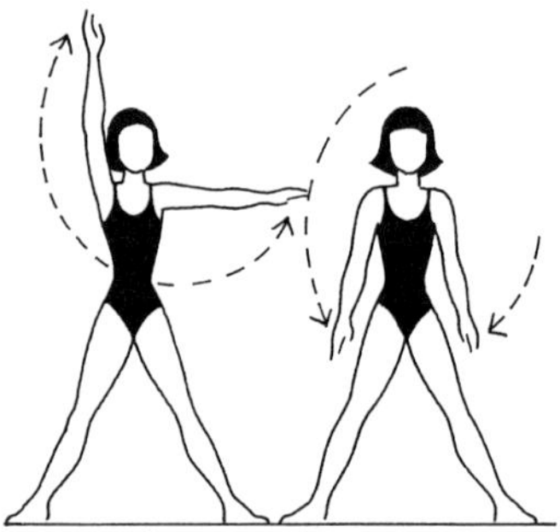

461 1 2

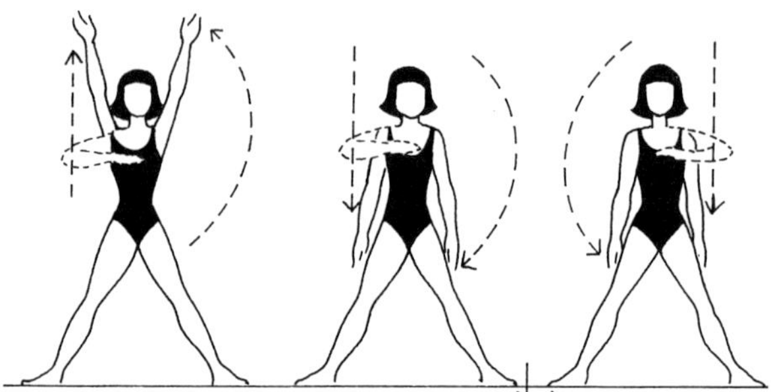

462 1 2 a) b) 2

Bewegungskonzentration und verbessert das Bewegungsgedächtnis sowie das rhythmische Empfinden. Die Ausführung bestimmter Bewegungen wird schneller und genauer.

Asymmetrische Übungen können noch eine zweite Aufgabe erfüllen, nämlich Maßstab der Qualität des Bewegungssystems des einzelnen zu sein. Wir können daran sehr genau den Verlauf der Aneignung von Bewegungsfertigkeiten und die Herausbildung von Stereotypen beobachten.

Der Schwierigkeitsgrad der Koordinationsübungen ist vom Könnensniveau abhängig. Hauptsächlich Kindern fällt es schwer, sich an Bewegungsabläufen zu versuchen, die sie im Moment noch überfordern. Wir müssen deshalb beim Einüben komplizierter Bewegungen langsam und methodisch vorgehen und allmählich die koordinativen Anforderungen steigern.

Die speziellen Koordinationsübungen zur Schulung voneinander unabhängiger Bewegungen teilen wir folgendermaßen ein (nach Plcha):

1. *Asymmetrische Übungen* (d. h. ungleichgerichtete – z. B. Kombination von zwei Bewegungselementen in gleicher Richtung, aber verschiedenen Umfangs oder Kombination von zwei Bewegungselementen in unterschiedlicher Richtung oder Kombination von drei und mehr Bewegungselementen);
2. *Achronische Übungen* (d. h. ungleichzeitige – z. B. die zweite Extremität führt die gleiche Bewegung aus wie die erste, aber um zwei Zeiten später);
3. *Arhythmische Übungen* (d. h. ungleichrhythmische – z. B. eine Extremität führt die gleiche Bewegung aus wie die andere, aber zweimal so schnell).

Asymmetrische Übungen

461. Grätschstand – Tiefhalte:
1. Seitheben rechts in die Hoch- und links in die Seithalte
2. Senken in die Tiefhalte
3.–4. Dasselbe widergleich

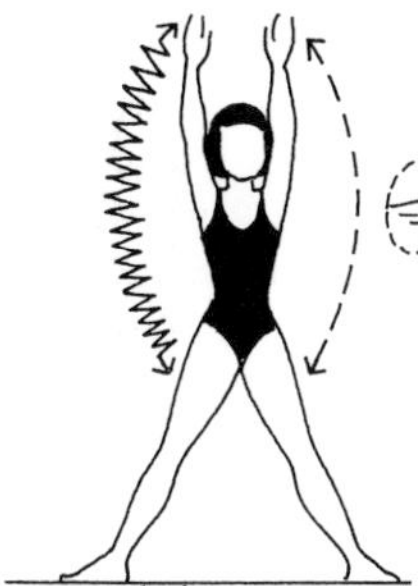

463 a) b) 1–2

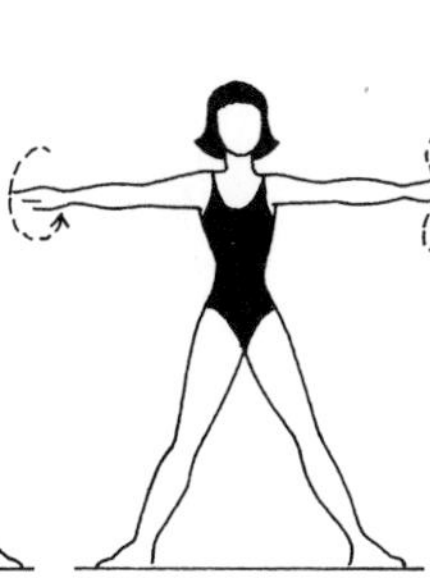

464

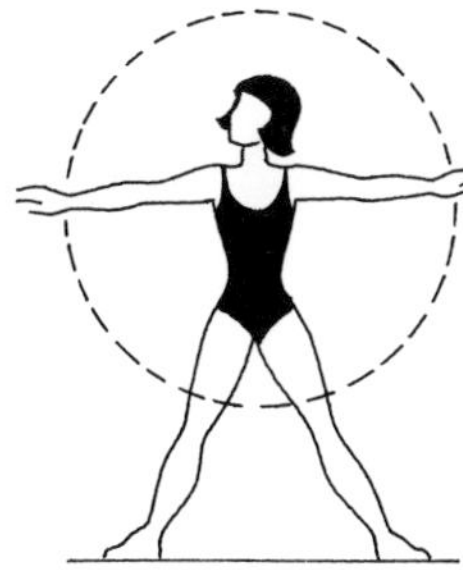

465 1–6

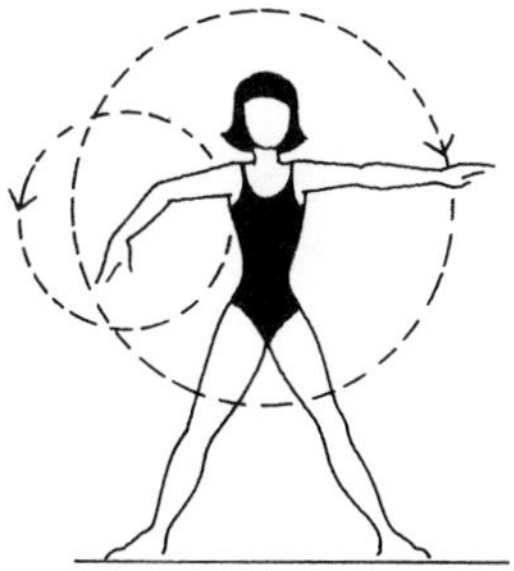

466 1 2

462. Grätschstand – Tiefhalte:

a)

1. Vorhochheben rechts und flüchtiges Anwinkeln in die Schlaghalte, Seithochheben links in die Hochhalte

2. Vorsenken rechts über die flüchtige Schlaghalte und Seitsenken links in die Tiefhalte

b)

1. Vorhochheben rechts über die flüchtige Schlaghalte und Seithochheben links in die Hochhalte

2. Seitsenken rechts und Vortiefsenken links über die flüchtige Schlaghalte in die Tiefhalte

3.–4. Dasselbe widergleich

463. Grätschstand – Tiefhalte:

a)

1. Seithochheben der Arme, rechts mit gleichzeitigem Auf- und Abfedern des Armes in die Hochhalte

2. Seitsenken mit gleichzeitigem Auf- und Abfedern des rechten Armes in die Tiefhalte

3.–4. Dasselbe widergleich

b)

1. Seithochheben der Arme, rechts mit gleichzeitigem Auf- und Abfedern des Armes in die Hochhalte

2. Seitsenken mit gleichzeitigem Auf- und Abfedern des linken Armes in die Tiefhalte

3.–4. Dasselbe widergleich

464. Grätschstand – Tiefhalte:
Trichterkreisen rechts – Achterkreisen links

***465.** Grätschstand – Seithalte:

1.–3. Auf- und Abfedern der rechten Hand – Außenarmkreis links

4.–6. Dasselbe widergleich

466. Grätschstand – Seithalte:

1. Innenarmkreis links – Unterarmkreis nach außen rechts

2. Außenarmkreis rechts – Unterarmkreis nach außen links

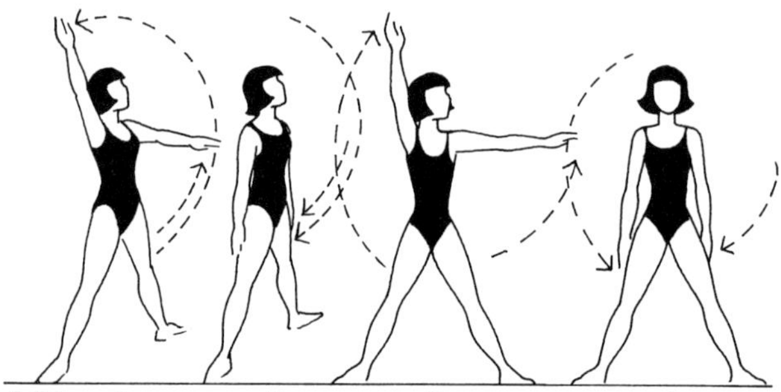

467 1 2 3 4

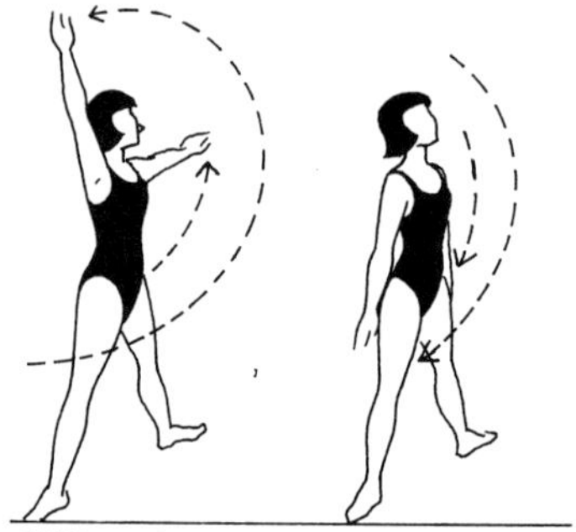

468 1 — — 4

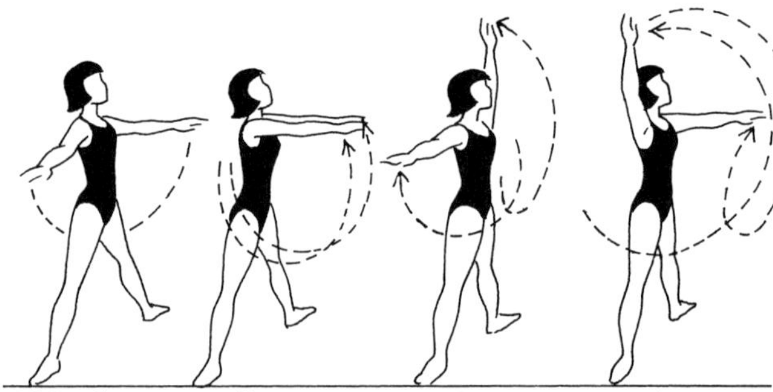

469 1 2 3 4

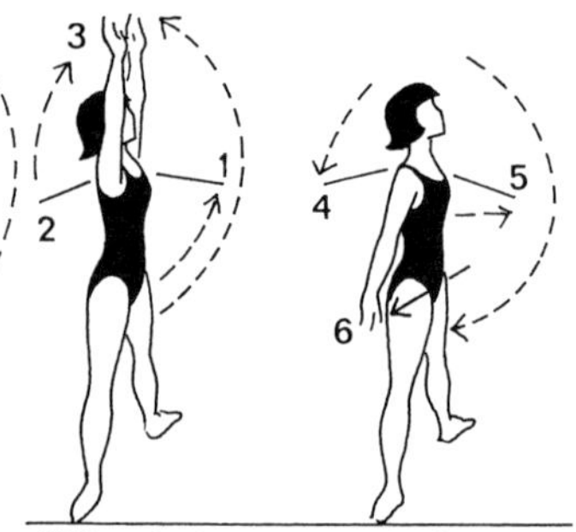

470 1–3 4–6

467. Grätschstand – Tiefhalte:
1. Vorheben links – Vorhochheben rechts
2. Vortiefsenken links und rechts – Tiefhalte
3. Seitheben links- Seithochheben rechts
4. Seittiefsenken rechts und links – Tiefhalte
5.–8. Dasselbe widergleich

468. Grätschstand – Tiefhalte:
1. Seithochheben rechts – Vorheben links
2. Vortiefsenken links und Seittiefsenken rechts
3. Vorhochheben rechts – Seitheben links
4. Seittiefsenken links – Vortiefsenken rechts
5.–8. Dasselbe widergleich

469. Grätschstand – Tiefhalte:
1. Vorheben links – Seitheben rechts
2. Vortiefsenken und Seitheben links – Vorführen rechts
3. Seitsenken und Vorhochheben links – Vortiefsenken und Seitheben rechts
4. Vortiefsenken und Seitheben links – Seittiefsenken und Vorhochheben rechts

470. Grätschstand – Tiefhalte:
1.–3. Seithochheben links – Vorheben (auf die 1. Zählzeit), Seitführen (auf die 2. Zählzeit) und Seithochheben (auf die 3. Zählzeit) rechts
4.–6. Seittiefsenken links – Seitführen (auf die 4. Zählzeit), Vorführen (auf die 5. Zählzeit), Vortiefsenken (auf die 6. Zählzeit) rechts

471. Schwebesitz – Hochhalte:

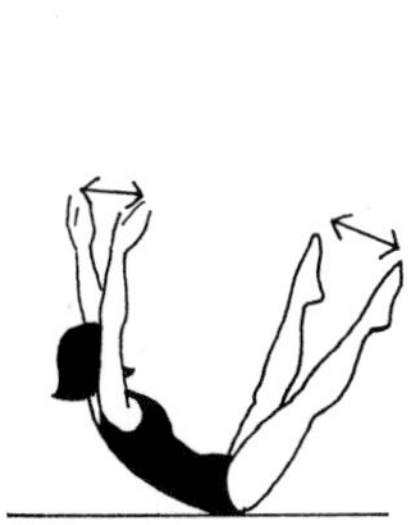

471

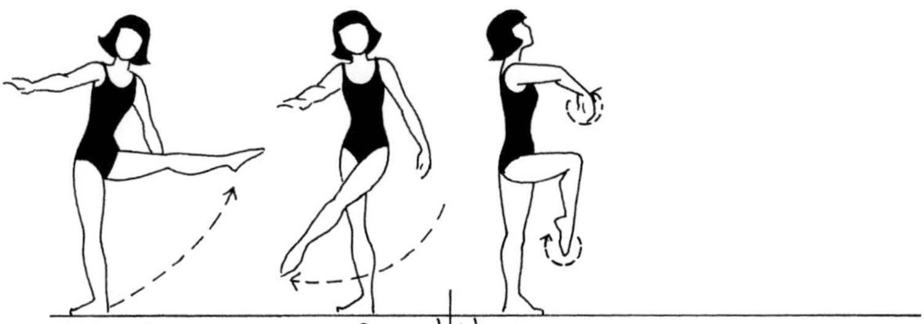

472 1 2 a) | b) 3

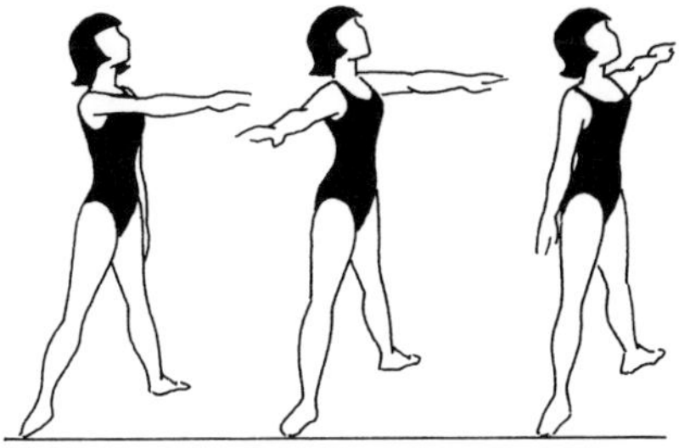

473 1 2 3

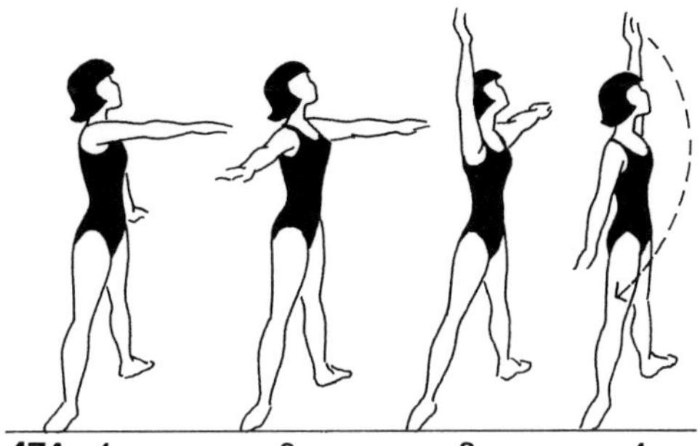

474 1 2 3 4

Rückfedern der Arme im Wechsel links und rechts – Scheren der Beine in waagerechter Ebene (Scheren und Grätschen im Wechsel)

472. Grundstellung – Tiefhalte:

a)

Armpendeln rechts aus der Vor- in die Rückhalte – Beinpendeln aus der Seithalte vor dem Körper

b)

Trichterkreisen des rechten Unterarmes (aus der Seithalte – Unterarm senkrecht nach unten gewinkelt) nach innen – Trichterkreisen des rechten Unterschenkels (Knieheben rechts, Unterschenkel senkrecht nach außen)

Achronische Übungen

473. Grätschstand – Tiefhalte:

1. Vorheben rechts
2. Seitführen rechts – Vorheben links
3. Seittiefsenken rechts – Seitführen links

Der linke Arm führt dieselben Bewegungen aus wie der rechte, aber eine Zählzeit später.

* **474.** Grätschstand:

1. Vorheben rechts
2. Seitführen rechts – Vorheben links
3. Hochführen rechts – Seitführen links
4. Vortiefsenken rechts – Hochführen links

Der linke Arm führt dieselben Bewegungen aus wie der rechte, aber eine Zählzeit später.

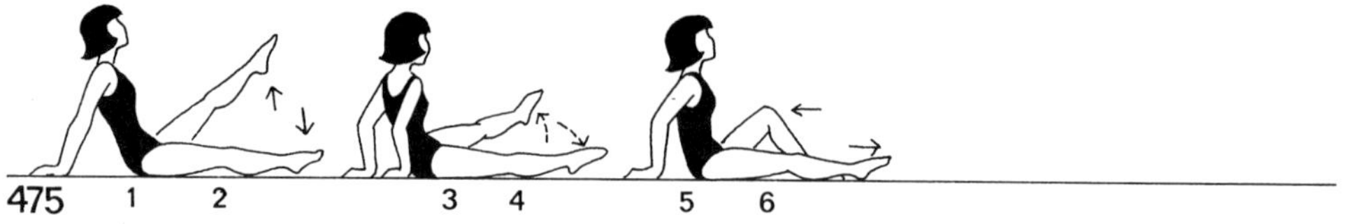

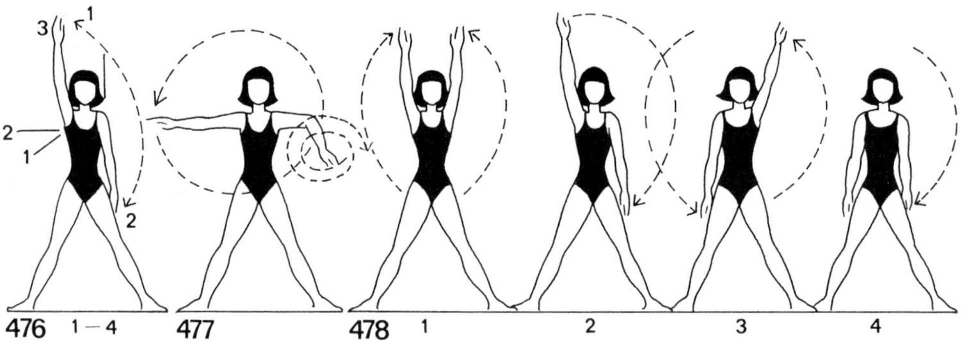

475. Strecksitz, Stütz hinter dem Körper:
1. Anheben des linken Beines schräg-hoch
2. Senken links – Anheben rechts
3. Seitführen links – Senken rechts
4. Senken links – Seitführen rechts
5. Linkes Bein an den Körper heranziehen (Fußsohle gleitet auf dem Boden) – Rückführen rechts
6. Rechtes Bein an den Körper heranziehen – linkes Bein gleitend nach vorn strecken

Das rechte Bein führt dieselben Bewegungen aus wie das linke, aber eine Zählzeit später.

Arhythmische Übungen

476. Grätschstand – Tiefhalte:
1.–2. Seithochheben und Seittiefsenken links (2/4 Takt) – über flüchtige Vorhalte – Seithalte in die Hochhalte (3/4 Takt) rechts
3.–4. Seithochheben und Seittiefsenken links 2/4 Takt – über flüchtige Seithalte – Vorhalte in die Tiefhalte rechts (3/4 Takt)

Die Arme führen gleichzeitig Bewegungen, aber in unterschiedlichem Rhythmus, aus.

477. Grätschstand – Tiefhalte:
Innenarmkreis rechts – zwei Unterarmkreise links nach außen

Der linke Arm führt eine zweimal so schnelle Bewegung aus wie der rechte.

478. Grätschstand – Tiefhalte:
1. Seithochheben der Arme in die Hochhalte
2. Seittiefsenken links
3. Seittiefsenken rechts und Seithochheben links
4. Seittiefsenken links

Der rechte Arm führt die Bewegung jeweils bei einer ungleichen Zahl aus.

Atemübungen

Der Stand in aufrechter Körperhaltung ist für Atemübungen besonders vorteilhaft, da wir hierbei den höchsten Wert der Vitalkapazität erreichen können. In der Rückenlage dagegen wird das Ausatmen erschwert. In der Bauchlage herrscht die Seitenatmung und die der unteren Hälfte des Brustkorbes vor. Die Hüftlage ermöglicht der oberen Hälfte des Brustkorbes eine günstige Weitung zum Einatmen. Das Einatmen ist aber kürzer und anstrengender, während das Ausatmen erleichtert und verlängert ist. Im Sitz dominiert das Atmen im Bereich des unteren Brustkorbes, die Zwerchfellatmung ist beschränkt. Die Vorbeuge begünstigt das Ausatmen, weil die Luft natürlich und unwillkürlich aus der Lunge strömt. Wird der Rumpf ganz tief gebeugt, ist die Ausatmung noch vollkommener. Das gestreckte Vorrumpfsenken ist für die Atmung nicht günstig, weil der Brustkorb ziemlich gestrafft ist. Ebenso ist die Rückbeuge eine ungünstige Haltung, weil das Körpergewicht eine starke Zugwirkung auf die Vorderseite des Brustkorbes ausübt. Bei Seitbeugen werden auf der Innenseite die Rippen zusammengedrückt und auf der Außenseite geweitet, was eine einseitige Atmung bewirkt. In der Hocke ist die Bauchatmung behindert. Wenn die gehockten Beine den Bauch berühren, unterstützt das ein wenig das Ausatmen. Sehr günstige Bedingungen für eine tiefe Atmung ergeben sich im Kniestand.

Wenn wir den oberen Teil des Brustkorbs weiten wollen, nehmen wir die Hände in die Hüften (damit wird das Gewicht der Arme etwas aufgehoben). Soll der untere Teil des Brustkorbes geweitet werden, wählen wir eine Armhalte in der Höhe des Kopfes. Experimentell wurde nachgewiesen, daß die beste Ventilation der Lunge bei Tief- bzw. Rückhalte der Arme erreicht wird. Diese Armhalten ermöglichen eine Vergrößerung des Brustkorbumfanges. Je mehr wir die Arme heben, um so mehr schränken wir tiefes Atmen ein.

Sehr häufig wird die Atmung bei der Einweisung in das Training übersehen in der stillschweigenden Annahme, der Trainierende werde sich mit diesem natürlichen und zumeist unbewußt ablaufenden Vorgang während des Übungsablaufes schon von selbst zurechtfinden.

Meist ist das auch so. Dennoch sollte jeder gelegentlich – und jeder Anfänger ganz bewußt – seine Atmung beim Training beobachten, denn es können Fehler gemacht werden, die die Gesundheit und das Wohlbefinden beeinträchtigen. Außerdem kann die richtige Atmung bestimmte Bewegungsformen unterstützen. Der häufigste und leider auch folgenschwerste Fehler ist das Atemanhalten, die Pressung, während der Übung.

Wie sollte geatmet werden?

- Bewegungsfolge und Atemrhythmus müssen aufeinander abgestimmt sein.
- Die Atmung darf während einer Übung nie länger als 1–2 Sekunden unterbrochen werden, etwa bei Beginn des Krafteinsatzes.
- Bei längerdauernden Bewegungsfolgen – wie es im gesundheitsorientierten Fitneßtraining üblich ist – immer ruhig und gleichmäßig weiteratmen.
- Es ist wichtiger, an die Ausatmung zu denken und sie bewußt zu betonen, als an die Einatmung!

Die Atmung richtet sich in erster Linie nach der Bewegungsart: Ausatmen während des

Krafteinsatzes (zur Vermeidung der Pressung), aber auch bei Entspannung, Lockerung, Dehnung; Einatmen davor und dahinter. In zweiter Linie richtet sich die Atmung nach der Körperhaltung: Ausatmen bei Verengung des Brustraumes (physiologische Ausatemstellung – z. B. bei Abwärtsbewegungen, Senken und Kreuzen der Arme vor der Brust, Fallenlassen der Schultern, Vorbeugen des Rumpfes, Annähern der Beine an den Oberkörper usw.) und Einatmen bei Weitung des Brustkorbes (physiologische Einatemstellung – z. B. bei allen Streckungen und Aufwärtsbewegungen).

Aber: Wo die Erfordernisse der Übung nicht mit der physiologischen Atemstellung übereinstimmen, richtet man sich nach dem Satz: Ausatmen beim Krafteinsatz, bei der Muskelkontraktion. Im Leistungssport, etwa beim Kugelstoßen oder beim Heben sehr schwerer Gewichte, ist es etwas anders, dort wird der Atem bei den einzelnen Wiederholungen oder bei einer einmaligen explosiven Kraftleistung angehalten, um den Oberkörper zu stabilisieren und eine größere Kraftentfaltung zu erreichen. In der Endphase der Bewegung jedoch läßt man die Luft entweichen. Hinreichend trainierte Sportler haben besondere Reserven des Herzens, die eine solche Atmung ohne Schaden ermöglichen.

Warum ist die Preßatmung ein Risiko?

Bei Untrainierten oder Anfängern, bei denen die Reaktionsmöglichkeiten des Herzen noch nicht entwickelt sind, steigt bei Preßatmung die Herzfrequenz stark an, gleichzeitig sinkt der Blutdruck schon während der Preßatmung ab. Durch starkes Pressen wird ein Überdruck im Brustraum erzeugt, der das Herz verkleinert. Es kommt zu einem starken Rückstau des venösen Blutes, also zu einem verminderten Rückfluß des Blutes zum Herzen. Häufig sichtbar an den stark gefüllten Venen an Hals und Kopf. Es kann infolge des geringen Blutangebotes bei Untrainierten oder wenig Trainierten zu einem Leerschlagen des Herzens kommen. Davon ist dann am stärksten die Gehirndurchblutung betroffen (Kollapsgefahr). Nach Abschluß der Pressung wird das Herz dann über das normale Maß hinaus vergrößert, weil das aufgestaute Blut nun vermehrt zurückfließt.

Trainierte haben relativ große »Sofortdepots« in und vor der linken Herzkammer, die bei Pressung dafür sorgen, daß Blutdruck und Blutversorgung über den kritischen Zeitraum der Preßatmung aufrecht erhalten werden können.

Überstarke Pressung ist aber immer Resultat schlechter Technik.

Es gibt also gute Gründe, seine Atmung beim Training zu beobachten und zu kontrollieren. Bei gesundheitsorientierten Kraftausdauerübungen wird gewöhnlich mit der Kontraktion ausgeatmet.

Die Methode der Atemregulation hat ihre Probleme in der Ausatmung. Je tiefer und vollständiger die Ausatmung ist, um so tiefer kann auch das Einatmen sein. Deshalb ist es notwendig, das Ausatmen systematisch über die Kontraktion der Atemmuskeln zu üben. Das gelingt uns durch Druck auf den Brustkorb und den Bauch, indem die Oberschenkel an die Bauchdecke gezogen werden, durch Vorrumpfbeugen oder durch Ausatmen gegen einen Widerstand (z. B. zusammengepreßte Lippen, Ausatmen ins Wasser usw.). Ein tiefes Ausatmen erreichen wir durch kräftigen Druck des Zwerchfells und energische Anspannung der Zwischenrippenmuskeln. Die

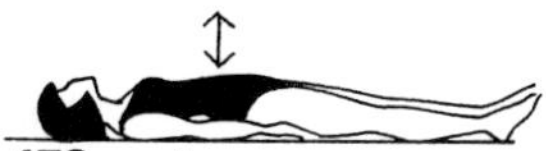

479 1

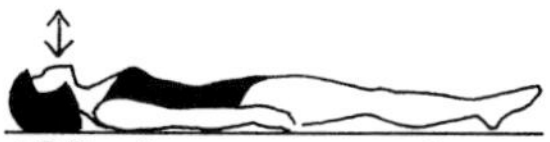

480 1 — — 6

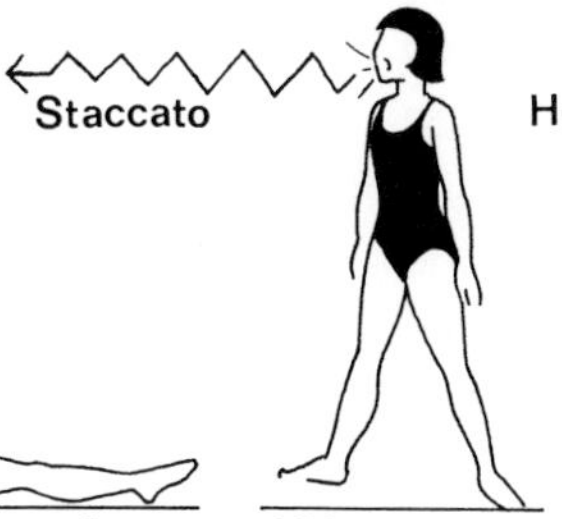

481

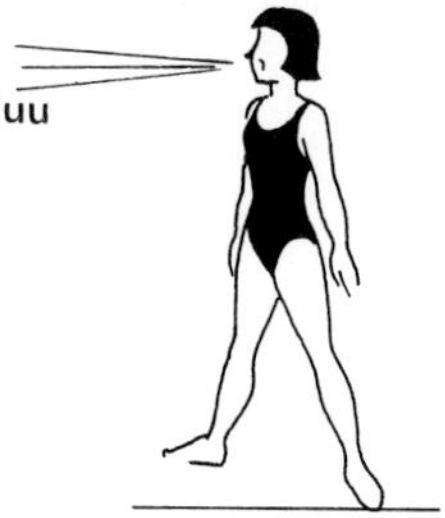

482

Einatmung erfolgt dann fließend, nacheinander werden der untere, mittlere und obere Teil der Lunge gefüllt. Ausatmen und Einatmen sind ein zusammenhängender Akt, der nicht geteilt werden kann.

Atemübungen sollen nur an frischer Luft oder in einem gut gelüfteten Raum durchgeführt werden.

Die Kleidung darf den Übenden nicht einengen. Nach großen physischen Anstrengungen sollte erst eine 5- bis 10minütige Erholungspause eingelegt werden, bevor man mit der Atemgymnastik beginnt.

Atemübungen können wir einteilen in:

1. Übungen zur Schulung der Atemtechnik (Bauch-, Brustatmung und gemischte Atmung)

2. Übungen zur Schulung der Atemsteuerung (Steuerung des Einatmens und Anhaltens der Luft)

3. Atmen während einer Bewegung (Kopf, Arme, Rumpf und Beine)

4. Übungen zur Stärkung der Ein- oder Ausatmung.

* **479.** Rückenlage – Arme locker neben dem Körper:

Üben der Bauchatmung (Zwerchfellatmung), der Brustatmung und der gemischten Atmung

* **480.** Rückenlage – Arme locker neben dem Körper:

Üben der Atemsteuerung

a)

1.–3. Langsam einatmen

4.–6. Langsam ausatmen

b)

1.–3. Langsam einatmen

4. Schnell ausatmen

c)

1. Schnell einatmen

2.–4. Langsam ausatmen

d)

1.–3. Langsam einatmen

4.–6. Luft anhalten

7.–9. Langsam ausatmen

e)

1.–3. Langsam einatmen

4.–6. Langsam ausatmen

7.–9. Luft anhalten

f)

1.–3. Langsam einatmen

4.–6. Luft anhalten

7.–9. Langsam ausatmen

10.–12. Luft anhalten

481. Grätschstand – Arme locker am Körper: Nach tiefem Einatmen stoßweise ausatmen (»staccato«)

482. Grätschstand – Arme locker am Körper:

Nach tiefem Einatmen so lange wie möglich ausatmen und dabei einen Ton ausstoßen

Partner- und Gruppenübungen ohne Hand- und Turngerät

Partnerübungen und Gruppenübungen werden in besonders großem Umfang im Jugendbereich im Hauptteil und im Schlußteil von Übungseinheiten verwendet. Die vielfältigen Formen ihrer Ausführung erhöhen das emotionale Erlebnis und fördern somit das Interesse der Übenden. Sie bringen Abwechslung und Freude in die Übungsstunde.

Bei Partner- und Gruppenübungen ist darauf zu achten, daß die Auswahl nach dem Leistungsvermögen der einzelnen Teilnehmer erfolgt – sowohl entsprechend dem Stand ihrer körperlichen Entwicklung als auch nach den Bewegungsfertigkeiten und unter Beachtung ihrer Mentalität. So ist beispielsweise das Tragen des Partners auf dem Rükken oder im Stütz auf den Schultern für Schüler der unteren Klassen nicht geeignet, dafür entspricht aber eine Partnerübung wie die »Mühle« mehr der kindlichen Mentalität. Kleine Kampfformen zu zweien können wir für Erwachsene als allgemeine Übungen für den einleitenden Teil vorsehen, bei Jugendlichen können sie auch Bestandteil des Hauptteils sein.

Für die Mehrzahl der Partner- und Gruppenübungen ist es angebracht, die Einteilung der Partner und Gruppen so vorzunehmen, daß sie hinsichtlich Größe und Gewicht ausgeglichen sind.

Einige Übungen erfordern einen individuellen Rhythmus, was eine Absprache der Übenden notwendig macht, wenn sie zu einer Übereinstimmung kommen wollen.

Partner- und Gruppenübungen sind sehr anspruchsvoll, sie erfordern hohe Aufmerksamkeit der Übenden und gute organisatorische Fähigkeiten sowie pädagogisches Geschick des Übungsleiters.

Allgemeine Übungen

Partnerübungen

Viele Übungen, die als Einzelübung ausgeführt werden, sind auch als Partnerübungen (nebeneinander, hintereinander) und auch als Wettbewerbsform zwischen den Partnern durchführbar. Die Mehrzahl der Übungen können wir in Wettkampfform absolvieren. Das ist allerdings erst dann sinnvoll, wenn sie vollkommen beherrscht werden.

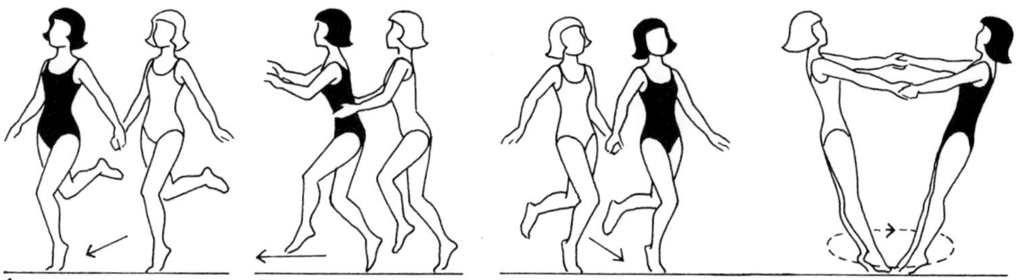

1 2 3

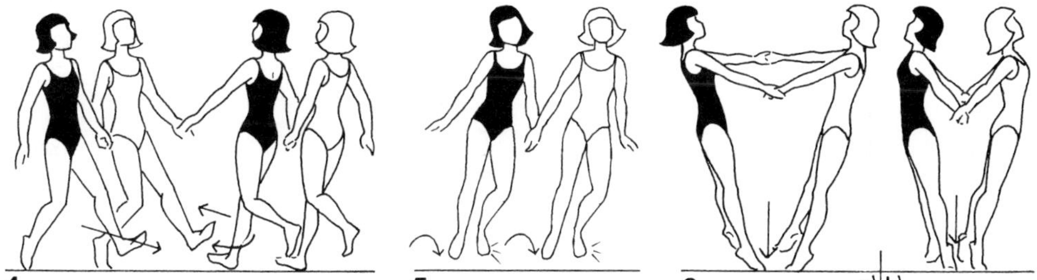

4 5 6 a)|b)

1. Laufen nebeneinander mit Einhandfassung

2. Laufen hintereinander, der hintere Partner umfaßt Hüfte des Vordermannes

3. Laufen nebeneinander mit Einhandfassung: Auf ein Zeichen Zweihandfassung – Kreisel

4. Laufen nebeneinander mit Einhandfassung: Auf ein Zeichen halbe Drehung – Laufen mit Einhandfassung in entgegengesetzter Richtung

5. Galopphüpfen seitwärts mit Einhandfassung

6. Die Partner in Gegenstellung mit Zweihandfassung: Galopphüpfen seitwärts auf einer Kreisbahn

Abwandlung:

Die Partner stehen mit den Rücken zueinander

7. Kreisel:

a) In Gegenstellung – Zweihandfassung

b) Im Stand Rücken an Rücken – eingehakt

c) Im Stand mit den linken Seiten zueinander – eingehakt

d) Mit den rechten Seiten zueinander – Einhandfassung rechts

8. Die Übenden gehen (laufen) in Reihe, sind aber zu zweien eingeteilt (A und B): Auf ein Zeichen bleibt A im Grätschstand stehen, und B kriecht durch die gegrätschten Beine von A, dann bewegen sich alle weiter – auf ein weiteres Zeichen erfolgt alles widergleich

Abwandlungen:

a) Auf ein Zeichen läuft B schnell an A an der Innenseite vorbei und ordnet sich vor ihm ein

b) A nimmt Bauchlage quer zur Laufrichtung ein, B überspringt A

c) A nimmt Bankstellung ein, B überspringt A

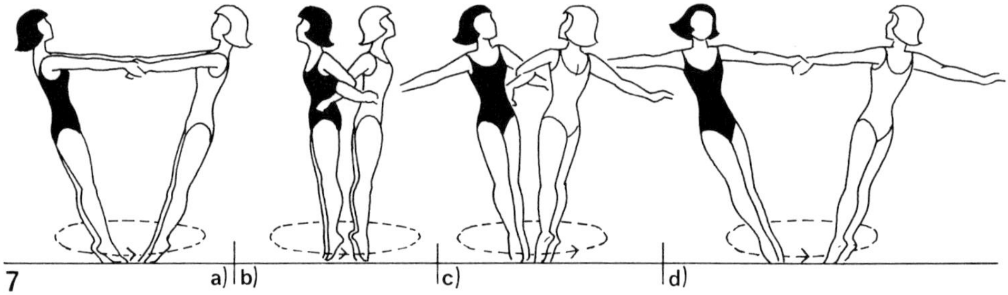

7

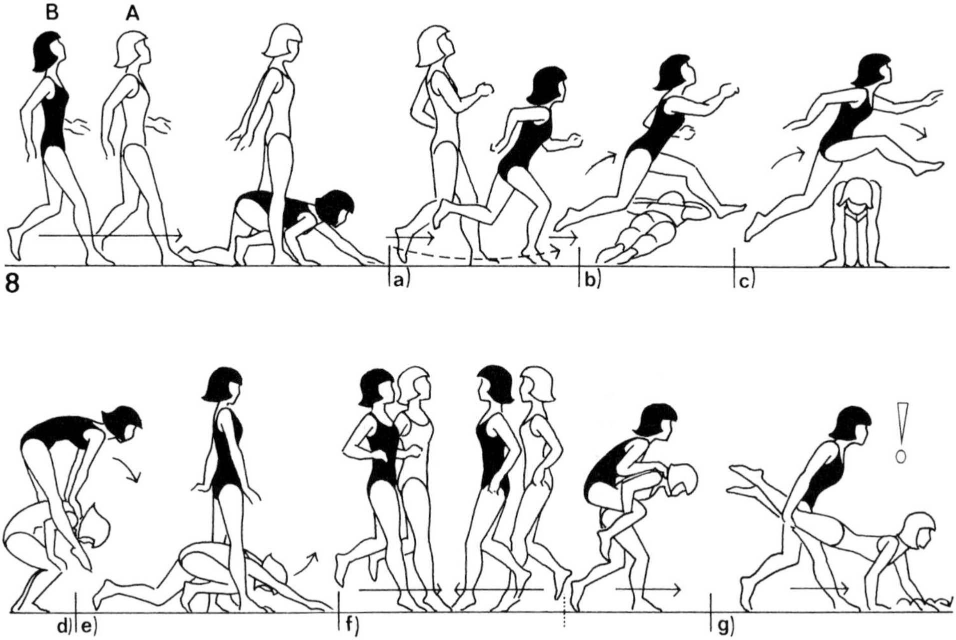

8

d) A geht in Bockstellung (angemessene Höhe), B überspringt mit Grätsche

e) Dasselbe, aber nach dem Überspringen geht B in Grätschstellung, und A kriecht durch die Beine

f) Auf Pfiff führen alle eine halbe Drehung aus und laufen in entgegengesetzter Richtung weiter; wird zweimal gepfiffen, nimmt der Vordermann seinen Partner Huckepack und trägt ihn 8 bis 10 Schritte

g) Auf ein Zeichen nimmt A Liegestützstellung ein, B erfaßt A an den Beinen zum »Schubkarrefahren« vorwärts,

Hinweis: A muß durch Anspannen von Bauch und Gesäß ein Durchhängen des Beckens vermeiden.

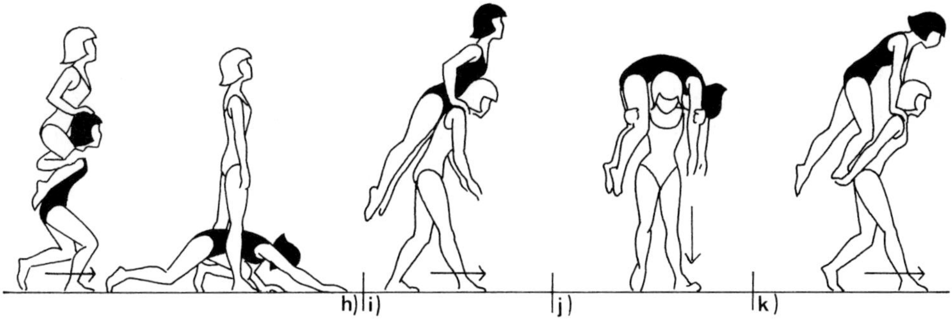

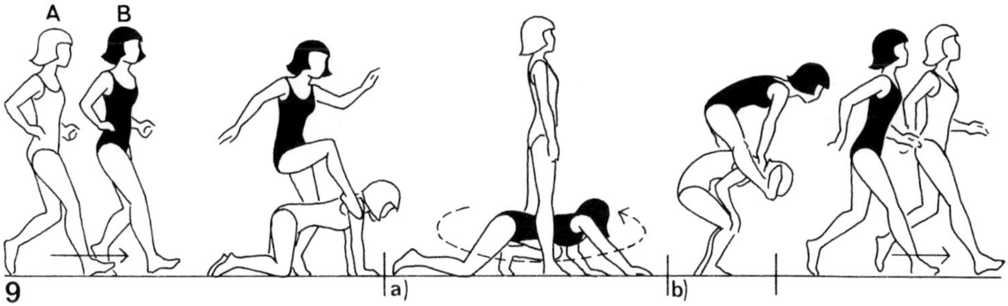

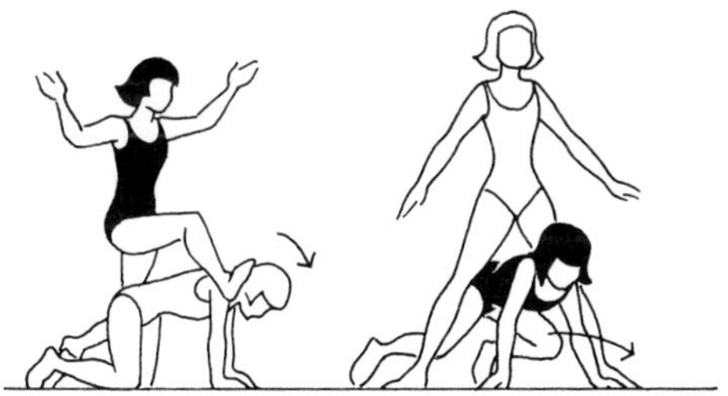

h) Auf ein Zeichen nimmt A Grätschstand ein, B geht unter A in den Hockstand, nimmt A auf die Schultern und geht weiter vorwärts. Beim nächsten Zeichen wird A wieder im Grätschstand abgesetzt, B kriecht durch die Beine von A und geht jetzt vor A weiter

i) Auf ein Zeichen springt B in den Stütz auf die Schultern von A, A bewegt sich weiter vorwärts

j) Auf ein Zeichen nimmt A den Partner B bauchseits quer über die Schultern und trägt ihn so (Tragen eines Verletzten)

k) A verbindet die Hände zum Flechtgriff hinter dem Körper, B tritt mit einem Bein in die Hände des Partners A und stützt sich auf dessen Schultern, A bewegt sich weiter vorwärts (Tragen im Steigbügel)

9. Die Übenden laufen im doppelten Flankenkreis: Auf ein Zeichen nimmt der Innenkreis (A) Bankstellung ein, der Außenkreis (B) springt seitwärts über die Partner, und beide Reihen setzen den Lauf fort

Abwandlungen:

a) Außenkreis nimmt Grätschstand ein – Innenkreis kriecht durch die Beine und kehrt zum Innenkreis zurück, beim nächsten Zeichen umgekehrt

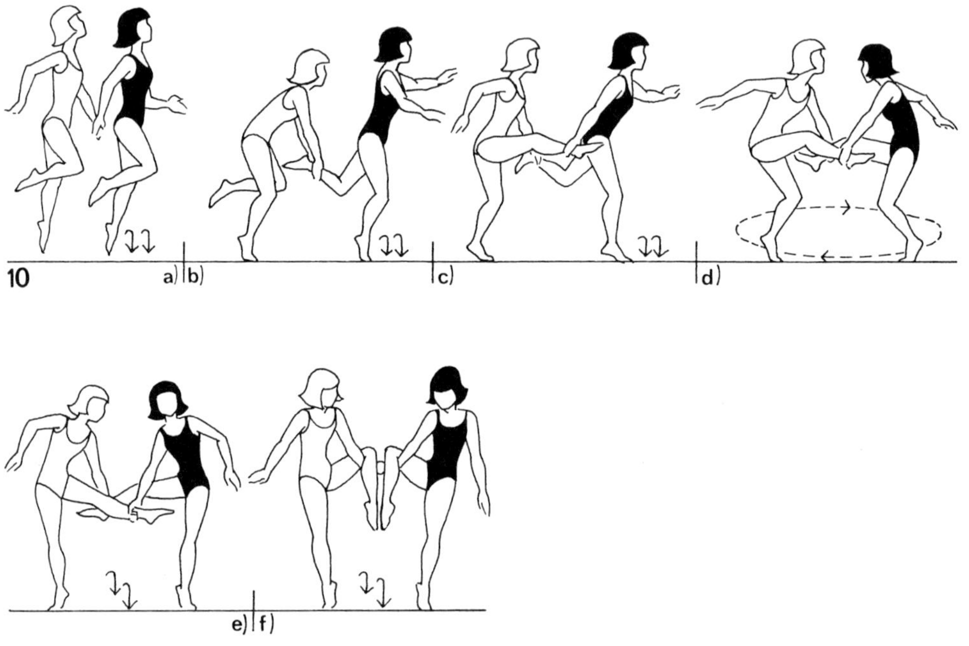

b) Der Außenkreis nimmt Bockstellung ein – Innenkreis: Grätsche über den Bock (die Reihen wechseln dabei von innen nach außen)

c) Die Übenden des Außenkreises (A) in Bankstellung – die Übenden des Kreises (B) springen darüber: A steht auf, nimmt Grätschstand längs zur Laufrichtung ein, B kriecht durch die Beine, dann laufen alle weiter. Beim nächsten Zeichen werden die Rollen vertauscht.

10. Hüpfen in Paaren mit Handfassung:

a) Die Partner stehen nebeneinander mit Einhandfassung – Schlußsprünge oder Einbeinsprünge vorwärts

b) Die Partner stehen hintereinander, der hintere faßt mit der rechten Hand das angehockte linke Bein des Vordermannes am Fußgelenk – Einbeinsprünge vorwärts

c) Die Partner stehen hintereinander, der hintere erfaßt mit der linken Hand das angehockte linke Bein des Vordermannes, dieser wiederum das vorgehobene rechte Bein des Hintermannes – Einbeinsprünge vorwärts

d) Die Partner stehen sich gegenüber, jeder erfaßt das rechte vorgehobene Bein des anderen am Fußgelenk – Einbeinsprünge im Kreis

e) Die Partner stehen nebeneinander, jeder erfaßt das seitlich angehobene linke bzw. rechte Bein des anderen am Fußgelenk – Einbeinsprünge vorwärts

f) Die Partner stehen nebeneinander mit Einhandfassung, beide hängen ihr inneres Bein ein – Einbeinsprünge vorwärts

11. Die Übenden bewegen sich frei in der Turnhalle: Auf ein Zeichen erfaßt jeder einen ihm am nächsten stehenden Partner mit Kreuz-

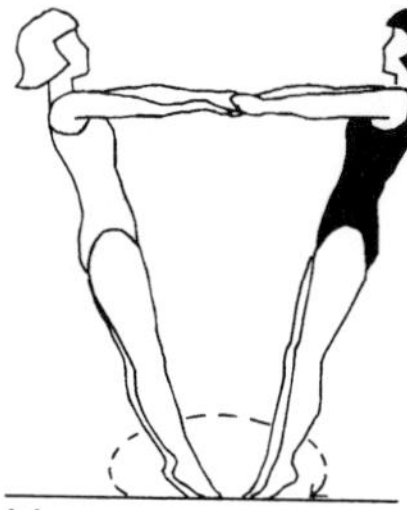
11

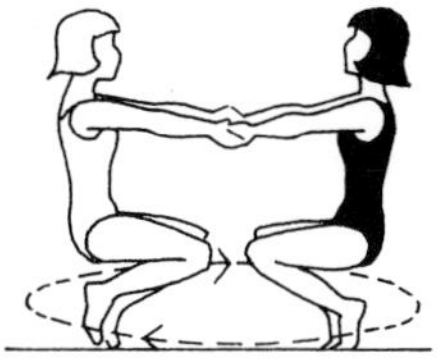
12

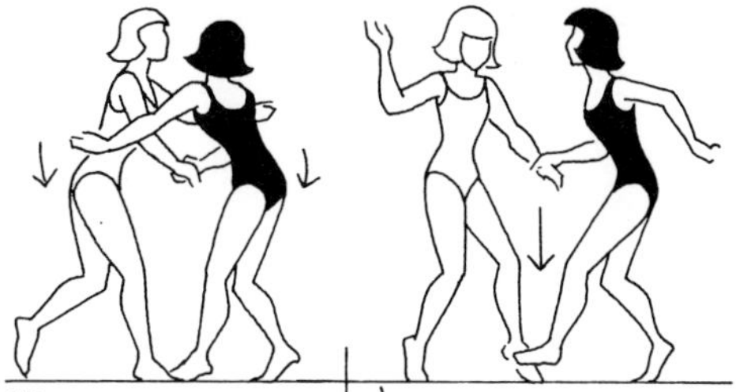

13

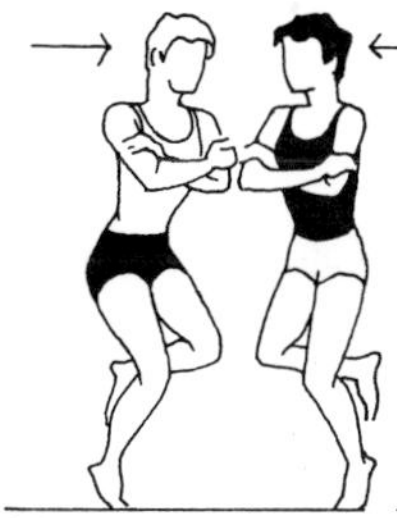
14

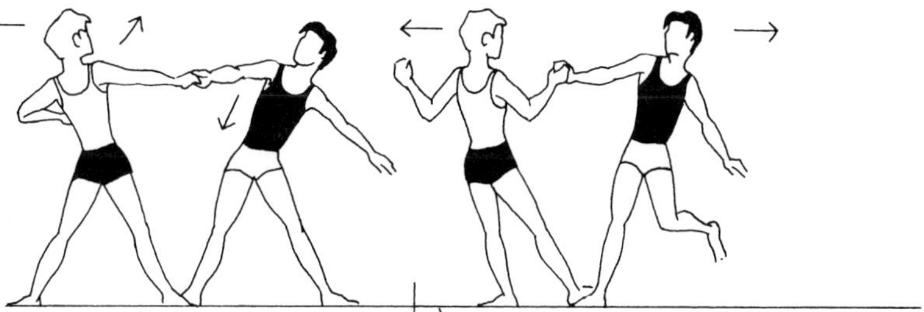

15

fassung zum Kreisel – beim nächsten Zeichen lassen alle los und laufen weiter

12. Partner im Hockstand zueinander mit Zweihandfassung:
Hockhüpfen seitlich umeinander
a) Gleichzeitig hocken und wieder aufstehen
b) Wechselseitig Beine hocken und strecken

13. Die Übenden bewegen sich frei in der Turnhalle. Auf ein Zeichen bilden sich beliebige Paare mit Handfassung rechts, jeder versucht jetzt, den anderen so an sich heranzuziehen, daß er ihn mit der freien Hand auf das Gesäß schlagen kann. Auf ein weiteres Zeichen loslassen und weiterlaufen.
Abwandlung:
Dasselbe, aber die Partner versuchen sich gegenseitig auf die Fußspitzen zu treten

14. Hahnenkampf: Die Partner stehen sich mit vor der Brust verschränkten Armen gegenüber. Auf einem Bein hüpfend versuchen sie den anderen zu stoßen, bis einer beide Beine auf den Boden setzen rnuß

15. Ziehkampf: Die Partner stehen im Seitgrätschstand nebeneinander, jeweils mit dem rechten Bein gegeneinandergestemmt mit Einhandfassung – ziehen, bis einer das linke Bein vom Boden abheben muß
Abwandlung:
Versuchen, den Partner zu sich herüber zu ziehen

16. Schiebekampf: Die Partner stehen zueinander, die Arme in Vorhalte und gegen die Schultern des Partners gestützt
Abwandlungen:
a)
Dasselbe, aber die Arme sind in Vorhalte und die Hände gegen die des Partners gestützt

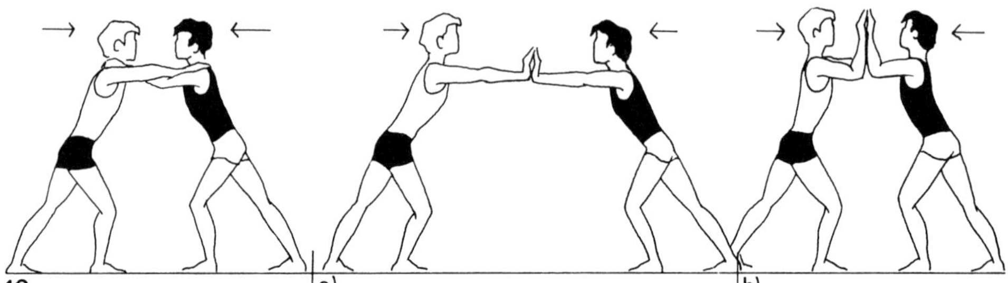

16 a) b)

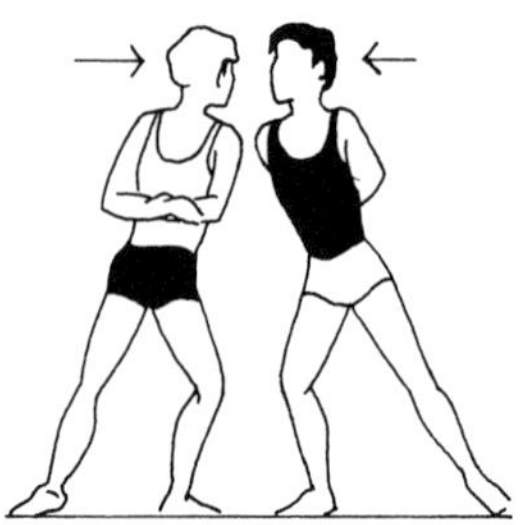

17

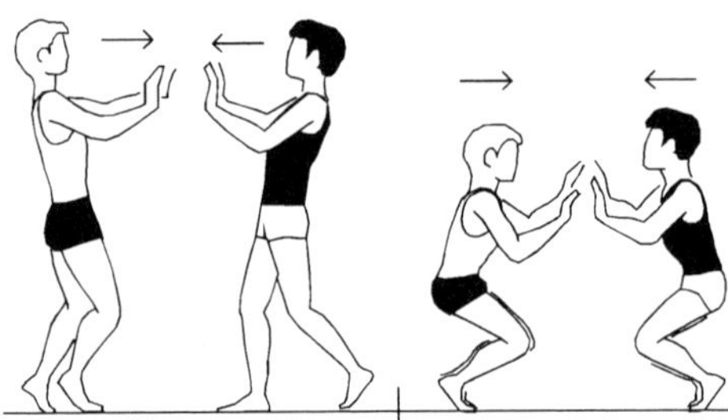

18

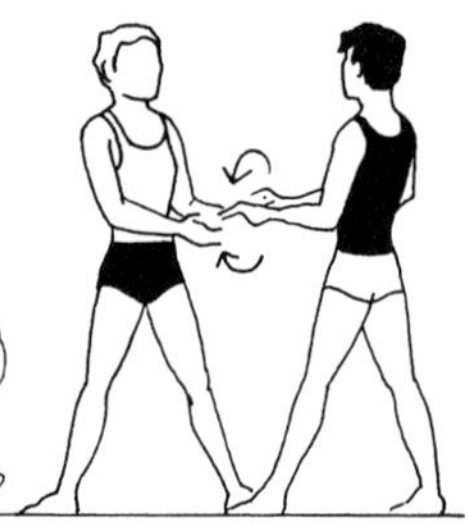

19

b) Dasselbe, im Stütz der Unterarme (senkrecht nach oben) gegeneinander

17. Schiebekampf: Partner stehen nebeneinander mit ihren rechten Schultern gegeneinandergestemmt (Arme sind hinter dem Rücken verschränkt)

18. Partner stehen sich im Grätschstand in geringem Abstand gegenüber, Arme in Vorhalte gewinkelt, Handflächen nach vorn: Durch einen Stoß auf die Handflächen versuchen sie sich gegenseitig aus der stabilen Lage zu bringen (die Handflächen dürfen bewegt werden)

Abwandlung:
Dasselbe im Hockstand

19. Partner stehen im Grätschstand gegenüber, Unterarme in Vorhalte, A mit den Handflächen nach unten, B mit den Handflächen nach oben (die Hände der Partner berühren sich leicht):
B muß versuchen, mit einer schnellen Bewegung A mal rechts, mal links auf die Handrücken zu schlagen. Gelingt ihm das, darf er immer weiter machen, schlägt er einmal daneben, dann darf A die Hände seitlich wegziehen, und es wird gewechselt.

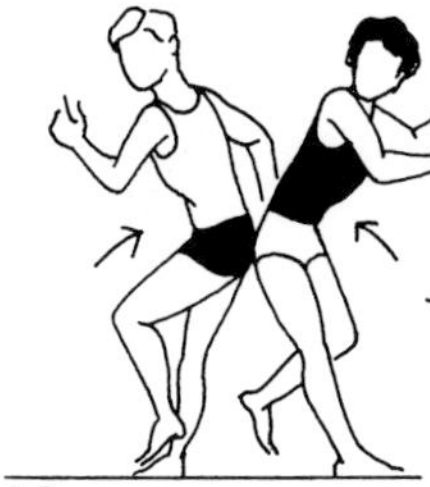
20

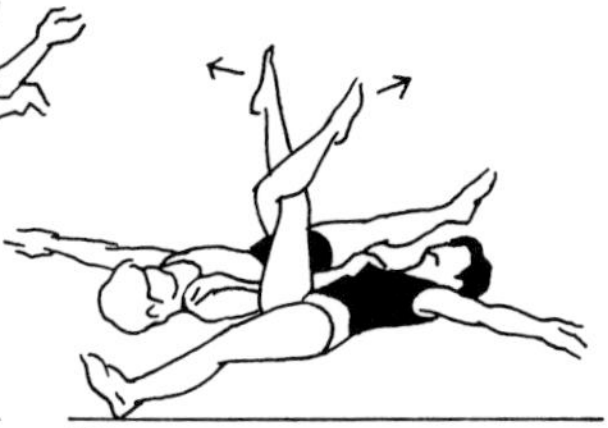
21

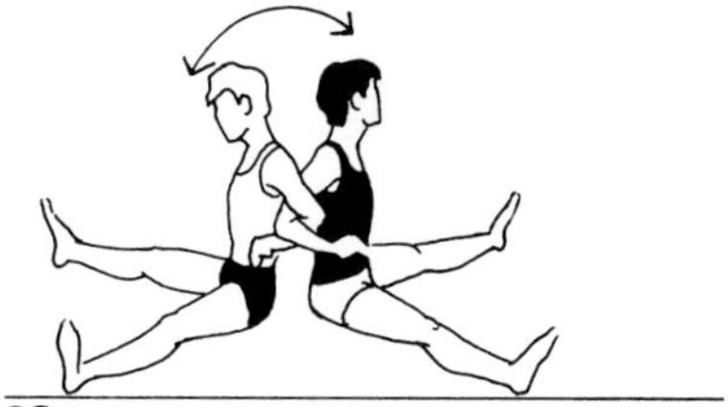
22

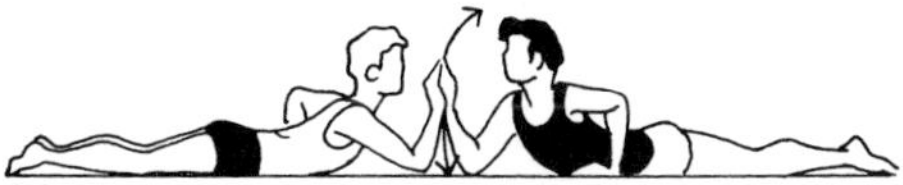
23

20. Partner im Grätschstand, Rücken an Rücken im Abstand von etwa einem Schritt: Die Partner versuchen, sich gegenseitig mit dem Gesäß zu prellen und aus dem Gleichgewicht zu bringen

21. Beinhakeln: Partner in Rückenlage mit den rechten Hüftseiten zueinander, rechte Hand auf die rechte Schulter des Partners gelegt, Seithalte links: Beide heben gleichzeitig das innere Bein bis in die Senkrechte, stemmen es in der Kniekehle gegeneinander und versuchen, das Bein des Partners nach hinten wegzudrücken

22. Partner im Grätschsitz, Rücken an Rükken, Arme eingehakt: Es muß versucht werden, den Partner zur Seite auf den Boden zu ziehen

23. Bauchlage, mit dem Gesicht zueinander, linke Hand neben der Brust aufgestützt: Die Partner reichen sich ihre rechten Hände (rechte Arme gebeugt, mit dem Ellbogen auf den Boden gestützt) mit den Handflächen zueinander und versuchen so, den Arm des anderen seitlich auf den Boden zu drücken

Übungen zu dritt

Wegen ihrer Kompliziertheit sind die meisten Übungen in Dreiergruppen besonders für Erwachsene geeignet. Vor allem das Tragen – eines der wesentlichen Übungselemente für Dreiergruppen – lassen wir im einleitenden Teil nur von fortgeschrittenen Übenden ausführen. Bei Jugendlichen und Anfängern können wir Trageübungen aber in den Hauptteil der Übungseinheit einordnen. Bei Übungen in Dreiergruppen ist eine gute Disziplin aller Übenden wichtige Voraussetzung. Der Übungsausführung muß eine genaue Erklärung vorangehen, möglichst auch ein Demonstrieren, dann erfolgt das Üben auf und nach Kommando des Übungsleiters.

Der Übungsleiter muß darauf achten, daß die Partner ihre Positionen in der Dreiergruppe wechseln, damit es zu einer gleichmäßigen Belastung kommt.

24. Die Übenden sind zu dreien eingeteilt und gehen hintereinander im Kreis: Auf ein Zeichen führen sie folgende Übungen aus:

a) Der dritte läuft nach vorn und ordnet sich vor dem ersten ein

b) Der dritte umläuft den zweiten von links und den ersten von rechts und ordnet sich vor dem ersten wieder ein

c) Der erste und der zweite gehen in Bankstellung, der dritte überspringt beide

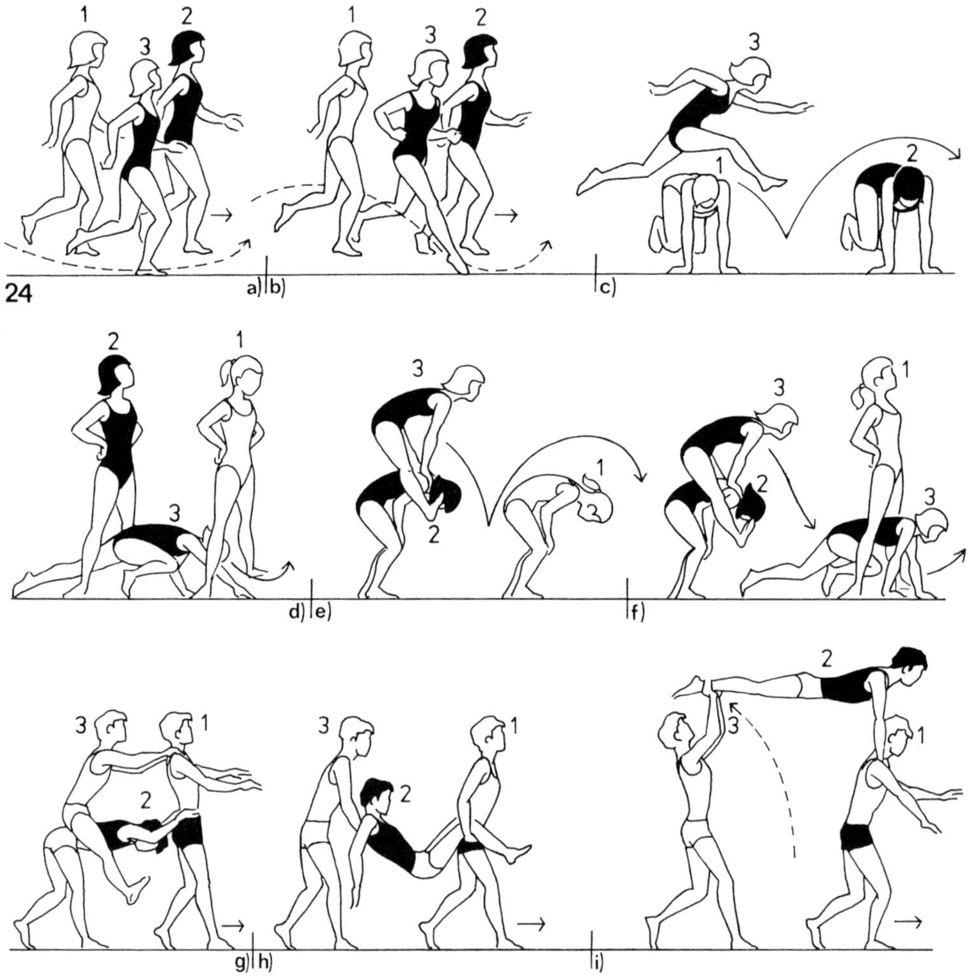

24

d) Der erste und der zweite nehmen Grätschstand ein, der dritte kriecht durch die Beine der beiden

e) Der erste und der zweite nehmen Bockstellung ein, der dritte überspringt sie mit Grätsche

f) Der erste nimmt Grätschstand, der zweite Bockstellung ein, der dritte überspringt den zweiten und kriecht durch die Beine des ersten

g) Der zweite senkt den Oberkörper vor und faßt den ersten an den Hüften, der dritte setzt sich im Reitsitz auf den Rücken des zweiten und hält sich an den Schultern des Vordermannes fest – so weitergehen

h) Der dritte faßt den zweiten unter den Armen, der erste faßt ihn in den Kniekehlen – Tragen und dabei weitergehen

i) Der erste geht leicht in die Kniebeuge, der zweite springt in den Stütz auf die Schultern des ersten, der dritte faßt den zweiten an den Fußgelenken und hebt den völlig gestreckten Partner hoch, so daß dieser in Liegestützstellung getragen wird – dabei weitergehen

25. Alle unter 24. aufgeführten Übungsformen im Laufschritt

26. Die Übenden gehen in Dreiergruppen nebeneinander: Auf ein Zeichen führen sie folgende Übungen aus (dabei kehren sie immer wieder zur Dreiergruppe zurück)

a) Die beiden außen Gehenden wechseln schnell ihre Plätze (der rechte vor, der linke hinter dem in der Mitte Gehenden)

b) Alle führen eine viertel Rechtsdrehung aus, die beiden hinteren fassen ihren Vordermann an den Hüften, und die ganze Dreiergruppe dreht sich um ihren Mittelmann

c) Die beiden außen Stehenden fassen den mittleren an den Hüften und drehen sich so mit diesem

d) Die beiden äußeren Einhandfassung, der mittlere setzt sich darauf und hält sich an den Schultern der Partner fest – so weitergehen

e) Dasselbe, aber mit Knotenfassung: Die äußeren Partner umfassen mit der rechten Hand ihr linkes Handgelenk. Mit der freien Hand umfassen sie das rechte Handgelenk des Partners

f) Der mittlere hakt sich bei seinen äußeren Partnern ein, Beine angehockt, und läßt sich so tragen

g) Der mittlere hebt die Arme zur Seithalte, die beiden äußeren, im Schrittknien, nehmen die Arme hoch und erfassen den Partner je-

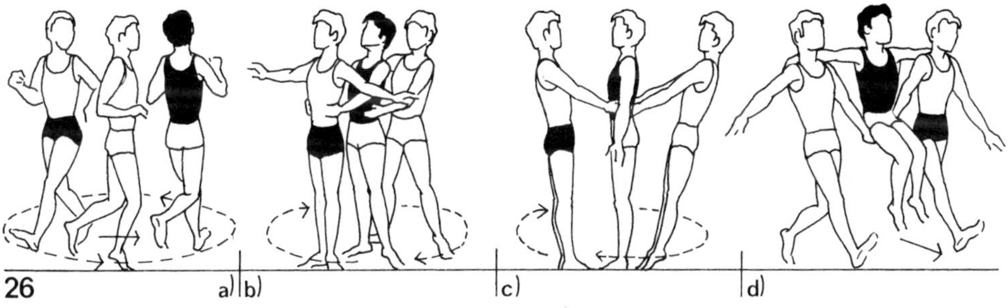

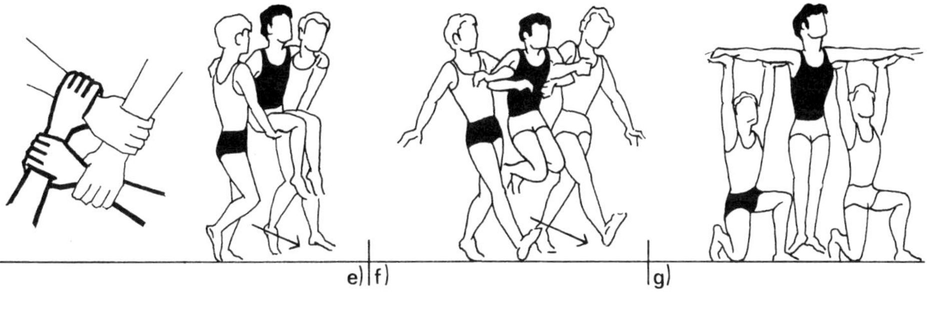

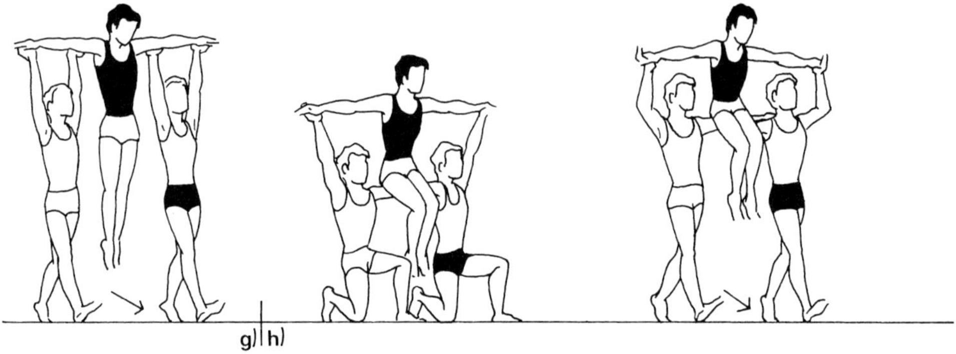

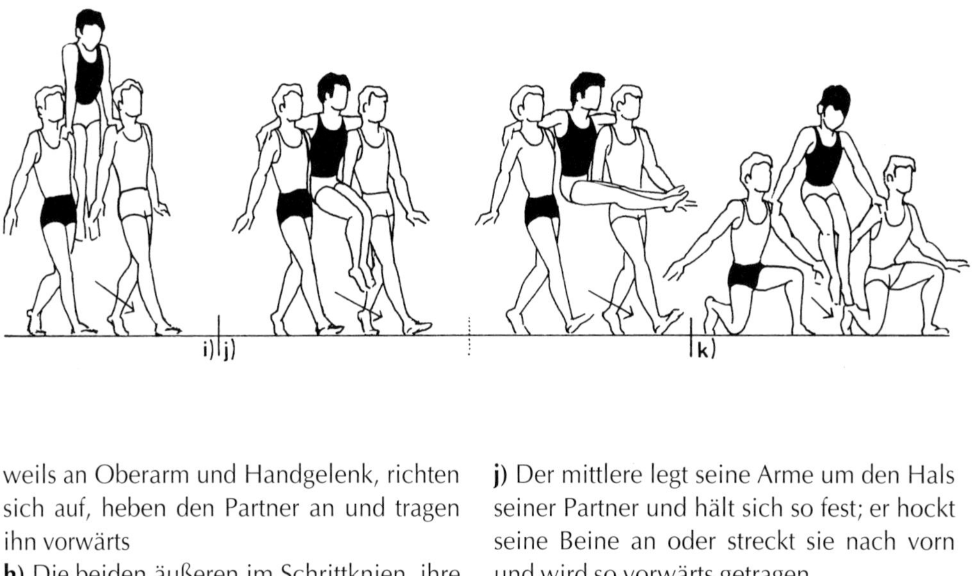

weils an Oberarm und Handgelenk, richten sich auf, heben den Partner an und tragen ihn vorwärts

h) Die beiden äußeren im Schrittknien, ihre Innenarme haben sie jeweils auf die Schulter des Partners gelegt, ihre äußeren Arme haben sie in Hochhalte, der mittlere setzt sich auf die Arme und hält sich an den freien Händen seiner Partner fest – aufrichten und vorwärts gehen

i) Der mittlere springt in den Stütz auf die inneren Schultern seiner Partner und wird so getragen

j) Der mittlere legt seine Arme um den Hals seiner Partner und hält sich so fest; er hockt seine Beine an oder streckt sie nach vorn und wird so vorwärts getragen

k) Die beiden äußeren im Schrittknien, Einhandfassung, der mittlere überspringt diese mit Hocke, indem er sich auf die Schultern der Partner stützt

27. Alle unter 26. angeführten Übungen im Laufschritt

28. Die Dreiergruppen laufen nebeneinander in Handfassung: Auf ein Zeichen setzt sich der mittlere hin, Arme in Seithalte – die

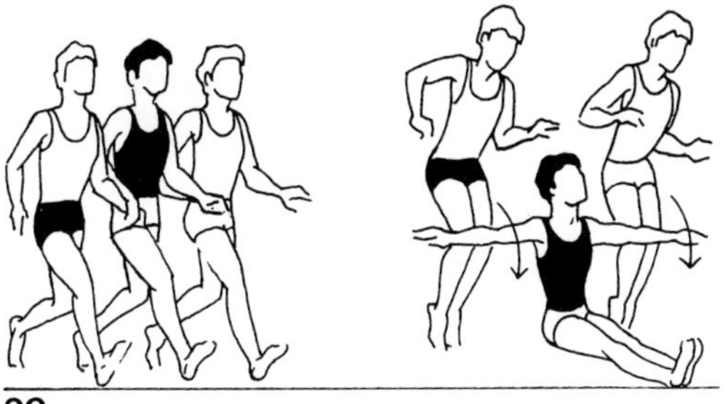

28

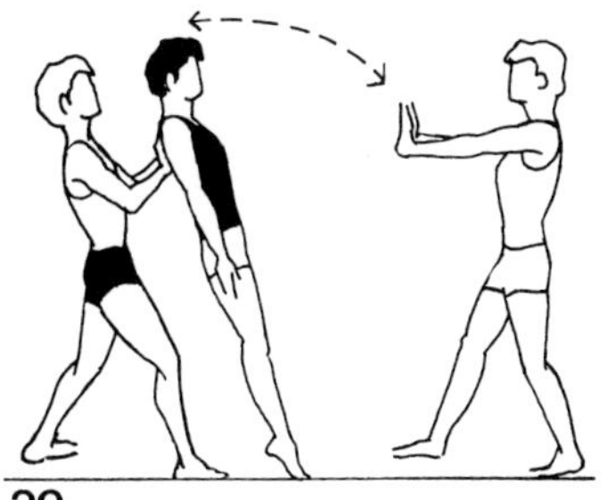

29

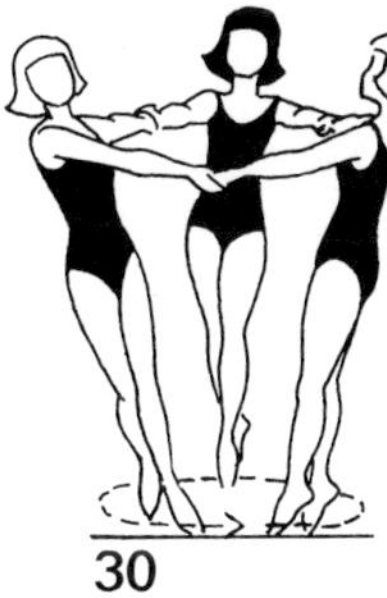

30

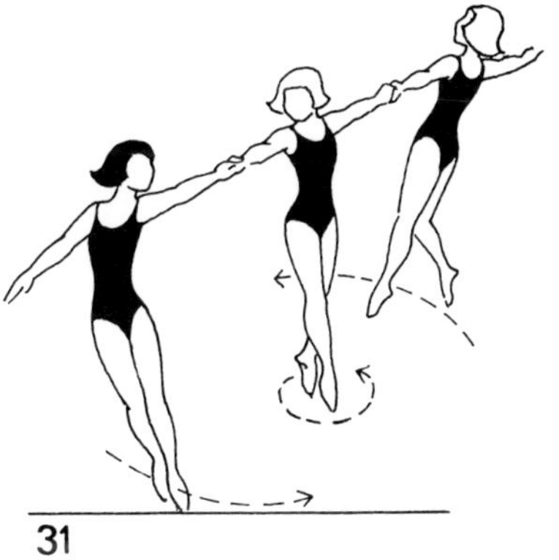

31

beiden äußeren überspringen seine Arme einbeinig oder im Schlußsprung in Laufrichtung, dann setzen alle den Lauf fort

29. Zwei Übende stehen sich im Abstand von etwa zwei Schritten gegenüber, der dritte steht dazwischen und verhält sich ganz steif – er wird hin und hergestoßen und verhält sich dabei wie ein Pendel (die Füße bleiben am Ort)

30. »Dreierkreisel« – die Übenden fassen sich an den Händen und kreiseln mit kleinen Schrittchen seitwärts

31. Der mittlere faßt seine Partner an der linken Hand (diese stehen somit in entgegengesetzter Richtung) und drehen sich am Ort im Kreis, indem sie um den mittleren herumlaufen (auf genügenden Abstand der Dreiergruppen achten)

Gruppenübungen

Gruppenübungen sind vorwiegend reaktionsschulende Übungen mit Wettkampfcharakter. Die Übenden müssen vorher sorgfältig eingeteilt werden. Solche Übungsformen sind vor allem für Jugendliche geeignet. Es ist darauf zu achten, daß es bei freien Läufen in der Turnhalle nicht zu Zusammenstößen kommt. Deshalb sollte jeder Gruppe genügend Raum zugeteilt werden.

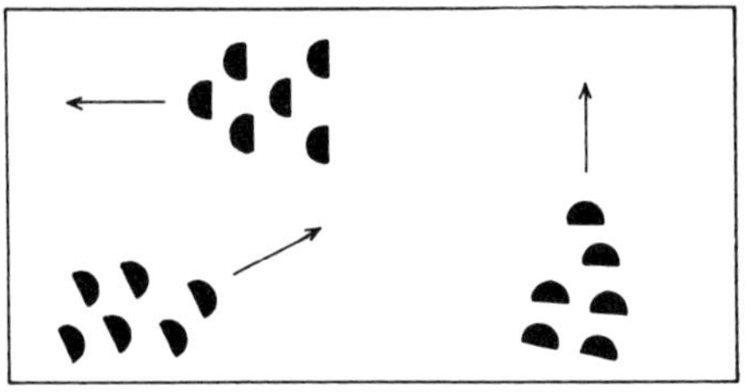

32

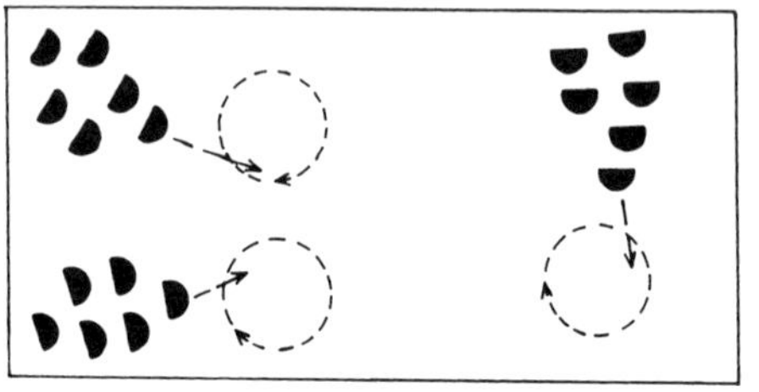

33

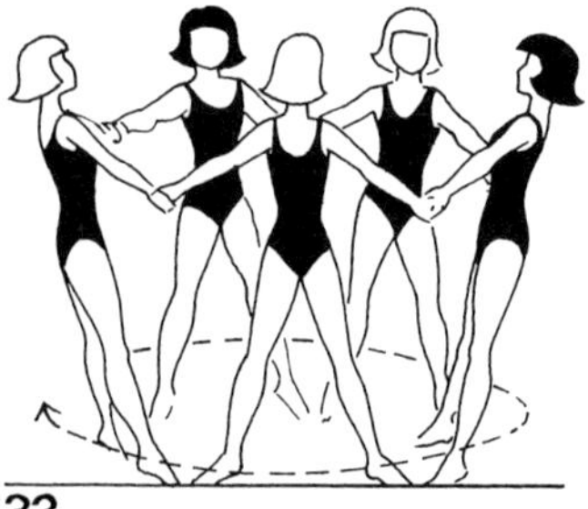

33

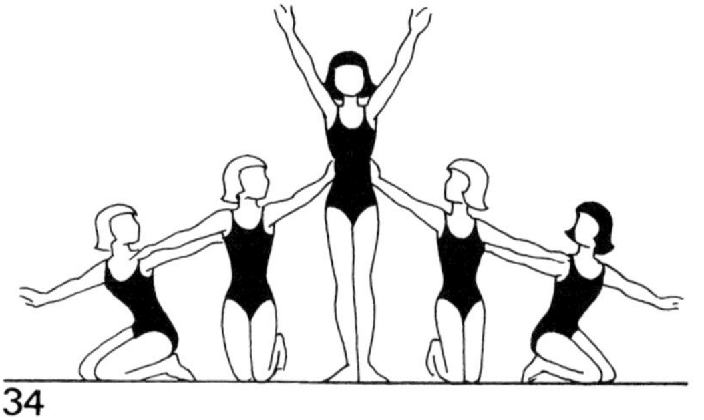

34

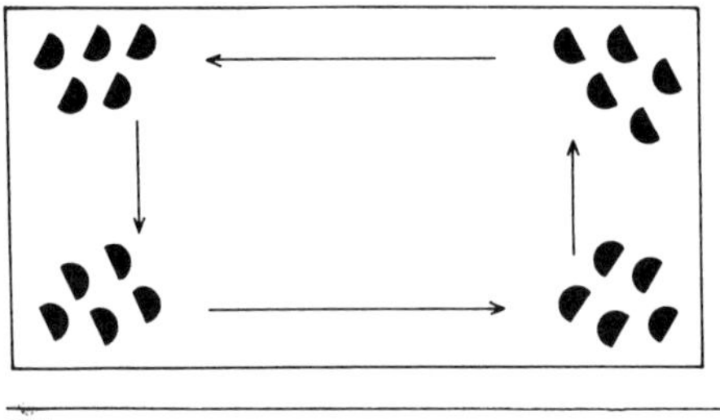

35

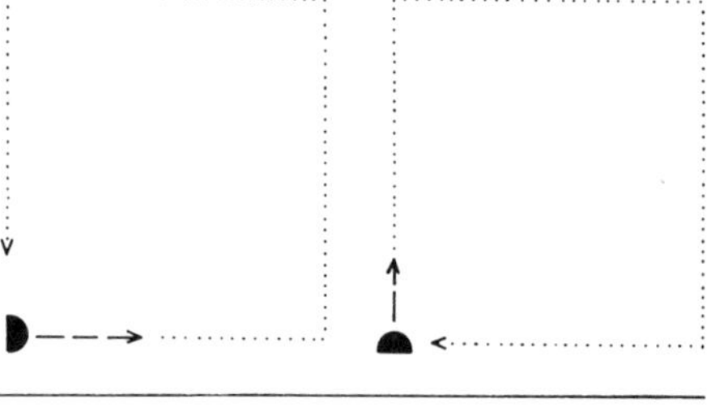

a) | b)

32. Jede Gruppe läuft hinter ihrem Gruppenführer in eine andere Richtung

33. Die Gruppen bewegen sich frei im Raum: Auf ein Zeichen bildet jede Gruppe einen Stirnkreis mit Handfassung – Galopphüpfen seitwärts

34. Die Gruppen bewegen sich frei im Raum: Auf ein Zeichen bildet jede Gruppe eine einfache Pyramide

35. Die Übenden sind in vier Gruppen aufgeteilt, jede hat ihren Standort in einer Ecke der Turnhalle: Auf ein Zeichen wechseln sie ihren Standort auf verschiedene Weise:

a) Lauf in die nächste Ecke entgegen dem Uhrzeigersinn

b) Auf einen Pfiff Wechseln der Plätze entgegen dem Uhrzeigersinn – bei zwei Pfiffen Wechseln der Plätze im Uhrzeigersinn

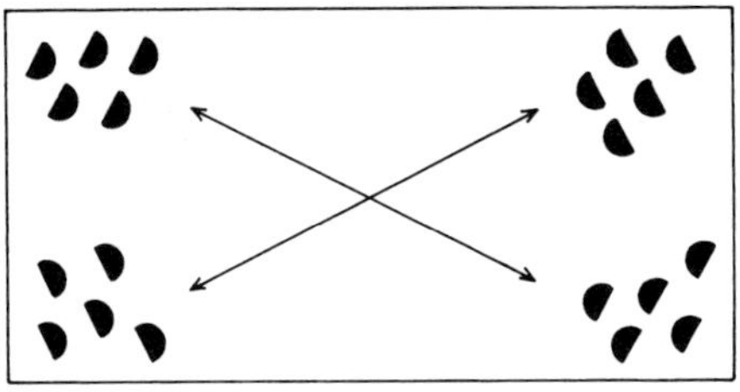

c)

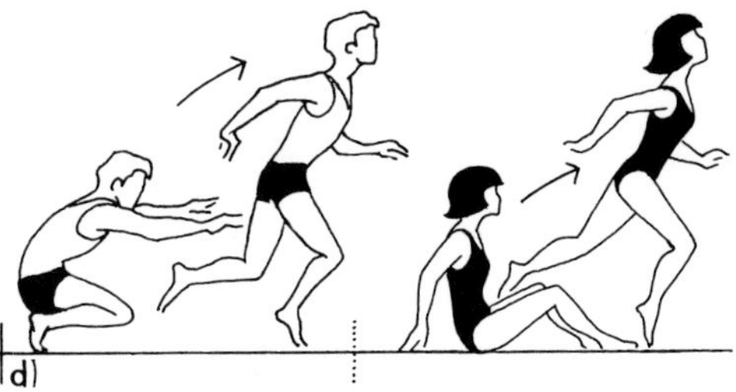

d)

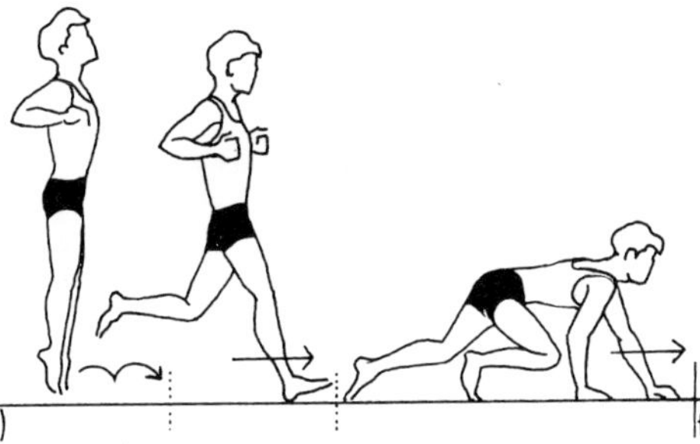

e)

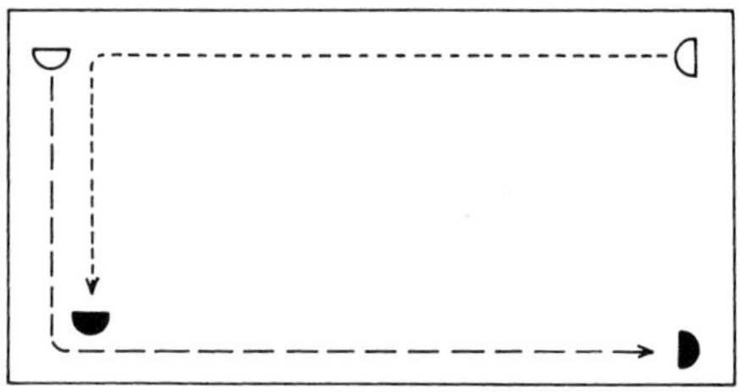

f)

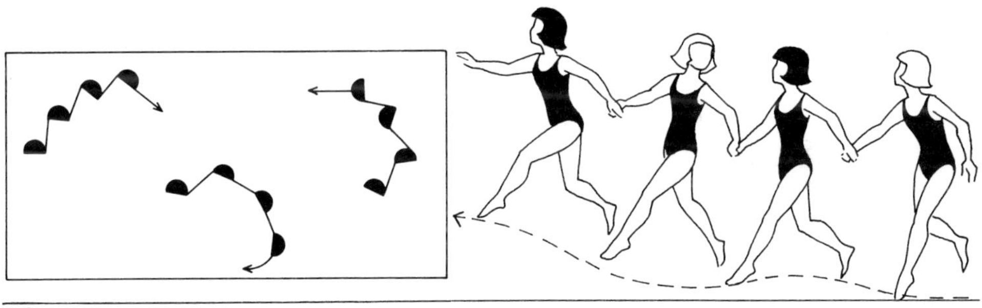

36

c) Die Gruppen wechseln ihren Standort über die Diagonale (Vorsicht, Gefahr von Zusammenstößen in der Mitte!)

d) Lauf der Gruppen aus verschiedenen Startstellungen (Hockstand, Sitz usw.)

e) Platzwechsel der Gruppen im Hüpfen, im Laufschritt, im schnellen Gehen, im Kriechen usw.)

f) Lauf der Gruppen entlang der Wand bis zur übernächsten Ecke als Wettbewerb

36. Die Gruppen bewegen sich frei im Raum: Auf ein Zeichen bilden sie durch Handfassung eine »Schlange« und bewegen sich so weiter (»Schlange« darf nicht abreißen)

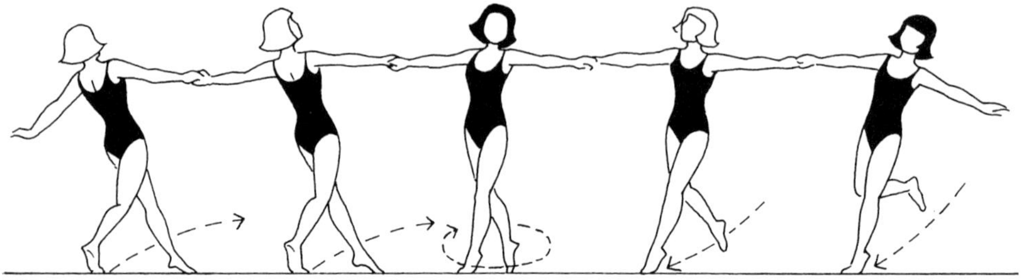

37

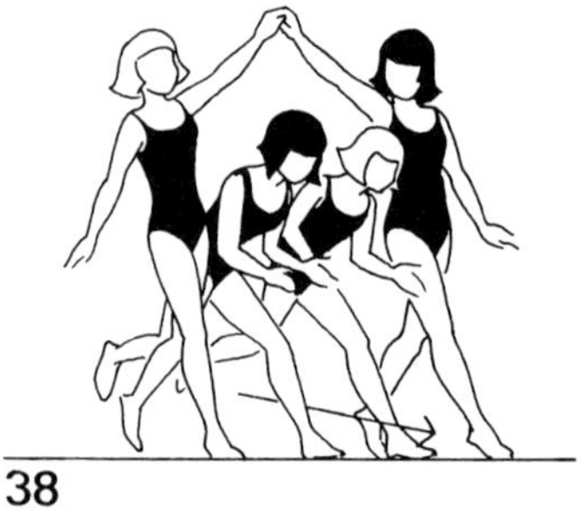

38

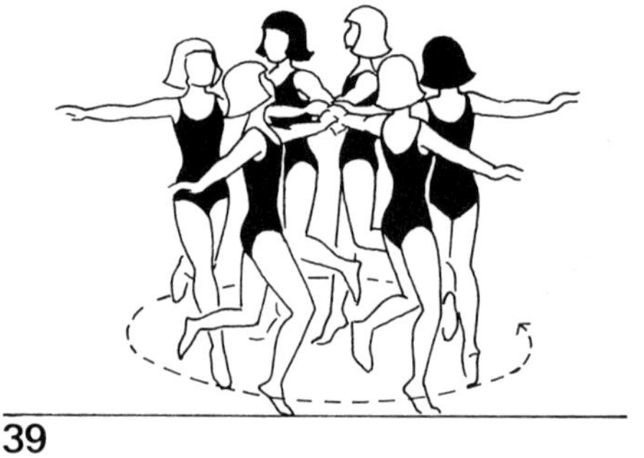

39

37. Eine Fünfergruppe faßt sich so an den Händen, daß zwei Übende in eine und drei Übende in die entgegengesetzte Richtung sehen. Der mittlere dreht sich auf der Stelle im Kreis, und die anderen laufen im Kreis um ihn herum

38. Die Übenden sind in Vierergruppen eingeteilt, jeweils zwei und zwei in Handfassung. Zwei Paare laufen hintereinander: Auf ein Zeichen läuft das hintere Paar so schnell wie moglich unter den Armen der vor ihnen Laufenden hindurch (während des Unterlaufens wird die Handfassung gelöst, danach wieder geschlossen) und setzen den Lauf fort

39. Die Übenden sind in Sechsergruppen eingeteilt und bewegen sich frei im Raum: Auf ein Zeichen versuchen sie so schnell wie möglich eine »Mühle« zu bilden, indem sie sich mit der linken Seite zueinander an den Händen fassen und sich so im Kreis drehen

Übungen in Linie

In dieser Aufstellungsform wenden wir solche Übungen an, die die Übenden zum größten Teil schon bei den Grundformen, bei den Partnerübungen oder bei anderer Gelegenheit kennengelernt haben. Stehen beim Üben mehrere hintereinander, ist darauf zu achten, daß immer so viele wie möglich gleichzeitig üben können.

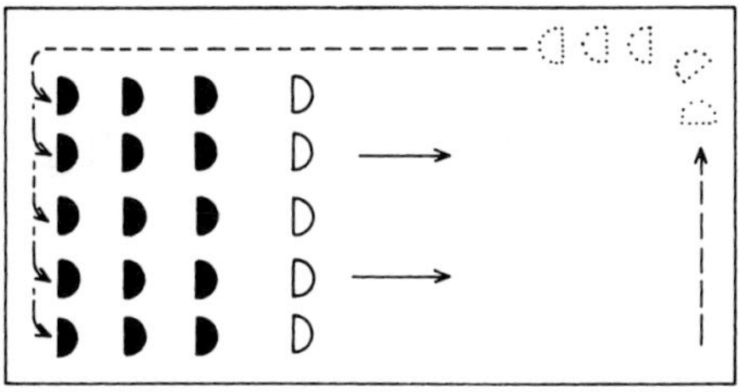

40

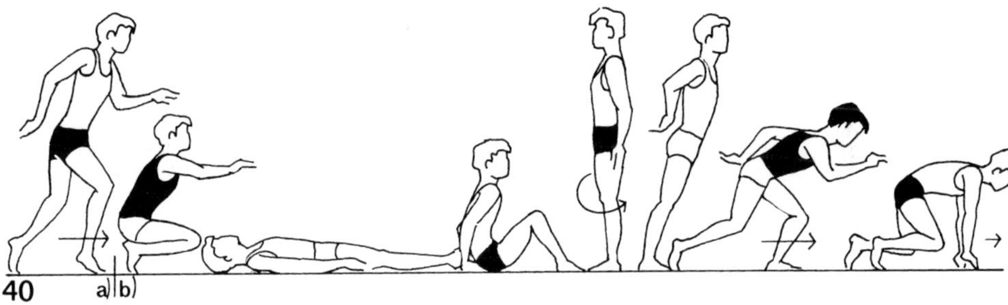

40

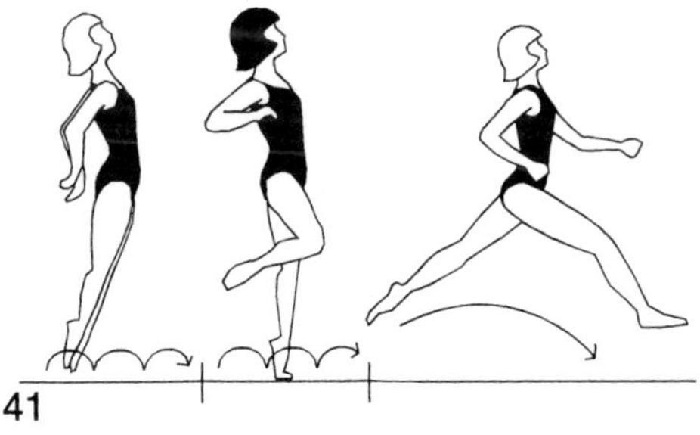

41

40. Die Übenden treten an der Schmalseite der Turnhalle in Linie zu zwei bis vier Gliedern an: Auf ein Zeichen läuft die jeweils vorn stehende Linie in der geforderten Weise zur anderen Seite der Turnhalle, dort machen alle eine viertel Wendung und traben hintereinander in Reihe zurück und stellen sich hinter dem letzten Glied wieder auf. (Üben dann in Wellen):

a) Laufen zur anderen Seite
b) Das gleiche mit Start aus dem Hockstand, aus dem Liegen, aus dem Sitz, aus dem Stand mit dem Rücken zur Laufrichtung, aus dem Fallstart, halbhohen Start, Tiefstart usw.

41. Die Übenden bewegen sich linienweise zur anderen Seite und führen dabei einen Wettbewerb aus, wer mit einer bestimmten Anzahl von Sprüngen am weitesten kommt:
a) Acht Schlußsprünge vorwärts
b) Fünf Einbeinsprünge vorwärts
c) Zehn Sprungschritte vorwärts

42. Die Übenden sind in drei oder vier Glieder aufgeteilt: Auf ein Zeichen gehen die im letzten Glied stehenden jeweils an der rechten Seite ihrer Vorderleute vorbei nach vorn und ordnen sich als erstes Glied wieder ein
Abwandlung:
Dasselbe im schnellen Lauf

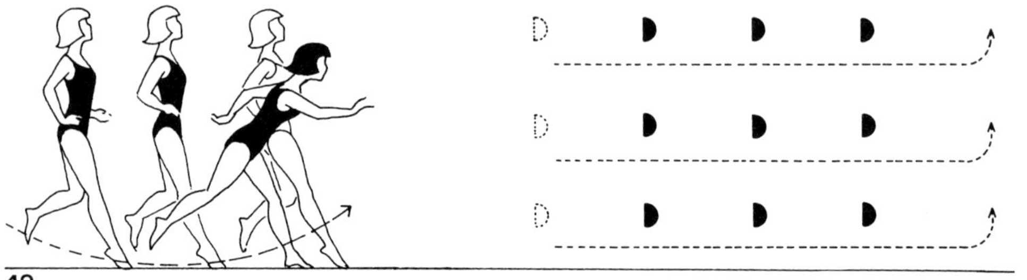

42

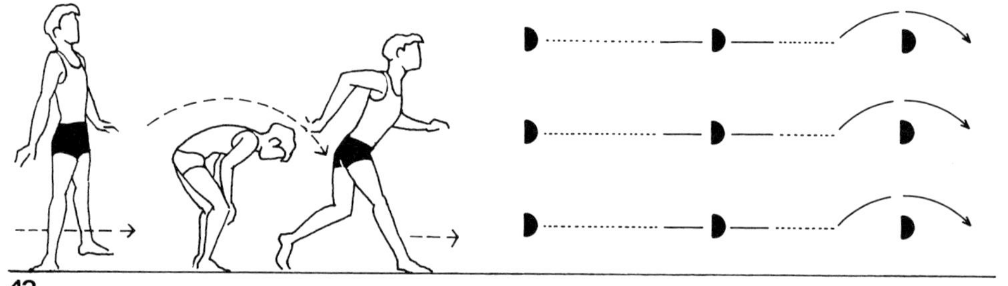

43

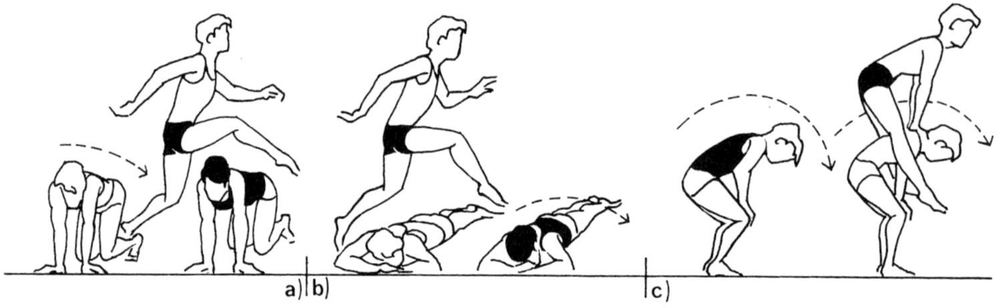

43. Die Übenden stehen in Linie zu drei Gliedern. Die Linien im Abstand von 4 bis 5 Schritten: Auf ein Zeichen nimmt die erste Linie »Bockstellung« und die zweite Linie Grätschstellung ein – die dritte Linie kriecht durch die Beine und überspringt die erste Linie

Abwandlungen:

a) Erste und zweite Linie in Bankstellung, die dritte überspringt

b) Erste und zweite Linie in Bauchlage, die dritte überspringt

c) Erste und zweite Linie in Bockstellung, die dritte überspringt

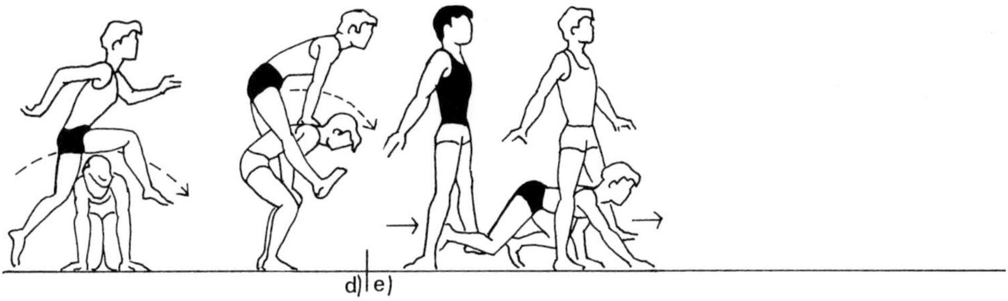

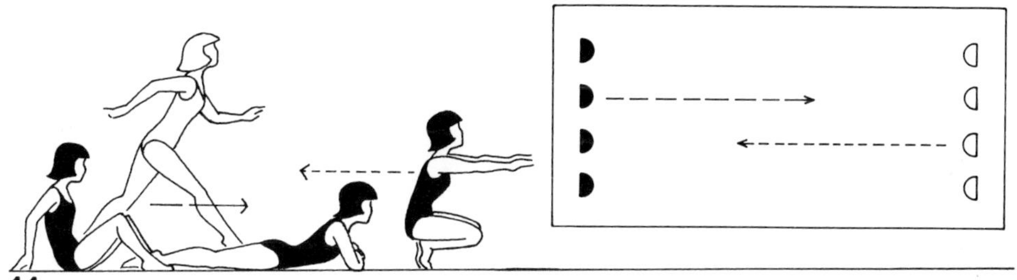

44

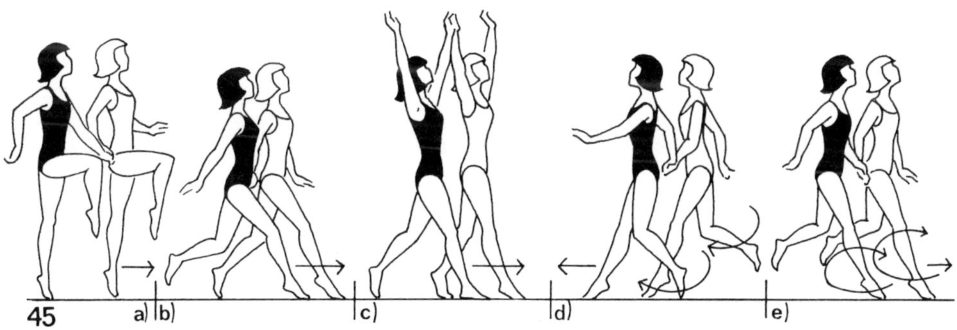

45

d) Erste Linie in Bankstellung, zweite Linie in Bockstellung, die dritte überspringt

e) Erste und zweite Linie im Grätschstand, die dritte klettert hindurch

44. Zwei Partner stehen sich an den Schmalseiten der Turnhalle gegenüber: Auf ein Zeichen wechseln sie die Plätze. Gestartet wird aus dem Sitz, aus der Bauchlage, aus der Hocke usw. (Ausführung am Anfang im Gehen, später als Wettkampf im schnellen Lauf)

45. Die ganze Linie läuft mit Handfassung, Arme in Tiefhalte:

a) Im Kniehebelauf

b) Vier Laufschritte in Tiefhalte, vier Laufschritte mit Hochhalte

c) Dasselbe, aber nach zwei Laufschritten

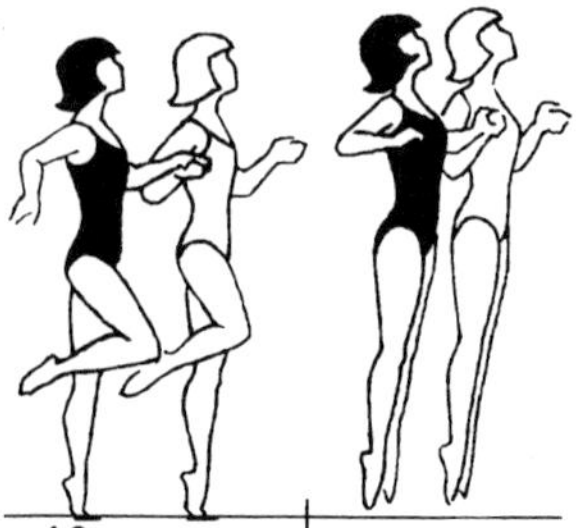

46 a) b)

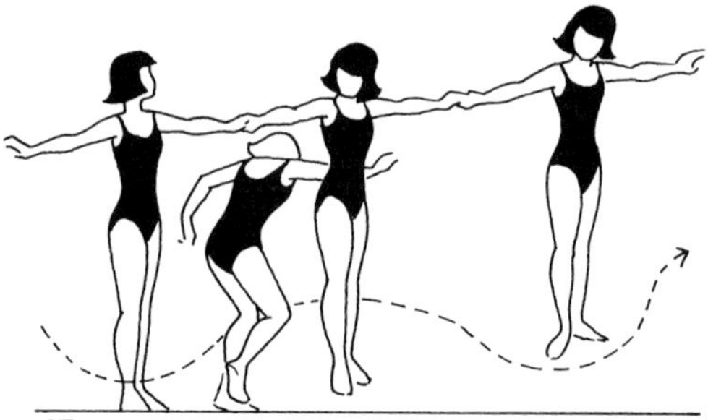

47

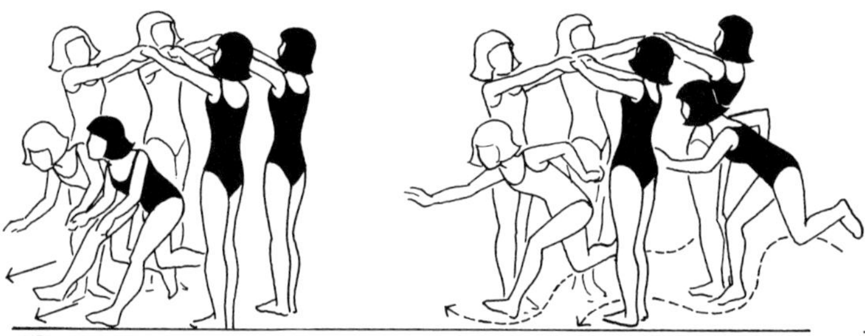

48

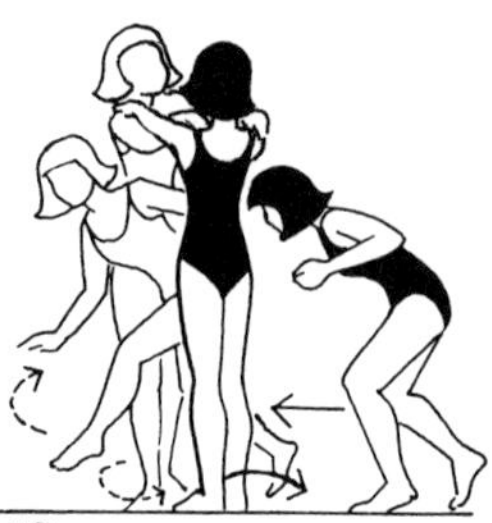

49

Armhaltung wechseln, zuletzt nach einem Laufschritt

d) Auf ein Zeichen Handfassung lösen, halbe Drehung, Handfassung und weiterlaufen in entgegengesetzter Richtung

e) Dasselbe, aber mit ganzer Drehung und in gleicher Richtung weiterlaufen

46. Hüpfen vorwärts in Reihen mit Handfassung:

a) Einbeinhüpfen

b) Schlußhüpfen

47. Die Übenden einer Linie stehen mit Seithalte und Handfassung: Der Flügelmann beginnt einen Slalomlauf unter den Armen seiner Partner und ordnet sich am Ende wieder ein, dann folgt der nächste usw.

48. Zwei Linien stehen sich gegenüber – die Gegenüberstehenden mit Zweihandfassung in Vorhalte:

a) Auf ein Zeichen läuft das letzte Paar unter den Armen der anderen hindurch und ordnet sich am anderen Ende wieder ein, dann folgt das nächste Paar usw.

b) Dasselbe, die Übenden führen jeweils einen Slalomlauf um die Paare ihrer Linie aus

49. Zwei Partner stehen sich gegenüber – Hände auf den Schultern des gegenüberstehenden Partners: Das erste Paar löst die Fassung und läuft durch den Tunnel zur anderen Seite und ordnet sich wieder ein. Die ganze Gruppe rückt nach, so daß sie auf dem gleichen Platz verbleibt

Übungen in Reihe

Besonders bei Übungen in der Reihe können die Übenden eine Vielzahl von Übungen, die sie zuvor in anderen Übungsformen erlernt haben, wieder anwenden und festigen. Übungen in der Reihe sind anspruchsvoll und setzen die Aufmerksamkeit der Übenden voraus.

50. Die Übenden in der Reihenformation gehen und laufen im Wechsel (Indianerlauf)

51. Die Übenden laufen im großen Kreis hintereinander in der Turnhalle
Auf ein Zeichen laufen sie durch die Mitte auf die andere Seite der Halle, bilden wieder eine Reihe und setzen den Lauf in gleicher Richtung fort

52. Laufen in Reihe: Auf ein Zeichen läuft der letzte schnell auf der rechten Seite der Reihe nach vorn und ordnet sich als erster ein usw.
Abwandlungen:

a) Dasselbe, aber nacheinander läuft die ganze Reihe nach vorn, indem der vorletzte gleich danach läuft, sobald der letzte bei ihm vorbeikommt usw.

b) Die Übenden halten in der Reihe einen bestimmten Abstand ein, der letzte läuft im Slalomlauf nach vorn

53. Laufen in Reihe: Auf ein Zeichen nimmt der erste Bankstellung ein, der zweite überspringt und nimmt nach zwei Schritten ebenfalls Bankstellung ein, das gleiche der nächste usw.

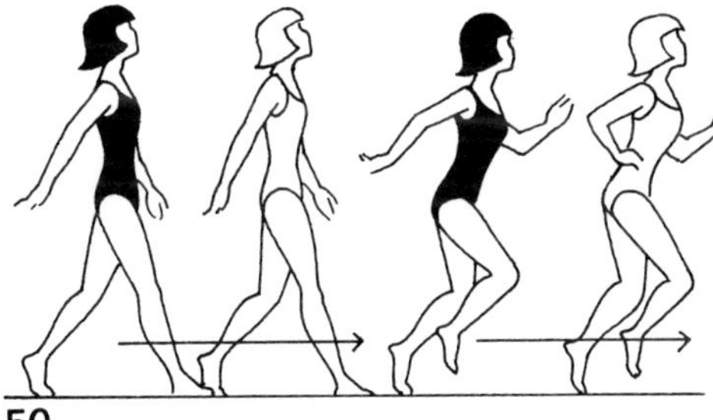

50

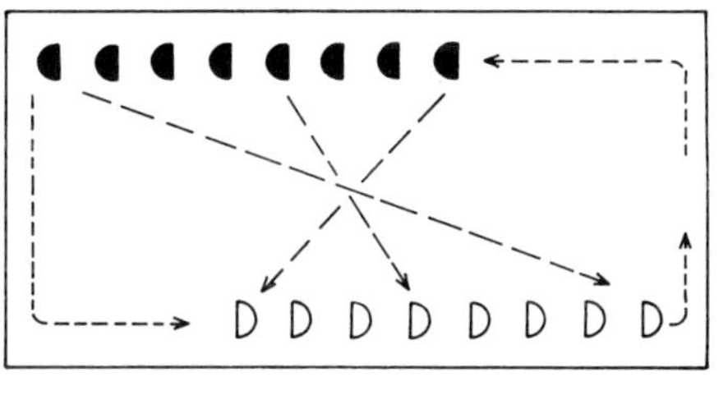

51

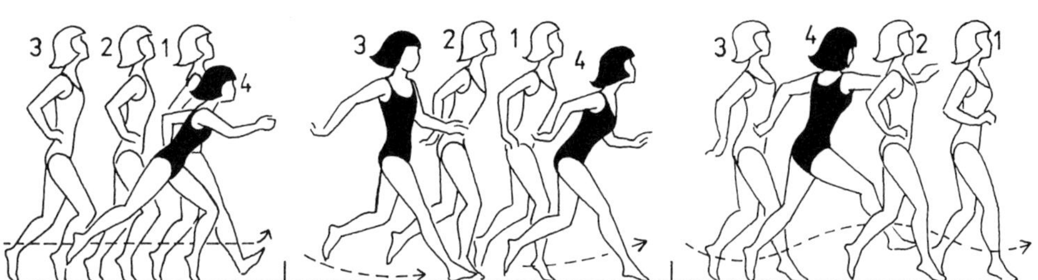

52 a) b)

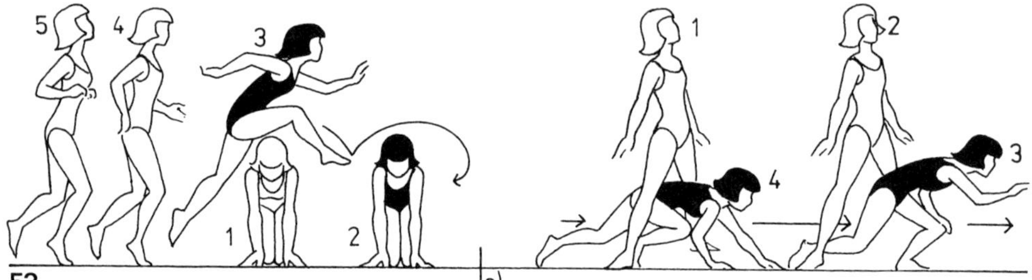

53 a)

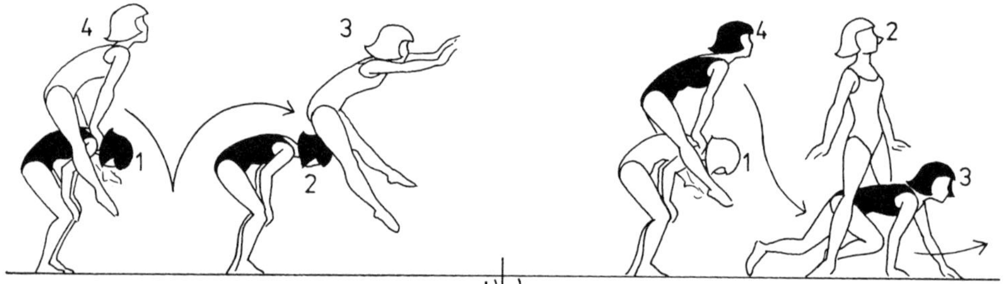

b) c)

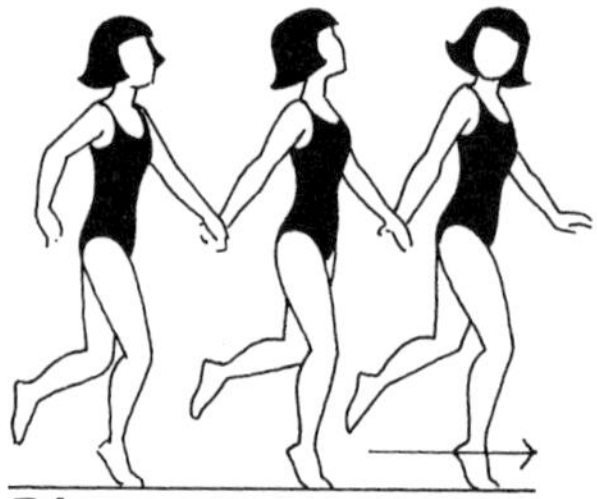

54

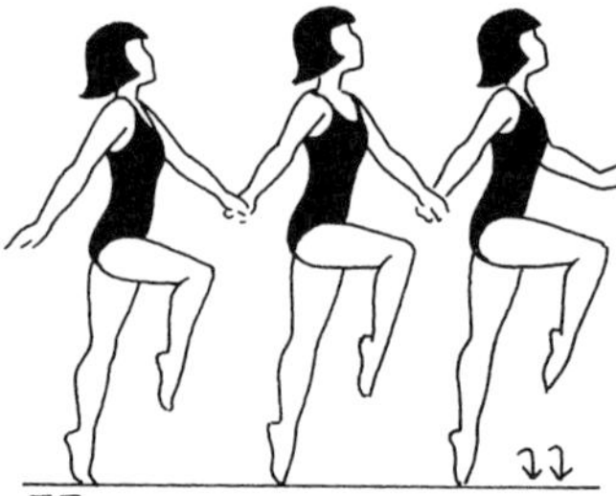

55

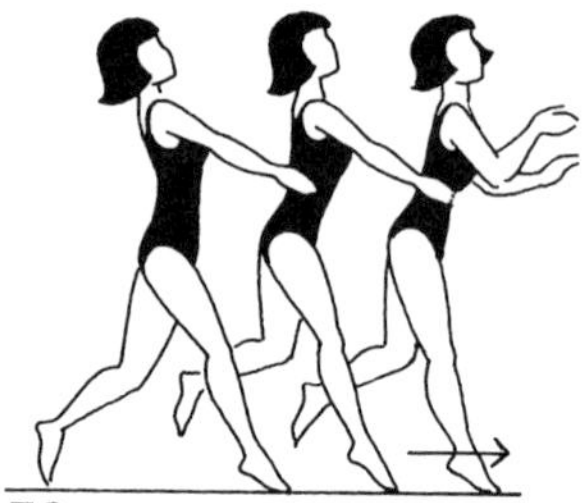

56

Abwandlungen:

a) Dasselbe mit Grätschstand und Kriechen durch die Beine

b) Dasselbe mit Bockstellung und Springen über den Bock

c) Dasselbe mit Wechsel von Bockspringen und Durchkriechen

54. Laufen in Reihe mit Handfassung, linke Hand erfaßt rechte Hand des Vordermannes

55. Wechselhüpfen mit Knieheben in Reihe mit Handfassung

56. Laufen in Reihe vorwärts mit Hüftfassung beim Vordermann

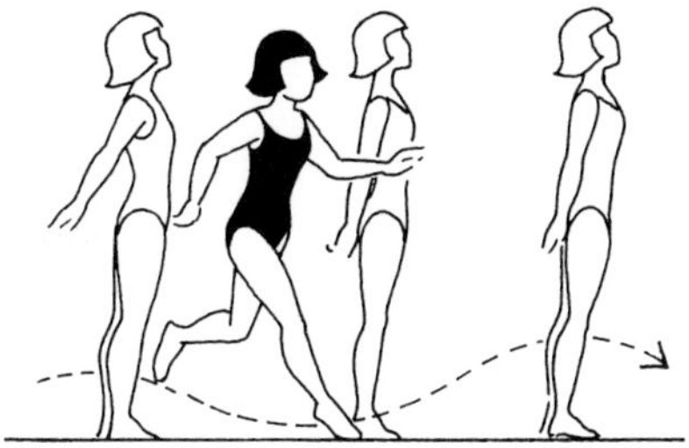

57

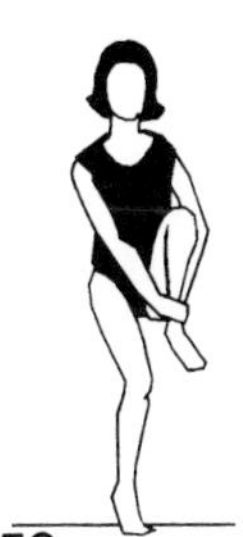

59

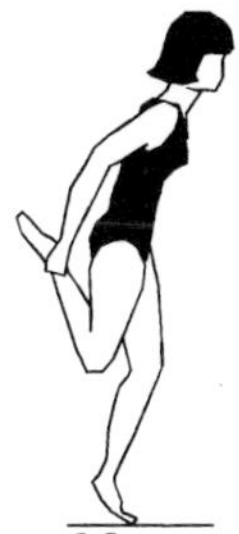

60

57. Die Übenden stehen in Reihe mit größerem Abstand voneinander: Auf ein Zeichen beginnt der letzte einen Slalomlauf und ordnet sich vorn wieder ein, ihm folgt der nächste usw.

58. Die Übenden stehen ganz dicht hintereinander, die Beine gegrätscht. Der letzte kriecht durch den »Tunnel« und ordnet sich vorn ein usw.

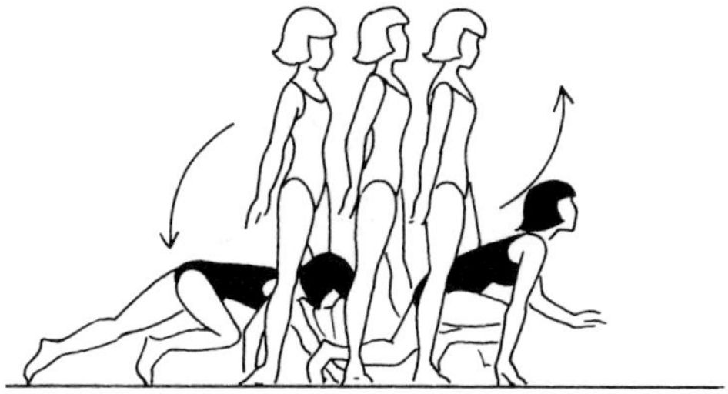

58

59. Ein Bein vorhoch anziehen, Fuß mit einer oder beiden Händen ergreifen: vorwärts hüpfen

60. Ein Bein anfersen, Fuß mit einer oder beiden Händen ergreifen: vorwärts hüpfen

61. Arme in Vorhalte auf den Schultern des Vordermannes – Schlußhüpfen

Abwandlungen:

a) Grätschhüpfen

b) Einbeinhüpfen links, rechts Bein seitgespreizt

c) Schlußsprünge mit Anhocken (dabei Knie nach links und rechts schwenken)

62. Einbeinhüpfen vorwärts in verbundener Reihe:

a) Linke Hand auf der Schulter des Vordermannes, Fassen rechts des vorgespreizten rechten Beines des Hintermannes – Hüpfen vorwärts

b) Das gleiche mit rückgespreiztem Bein

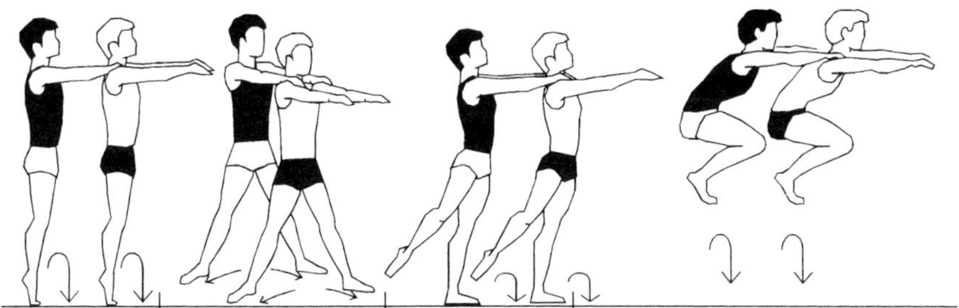

61 a) b) c)

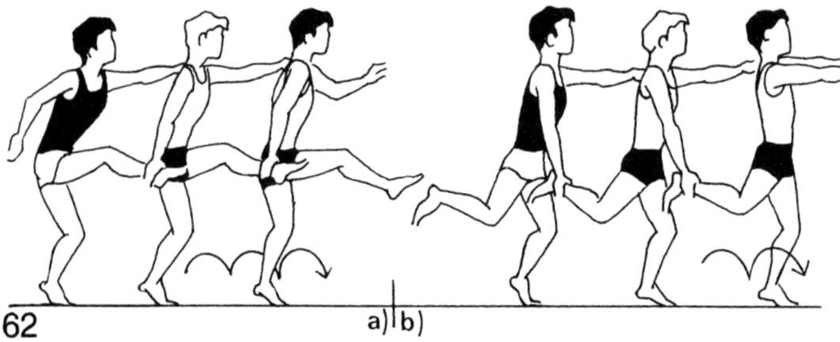

62

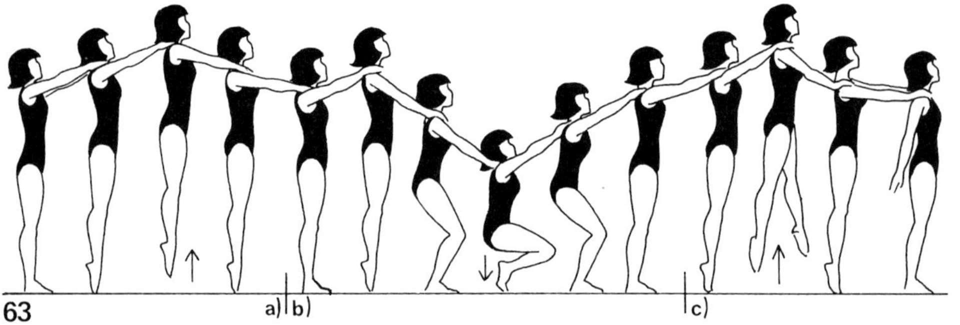

63

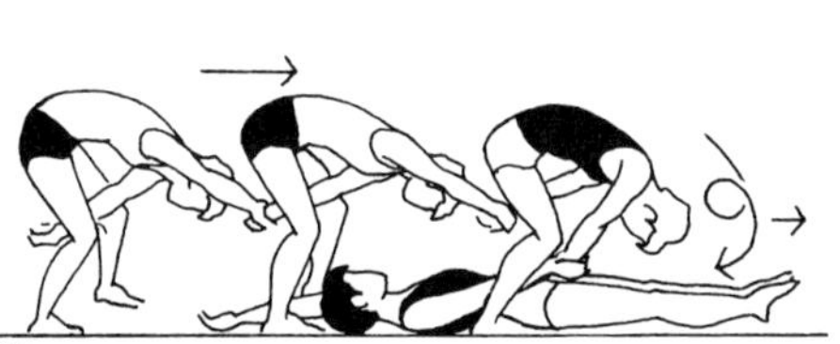

64

sen – der erste rollt vorwärts in die Rückenlage mit gegrätschten Beinen, der nächste rollt in die gegrätschten Beine des Vordermannes usw. Wenn alle Übenden liegen, kann der erste aufstehen, weitergehen und dabei seinen Hintermann mit hochziehen usw.

63. Die Übenden in Reihe, Vorhalte, Hände auf den Schultern des Vordermannes führen nacheinander bestimmte Übungen aus:

a) Schlußsprung

b) Schlußsprung in den Hockstand

c) Grätschsprung

64. Rolle vorwärts in verbundener Reihe (Wackelschlange): Reihe in enger Grätschstellung, rechts zwischen den Beinen die vorgestreckte Hand des Hintermannes fas-

Übungen im Kreis

Es werden in der Hauptsache Übungen im Stirnkreis mit Handfassung ausgeführt. Die Handfassung muß fest sein, da z. B. beim »Drehenden Kreis« die Fliehkraft zum »Zerreißen« des Kreises führen kann. Im Kreis lassen sich verschiedene Tanzschritte gemeinsam ausführen, die die Übenden bereits beherrschen.

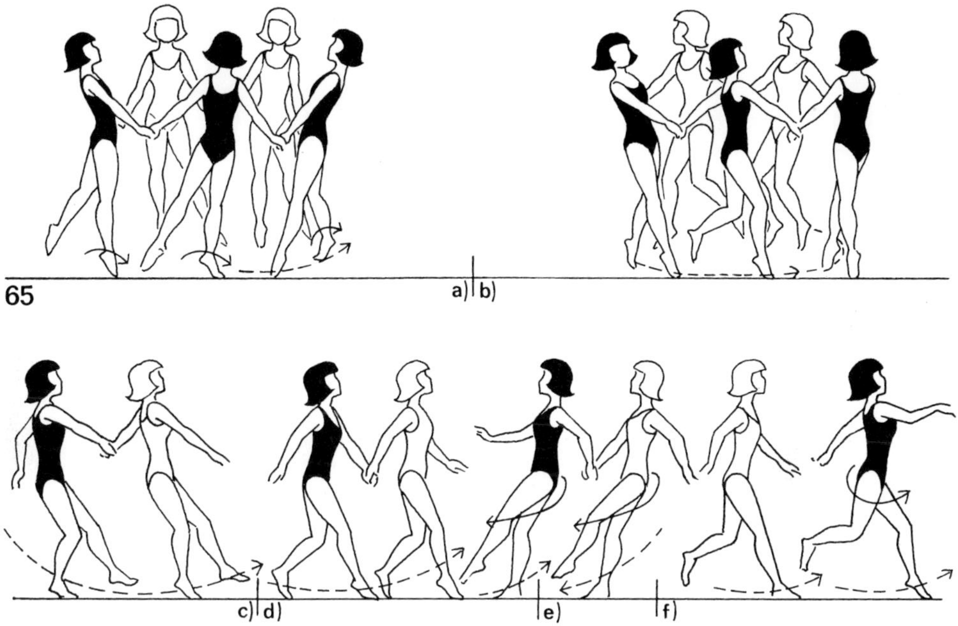

65

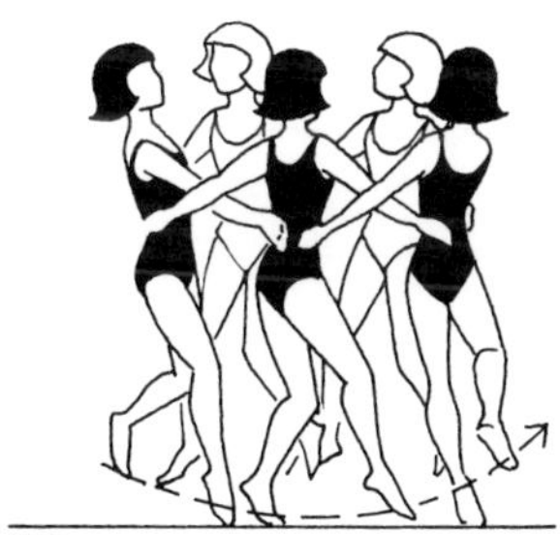

66

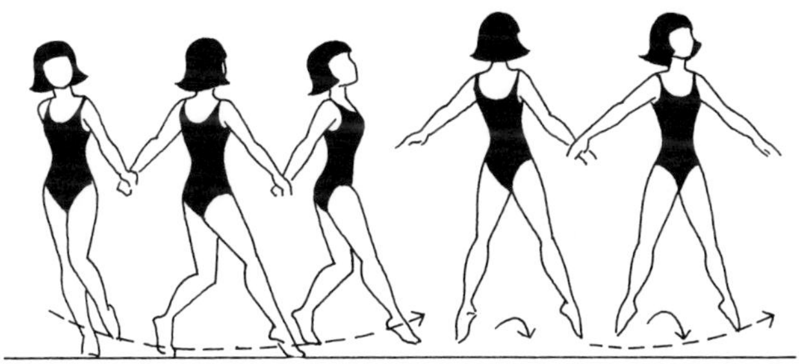

67

65. Drehender Kreis (Innenstirnkreis mit Handfassung):

a) Galopphüpfen seitwärts

b) Laufen vorwärts

c) Laufen rückwärts

d) Vier Laufschritte vorwärts, halbe Drehung (Handfassung nicht lösen), vier Laufschritte rückwärts (Kreis dreht sich in gleicher Richtung weiter)

e) Fünf Laufschritte vorwärts, Handfassung lösen, halbe Drehung links, Handfassung und fünf Laufschritte vorwärts in entgegengesetzter Richtung weiterlaufen

f) Dasselbe, aber mit ganzer Drehung (Kreis in gleicher Richtung)

66. Laufen im Kreis mit Hüftfassung

67. Laufen im Kreis, Handfassung – ein Übender hat das Gesicht zur Kreismitte gewandt, der nächste den Rücken usw.

Abwandlung:

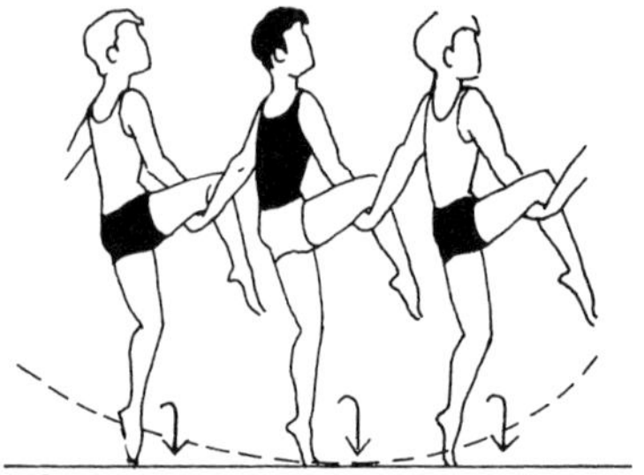

68

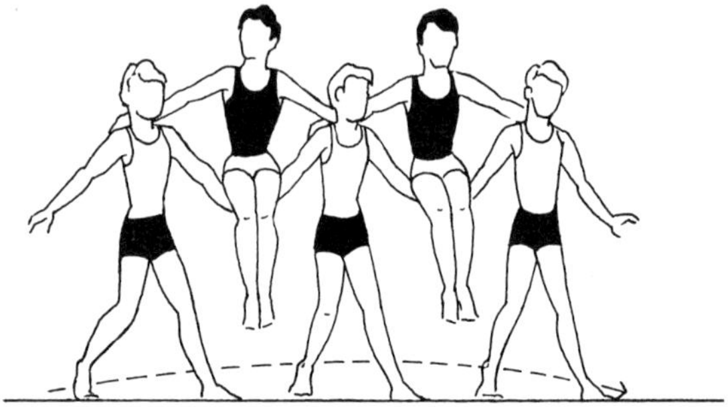

69

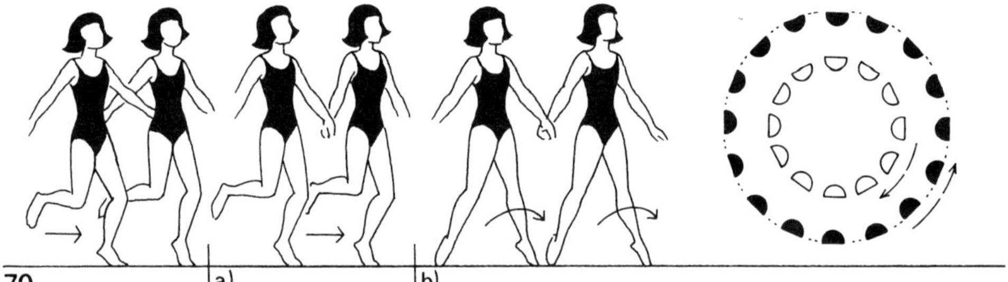

70

Dasselbe im Galopphüpfen seitwärts

68. Hüpfen links im Kreis mit Handfassung, das rechte Bein ist über die gefaßten Hände eingehängt.

69. Im Innenstirnkreis wird zu zweien abgezählt. Die »Einsen« geben sich die Hände, und die »Zweien« setzen sich darauf, wobei sie sich am Hals der Partner festhalten. So werden sie im Kreis getragen. Auf ein Zeichen wird gewechselt.

70. Gehen im doppelten Innenstirnkreis. Der innere Kreis dreht sich nach links, der äußere nach rechts – Hüftfassung

Abwandlungen:

a) Dasselbe im Laufen mit Handfassung

b) Dasselbe mit Galopphüpfen seitwärts

71. Das gleiche wie unter 70., aber im dreifachen Innenstirnkreis, der innerste und äußere Kreis in gleicher Richtung

72. Die Übenden bilden einen doppelten

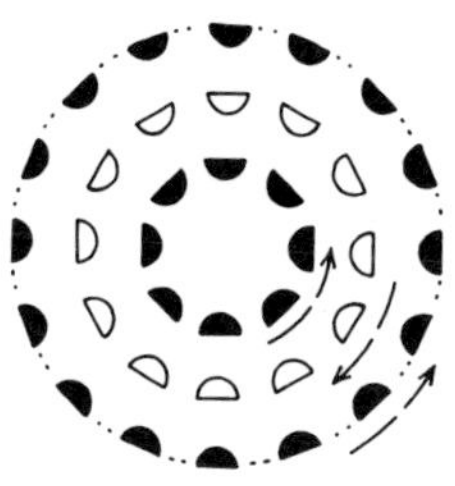

71

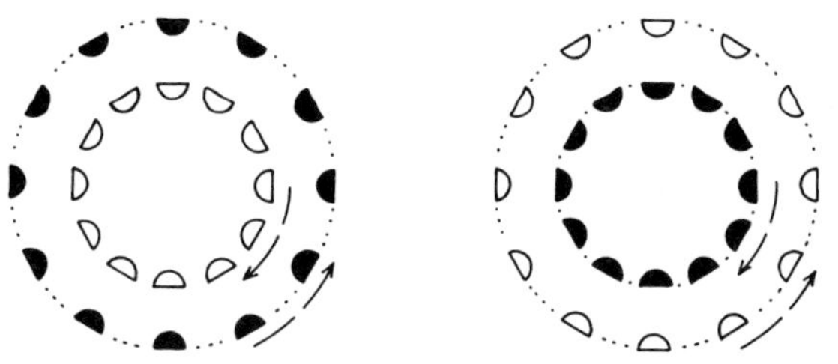

72

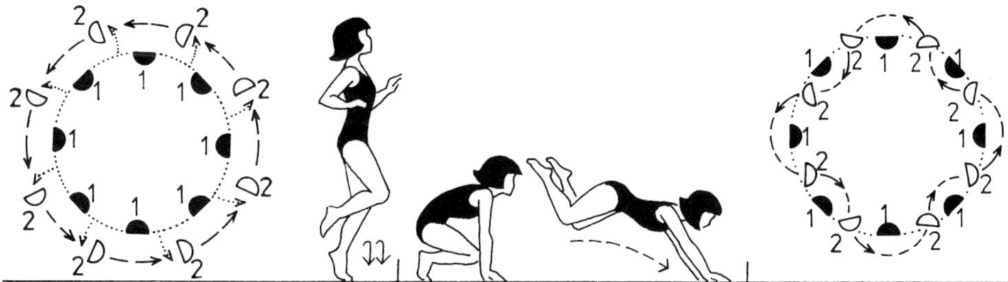

73 a) b) c)

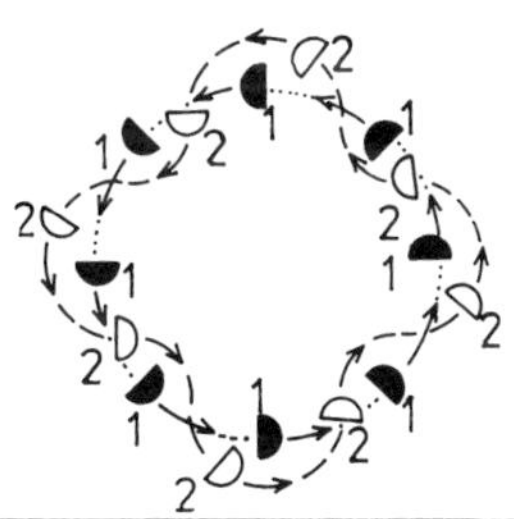

74

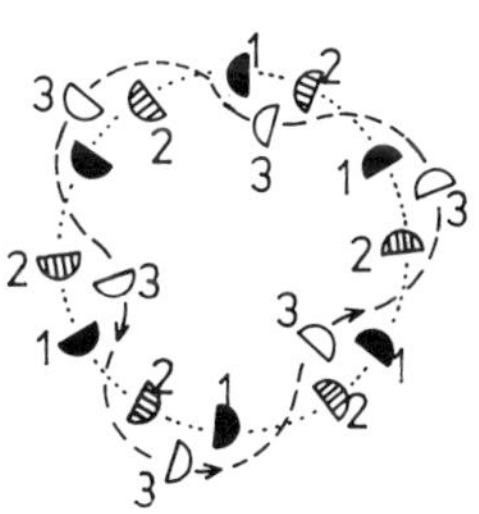

75

Innenstirnkreis (beide Kreise mit der gleichen Anzahl von Übenden), der äußere Kreis mit Handfassung, der innere mit Hüftfassung – Drehen in entgegengesetzter Richtung. Auf ein Zeichen wechseln die Kreise ihre Positionen und setzen die Drehung fort

73. Im Innenstirnkreis wird zu zweien abgezählt: Auf ein Zeichen laufen alle »Zweien« außen um den Kreis und kehren auf ihren Platz zurück, auf ein weiteres Zeichen die »Einsen« das gleiche (kann in Wettkampfform durchgeführt werden)

Abwandlungen:

a) dabei Hüpfen auf einem Bein

b) Froschhüpfen

c) Slalomlauf um die stehenden Übenden

74. Dasselbe im Flankenkreis

75. Dasselbe nach Abzählen zu dreien

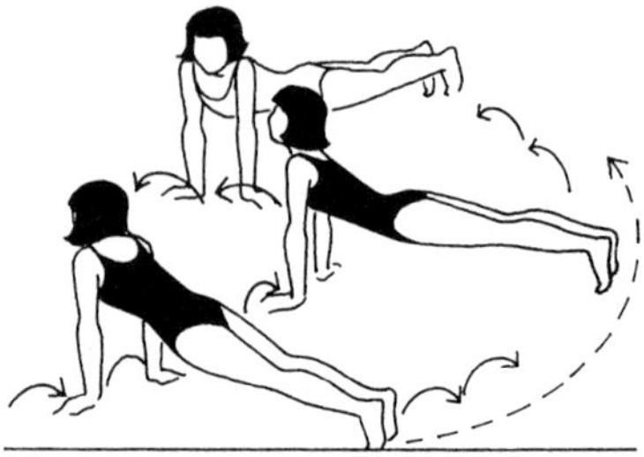

76

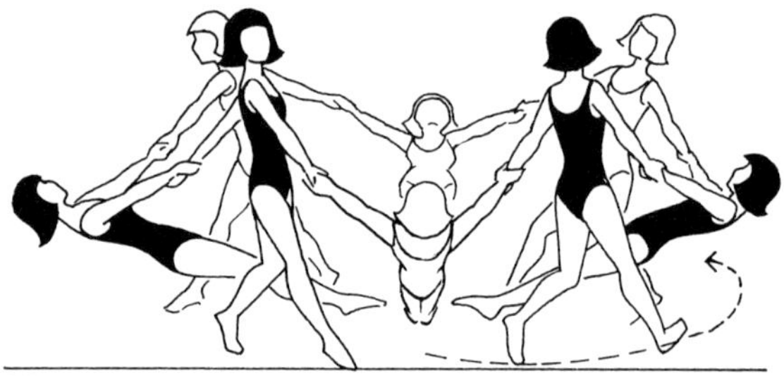

77

76. Laufen im Stirnkreis mit Handfassung: Auf ein Zeichen loslassen, Liegestütz einnehmen (ältere Jungen und Männer : Fallen in den Liegestütz, Kopf in Richtung Kreismitte) und so in Kreisrichtung seitlich bewegen durch gleichzeitiges Abdrücken mit Armen und Beinen vom Boden

77. Innenstirnkreis, gebildet von acht Übenden mit Handfassung: Auf ein Zeichen streckt jeder zweite die Beine zur Kreismitte (Körper gestreckt in Schräglage). Die anderen laufen weiter und drehen die zweiten mit im Kreise

Kleine Spiele

Eines der gebräuchlichsten Mittel zur Erwärmung des Organismus, besonders bei Kindern und Jugendlichen, sind die verschiedensten Spielformen. Sie tragen zur Beschleunigung des Blutkreislaufes bei und bereiten den gesamten Bewegungsapparat auf die Belastung vor. Richtig ausgewählte und gut organisierte Spiele sin aber auch vollwertige Trainingsmittel für den Hauptteil.

Durch ein intensives Erwärmen erreichen wir eine positive physische und psychische Bereitschaft zum Üben.

Ein Spiel als Trainingsmittel sollte den gesamten Organismus beanspruchen. Es dürfen keine Spiele sein, bei denen der größte Teil der Gruppe herumsteht, sondern solche, bei denen möglichst viele gleichzeitig in Bewegung sind. Diese Spiele müssen einfach in den Regeln und für alle Übenden leicht durchzuführen sein. Stellen die Spiele Anforderungen an die Gewandtheit und Geschicklichkeit, müssen die betreffenden Elemente von den Übenden gut beherrscht werden. Spiele mit komplizierten Anforderungen gehören nicht in den einleitenden Teil.

Bei der Auswahl des Spiels müssen wir auch die Mentalität der Übenden berücksichtigen. Es muß der Neigung und dem Interesse der einzelnen Altersgruppen entsprechen. So passen zu den Jüngsten am besten Haschespiele. Für Erwachsene werden wir dagegen Spiele auswählen, die größere Anforderungen an Konzentration, Reaktionsvermögen und Mitdenken stellen.

Es wäre jedoch falsch, jeden einleitenden Teil einer Übungsstunde mit einem Spiel zu

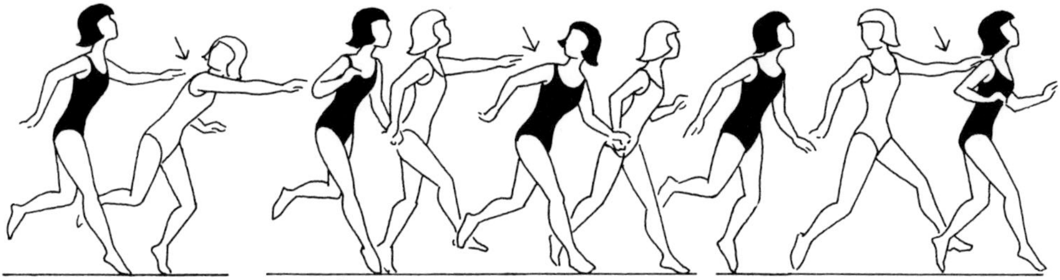

78 79+80 81

beginnen. Besser ist es, auch andere Formen der Vorbereitung anzuwenden. Ebenso ungünstig ist es, wenn man sich nur auf zwei oder drei Spiele festlegt. Eine große Mannigfaltigkeit ist hierbei sehr wichtig, um eine freudige Atmosphäre zu erhalten. Das heißt aber wiederum nicht, in jeder Übungsstunde ein neues Spiel einzuführen. Die Besonderheiten eines Spieles erfassen die Übenden gewöhnlich erst beim zweiten oder dritten Wiederholen. Deshalb sollte man bestimmte Spiele eine Zeitlang beibehalten.
Der Übungsleiter muß jedes Spiel erst genau erklären, die Spielregeln festlegen und einen Mannschaftskapitän bestimmen, um von vornherein Unstimmigkeiten auszuschließen. Beim Spiel muß er darauf achten, daß die Spielregeln konsequent eingehalten werden.

Haschespiele

Haschespiele sind besonders für Kinder geeignet, weil alle gleichzeitig beteiligt sind. Handelt es sich um eine große Gruppe, teilen wir diese in mehrere kleinere Gruppen auf und legen mehrere Fänger fest. Bei Haschespielen mit einer »Burg« ist es notwendig, für eine solche »Burg« zu sorgen, die dem Leistungsvermögen der Übenden entspricht.

78. *Abschlagen:* Ein Fänger jagt die anderen, wer abgeschlagen wird, muß ausscheiden

79. *Paarhasche:* Es werden Paare gebildet mit Einhandfassung, die sie beim Laufen nicht lösen dürfen; reißt ein Fängerpaar auseinander, gilt ihr Abschlag nicht, reißt ein anderes Paar auseinander, wird es zum Fängerpaar

80. *Dreierhasche:* Das gleiche zu dreien

81. Ein Paar mit Einhandfassung hascht die anderen, einzeln laufenden Mitspieler; gelingt einem des Paares ein Abschlag, ist dieser frei, und der Abgeschlagene muß an seiner Stelle in Handfassung mit dem anderen weiterhaschen

Abwandlung:

Der rechte ist frei, und der Abgeschlagene muß immer die gleiche Position des Paares einnehmen

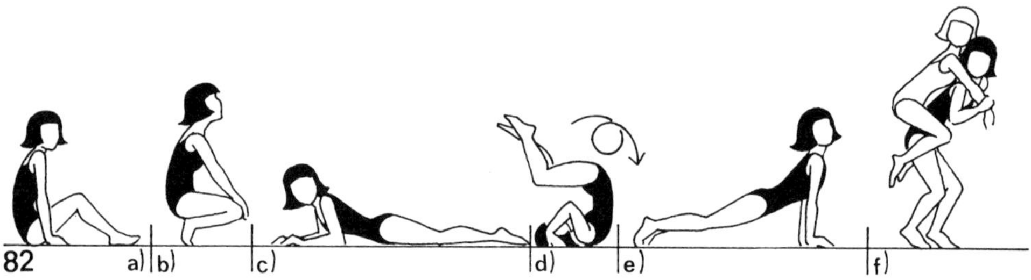

82

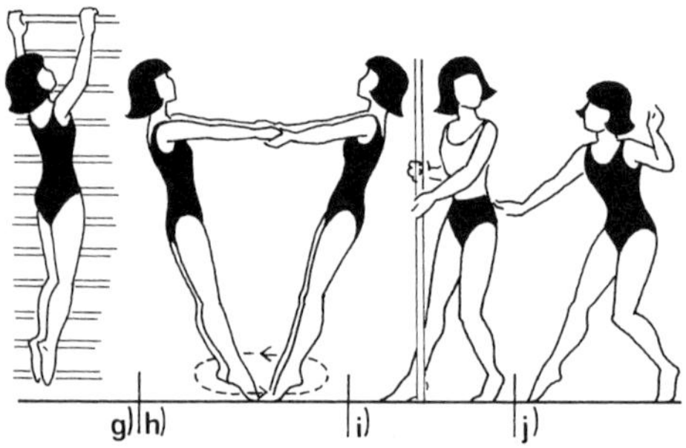

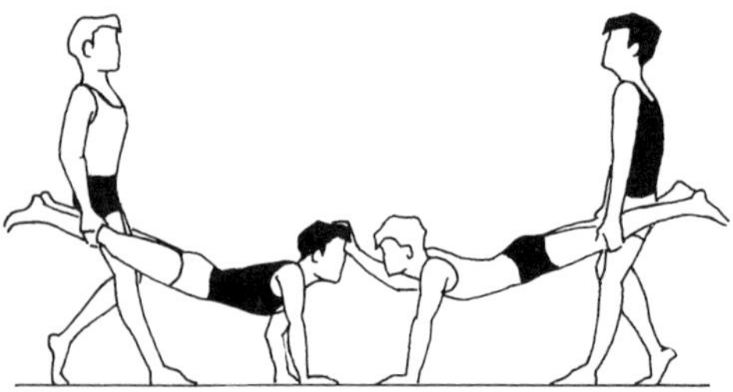

86

82. *Burghasche:* Ein Fänger jagt die übrigen, die sich vor dem Abschlag schützen können, indem sie eine bestimmte Stellung einnehmen oder Bewegung ausführen (eine »Burg« bilden)

a) Sitz
b) Hockstand
c) Bauchlage
d) Rolle ausführen
e) Liegestütz
f) Sprung auf den Rücken eines Partners
g) Hang an der Sprossenwand
h) Kreisel
i) Eisen berühren
j) Eine bestimmte Farbe berühren

83. *Fleckhasche:* Einer ist der Fänger und versucht die anderen abzuschlagen. Der Abgeschlagene muß eine Hand an die getroffene Stelle legen und so weiterfangen

84. *»Versteinert«:* Ein Drittel der Mitspieler jagt die übrigen. Wer abgeschlagen wird, muß »versteinert« ausrufen und in der gerade eingenommenen Stellung verharren. Mitspieler können ihn erlösen, indem sie ihm einen Schlag auf die Schulter geben und »frei« rufen

85. *Nachahmungshasche:* Einer hascht die übrigen, er muß immer das nachahmen, was der macht, den er gerade fangen will

86. *Schubkarrenhasche:* Die Übenden bilden paarweise Schubkarren. Ein Paar ist Fänger, abschlagen darf nur der auf den Händen Laufende. *(Nicht für Kinder geeignet).*

87. *Haschen* zu *dreien:* Die Übenden sind in Gruppen zu dreien aufgeteilt, jede Gruppe spielt für sich

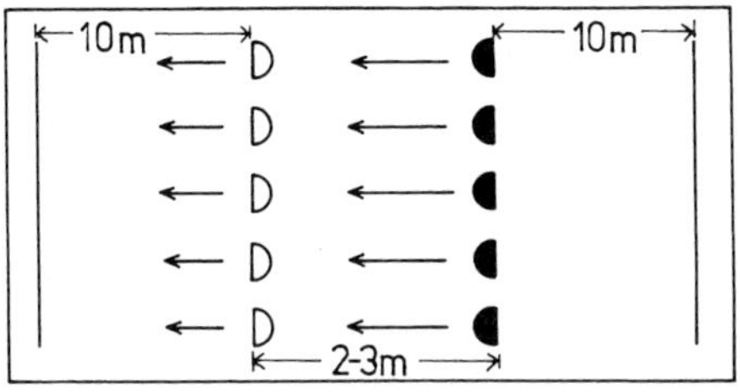

88

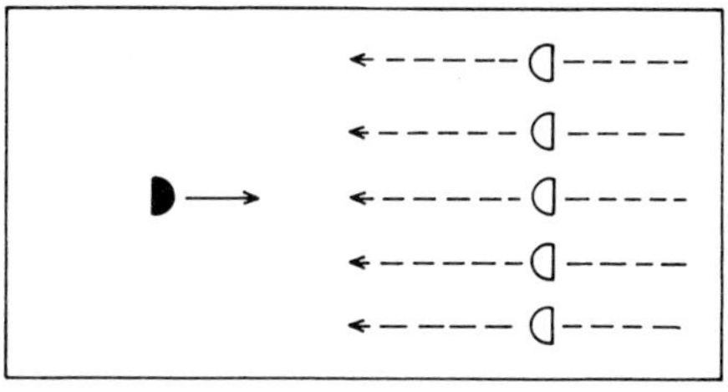

89

a) Einfaches Haschen mit Abschlagen

b) Der erste hascht den zweiten, der dritte setzt inzwischen aus – wird der zweite abgeschlagen, jagt dieser den dritten, und der erste setzt aus, der dritte jagt dann den ersten usw.

c) Der erste hascht den zweiten, dieser gleichzeitig den dritten und dieser wieder den ersten. Jeder ist also gleichzeitig Fänger und Gejagter. Es kann gezählt werden, wer am Ende die meisten Schläge erhalten hat

d) Das gleiche zu Paaren mit Handfassung

88. *Schwarz – Weiß:* Aufteilung in zwei Gruppen, Schwarz und Weiß, die sich in Linie im Abstand von 2 bis 3 m gegenüberstehen. Hinter jeder Gruppe befindet sich im Abstand von 10 m eine Grenzlinie – auf den Ruf »Schwarz« drehen sich die »Weißen« schnell um und versuchen, hinter ihre Grenzlinien zu gelangen. »Schwarz« muß versuchen, so viele »Weiße« wie möglich abzuschlagen, bevor sie ihre Grenze überschritten haben. Die Mannschaften stellen sich dann wieder auf, und bei dem Ruf »Weiß« erfolgt alles umgekehrt (Weiß und Schwarz nicht abwechselnd, sondern durcheinander aufrufen, am Ende aber so, daß beide Gruppen gleich oft aufgerufen wurden. Der Mannschaftsführer zählt die Anzahl der Abschläge, die seiner Mannschaft gelungen sind)

Abwandlungen:

a) Die Übenden müssen aus verschiedenen Ausgangsstellungen starten, z. B. Sitz, Hocke, Gehen am Ort

b) Die Übenden, die abgeschlagen wurden, sind gefangen und müssen bei ihrem Fänger bleiben – erst wenn der Fänger selbst abgeschlagen wird, sind sie wieder erlöst und können das Spiel in ihrer Mannschaft fortsetzen

89. *Schwarzer Peter:* Der »Schwarze Peter« steht auf der einen Seite der Turnhalle, allen anderen gegenüber. Auf den Ruf: »Wer fürchtet sich vorm Schwarzen Peter?« rufen die anderen: »Niemand« und laufen auf die andere Seite. Dabei versucht der »Schwarze Peter«, so viele wie möglich abzuschlagen. Alle abgeschlagenen Spieler werden mit zum Fänger (der »Schwarze Peter« und seine Mitfänger dürfen nicht zurück, sondern nur nach vorn und zur Seite laufen)

Abwandlungen:

a) Die Fänger müssen sich an den Händen halten

b) Die Fänger müssen sich zu Paaren zusammenschließen

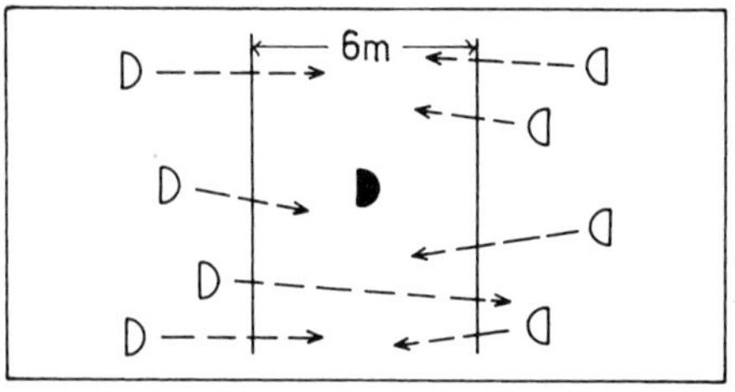

90

90. *Brückenmann:* In der Mitte der Turnhalle wird eine etwa 6 m breite Zone gekennzeichnet, darin steht der »Brückenmann« als Fänger. Die anderen Übenden versuchen, auf ein Zeichen die Zone zu überqueren. Wer abgeschlagen wird, löst den Fänger ab oder wird sein Helfer

91. *Wechselhasche:* Wir wählen drei verschiedene Haschespiele aus und vereinbaren für jedes Spiel ein bestimmtes Zeichen (z. B. einmal pfeifen – Paarhasche, zweimal – Burghasche, dreimal – Fleckhasche). Die Übenden wechseln nach diesen Zeichen entsprechend das Haschespiel

92. *Drei Haschespiele gleichzeitig:* Die Übenden sind in drei Gruppen aufgeteilt (am besten die Gruppen kennzeichnen), jede spielt das vorher festgelegte Haschespiel. Der Platz ist dabei für einzelne Gruppen nicht aufgeteilt (Gefahr von Zusammenstößen)

93. *Fischefangen:* Eine Vierergruppe mit Handfassung fängt die übrigen, indem sie versucht, einzelne einzukreisen. Gefangene scheiden aus dem Spiel aus – erst wenn vier gefangen wurden, bilden sie eine neue Fängergruppe und lösen die andere ab

Staffelspiele

Wir achten darauf, daß die Anzahl der Übenden je Mannschaft nicht zu groß wird. Es ist besser, mehrere kleine Mannschaften zu bilden, die dann aber ständig in Bewegung sind. Bei Laufstaffeln zu einem Mal muß eindeutig festgelegt werden, wie das Mal erreicht werden soll, und die richtige Ausführung muß kontrolliert werden.

Auch bei Staffeln sollten nur solche Übungselemente gefordert werden, die von den Übenden schon beherrscht werden, damit es nicht unnötigerweise zu Unfällen kommt.

94. *Laufstaffel um einen Wendepunkt:* Die Übenden sind in Gruppen aufgeteilt und stehen in Reihe. In einer Entfernung von etwa 10 m befinden sich die Male (Balle, Zeichen), die von den einzelnen Gruppen zu umlaufen sind. Die ersten Läufer jeder Gruppe starten auf ein Zeichen, laufen um

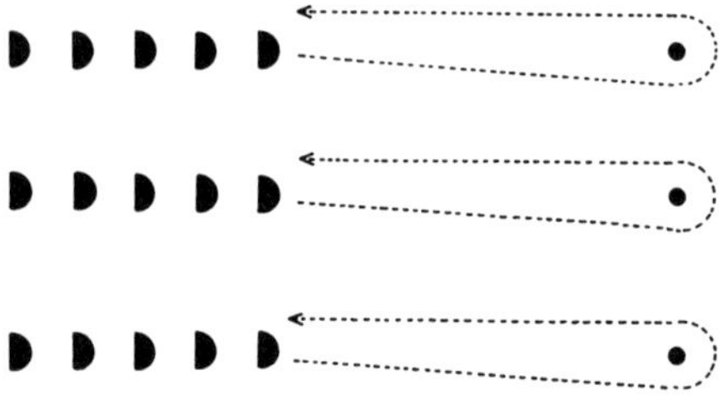

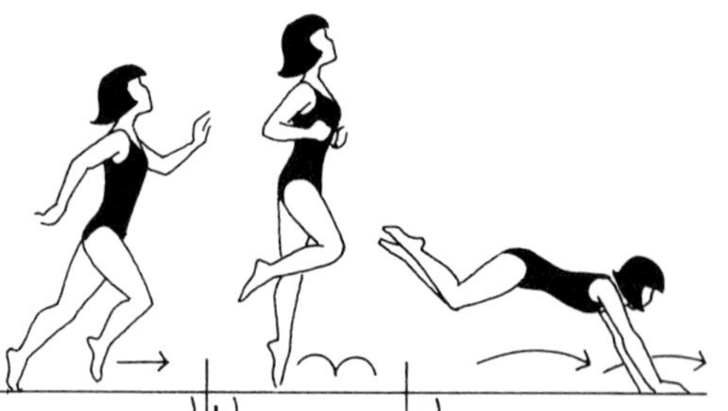

94

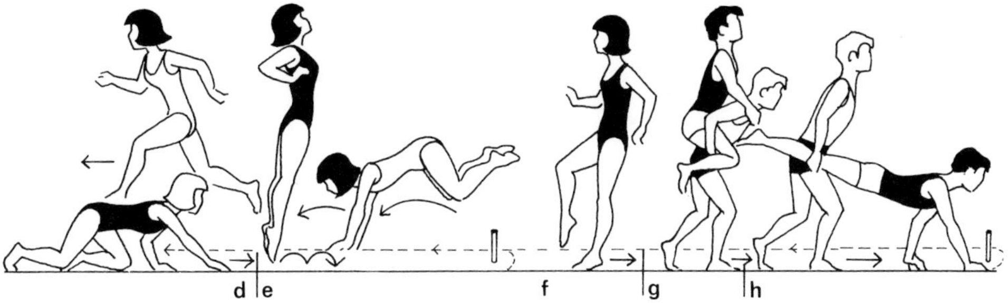

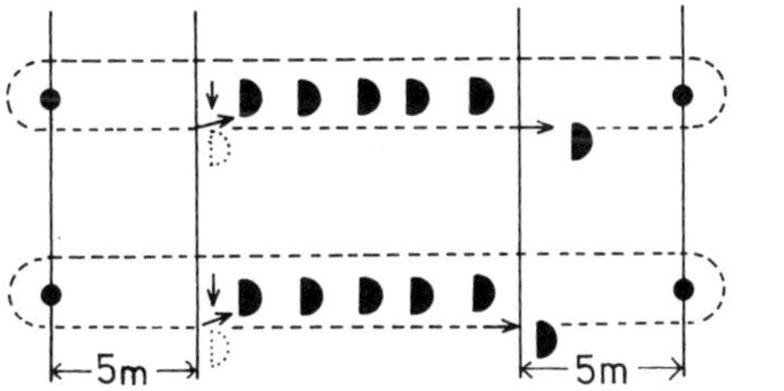

95

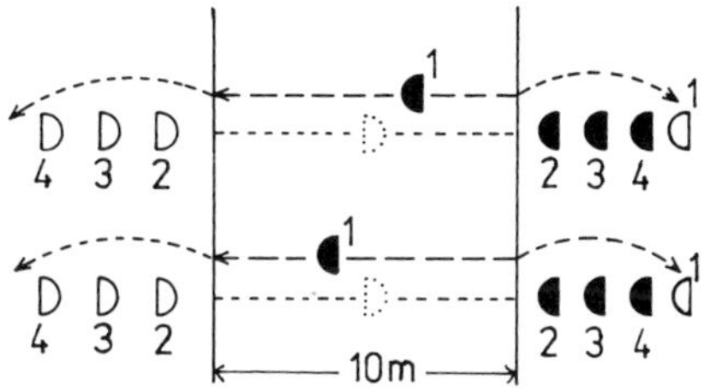

96

das Mal und geben dem zweiten ihrer Staffel einen Schlag; dieser läuft die gleiche Strecke usw. Wer gelaufen ist, ordnet sich am Ende der Gruppe ein (es muß stets festgelegt werden, von welcher Seite der Übende das Mal zu umlaufen hat und auf welcher Seite er dann an seiner Mannschaft vorbeilaufen muß).

Verschiedene Fortbewegungsarten:

a) Laufen

b) Einbeinhüpfen zum Mal – zurück laufen

c) Froschhüpfen zum Mal – zurück laufen

d) Kriechen auf allen vieren – zurück laufen

e) Schlußhüpfen – zurück Froschhüpfen

f) Rückwärtslaufen – zurück laufen

g) Zum Mal trägt der erste den zweiten auf dem Rücken, zurück laufen beide, der erste ordnet sich am Ende der Gruppe ein, der zweite aber nimmt jetzt den dritten auf den Rücken und trägt ihn zum Mal usw. Das Spiel ist dann beendet, wenn der letzte den ersten getragen hat (für Schüler weniger geeignet)

h) Dasselbe, aber anstelle des Tragens »Schubkarrefahren« (ebenfalls für Schüler nicht zu empfehlen). Wichtig: Gesäß, Bauch und Beine anspannen, um den Rumpf zu stabilisieren.

95. *Staffel um zwei Male:* Die Staffeln stehen in Reihe auf einer Startlinie. Vor und hinter jeder Gruppe befinden sich in einem Abstand von etwa 5 m Male. Der letzte jeder Reihe macht einen Schritt nach rechts – auf ein Zeichen wird dort gestartet, der Übende umläuft das vordere und hintere Mal und übergibt die »Stafette« dem nächsten. Der Läufer ordnet sich an der Spitze der Reihe wieder ein.

96. *Pendelstaffel:* Jede Gruppe ist in zwei Hälften geteilt, die sich in Reihe gegenüberstehen (Abstand etwa 10 m) – auf ein Zeichen startet der erste der Reihe A und

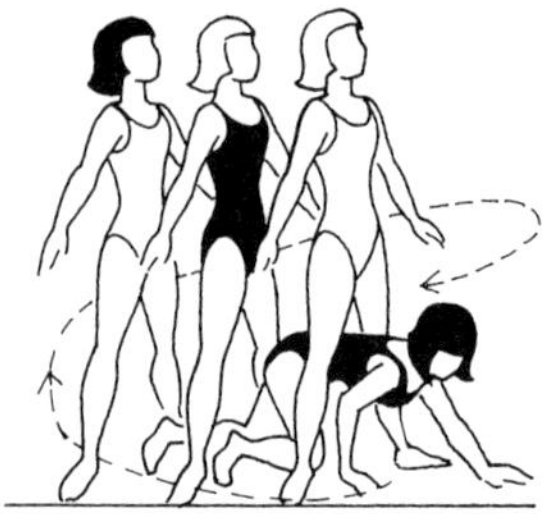

97

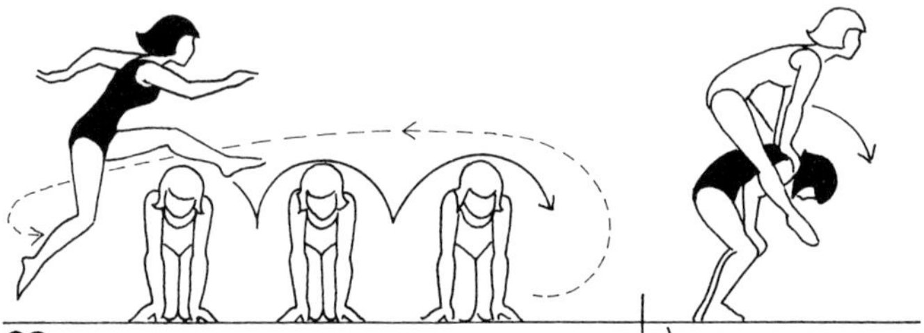

98

a)

läuft zur Reihe B, wo er dem ersten einen Schlag auf die vorgestreckte Hand gibt. Jetzt startet dieser zum Lauf an die andere Seite, während sich der Gelaufene am Ende der Reihe B einordnet usw. Der Wettkampf ist beendet, wenn alle Übenden einer Staffel wieder auf ihren Plätzen stehen, d. h., jeder muß zweimal gelaufen sein

Abwandlung: Dasselbe paarweise

97. *Kriechstaffel:* Die Gruppen stehen in Reihe ganz dicht hintereinander, alle nehmen Grätschstand ein. Auf ein Zeichen kriecht der letzte durch die Beine seiner Mannschaftsmitglieder, läuft zum Ende der Gruppe zurück, gibt dem letzten einen Schlag, der nun durch die Beine kriechen muß, während er selbst zur Spitze der Gruppe läuft und sich dort im Grätschstand einordnet usw.

98. *Sprungstaffel:* Die Übenden stehen in Reihe im Abstand von zwei Schritten auseinander und nehmen auf ein Zeichen alle Bankstellung ein – der letzte muß alle überspringen, läuft an der Seite zurück, schlägt den nächsten an (der dann überspringt) und ordnet sich auf dessen Platz ein usw.

Abwandlung:

Bockstellung anstelle von Bank

99. *Kurierwettkampf.* Die Übenden stehen in Reihe und in etwa 5 m Abstand voneinander. Auf das Startzeichen läuft der letzte los und springt dem vorletzten auf den Rücken. Dieser trägt ihn und übergibt ihn dem nächsten. Bei der Übergabe darf der Getragene nicht den Boden berühren. Der Wettkampf ist dann beendet, wenn der erste der Reihe den »Kurier« zum Mal getragen hat, das 5 m vor ihm liegt (erst für Schüler ab 14 Jahren geeignet)

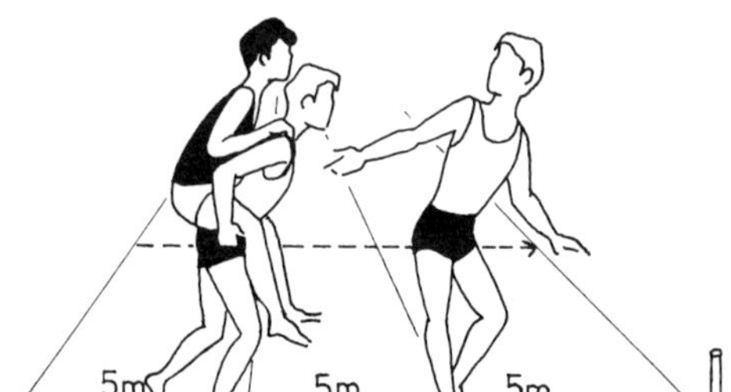

99

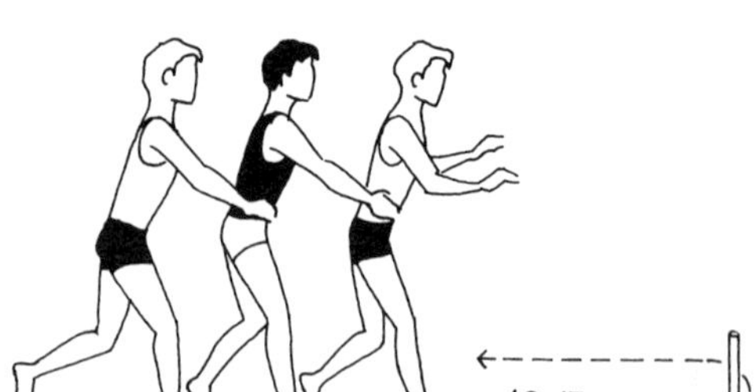

100

100. *Tausendfüßler.* Die Übenden stehen in Reihe mit Hüftfassung. Vor jeder Reihe befindet sich in einer Entfernung von 10 bis 15 m ein Mal. Auf ein Startzeichen läuft die ganze Gruppe um das Mal, ohne daß einer die Hände aus der Hüftfassung lösen darf, und stellt wieder sich auf den alten Platz. Sieger ist die Mannschaft, die zuerst wieder steht, ohne daß sich Mitglieder gelöst haben

Gemischte Spiele

101. *Einer bleibt übrig:* Die Übenden bilden einen doppelten Kreis, innen einen Stirn- und außen einen Flankenkreis; im Flankenkreis ist ein Spieler mehr: Auf ein Zeichen laufen die Übenden des Flankenkreises um die Übenden des Innenkreises herum. Beim nächsten Zeichen muß einer der laufenden Spieler einem im Innenkreis stehenden auf den Rücken springen. Wer übrig bleibt, erhält einen Strafpunkt

102. *»Nach Hause«:* Die Spieler stehen auf gekennzeichneten Plätzen, die willkürlich in der Turnhalle verteilt sind. Ein Spieler hat keinen Platz und bewegt sich frei in der Halle. Auf ein Zeichen laufen alle Spieler hinter diesem her, indem sie eine Reihe bilden. Dabei müssen sie verschiedene Übungen ausführen, die er vormacht. (Sprünge, Rollen, Kriechen usw.) – Sobald er ausruft: »Nach Hause«, müssen alle wieder zu den gekennzeichneten Plätzen laufen und sich aufstellen. Wer übrig bleibt, wird neuer Vorturner

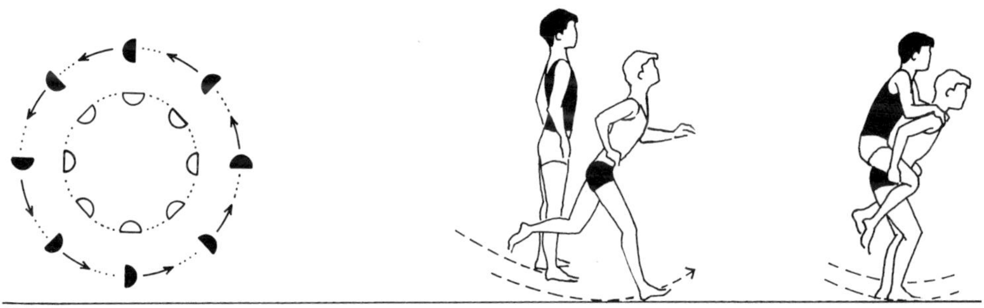

101

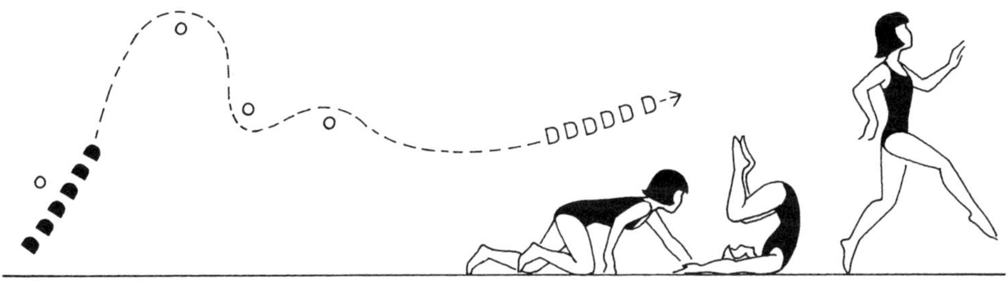

102

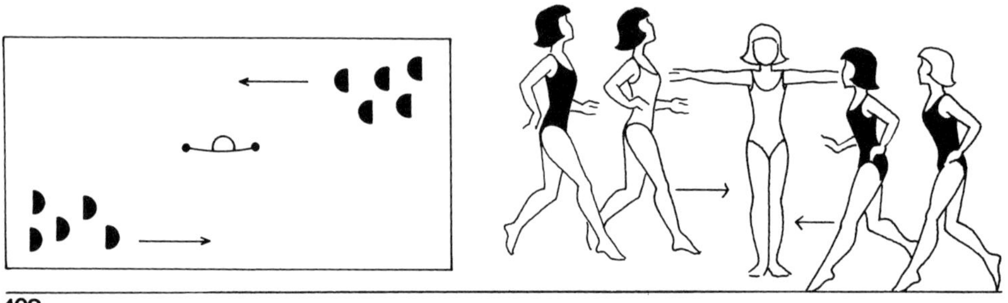

103

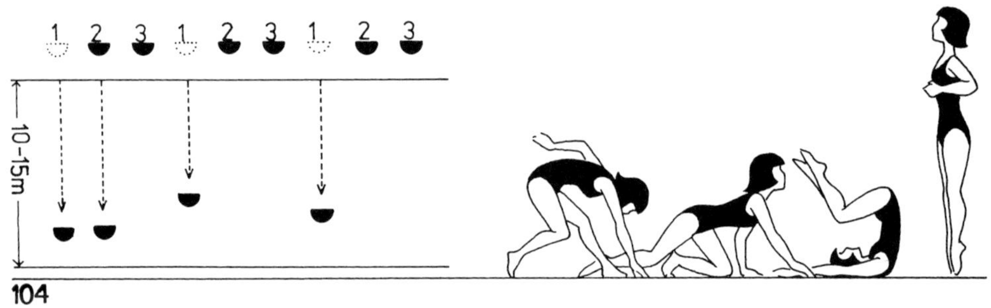

104

103. *Auf der Kreuzung:* Die Übenden sind in zwei Gruppen aufgeteilt, die in den gegenüberliegenden Ecken der Turnhalle Aufstellung nehmen. Der Übungsleiter steht in der Mitte der Halle und ist der Verkehrspolizist. Die Gruppen müssen in die Richtung, in die seine in Seithalte befindlichen Arme weisen, laufen. Der Übungsleiter dreht sich um 45° oder 90° nach links oder rechts

Abwandlung:

Dasselbe, aber die Übenden sind in vier Gruppen aufgeteilt und stehen in den vier Ecken der Turnhalle

104. *Nummernwettkampf* (die Übenden stehen in Linie zu einem Glied): Abzählen zu dreien, in einem Abstand von 10 bis 15 m ist gegenüber der Gruppe eine Linie gezogen – beim Aufruf seiner Zahl läuft der Übende zur Linie, wobei er eine bestimmte Übung ausführen muß (Berührung des Bodens, Sitz, Rolle usw.) und läuft zurück auf seinen Platz

Abwandlungen:

Den Lauf zur Linie und zurück kann man abwandeln (Kriechen auf allen vieren, Einbeinhüpfen, Schlußhüpfen usw.)

105. *Seitenwechsel:* Zwei Gruppen stehen sich in Linie auf der Schmalseite der Turnhalle gegenüber: Auf ein Zeichen wechseln sie die Plätze (am Anfang lassen wir diese Übung langsam, nicht als Wettkampf ausführen, um Zusammenstöße zu vermeiden).

Abwandlungen:

a) Es wird aus verschiedenen Ausgangsstel-

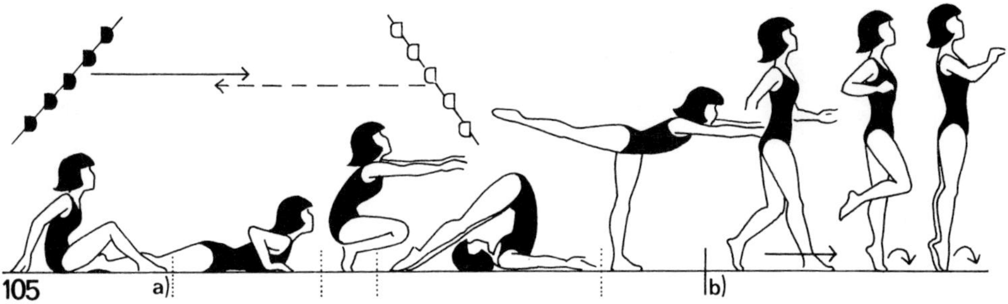

105

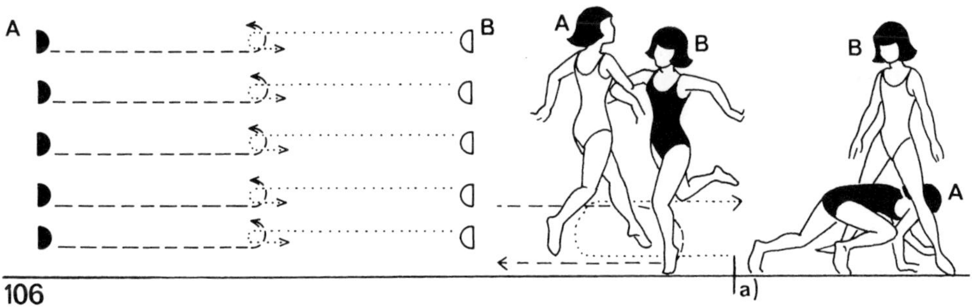

106

lungen gestartet (Sitz, Bauchlage, Hocke, Nackenstand, Standwaage usw.)

b) Verschiedene Formen des Seitenwechsels (Gehen, Einbeinhüpfen, Schlußhüpfen usw.)

106. Zwei Gruppen stehen sich in Linie (im Armabstand) auf der schmalen Seite der Turnhalle gegenüber. Jeder hat einen Partner auf der anderen Seite und bildet mit ihm ein Paar: Auf ein Zeichen laufen alle zur Mitte, treffen dort mit ihrem Partner zusammen, hängen sich mit diesem ein und drehen sich im Kreis, dann laufen sie zu ihrem Platz zurück

Abwandlungen:

a) An Stelle des Drehens Kriechen durch die gegrätschten Beine des Partners, Überspringen des Partners usw.

b) Verschiedene Formen des Laufens zueinander.

107. *»Wechselt das Häuschen«:*
Alle Übenden haben einen gekennzeichneten Platz bis auf einen, der ausruft: »Wechselt das Häuschen!« – in dem Moment müssen alle ihren Platz verlassen und versuchen, zu einem anderen zu gelangen. Wer übrig bleibt, wird neuer Ausrufer.

108. *Mannschaftswettkampf im Fünfeck:* 5 Mannschaften stehen sternförmig in Reihen: Auf ein Zeichen wechseln die Mannschaften ihre Standorte jeweils mit der übernächsten rechten Mannschaft. Sieger ist die Mannschaft, die zuerst wieder auf ihrem neuen Platz steht. (Vorsicht vor Zusammenstößen)

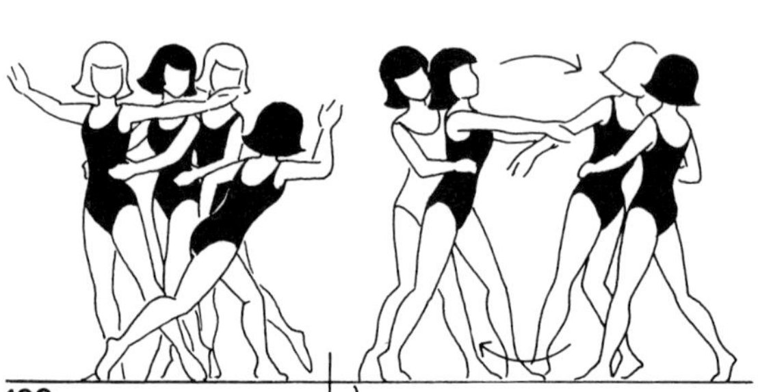

109 a)

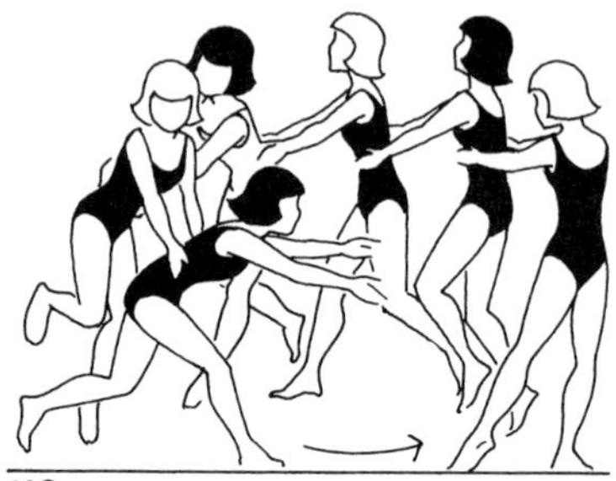

110

109. *Habicht und Henne:* Die Übenden stehen in Reihe mit Hüftfassung. Der erste der Reihe (Henne) breitet die Arme aus und versucht so, die anderen Spieler zu schützen (Küken), die von einem »Habicht« angegriffen werden. Dieser versucht, den letzten der Reihe abzuschlagen.
Abwandlung:
Zwei Reihen in Hüftfassung stehen sich gegenüber. Der erste Spieler versucht, aus der Reihe der Gegner einen herauszureißen

110. *Der Drachen:* Die Übenden stehen in Reihe mit fester Hüftfassung – der erste versucht, den letzten der Reihe abzuschlagen (der Drachen darf dabei nicht zerreißen) – wird der letzte abgeschlagen, muß er an die Spitze der Reihe gehen

Konditionsübungen

Partnerübungen haben den Vorteil, daß sie auch dann gut durchführbar sind, wenn keine Turn- oder Handgeräte zur Verfügung stehen. Sie sind vor allem für die Entwicklung der Beweglichkeit des Hüft- und des Schultergelenks geeignet, da wir mit Hilfe des Partners große passive Dehnreize erreichen können. Kraftübungen, die man paarweise ausführen kann, sollten dann zur Anwendung kommen, wenn sie einen höheren physiologischen Wert haben, als das bei Einzelübungen der Fall ist.

Partnerübungen können wir einteilen in:

1. Übungen mit Partnerhilfe, bei denen einer den anderen bei der Bewegung unterstützt.

2. Aktive Übungen, bei denen beide die Übung mit annähernd gleichem Kraftaufwand ausführen.

3. Widerstandsübungen, bei denen ein Übender eine Bewegung gegen den Widerstand des anderen ausführt (zeitweilige isometrische Spannung).

Bei den Übungen mit Partnerhilfe ist stets das Maß der Unterstützung anzugeben – eine zu geringe Hilfe ist wertlos, während eine übermäßige zu Verletzungen führen kann.

Beweglichkeitsübungen (Dehnübungen)

Arme

111. Partner im Stand mit dem Rücken zueinander – Rückhochhalte, Handfassung: Leichtes wechselweises Ziehen

112. Partner im Stand mit dem Rücken zueinander – Rückhochhalte, Handfassung: Armkreisen

Die Übungen 111 und 112 tragen zur Verbesserung der Beweglichkeit des Schultergelenks und zur Dehnung der Brustmuskulatur bei.

113. Partner im Grätschstand mit dem Rücken zueinander – Tiefhalte, Handfassung:
1. Seithochführen der Arme
2. Seittiefsenken

Die Übung verbessert die Beweglichkeit der Arme in vertikaler Ebene.

114. Partner im Stand mit dem Rücken zueinander – Tiefhalte, Handfassung:
1. Seithochführen – Vorspreizen links
2. Seittiefsenken – Senken des linken Beines

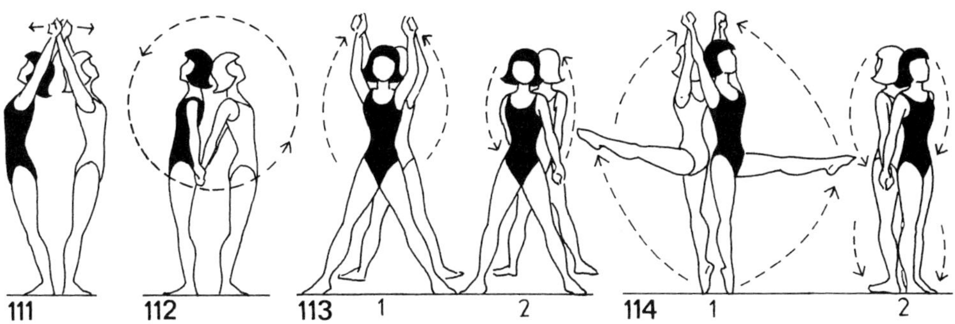

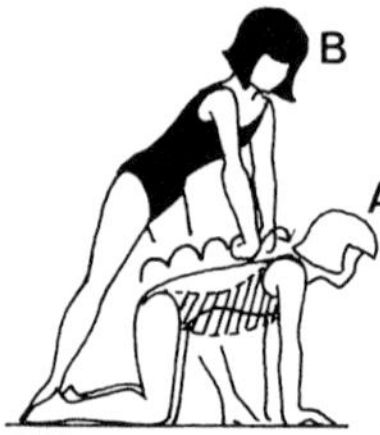

115

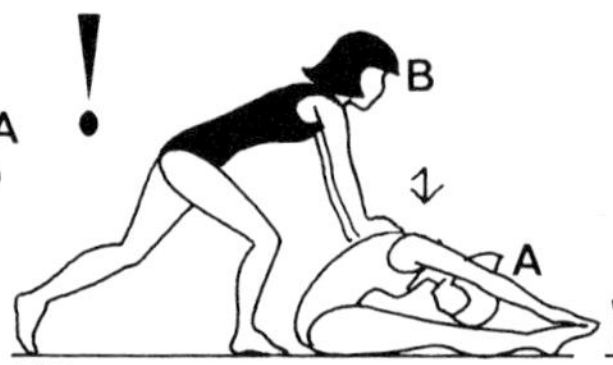

116

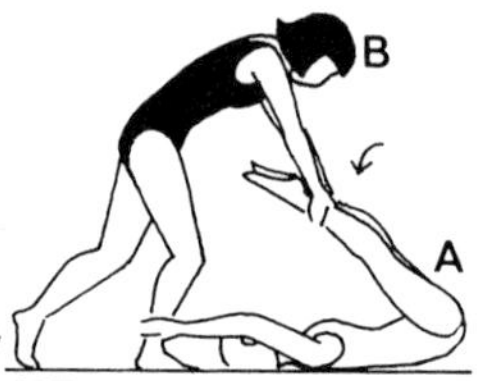

117

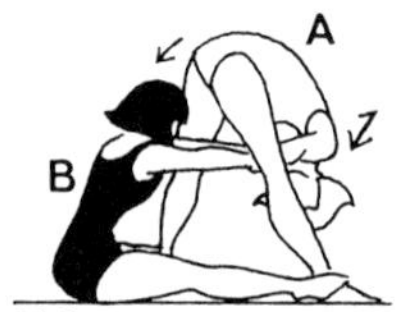

118

3.–4. Dasselbe widergleich
Mit dieser Übung wird die Beweglichkeit des Schultergelenks in vertikaler Ebene und die Abduktion des Hüftgelenks verbessert.

Rumpf

115. A in Bankstellung – B im Grätschstand daneben:
A – beugt die Wirbelsäule stufenweise zum »Buckel« und wieder zum Hohlkreuz, von den Lendenwirbeln beginnend
B – übt mit den Fäusten Druck auf die entsprechenden Wirbel aus und ermöglicht so ein Beugen von Wirbel zu Wirbel
Mit dieser Übung wird die Beweglichkeit der Wirbelsäule verbessert.

116. Partner hintereinander – A im Sitz, Hochhalte – B in Schrittstellung, Hände auf den Schultern von A:
A – Vorrumpfbeugen mit Hilfe, der Kopf geht zu den Knien, die Hände zu den Fußspitzen (auf die Atmung achten und bei Ausatmung den Druck verstärken)
B – unterstützt mit Druck auf die Schulterblätter die Vorbeuge

117. Partner hintereinander – A in Rückenlage, erfaßt das rechte Fußgelenk von B – B in Schrittstellung:
A – Vorhochheben der Beine
B – erfaßt die Beine von A an den Fersen und drückt sie federnd zum Oberkörper
Abwandlung:
Dasselbe, aber nur mit einem Bein *(diese Übung dient der Verbesserung der Flexion des Hüftgelenks)*

118. Partner hintereinander – A im Seitgrätschstand, tiefe Vorrumpfbeuge, Arme durch die Beine nach hinten in die Handfassung mit B – B im Grätschsitz, die Beine gegen die Fersen von A gestemmt:
A – Federn in der Vorrumpfbeuge mit Hilfe
B – unterstützt mit Armzug die Vorrumpfbeuge von A

119. A im Stand rechts mit Vorspreizen links, B hält das linke Bein von A mit dem linken Arm an der Ferse:
A erfaßt das linke Fußgelenk mit beiden Händen und zieht den Oberkörper an das Bein heran, B unterstützt, indem er mit der rechten Hand auf die Schultern drückt

Die Übungen 116 bis 119 sind auf die Flexion der Wirbelsäule und die Dehnung der Lendenmuskeln, die Übung 119 auf die Beweglichkeit des Hüftgelenks gerichtet.

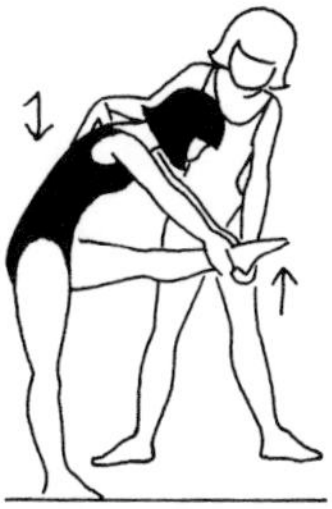

119

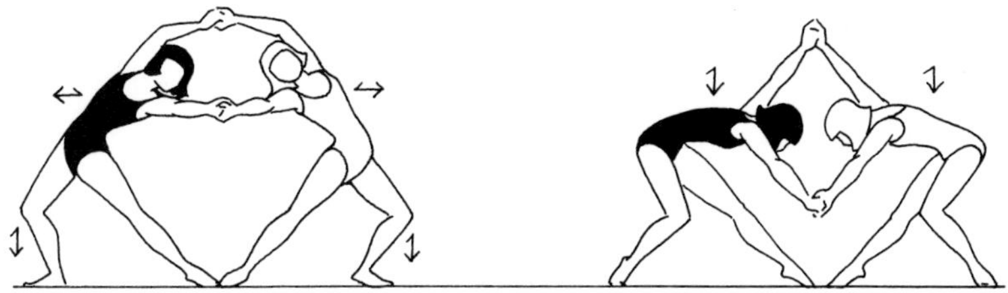

120 1 - 2 3 - 4

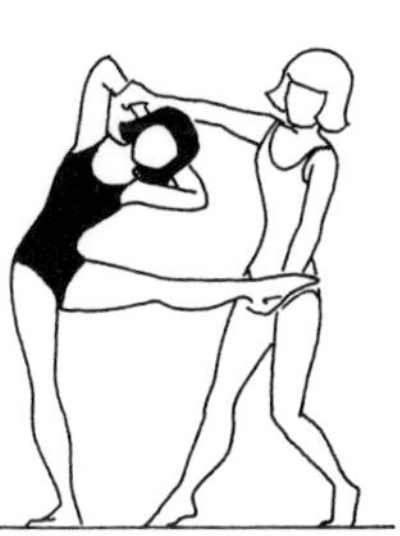

121

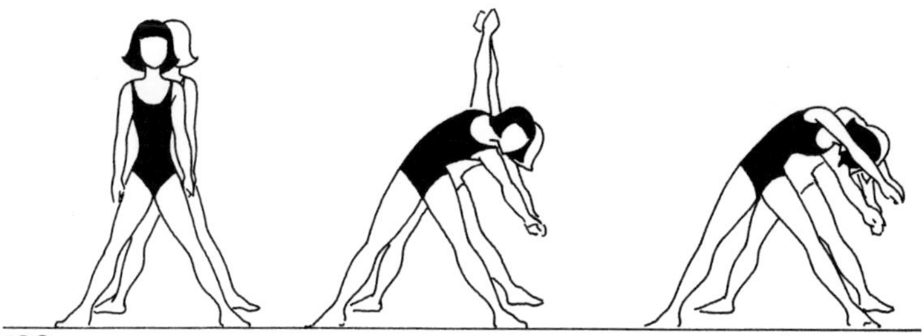

122 1 2

120. Partner in Seitgrätschstellung nebeneinander (die inneren Beine gegeneinander stemmen – Hochhalte mit Seitbeugen, Handfassung mit dem Partner:

1.–2. Hüftzug nach außen, Beugen der äußeren Beine, Seitrumpfbeugen nach innen und leicht federn in der Seitbeuge

3.–4. Rumpfdrehen nach innen in die Vorrumpfbeuge (Füße bleiben am Ort) – Federn in der Vorbeuge (Fassung nicht lösen)

Die Übung dient zur Kräftigung der Haltungsmuskeln der Wirbelsäule.

121. A im Stand rechts mit Seitspreizen links, Nackenhalte – B erfaßt die linke Ferse mit der linken Hand und den rechten Arm von A mit der rechten Hand:

A führt Seitrumpfbeugen links aus, B unterstützt durch Zug am rechten Arm und linken Bein von A

Die Übungen 120 und 121 sind auf die Lateroflexion der Wirbelsäule, 121 außerdem auf die Abduktion des Hüftgelenks gerichtet.

* **122.** Partner im Grätschstand mit den Rücken zueinander – Tiefhalte, Handfassung: Gilt für A und B (B übt widergleich)

1.–2. Seitrumpfbeugen und Rumpfdrehen links – Arme Seithochführen, dann locker fallenlassen

3.–4. Seitrumpfbeugen links

5.–6. Aufrichten – Arme Seittiefsenken

7.–12. Dasselbe zur anderen Seite

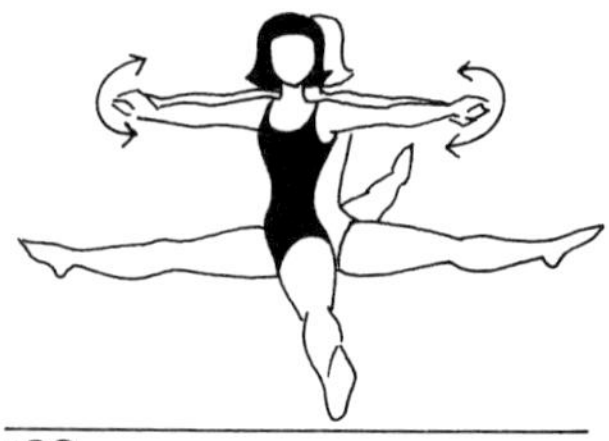

123

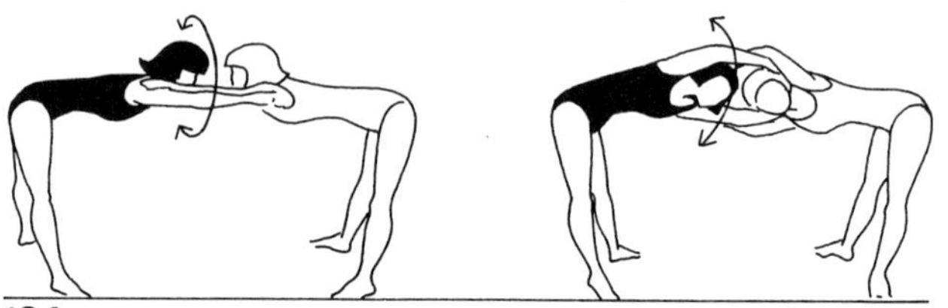

124

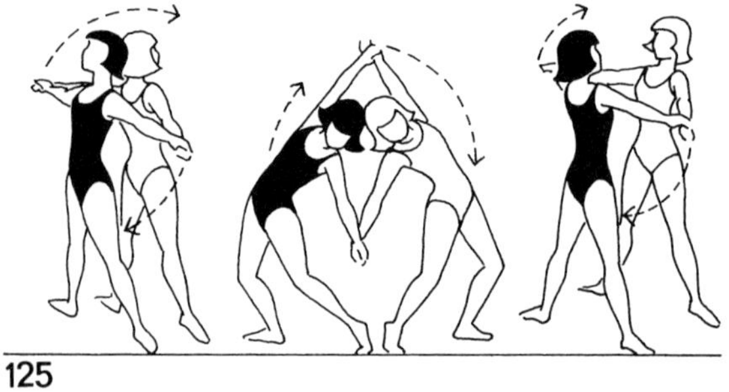

125

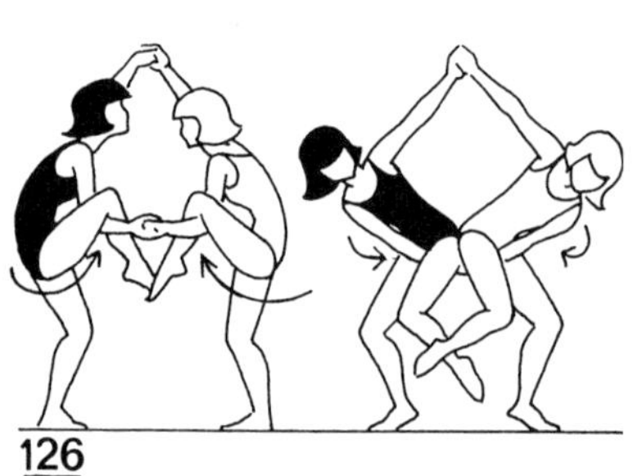

126

123. Paar im Grätschsitz mit dem Rücken zueinander – Seithalte, Handfassung:
Rumpfdrehen abwechselnd nach links und rechts

124. Grätschstand mit dem Gesicht zueinander, Vorrumpfsenken, Hände auf die Schulterblätter des Partners gelegt: Rumpfdrehen abwechselnd nach links und rechts

125. Paar mit dem Rücken zueinander (Abstand bis zu 1 Schritt) – Seithalte, Handfassung:
Ganze Drehung mit Unterwinden

Die Übungen 123 bis 125 sind auf die Rotation der Wirbelsäule gerichtet.

* **126.** Paar im Stand mit dem Gesicht zueinander – Vorhalte, Handfassung:
Übersteigen der gefaßten Arme von der gleichen Seite und ganze Drehung mit Unterwinden

Mit dieser Übung verbessern wir die allgemeine Beweglichkeit der Wirbelsäule und der Schultergelenke.

127. Im Stand mit dem Rücken zueinander – Hochhalte, Handfassung:
B zieht A an den Armen hoch und beugt sich leicht vor – A wird dadurch passiv im Schultergürtel gebeugt

128. Im Strecksitz mit den Rücken zueinander – Hochhalte, Handfassung:
B beugt sich vor und zieht A mit, der dabei eine passive Rückbeuge im Schultergürtel ausführt

129. A im Kniestand, Rumpf vorgebeugt, erfaßt die Beine von B, der im Grätschstand

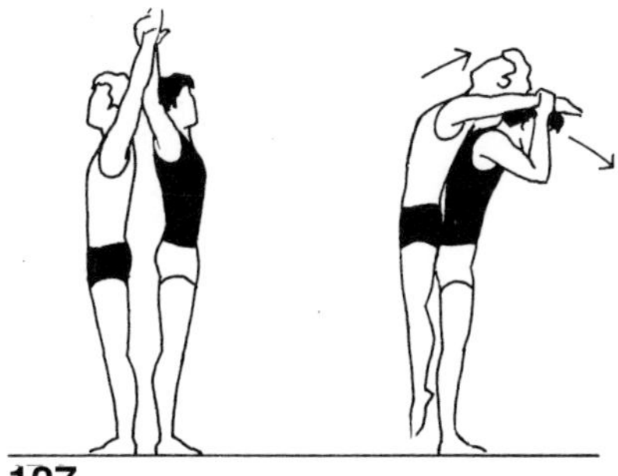

127

vor A steht und seine Hände auf die Schulterblätter von A stützt:
B drückt die Schultern von A gefühlvoll nach unten

Abwandlungen:
Die Partner stehen sich im Grätschstand gegenüber, Schulterhalte, Vorrumpfbeuge
1.–2. 2mal sanft federn in der Vorrumpfbeuge
3.–4. Tiefes Vorrumpfbeugen – 2mal federn in der Vorrumpfbeuge, die Hände zwischen oder neben den Beinen nach hinten

130. Im Stand hintereinander – A Hochhalte, Hände über dem Kopf geschlossen – B dahinter, rechte Hand zwischen die Schulterblätter gestützt, linke Hand erfaßt die Hände von A und zieht die Arme nach hinten zum Rückbeugen des Schultergürtels von A

Abwandlung:
Dasselbe, A im Grätschwinkelstand – sanft Federn mit Hilfe von B

131. Partner hintereinander, A im Strecksitz, Hochhalte, B dahinter in Schrittstellung, rechtes Knie gegen den Rücken von A gestemmt, erfaßt die Arme von A an den Handgelenken: A Rückführen der Arme mit Hilfe von B

132. A im Hocksitz, Hochhalte, Hände um den Nacken von B gelegt – B dahinter, rechtes Knie gegen den Rücken von A gestemmt, Hände an den Schulterblättern: A Rückbeugen im Schultergürtel mit Hilfe von Zug und Druck von B

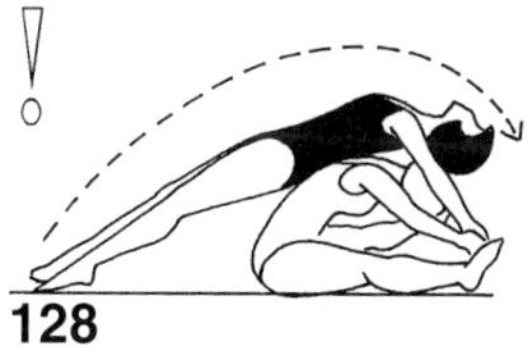

128

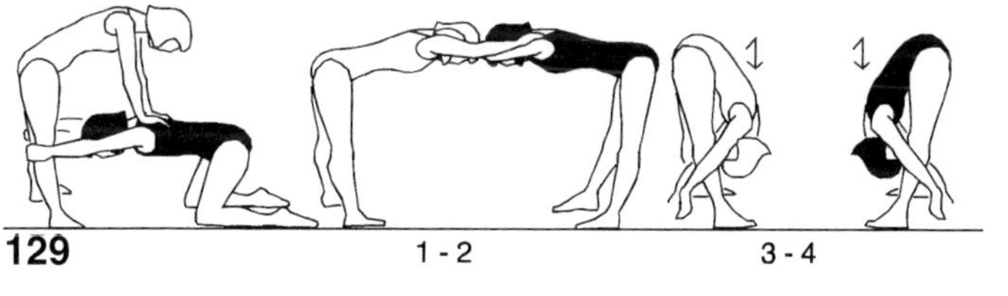

129

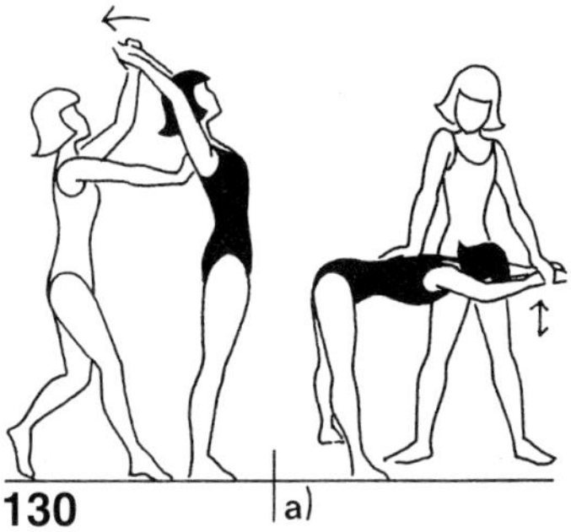

130

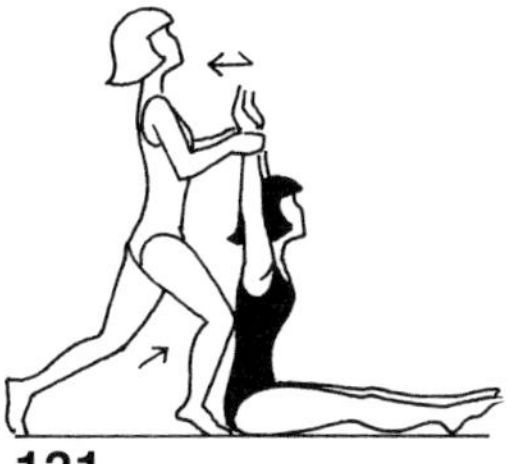

131

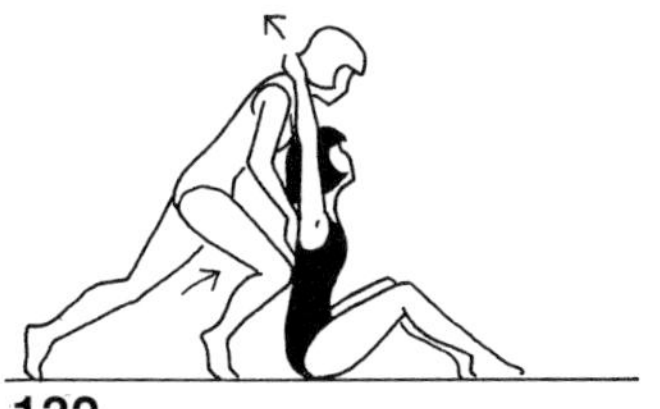

132

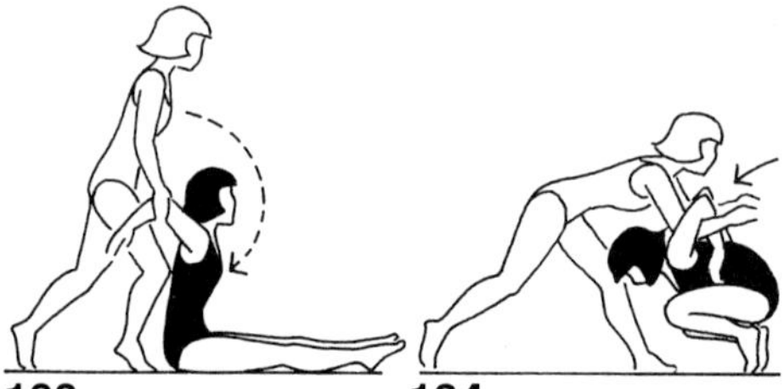

133 134

133. A im Strecksitz, Arme gebeugt nach hinten – B rechten Unterschenkel gegen den Rücken von A gestemmt, faßt die Arme von A in den Ellbogen und unterstützt A beim Armkreisen rückwärts

134. A im Hockstand, Oberkörper vorgebeugt, Arme nach hinten angewinkelt – B faßt zwischen Ober- und Unterarm von A hindurch und drückt die Ellenbogen nach innen (mit leichtem, federndem Druck)

Beine

135. Paar im Stand mit dem Gesicht zueinander, rechtes Bein rückaufgestellt, Schulterfassung:

1. Vorhochspreizen des rechten Beines
2. Senken rechts und Rückaufstellen

Dasselbe widergleich mit rückaufgestelltem linken Bein

136. Stand nebeneinander mit Schulterfassung, Außenarme in Hüftstütz:

Vor- und Rückschwingen der äußeren Beine (Pendelschwünge) im Gegenschwung (A vorschwingen, wenn B rückschwingt). Dasselbe widergleich

Die Übungen 135 und 136 sind auf aktive Flexion und Extension des Hüftgelenks gerichtet.

* **137.** Stand mit dem Gesicht zueinander – Vorhalte, Schulterfassung:

A spreizt das rechte Bein vor-hoch und legt es von innen auf die linke Schulter von B

B drückt mit seiner Schulter das Bein zum Körper von A

Abwandlung:

Beide legen ihr vorgespreiztes Bein auf die Schulter ihres Partners und hüpfen so im Kreis (nur für Fortgeschrittene)

138. A im Sitz vorgebeugt, erfaßt mit beiden Händen das rechte Sprunggelenk – B hält A am linken Fuß:

1. A Rumpfheben und Senken in die Rükkenlage (rechtes Bein wird mitgeführt)
2. Zurück in die Ausgangsstellung

Dasselbe mit dem linken Bein

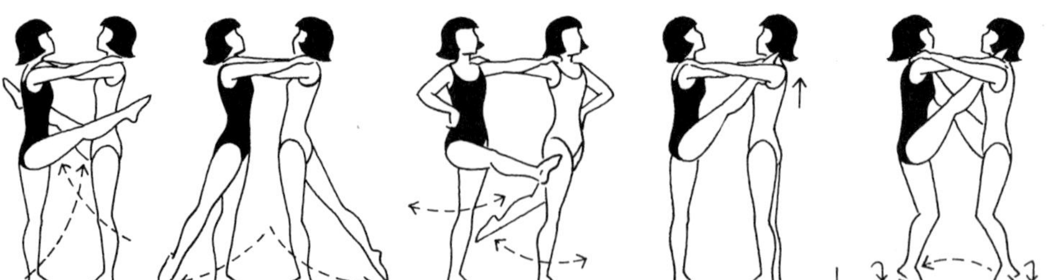

135 1 2 136 1+2 137 a)

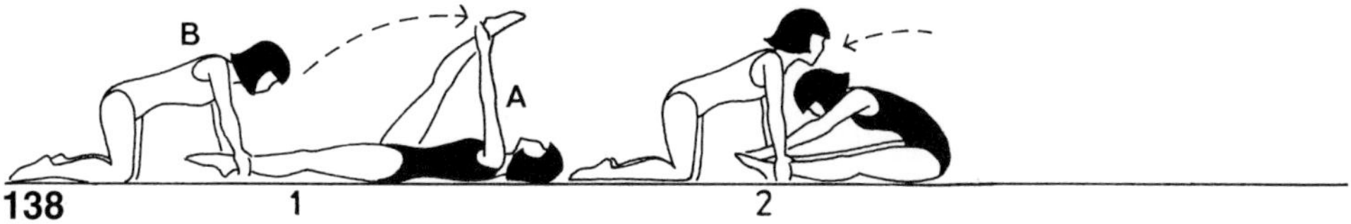

138

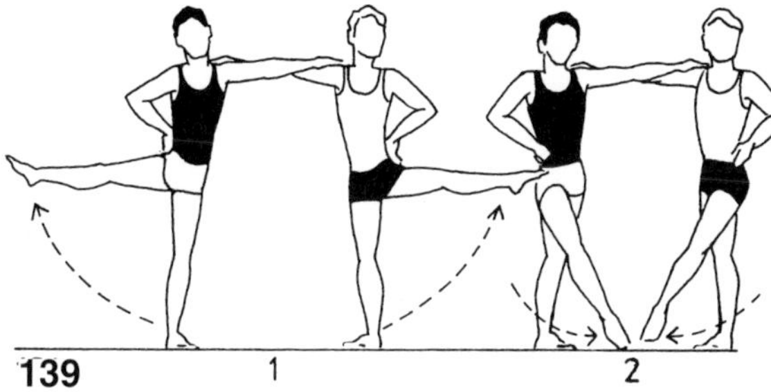

139

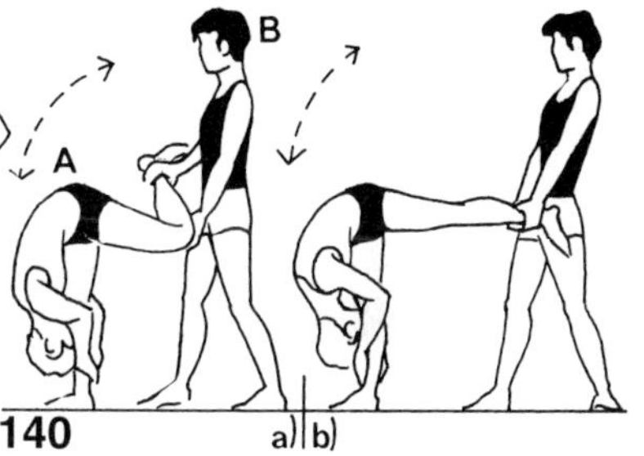

140

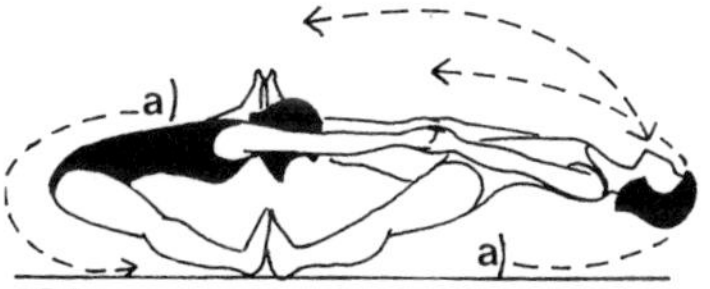

141

Die Übungen 137 und 138 bewirken eine halbpassive Flexion des Hüftgelenks.

139. Im Stand nebeneinander – Schulterfassung, Außenarme im Hüftstütz:

1. Seithochschwingen der Beine
2. Rückschwung

Dasselbe mit dem anderen Bein nach Seitenwechsel

Diese Übung bewirkt eine aktive Abduktion und Adduktion des Hüftgelenks.

140. Im Stand nebeneinander, A im Stand rechts mit Knieheben links seitwärts – B erfaßt das linke Bein von A am Knie und Fußgelenk: A führt tiefes Vorrumpfbeugen aus, erfaßt sein rechtes Fußgelenk und zieht den Oberkörper zum Bein.

Dasselbe im Stand links

Abwandlung:

Dasselbe, aber A hat das linke Bein seitgespreizt, B hält den Fuß von A und drückt ihn gegen seinen Oberschenkel

***141.** Im Grätschsitz mit dem Gesicht zueinander, Fußsohlen gegeneinander gestemmt – Vorhalte, Handfassung:

Abwechselndes Vor- und Rückbeugen der Partner (Rückbeugen, bis der Kopf den Boden berührt, dabei darauf achten, daß der Partner bei Dehnung ausatmet.)

Abwandlung:

Dasselbe mit Rumpfkreisen, beim Rückbeugen den in Verlängerung des Rumpfes gehaltenen Kopf dicht über den Boden führen

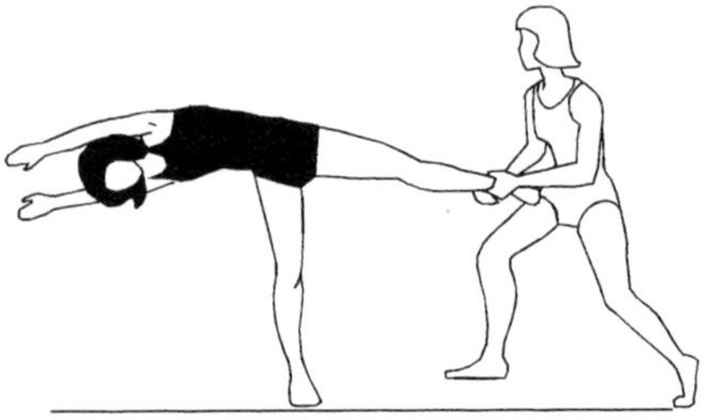

142

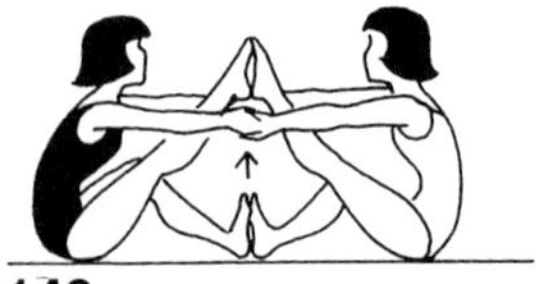

143

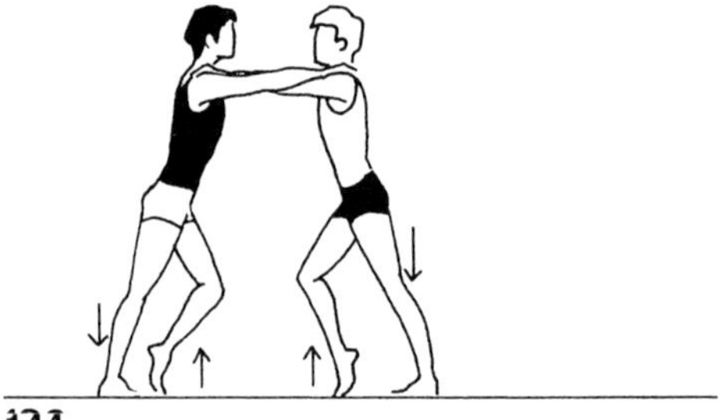

144

Die Übungen 140 und 141 wirken halbpassiv auf die Abduktion des Hüftgelenks und die Beweglichkeit der Wirbelsäule.

142. Rumpfseitbeuge – A nimmt die Arme in Hochhalte und spreizt ein Bein ab.

B ergreift das abgespreizte Bein und hält den Partner, der den Rumpf seitneigt

143. Im Hocksitz mit dem Gesicht zueinander, die Fußsohlen gegeneinander gestemmt – Vorhalte, Handfassung:

Abwechselndes Vorhochstrecken der gegeneinandergestemmten Beine

Abwandlung:

Dasselbe, aber beide Beine zugleich strecken

144. Im Stand mit dem Gesicht zueinander, Schulterfassung (Abstand etwa 1 m):

Abwechselndes Heben und Senken der Füße (Lifting) auf die Fußspitze und zurück auf die Ferse

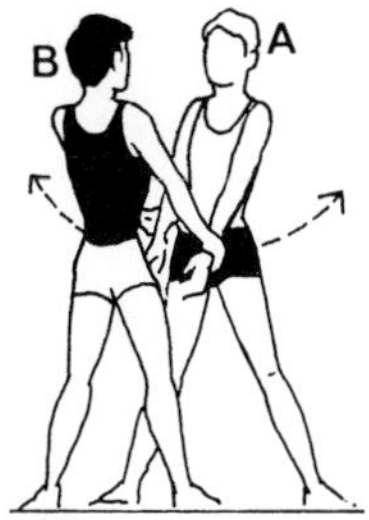

145

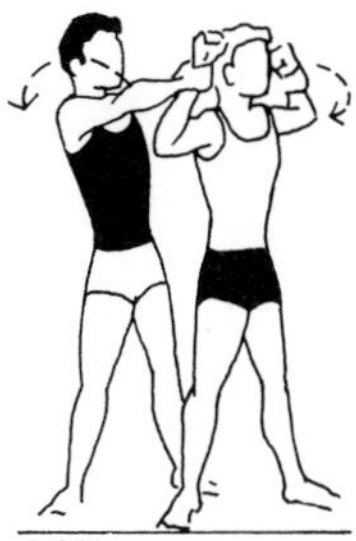
146

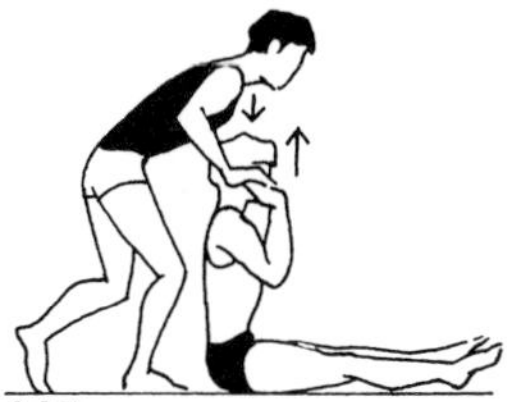
147

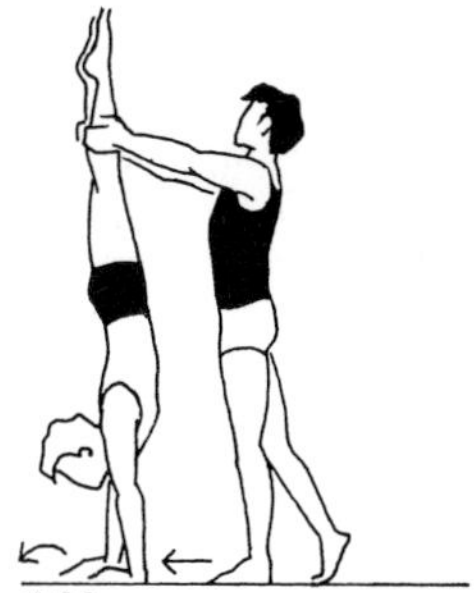
148

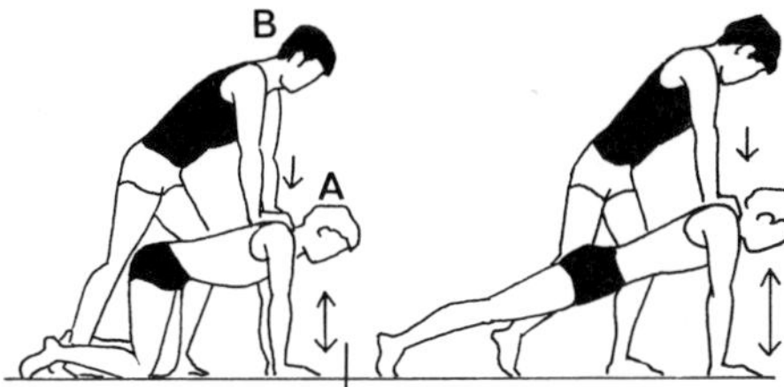

149

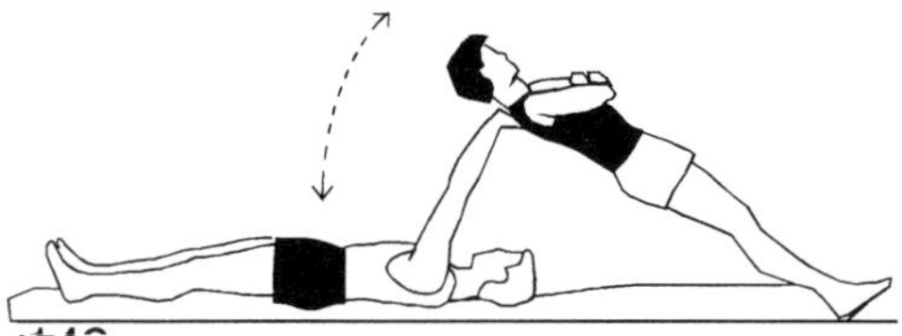
150

Kraftübungen

Arme

145. Paar im Stand mit dem Gesicht zueinander – A Tiefhalte, Hände zur Faust geballt – B faßt A an den Handgelenken: A führt die Arme in die Seithalte, B setzt Widerstand entgegen
Die Übung dient der Kräftigung der Abduktoren des Schultergelenks.
146. Im Grätschstand hintereinander – A Seithalte, Unterarme nach oben gewinkelt, Hände zur Faust geballt – B faßt die Unterarme von A von außen: A streckt seine Unterarme nach außen, B setzt Widerstand entgegen
147. Paar hintereinander – A im Strecksitz, Winkelhalte – B stützt seine Hände auf die Hände von A:
A versucht die Arme nach oben zu strecken, B leistet Widerstand
148. A im Handstand – B hält A von der Bauchseite an den Beinen: Gehen im Handstand mit Hilfe von B
Abwandlung:
Vorwärtsstützeln mit beidhändigem Abdruck vom Boden
(Diese Übung ist nur für Fortgeschrittene geeignet).
149. A in Bankstellung – B im Stand daneben, legt seine Hände auf die Schulterblätter von A:
A beugt und streckt wiederholt die Arme, B

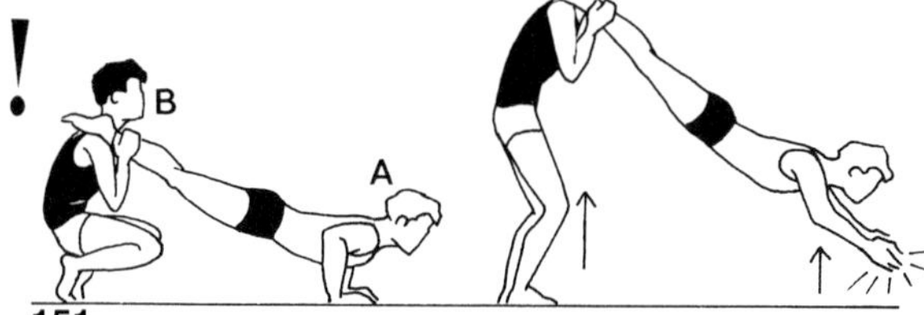

151

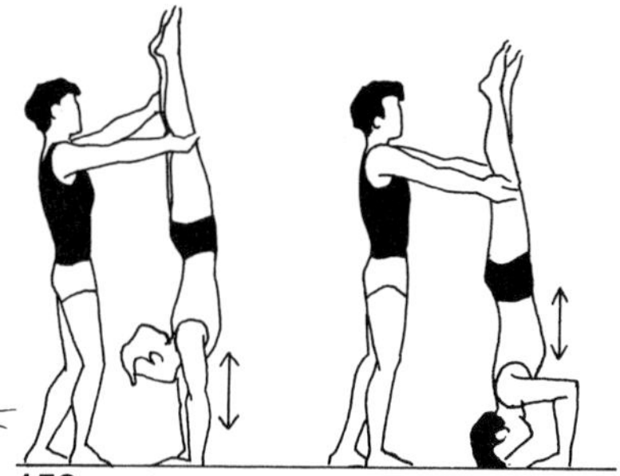

152 1 2

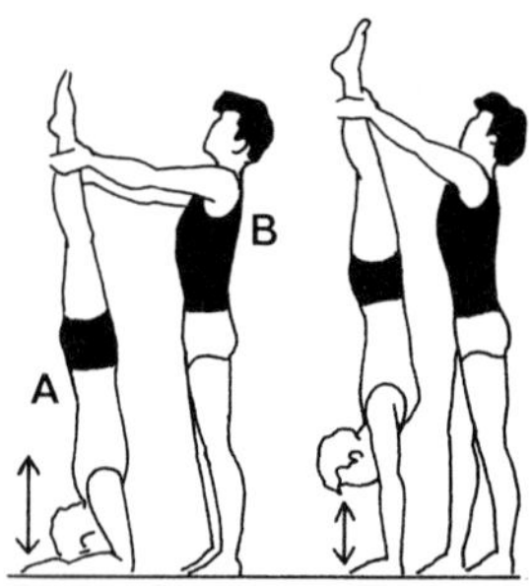

153 1 2

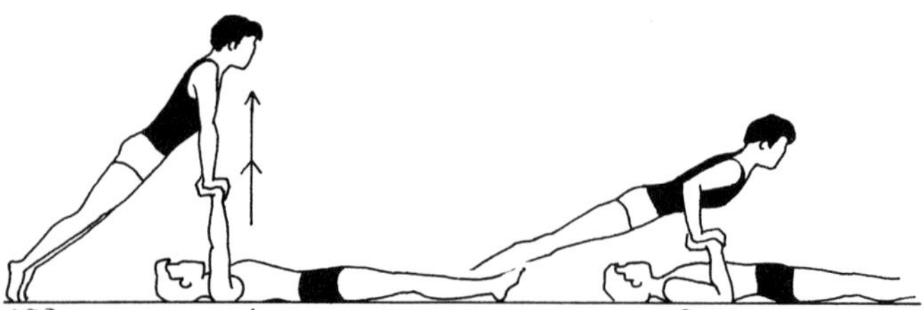

154 1 2

erschwert die Armbeuge durch leichten Gegendruck *Abwandlung:*
Dasselbe im Liegestütz vorlings

150. A liegt mit den Schulterblättern auf dem gestreckten Arm von B.
B beugt und streckt die Arme

151. A im Liegestütz mit leicht gegrätschten Beinen – B im Hockstand, die Füße von A auf den Schultern und den Partner an den Fußgelenken festhaltend:
A beugt die Arme und drückt sich dann kräftig ab, B richtet sich gleichzeitig auf in den Stand und so fortlaufend

152. A im Kopfstand – B hält A an den Beinen fest: A streckt die Arme zum Handstand, Arme wieder beugen in den Kopfstand und fortlaufend im Wechsel, B unterstützt
(Nur für Fortgeschrittene)

153. A im Handstand – B hält A an den Beinen fest:
A führt im Wechsel Handstand und Unterarmstand aus, B unterstützt

154. Paar hintereinander – A nimmt Rückenlage ein, Vorhalte, Handflächen nach oben – B geht in den Liegestütz auf den Händen von A: gleichzeitiges Beugen und Strecken der Arme

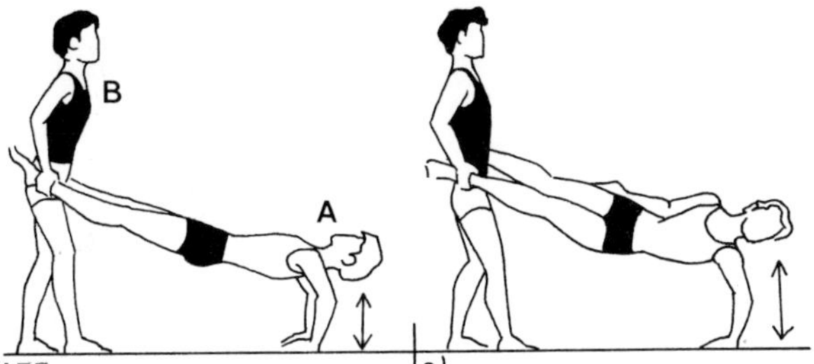

155 a)

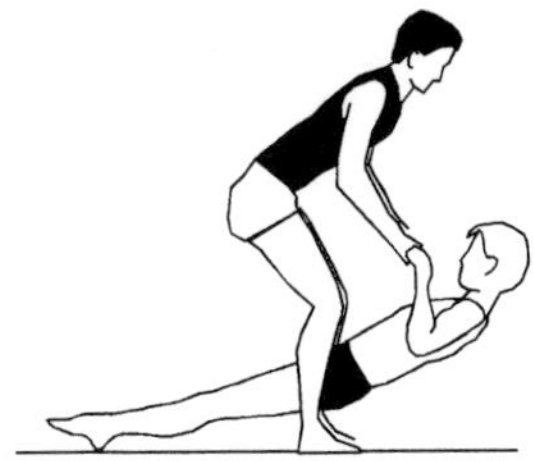

156

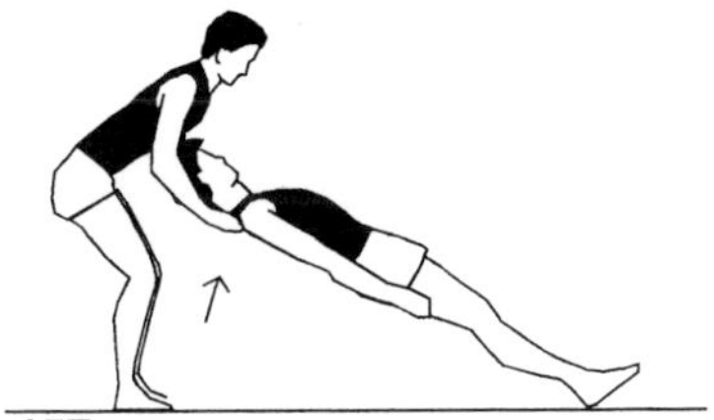

157

155. A im Liegestütz rücklings mit leicht gegrätschten Beinen – B hält die Beine von A an den Fußgelenken: A beugt und streckt die Arme

Abwandlung:

A im Liegestütz seitlings auf einem Arm

Die Übungen 149 bis 155 kräftigen die Armstrecker.

156. A in Rückenlage – B steht im Grätschstand mit gebeugten Beinen und leichter Vorrumpfbeuge (Arme verschränkt) über ihm: A erfaßt die Hände von B und zieht sich mit gestrecktem Körper daran hoch

Mit dieser Übung werden die Armbeuger und bei B auch die Lendenmuskeln gekräftigt.

Rücken

157. A in Rückenlage – B legt die Hände um den Hinterkopf von A – B hebt und senkt den gestreckten Körper von A

Mit dieser Übung werden die tiefen Nackenmuskeln gekräftigt.

158. A in Kniestand mit Nackenhalte – B dahinter, hält A an den Fußgelenken fest: Vorsenken und Heben des Oberkörpers im Wechsel

159. A im Liegestütz hat die Beine um die Hüften von B verschränkt – B hält A an den Oberschenkeln fest:

A hebt den Rumpf gestreckt an – Arme in Schräghochhalte, B unterstützt, indem er sich zurückbeugt

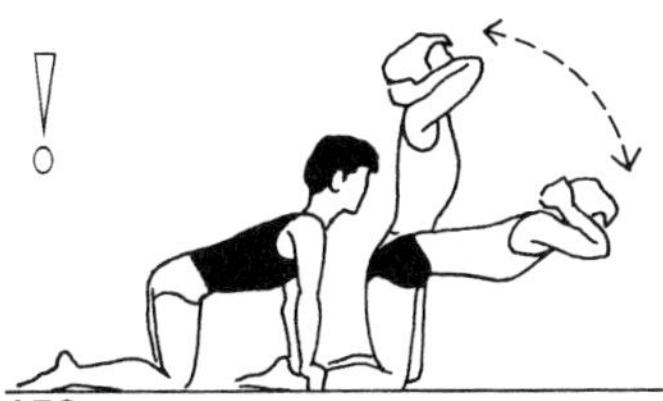

158

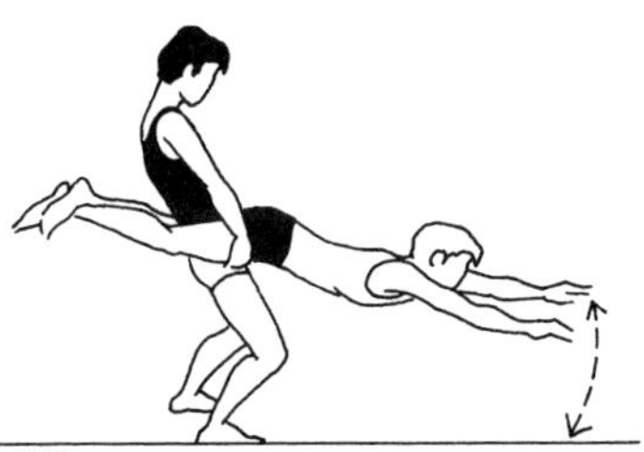

159

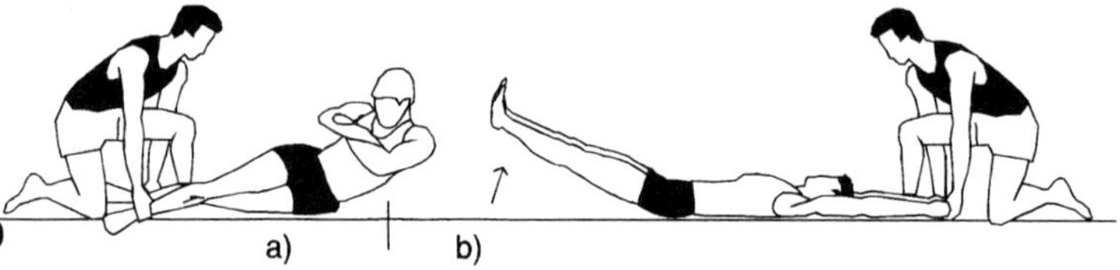

160

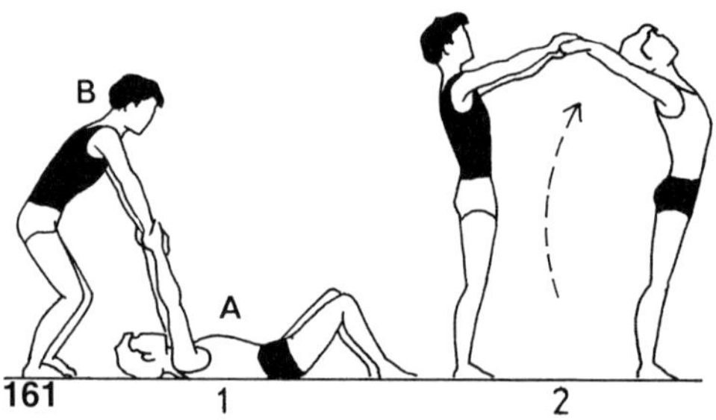

161

160.

a) Seitenlage
A hält die Beine von B
B hebt den Rumpf seitlich (Arme vor der Brust gekreuzt oder über dem Kopf gestreckt)

b) Rückenlage
A hält die Arme von B
B hebt die Beine

161. A in Rückenlage mit angehockten Beinen (Fußsohlen auf den Boden), Vorhalte – B im Grätschstand faßt A an den Händen:
Mit Schwung nach vorn-oben bringt B seinen Partner A in den Stand, ohne die Handfassung aufzugeben – A unterstützt

162. A im Grätschsitz, B steht seitlings zwischen den Beinen
A ergreift Arm von B
B neigt bei gestrecktem techten Arm den Rumpf seitwärts gegen den Widerstand von B der sich »schwer« macht und seine Beine völlig gestreckt hält

163. Grätschsitz – Rücken an Rücken, Arme untergehakt: A drückt gegen den Widerstand von B dessen Schulter zur Seite und umgekehrt

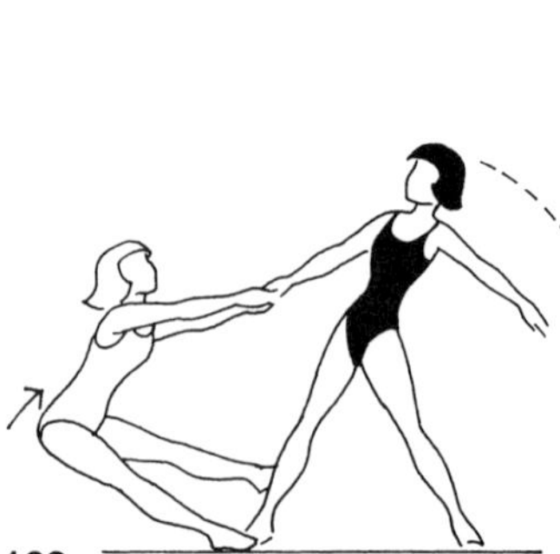

162

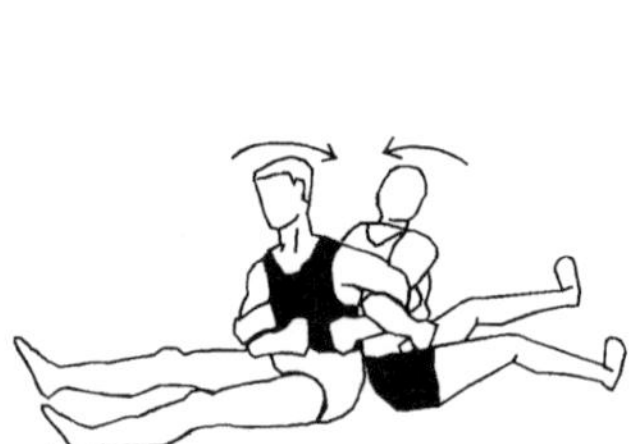

163

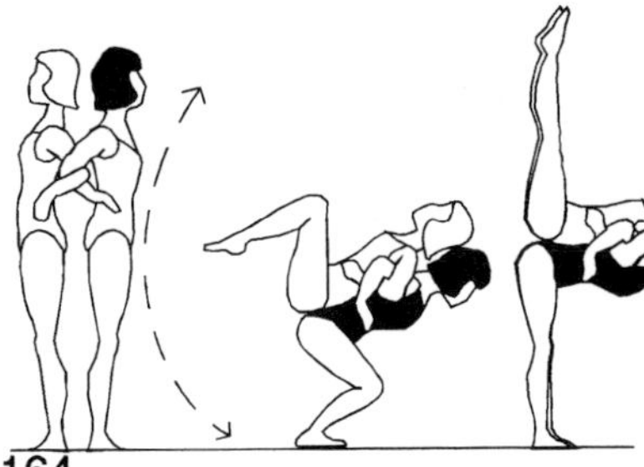

164

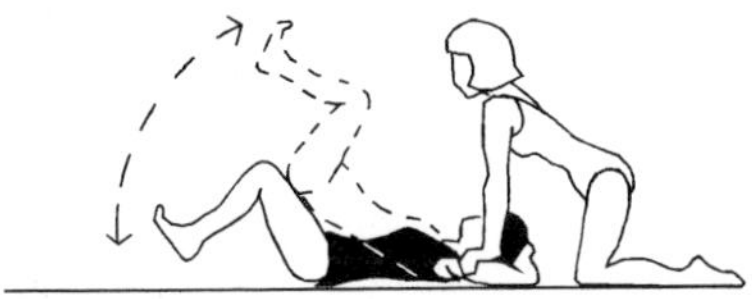

165

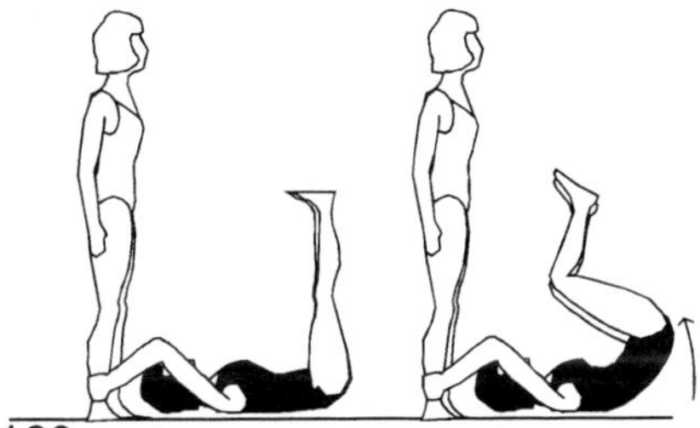

166 1 2

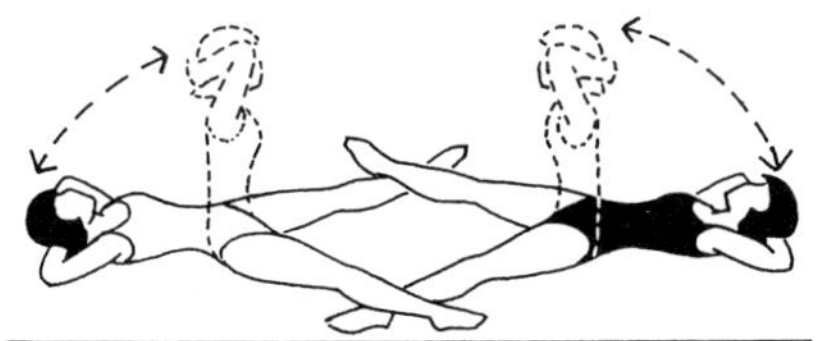

167

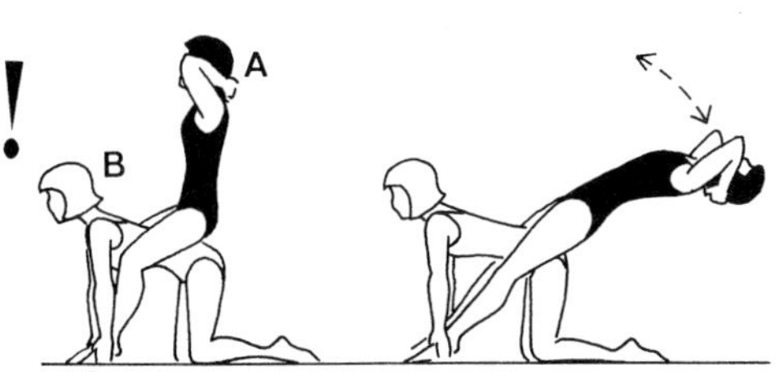

168

Bauch

164. Im Stand mit den Rücken zueinander, Arme eingehakt:
Abwechselndes Vor- und Rückbeugen der Partner, wenn A sich vorbeugt, wird B hochgehoben und umgekehrt. Der Hochgehobene hebt gleichzeitig die Beine gehockt an und streckt sie dann bis in die Senkrechte

165. A in Rückenlage, Beine angestellt, Nackenhalte – B drückt die Arme von A auf den Boden: A: Anheben des Körpers mit gebeugten Beinen, bis die Knie die Arme von B berühren, und zurück in die Rückenlage mit angestellten Beinen

166. A in Rückenlage hält sich an den Knöcheln von B fest und hebt die Beine in die Senkrechte (1):
2. Durch Kontraktion der Bauchmuskulatur wird das Gesäß angehoben

* **167.** Paar im Grätschsitz mit dem Gesicht zueinander, die Beine an den Unterschenkeln wechselseitig übereinandergelegt – Nackenhalte: Gleichzeitiges Rumpfheben und -senken

168. B in Bankstellung – A im Reitsitz auf den Hüften von B hat die Füße unter den Händen von B eingeklemmt, Nackenhalte:
A Rücksenken (Oberkörper gestreckt) und Aufrichten im Wechsel
Auf keinen Fall darf A so weit vorn (z.B. Taille) sitzen, daß die Lendenwirbelsäule von durchgedrückt wird.

169. B im Stand (Schrittstellung) – A mit dem Gesicht zu B, wird von diesem getragen, indem er ihn mit den Händen am Gesäß hält, A umklammert die Hüften von B mit den Beinen:
A führt Rumpfrücksenken bis in die Waage-

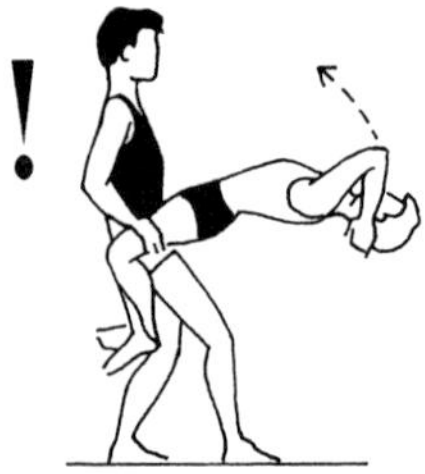

169

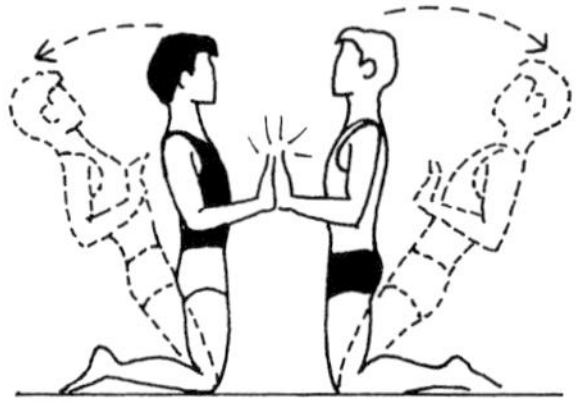

170

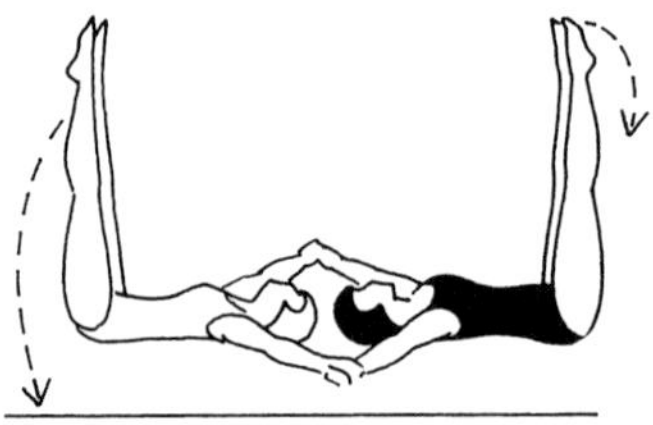

171

rechte aus, B erhält durch Rückneigen das Gleichgewicht

170. Im Kniestand mit den Gesichtern zueinander – Arme gewinkelt mit den Handflächen gegeneinander gestützt: Nach Abstoß mit den Händen gleichzeitiges Rückrumpfsenken

171. A und B in Rückenlage, Köpfe zueinander, Schräghochhalte, Handfassung:
A und B heben die Beine in die Senkrechte und senken sie dann abwechselnd nach links seitwärts auf den Boden (»Scheibenwischer«).

172. A im Hockstand, Hochhalte und Hände um den Nacken von B gelegt, der im Grätschstand dahinter steht und sich vorbeugt, dabei stützt er seine Hände gegen die Schulterblätter von A
1. B richtet sich auf, A wird in Hockstellung angehoben
2. A streckt die Beine nach vorn
3. Zurück in die Ausgangsstellung

173. Schwebesitz mit Stütz hinter dem Körper und dem Gesicht zueinander: Beinkreisen dicht über dem Boden, ohne daß die Beine zusammenstoßen
(Die Partner sitzen einander so dicht gegenüber, daß sich die Unterschenkel kreuzen)

174. A in Rückenlage, Beine senkrecht angehoben, Nackenhalte – B drückt Arme auf

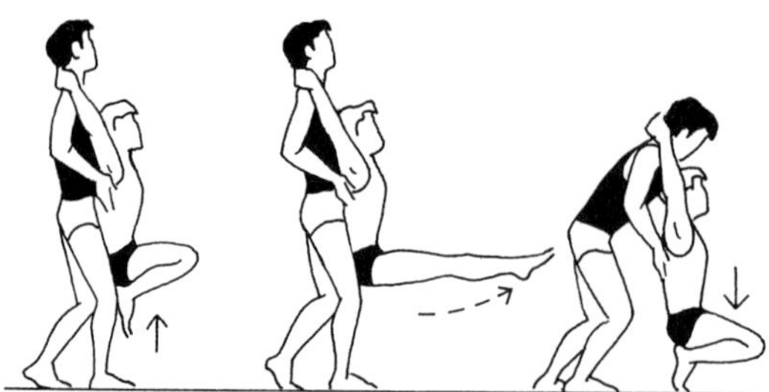

172 1 2 3

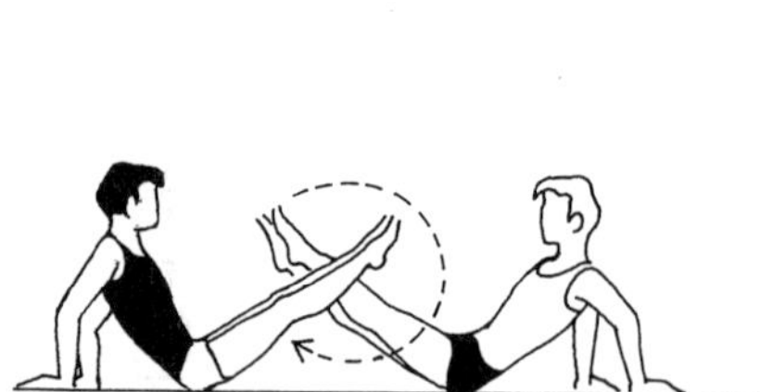

173

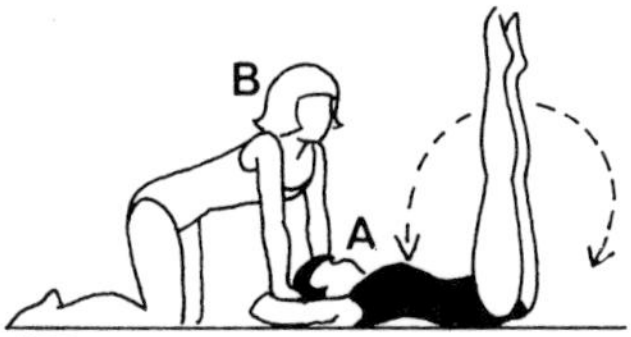

174

den Boden: A senkt die Beine abwechselnd nach links und rechts seitwärts auf den Boden
Abwandlung:
Dasselbe, beide Partner in Rückenlage Kopf an Kopf, Schräghochhalte, Handfassung
175. Im Grätschsitz mit dem Gesicht zueinander, die Beine an den Unterschenkeln übereinandergelegt (B über A):
1. A Rücksenken und Rumpfdrehen links in den Liegestütz
2. A zurück in die Ausgangsstellung (B drückt die Beine von A auf den Boden)

Beine

176. Partner im Stand mit dem Rücken zueinander – eingehakt: Gemeinsam Kniebeugen und Aufrichten
Abwandlungen:
a)
Dasselbe in leichter Grätschstellung ohne Armfassung, nur Rücken an Rücken gelehnt
b)
Arme in Hochhalte gefaßt
177. Im Stand mit dem Gesicht zueinander, Vorhalte mit Handfassung, die Fußspitzen der Partner berühren sich:
Kniebeugen im Wechsel (geht der eine Partner in Kniebeuge, hält der andere durch Rücklehnen das Gleichgewicht)
Abwandlung:
Dasselbe mit Übergang des einen Partners in die Rückenlage und des anderen in den Liegestütz auf den Armen des Liegenden

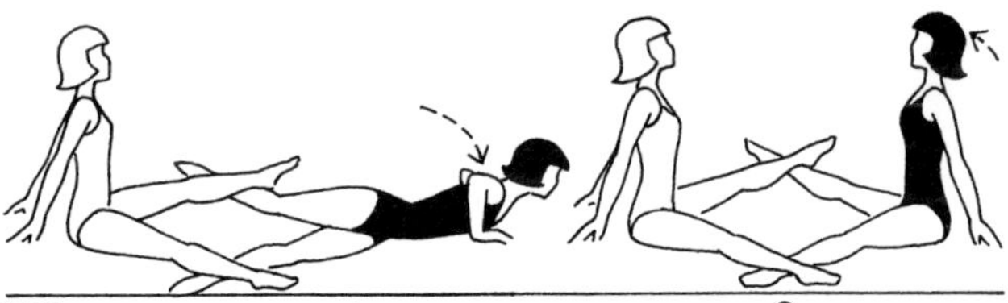

175 1 2

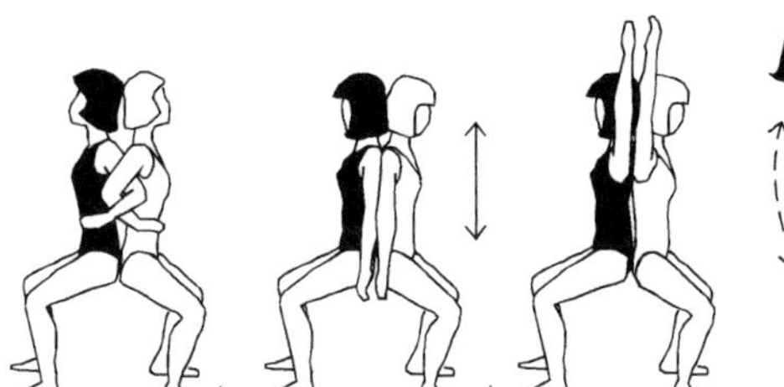

176 a) b)

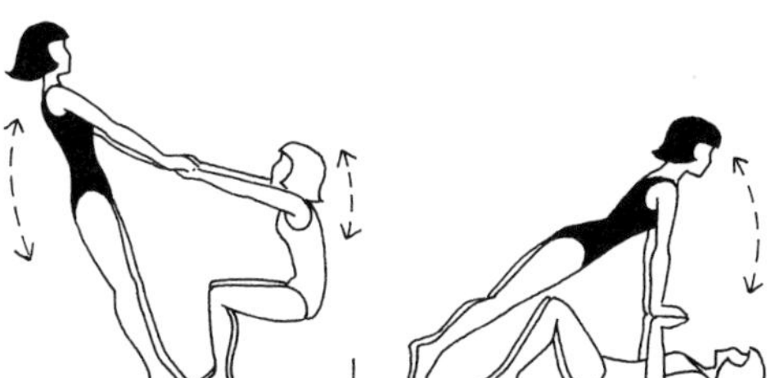

177 a)

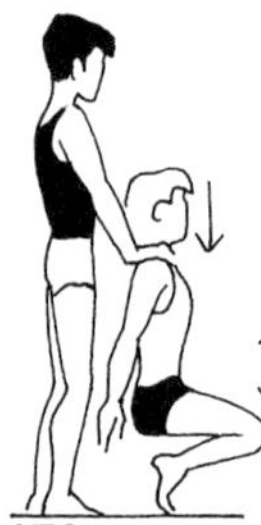

178

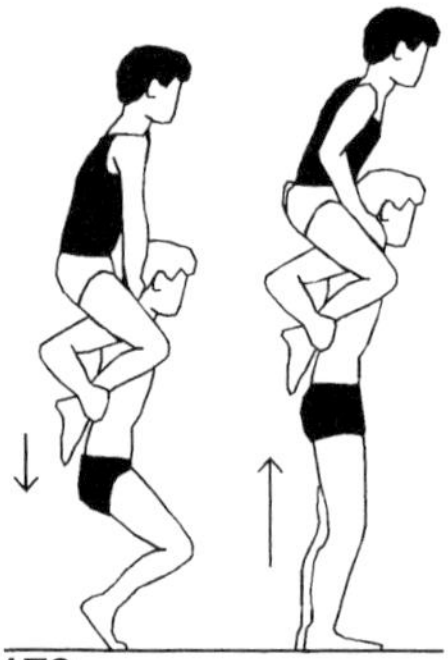

179

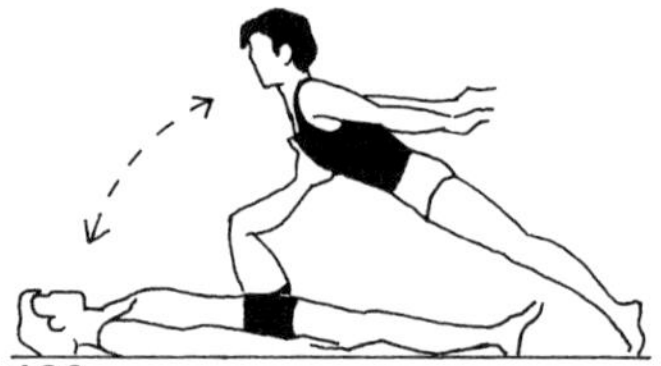

180

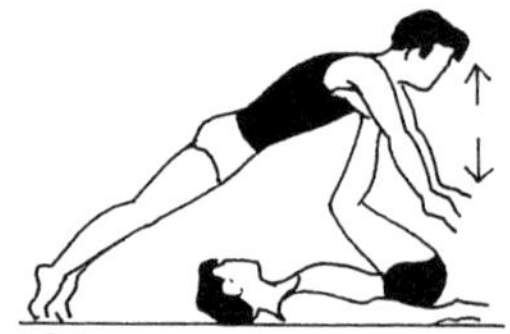

181

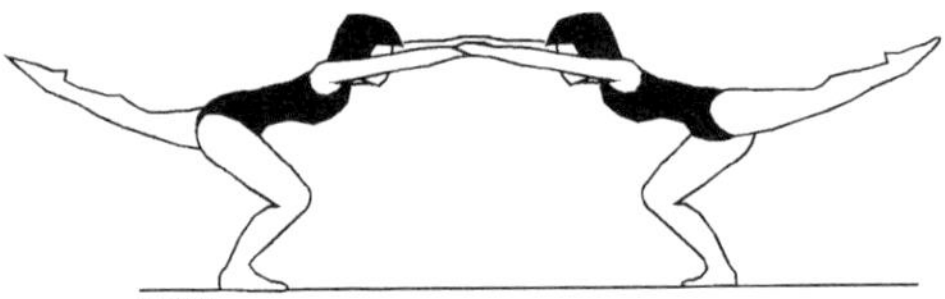

182

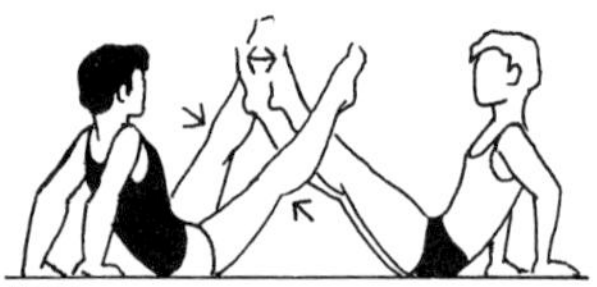

183

178. A im Hockstand – B im Grätschstand dahinter, legt seine Arme auf die Schultern von A:
A Aufrichten in den Stand – B setzt durch Druck auf die Schultern der Bewegung von A Widerstand entgegen

179. A im engen Seitgrätschstand nimmt B auf die Schultern und hält ihn an den Unterschenkeln fest:
A Kniebeugen (maximal 90°) und Aufrichten

180. A in Rückenlage das linke Bein angewinkelt und gegen die Brust von B gestemmt, der völlig gestreckt auf der Fußsohle von A lastet:
A beugt und streckt das linke Bein gegen das Körpergewicht von B, dasselbe mit rechts

181. A in Rückenlage, beide Beine angehockt und unter die Achseln von B gestemmt, der gestreckt auf den Fußsohlen von A lastet:
A beugt und streckt die Beine gegen das Körpergewicht von B

182. Paar im Stand auf dem linken Bein mit dem Gesicht zueinander, Handfassung rechts, mit der linken Hand haben sie das vorgespreizte rechte Bein des Partners erfaßt: Gemeinsames Kniebeugen (nur bis zu einem Winkel im Kniegelenk von 90°) und Aufrichten, dasselbe im Stand rechts
Abwandlung:
Einbeinhüpfen im Kreis
Mit den Übungen 176 bis 182 werden die Extensoren der Beine gehräftigt.

183. Partner im Schwebesitz mit dem Gesicht zueinander. Armstütz hinter dem Rükken (die Beine von A zwischen den leicht gegrätschten Beinen von B):
A grätscht die Beine gegen den Widerstand von B
Mit dieser Übung werden die Adduktoren und die Abduktoren gekräftigt.

Übungen mit dem Spring- und Schwungseil

Seilübungen sind gut geeignet, die koordinativen Fähigkeiten im Zusammenwirken von Armen und Beinen und besonders das rhythmische Empfinden zu entwickeln. Interessant ist, daß Kinder weitaus besser mit dem Seil umgehen können als Erwachsene, die mit den Jahren die Fähigkeit zur optimalen Bewegungskoordination beim Überspringen des Seils verloren haben.

Übungen mit dem Seil sind auch ein wichtiges Mittel zur Verbesserung der Ausdauer. Sie erfordern keine spezielle Technik, stellen geringe materielle Anforderungen und ermöglichen dazu eine hohe Übungsintensität. Das sind gute Voraussetzungen zur Verwendung des Seils sowohl in der Konditionsgymnastik als auch in der täglichen Heimgymnastik für Menschen aller Altersgruppen. Die Belastung bei Seilübungen kann man sehr gut entsprechend der individuellen Leistungsfähigkeit des Organismus und der physischen Voraussetzungen des einzelnen dosieren. Der *physiologische* Wert des Seilspringens liegt vor allem in der Kräftigung der Beinmuskulatur (dynamische Kräftigung) und in der Verbesserung der Leistungsfähigkeit des Kreislaufs.

Seilübungen sind besonders für den einleitenden Teil von Übungseinheiten geeignet, wo das Seil nicht nur zum Überspringen, sondern – unterschiedlich zusammengelegt – wie ein Turnstab zu verwenden ist.

Das Seil findet auch in der speziellen körperlichen Vorbereitung im Training verschiedener Sportarten Verwendung, so in der Leichtathletik, im Boxen und in den Sportspielen. Das Seil ist ein Trainingsgerät, das sowohl für das individuelle Üben als auch für das Üben in Gruppen gut zu verwenden ist.

Das Mittelstück des Seiles sollte etwas verstärkt sein, weil dadurch die Schwungeinheiten besser sind.

Seile sollten lieber etwas länger sein, da sich so die notwendige Länge einstellen läßt, indem man die Enden um die Finger wickelt.

Die optimale Länge des Seils ermitteln wir, indem wir einen Fuß auf die Seilmitte stellen, um das Seil zu straffen: Es muß dann bis zur Höhe des Hüftknochens reichen. Beim Seilspringen ist ein etwas längeres Seil besser, da bei einem zu kurzen Seil die Beine angehoben und die Arme stark mitbewegt werden. Beim Vorkreisschwingen sollte auf jeden Fall ein längeres Seil verwendet werden. Beim Seilspringen sind die Arme leicht gebeugt in Tiefhalte, die Ellbogen am Körper, die Schwungbewegung wird im Handgelenk erzeugt. Das Seil muß beim Kreisen ständig gespannt sein, es schwingt ganz dicht über dem Boden. Der Abdruck aus dem Fußgelenk erfolgt federnd, es wird nur auf dem Fußballen gehüpft. Die Beine dürfen im Kniegelenk nicht gebeugt werden. Bei länger dauerndem Seilhüpfen zur Entwicklung der Ausdauer muß das Hüpfen so ökonomisch wie möglich sein. Der Fuß sollte sich nicht mehr als 2 bis 3 cm vom Boden abheben. Die Dauer des Hüpfens sollte zwischen 30 s und 3 min liegen.

Wollen wir eine dynamische Kräftigung der Beine erreichen, müssen die Sprünge höher sein. Streben wir eine Entwicklung der Koordination an, ergänzen wir die Seilsprünge mit weiteren Bewegungselementen. Schwierige Übungselemente üben wir zunächst ohne Seil.

Anfänger führen die Seilsprünge zu hoch aus und winkeln die Beine an, sie kreisen mit den Armen, und der Rhythmus der Bewegungen von Beinen und Armen ist unkoordiniert. Unvollkommenes Seilspringen ist auch am Schleifen des Seiles am Boden erkennbar, was häufig dazu führt, daß sich das Seil in den Beinen verfängt.

Während des Übens müssen die Übenden gut im Raum verteilt sein, damit sie sich nicht behindern. Am besten ist es, wenn die Übenden auf Lücke stehen. Da Seilspringen eine sehr intensive Übung ist, sind zwischen den Sprungserien Erholungspausen einzulegen.

In den Hauptteil einer Übungseinheit werden Seilsprünge erst dann einbezogen, wenn die Übenden sie vollkommen beherrschen. Wir führen sie dann in Wettkampfform durch. Es sind nur solche Übungen zu verwenden, bei denen es nicht zu gegeseitigen Behinderungen oder gar Zusammenstößen zwischen den Sportlern kommen kann.

Die am meisten verwendete Übungsform mit dem Seil ist Seilhüpfen. Vielfältige Variationsmöglichkeiten durch verschiedene Absprungformen (mit geschlossenen Beinen, gegrätscht, mit gekreuzten Beinen, einbeinig u. a.) sowie unterschiedlicher Durchschlagrichtungen (vorwärts, rückwärts und zur Seite) sind möglich. Diese Formen können noch durch Zwischenhüpfen erweitert werden. Die Bedingungen können wir noch weiter erschweren durch Doppeldurchschläge, durch Ausführung von Tanzschritten und durch Bewegungen vorwärts und rückwärts.

Für Jugendliche sind auch Übungen mit dem langen Seil sehr anziehend, da sie oft einen hohen Erlebniswert haben und den Charakter und die Technik mehrerer Übungen in sich vereinen. Neben dem Überspringen und dem Unterlaufen des kreisenden langen Seiles gibt es auch die Möglichkeit, das Seil gespannt zum Unterkriechen oder Überspringen in Paaren oder in größeren Gruppen zu verwenden. Zum Überspringen darf das lange Seil nicht befestigt werden (Unfallgefahr). Es sollte mindestens an einer Seite von einem Übenden gehalten werden. Auch beim Überschlagkreisen des langen Seiles kann das eine Ende befestigt sein. Das Kreisen muß gleichmäßig erfolgen, das Seil darf höchstens leicht den Boden berühren. Beim Unterlaufen des kreisenden Seiles befinden sich die Übenden 3 bis 4 m vom Seil entfernt und laufen dann los, wenn das Seil den Boden berührt. Die Übenden müssen sich dem Rhythmus des Seilschwunges anpassen, den wir bei Erwachsenen wiederholt verändern.

Allgemeine Übungen

Springseil

1. Die Übenden sind in Gruppen aufgeteilt und stehen in Reihen an der Schmalseite der Turnhalle, jeder hat ein Seil. Auf ein Zeichen laufen die ersten mit Seildurchschlag zur gegenüberliegenden Seite der Halle

a) Hüpfen vorwärts

1. Galopphüpfen
2. Wechselhüpfen
3. Schlußhüpfen
4. Einbeinhüpfen mit Rückkreisdurchschlag

b) Hüpfen vorwärts mit Vorkreisdurchschlag
c) Hüpfen rückwärts mit Rückkreisdurchschlag
d) Hüpfen rückwärts mit Vorkreisdurchschlag
e) Hüpfen seitlich mit Rückkreisdurchschlag
f) Hüpfen seitlich mit Vorkreisdurchschlag

2. Die Übenden sind zu Paaren eingeteilt, jedes Paar hat ein Seil: Ein Übender hüpft so lange, bis ihm ein Fehler unterläuft, dann übergibt er das Seil dem Partner. Der Übungsleiter gibt an, in welcher Form gehüpft werden soll

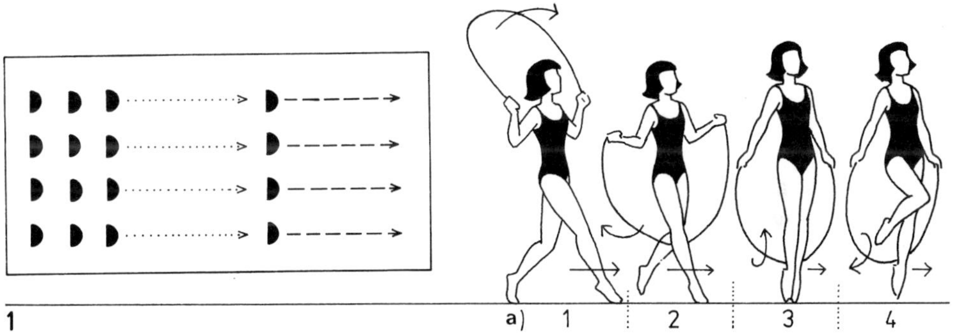

1

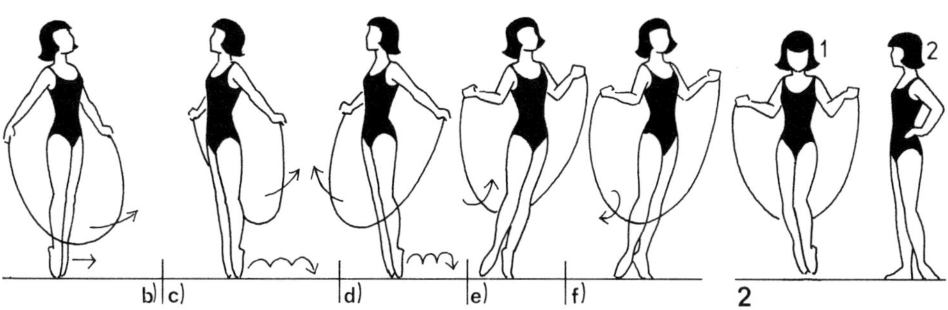

2

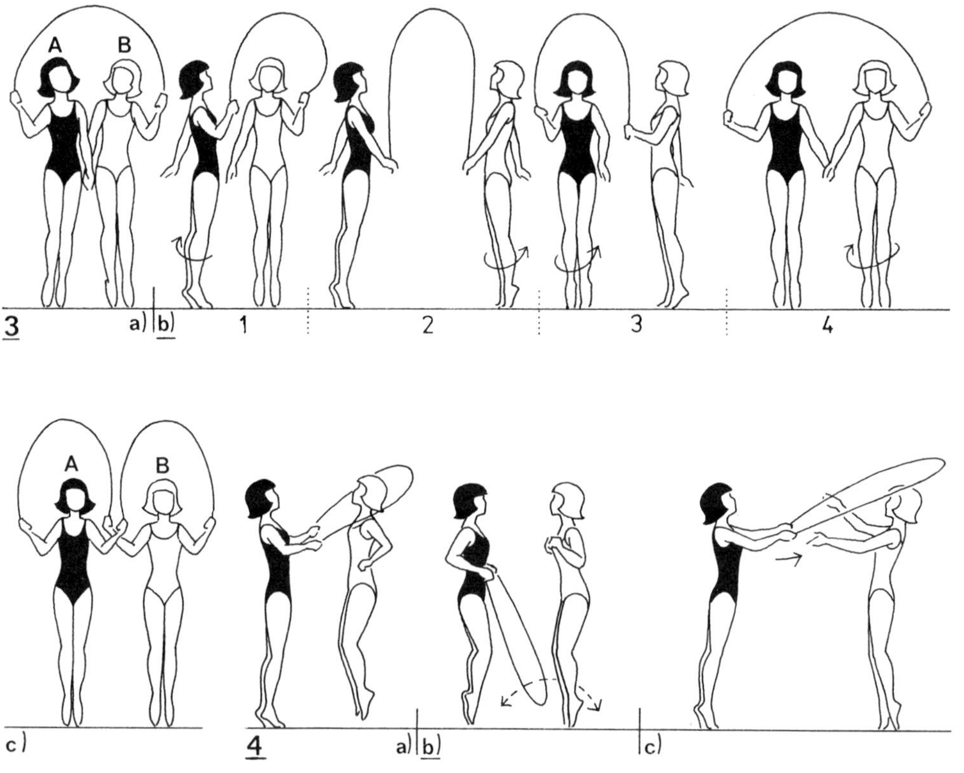

* **3.** Seilhüpfen zu Paaren im Stand nebeneinander mit Handfassung:

a) Jedes Paar hat ein Seil – die Paare stehen dicht nebeneinander, die inneren Hände gefaßt, das Seil wird mit den äußeren Handen gekreist. So können alle Hüpfformen mit Rück- und Vorkreisdurchschlag ausgeführt werden.

b) Hüpfen mit Drehungen

1. Die Partner lösen die Handfassung, A führt eine Vierteldrehung links aus und dreht sich aus dem kreisenden Seil heraus, über das B weiter hüpft
2. B dreht sich ebenfalls durch eine Vierteldrehung rechts aus dem kreisenden Seil
3. A dreht sich durch eine Vierteldrehung rechts wieder in das kreisende Seil und überhüpft es wieder
4. B ebenso nach einer Vierteldrehung rechts

Die gesamte Übung muß fließend erfolgen.

c) Ebenso wie bei der Übung a), nur hat jeder ein Seil; mit der äußeren Hand hält jeder das Ende seines Seils, die inneren Hände jeweils das Seil des Partners

* **4.** Seilhüpfen der Partner im Stand mit dem Gesicht zueinander, jedes Paar hat ein Seil, das von einem Übenden gekreist wird:

a) Schlußhüpfen

b) Schlußhüpfen, wobei der freie Partner aus dem kreisenden Seil heraus- und wieder hineinspringt

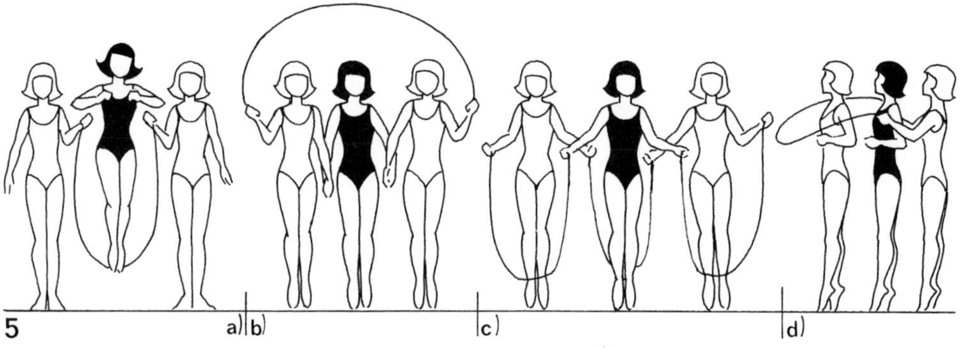

5

c) Ohne das Seilkreisen zu unterbrechen, wird das Seil dem Partner übergeben

5. Seilhüpfen in Dreiergruppen:

a) Im Stand nebeneinander kreisen die außen Stehenden mit den inneren Armen das Seil, der Mittlere hüpft

b) Dasselbe, das Seil wird von den außen Stehenden mit den äußeren Händen gekreist, alle drei hüpfen

c) Dasselbe, jeder hat jetzt ein Seil, es wird so gehalten, daß jeder ein Ende seines Seils und ein Ende des Seils des Partners hält, so kreisen alle drei Seile gleichzeitig, und alle drei hüpfen

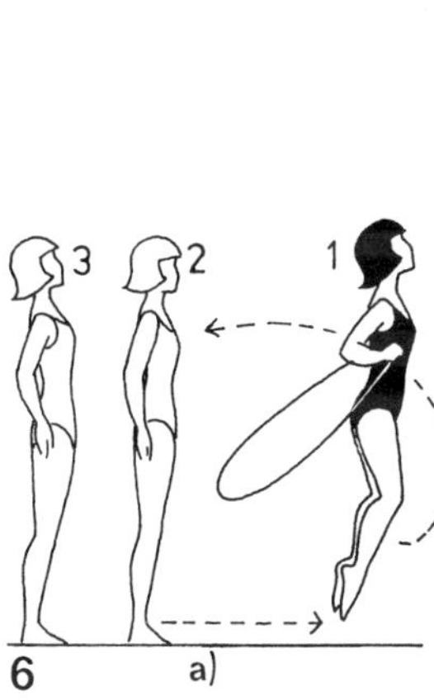

6

d) Im Stand eng hintereinander – das Seil wird vom letzten gekreist, und alle drei hüpfen

6. Die Übenden stehen in Linie zu einem Glied und zählen zu dreien ab. Vor jeder Dreiergruppe liegt in einer Entfernung von 5 m ein Seil auf dem Boden: Auf ein Zeichen laufen die ersten los, ergreifen das Seil, hüpfen in angegebener Form 10mal, legen es wieder auf den Boden und laufen auf ihren Platz zurück – dann folgt der zweite, schließlich der dritte

Abwandlungen:

a) Dasselbe, aber die Übenden stehen in Reihe

b) Das Seil wird dem nächsten übergeben, der erste läuft zum Mal, hüpft dort im kreisenden Seil, läuft zurück, übergibt das Seil dem zweiten, der nun zum Mal läuft und dort hüpft usw.

c) Wie unter b), aber auch die Laufstrecken werden mit kreisendem Seil zurückgelegt (entweder Lauf mit Rückkreisdurchschlag oder beim Laufen wird das zusammengelegte Seil flach waagerecht über den Boden geschwungen und muß fortlaufend übersprungen werden)

7. Jeweils 10 Übende bilden einen Kreis, in der Mitte des Kreises steht ein Übender, dreht sich um sich selbst und läßt dabei das Seil, das er an einem Ende hält, kreisen. Die im Kreis Stehenden müssen das freie Seilende fortlaufend überspringen (Seil in 10 cm Höhe schwingen)

8. Paare mit einem Seil, das sie mit den inneren Händen halten, gehen rund um die Turnhalle: Auf ein Zeichen bleibt das erste Paar stehen, spannt das Seil in Beckenhöhe, und die folgenden müssen darunter hindurchkriechen

Abwandlungen:

a) Jedes Paar, das unter dem Seil hindurchgekrochen ist, stellt sich mit gespanntem Seil auf, so daß am Ende ein Tunnel entsteht

b) Dasselbe, aber unter dem ersten Seil hindurchkriechen – das zweite überspringen usw.

9. Die Übenden erfassen paarweise ein Seil an den Enden und laufen so frei in der Turnhalle herum, wobei einer immer den anderen führt (auf die Gefahr von Zusammenstößen hinweisen)

10. Die Übenden stehen in Linie zu mehreren Gliedern im Abstand von etwa 3 m nach allen Seiten, jede Linie bildet eine Mannschaft, der erste hat ein Seil. Auf ein Zeichen führt der erste fünf Sprünge mit Seildurchschlag aus, läuft zum zweiten, übergibt ihm

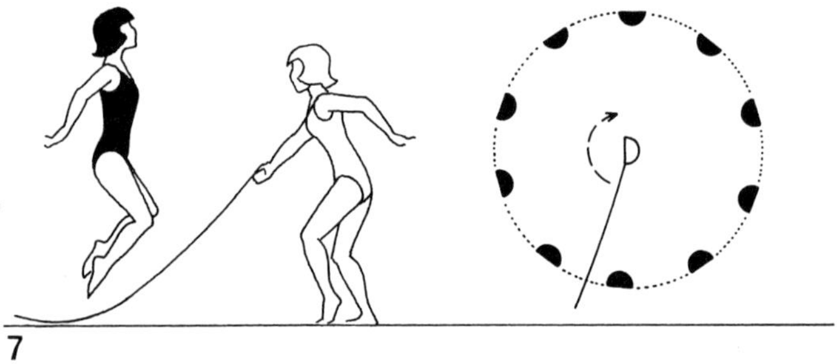

7

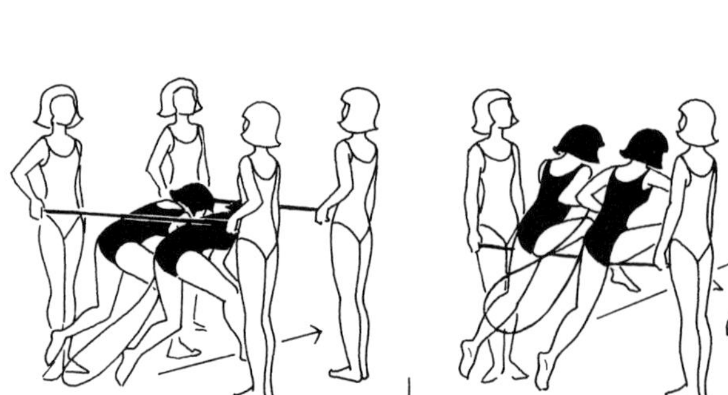

8 a)|b)

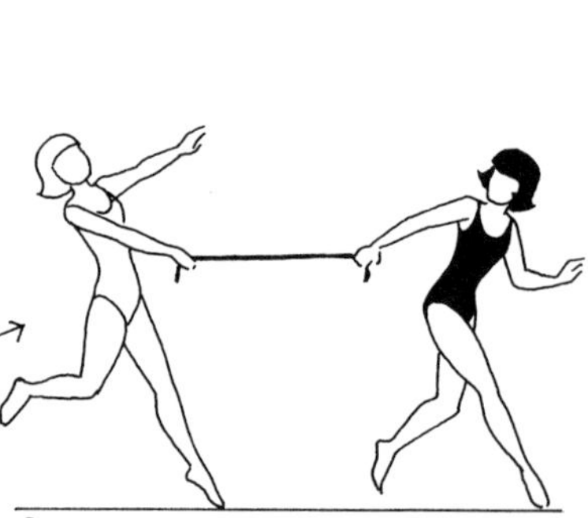

9

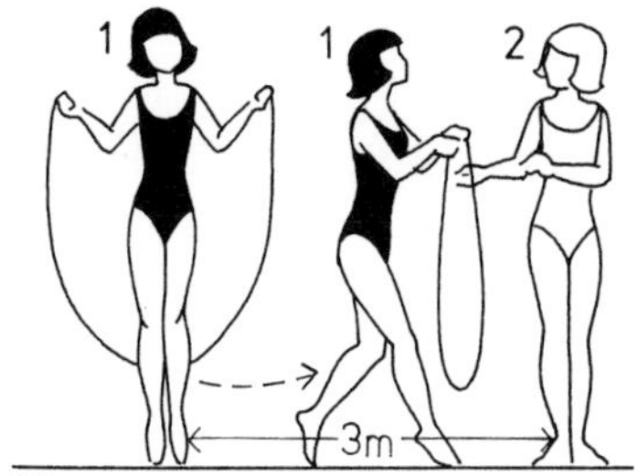

10

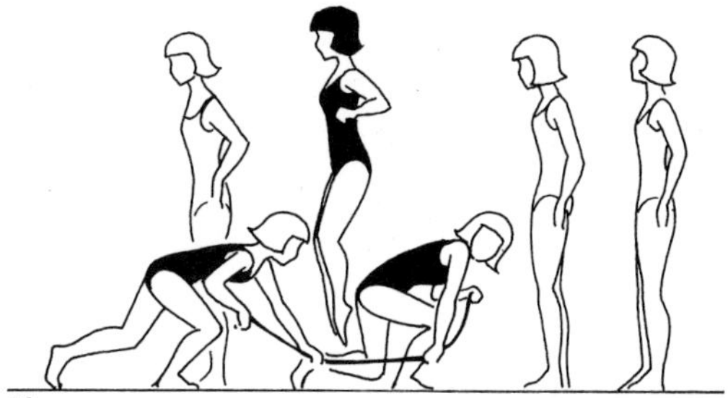

11

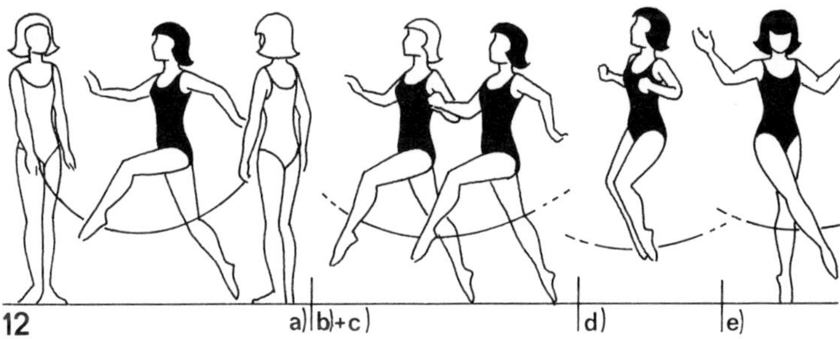

12

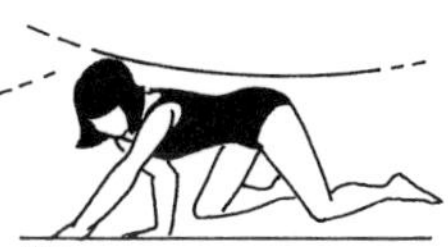

13

das Seil, der die gleichen Sprünge ausführt und dann ebenfalls das Seil weitergibt usw.

11. Hüpfende Reihe. Die Übenden stehen in Reihe, der erste hat ein Seil: Auf ein Zeichen erfaßt der zweite das andere Ende des Seils, und beide laufen nun beiderseits der Reihe nach hinten und führen das Seil dabei dicht über den Boden. Die Übenden in der Reihe müssen das Seil überspringen. Am Ende angekommen, läßt der erste das Seil los und reiht sich am Ende ein, während der andere mit dem Seil nach vorn läuft und mit dem dritten das gleiche ausführt usw.

Schwungseil

12. Springen über das lange Seil (Höhe 30 – 40 cm):

a) Überspringen aus dem Lauf in Reihe
b) Dasselbe paarweise oder in Dreiergruppen
c) Dasselbe paarweise oder in Dreiergruppen mit Einhandfassung
d) Überspringen mit Schlußsprung oder Einbeinsprung
e) Überspringen mit Schersprung

13. Unter dem in unterschiedlicher Höhe gespannten Seil hindurchkriechen (aus dem Lauf in Reihe, Doppelreihe o. ä.)

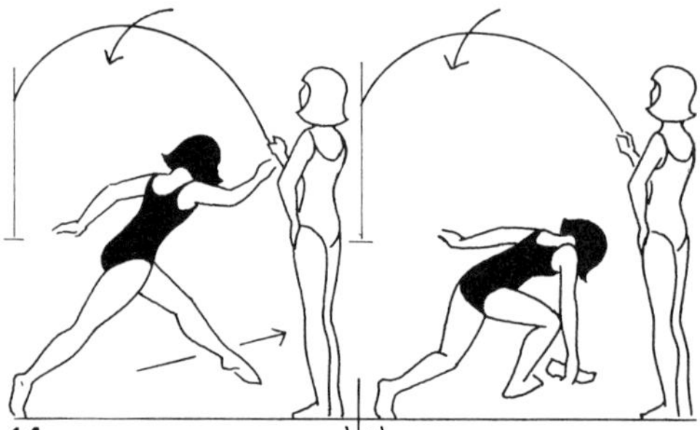

14 a) f)

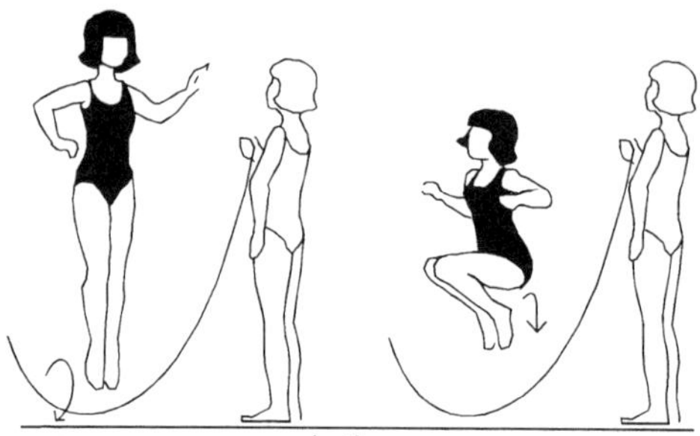

15 a) d)

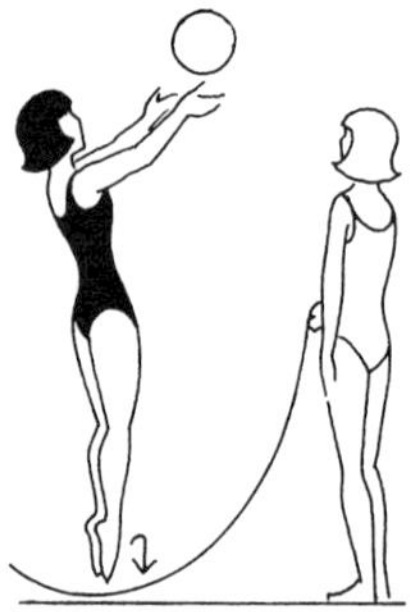

e)

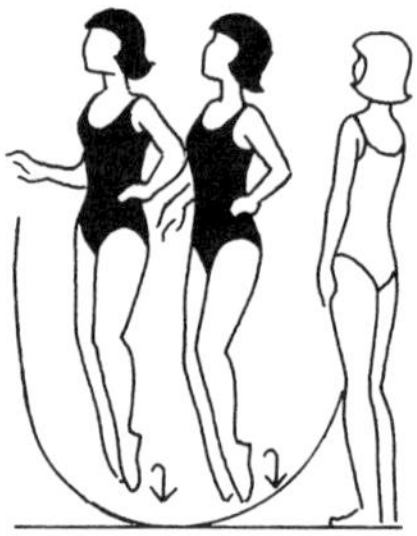

16

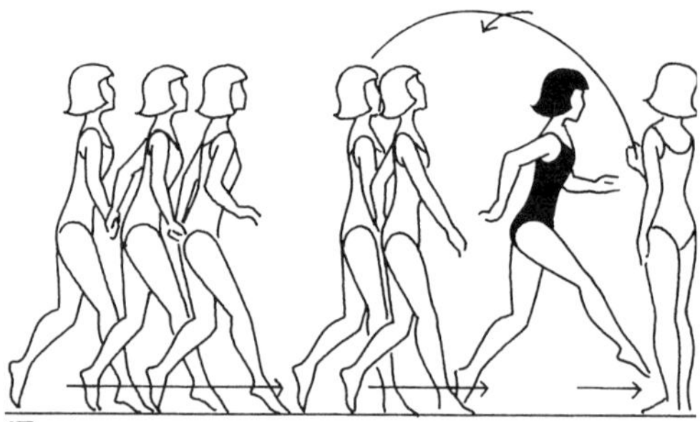

17

14. Laufen durch das kreisende Seil:
a) Einzeln aus dem Stand
b) Einzeln aus dem Traben
c) Paarweise mit und ohne Handfassung
d) In Dreiergruppen
e) Einzeln, paarweise oder zu dreien fortlaufend hintereinander, so daß bei jedem Kreisen des Seils einer (oder ein Paar) durchläuft
f) Durchlaufen und gleichzeitiges Aufnehmen oder Ablegen von Gegenständen (z. B. legt der erste beim Durchlaufen einen Schuh ab, der zweite hebt ihn auf, oder der erste legt mit der einen Hand einen Schuh ab und nimmt einen dort schon liegenden mit der anderen Hand auf)
15. Hüpfen im Schwungseil, der Übende steht vorlings oder seitlings zur Schwungrichtung:
a) Schlußhüpfen mit Zwischenfedern
b) Schlußhüpfen ohne Zwischenfedern
c) Hüpfen mit Drehungen (z. B. nach jedem dritten Hüpfen eine halbe oder nach jedem Hüpfen eine Vierteldrehung)
d) Hüpfen mit Anhocken der Beine und in der Hocke
e) Hüpfen mit gleichzeitigem Werfen und Fangen eines Balles im Rhythmus des Seilkreisens
f) Hüpfen zu zweien oder zu dreien neben- oder hintereinander. Das Seil kann fuß- oder kopfwärts gekreist werden
16. Hineinlaufen ins kreisende Seil:
Die Übenden laufen einzeln (zu Paaren oder in Gruppen mit oder ohne Handfassung) in das kreisende Seil hinein, führen eine bestimmte Anzahl von Hüpfern aus und laufen

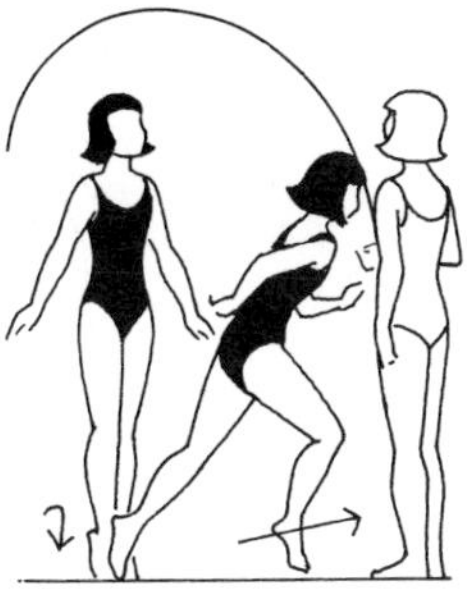

18

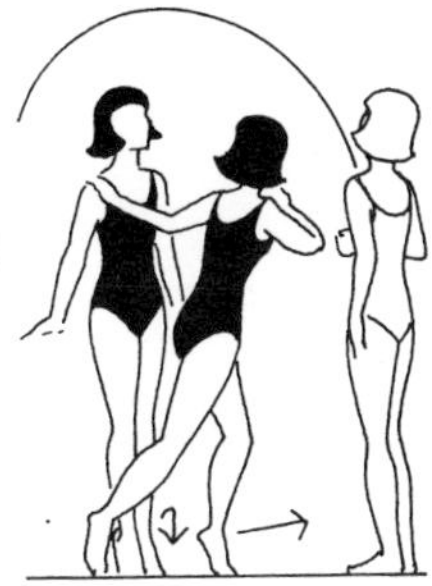

19

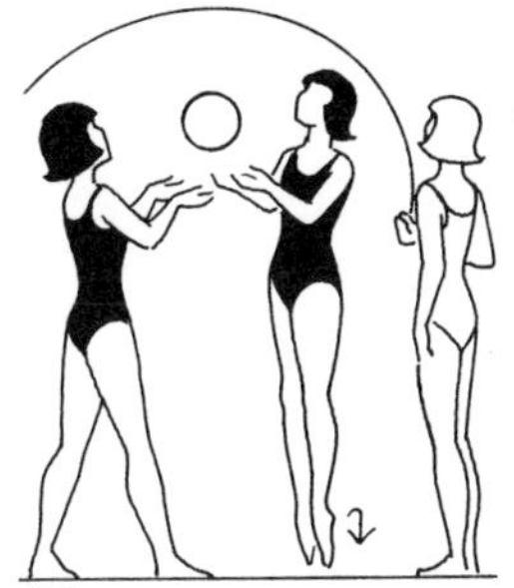

20

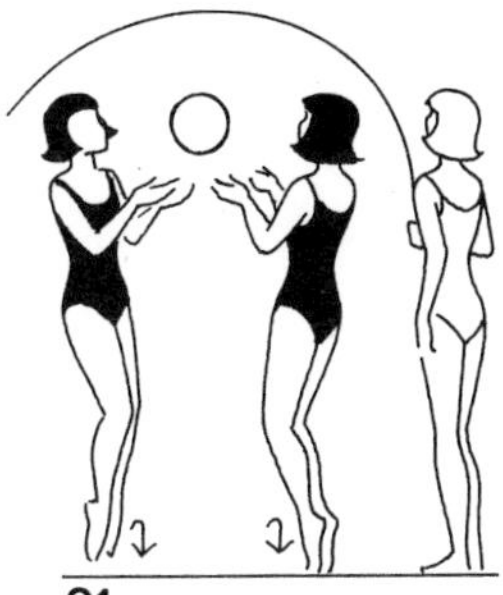

21

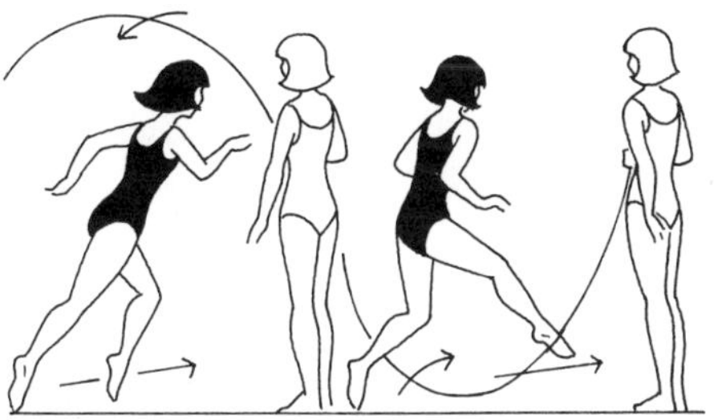

22

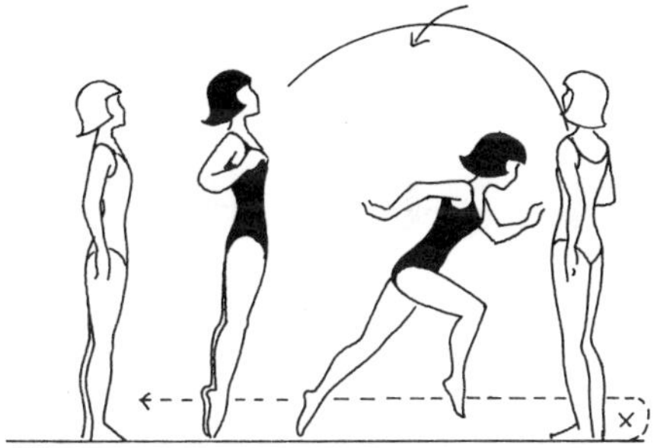

23

wieder hinaus – im gleichen Moment läuft der nächste hinein

17. Laufen durch das Schwungseil einzeln, gleich danach paarweise mit Handfassung und ebenso zu dreien

18. Ein Übender hüpft im kreisenden Seil, während die anderen einzeln hindurchlaufen

19. Einer hüpft im kreisenden Seil, ein anderer läuft zu ihm hinein, schlägt ihm auf die Schulter und gibt ihm damit ein Zeichen zum Hinauslaufen, während er jetzt weiterhüpft, bis er vom nächsten abgelöst wird usw.

20. Hüpfen im kreisenden Seil und gleichzeitiges Zuspielen eines Balles von einem Partner, der unmittelbar am Seil steht

21. Zwei Übende hüpfen im kreisenden Seil mit dem Gesicht zueinander und spielen sich einen Ball zu

22. Zwei Schwungseile hintereinander: Durchlaufen und Hüpfen in Verbindung mit verschiedenen Übungen (Aufheben von Gegenständen, Ballwerfen und -fangen, Drehungen usw.)

23. Mannschaftswettkämpfe mit Durchlaufen und Hüpfen am Schwungseil:

a) Der erste einer Mannschaft kreist das Seil, die nächsten müssen nach dem Startzeichen hintereinander durch das kreisende Seil laufen und kehren auf ihren Platz zurück

b) Dasselbe, aber jeder Übende führt vor dem Durchlaufen einen Schlußsprung aus

c) Dasselbe, aber nach dem ersten Durchlaufen der Mannschaft übernimmt der zweite das Kreisen des Seils, und der erste gliedert sich am Ende der Reihe ein usw. Der Wettkampf wird so lange fortgesetzt, bis auch der letzte das Seil kreist (bei Erwachsenen sollte die Mannschaftsstärke 6 Übende betragen)

Konditionsübungen

Springseil

24. Schlußsprünge mit Seildurchschlag:
1. Rückkreisschwung an der linken Körperseite, rechte Hand überkreuzt die linke Hand
2. Rückkreisschwung an der rechten Körperseite, links über rechts
3. Schlußsprung mit Rückkreisdurchschlag

* **25.** Sprünge mit Seildurchschlag:
a) Mit Anhocken der Beine
b) mit gekreuzten Beinen
c) Schlußsprünge mit Fortbewegung (in Form eines Quadrates)
d) Mit Beckendrehen nach links und rechts während des Springens
e) Mit Vierteldrehungen
f) Mit halben Rechtsdrehungen (nach einem Vorkreisschwung an der rechten Körperseite) und anschließendem Rückkreisschwung (ohne Unterbrechung)

26. Sprünge mit Grätschen und Schließen der Beine im Wechsel

27. Sprünge mit Grätschen und Kreuzen der Beine im Wechsel

28. Wechselsprünge am Ort, auch mit Vorspreizen links und rechts

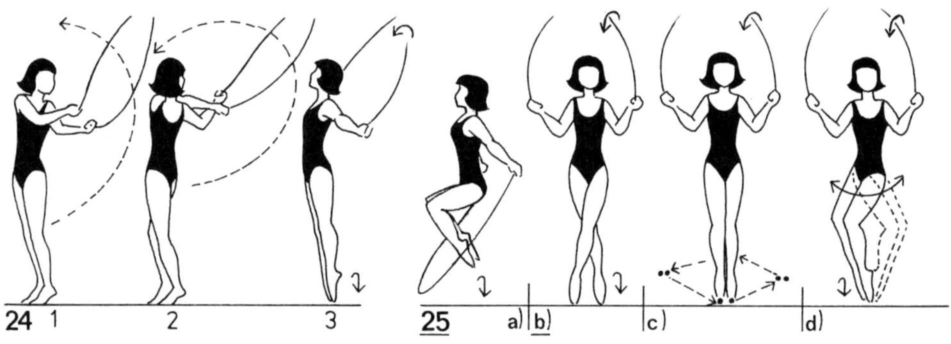

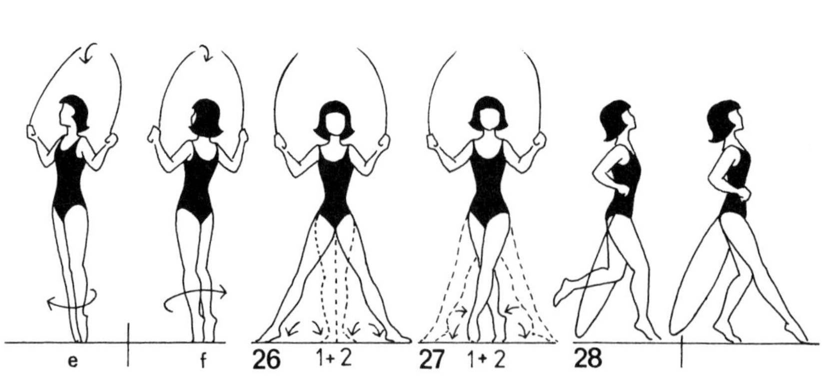

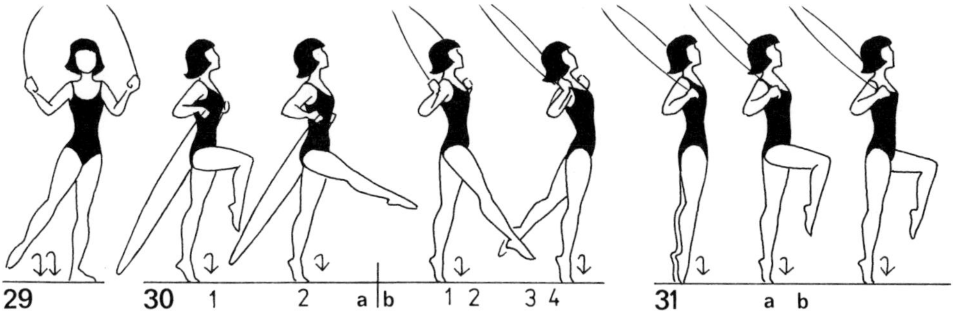

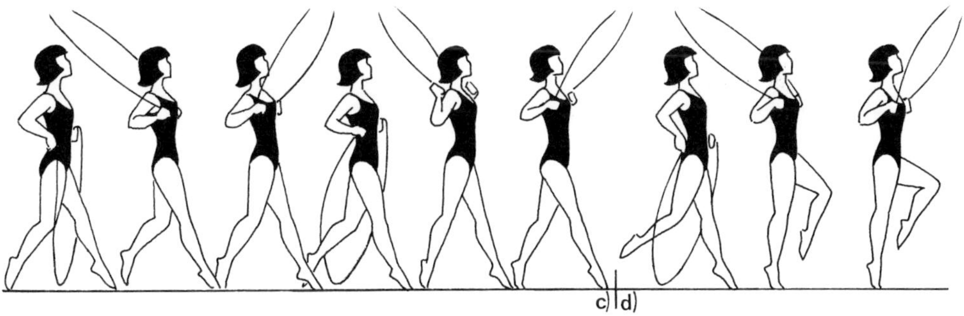

29. Sprünge mit Seitspreizen rechts (links) und Vorspreizen im regelmäßigen Tempo (Achter-Rhythmus)

Abwandlung:

Dasselbe in ungleichmäßigem Rhythmus

30. Sprünge auf einem Bein:

a)

1. Sprünge links, Knieheben rechts
2. Sprünge links, Vorspreizen rechts

3.–4. Dasselbe widergleich

b)

1.–2. Sprung links und Zwischensprung, Rückspreizen, Vorspreizen rechts

3.–4. Sprung rechts und Zwischensprung, Rückspreizen links

c)

1.–4. 4 Sprünge links, Knieheben rechts

5.–8. Dasselbe widergleich

31. Kombination verschiedener Durchschläge und Sprünge (mit vorgegebenem Rhythmus):

a)

1. Schlußsprung
2. Sprung links mit Knieheben rechts
3. Sprung rechts mit Knieheben links

b)

1. Schlußsprung
2. Sprung links mit Knieheben rechts
3. Schlußsprung
4. Sprung rechts mit Knieheben links

c) Sprung über das Seil mit Walzerschritt (Sprünge links, Schrittwechsel rechts-links – Sprünge rechts, Schrittwechsel links-rechts)

d) Mazurkaschritt (Sprünge links, Doppelfedern rechts mit Knieheben links)

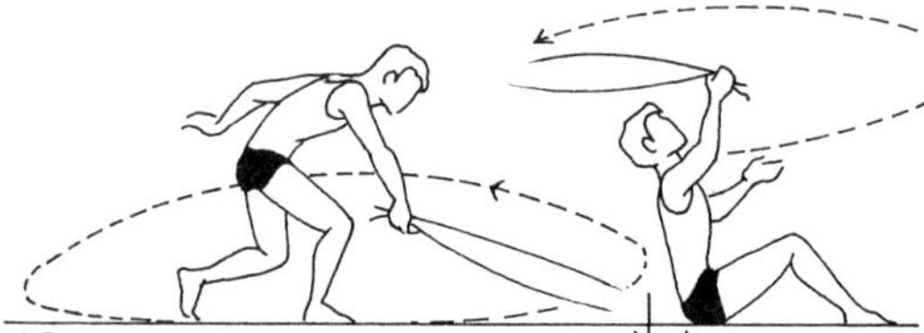

32 a)|b)

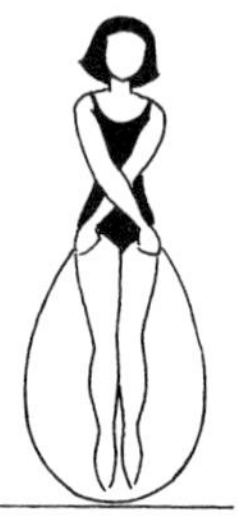

33

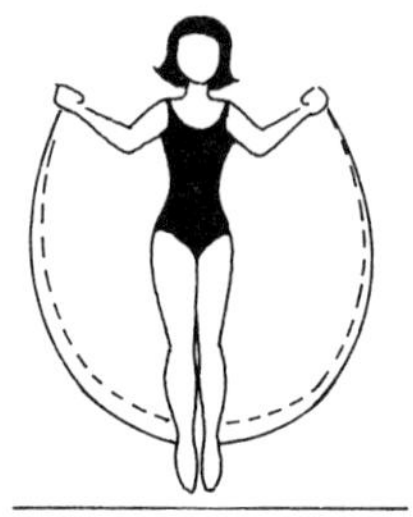

34

* **32.** Sprung über das zusammengelegte waagerecht schwingende Seil (der Übende hält das Seil an beiden Enden in der rechten Hand):
a) Sprung im Stand mit vorgestelltem rechten Bein
b) Im Sitz mit Seilschwung im Wechsel über dem Kopf und dicht über dem Boden (Überspringen des Seils mit leichtem Abheben aus dem Sitz)

* **33.** Schlußsprung mit Kreisen der Arme vor dem Körper, Rück- und Vorkreisdurchschlag

* **34.** Schlußsprünge mit Rück- und Vorkreisdoppeldurchschlag

35. Übungen mit dem zusammengelegten Seil:

a) Grätschstand – Seil waagerecht über dem Kopf:
1. Seitrumpfbeuge rechts
2. Federn in der Seitbeuge
3.–4. Dasselbe widergleich

b) Schlußstand – Seil in Tiefhalte vor dem Körper:
1.–2. 2 Schlußsprünge am Ort
3. Hocksprung über das Seil
4.–5. Zweimal Hüpfen auf der Stelle
6. Hocksprung – dabei gelangt das Seil wieder vor den Körper

c) Dasselbe, aber ohne Zwischenhüpfen

36. Übungen mit dem einmal zusammengelegten Seil:

a) Grätschstand – Seil in Tiefhalte waagerecht vor dem Körper:

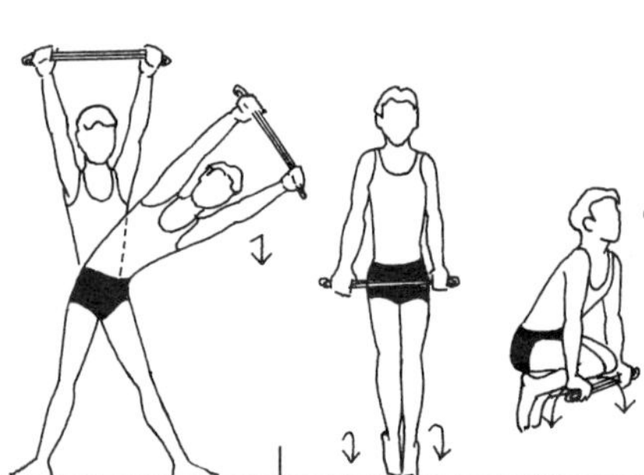

35 1 4 a)|b) 1 2 3

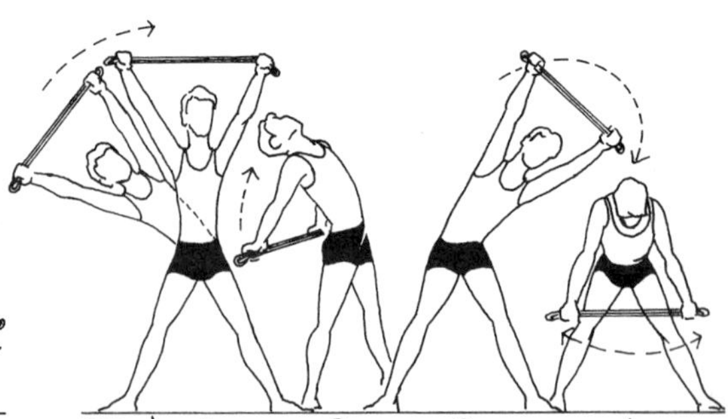

36 a) 1 2 3 4

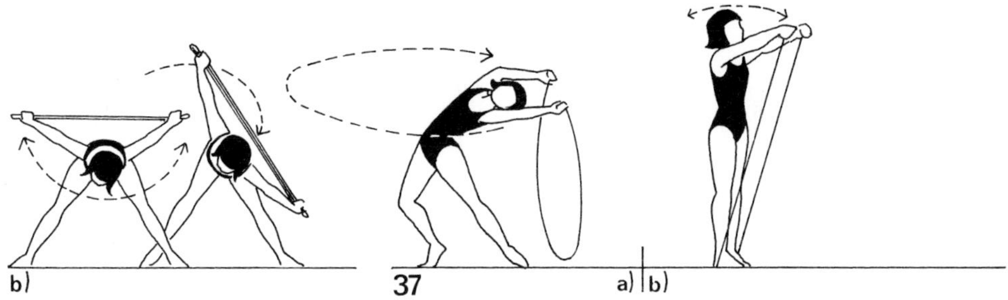

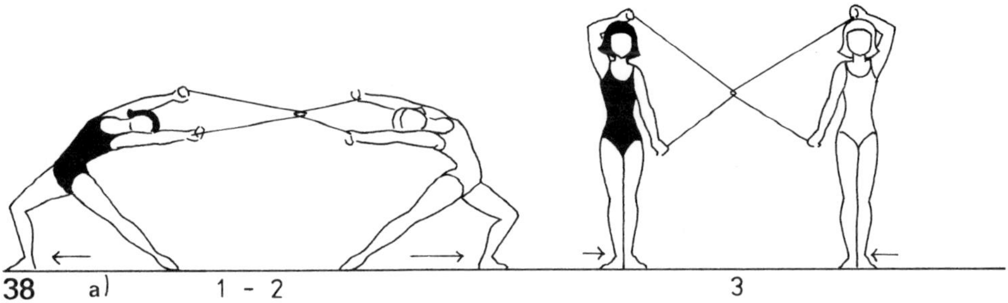

1. Seitrumpfbeugen rechts – Hochführen des Seils zur Halte über dem Kopf
2. Rückbeugen – Seil hinter dem Körper senken
3. Seitbeugen links – Hochhalte
4. Vorbeugen – Tiefhalte vor dem Körper

Die Übung fließend (Rumpfkreisen) ausführen, Arme gestreckt lassen, das Seil muß gespannt bleiben.

b) Grätschstand – Vorrumpfbeuge – Seil über die Schultern gespannt:
1. Rumpfdrehen links – rechte Hand berührt linke Fußspitze
2. Dasselbe widergleich

37. Übungen mit dem ganzen (nicht zusammengelegten) Seil:

a) Seitgrätschstand – Hochhalt, das Seil hängt locker herunter: Rumpfkreisen (Arme folgen der Bewegung), die Mitte des Seils bewegt sich dabei dicht über dem Boden

b) Schlußstand, Füße stehen in der Seilmitte Vorhalte (das Seil muß bis zu den Schultern reichen):
1. Isometrischer Zug an den Seilenden nach oben (5 s lang Kontraktion der Muskeln des gesamten Körpers) – Einatmen
2. Entspannung aller Körpermuskeln – Ausatmen

38. Partnerübungen mit dem Seil:

a) Die Übenden im Stand nebeneinander – jeder hat ein Seil, das mit der inneren Hand in Tiefhalte, mit der äußeren Hand über dem Kopf gehalten wird, die Seile sind in der Mitte verbunden
1. Seitstellen und Beugen des äußeren Bei-

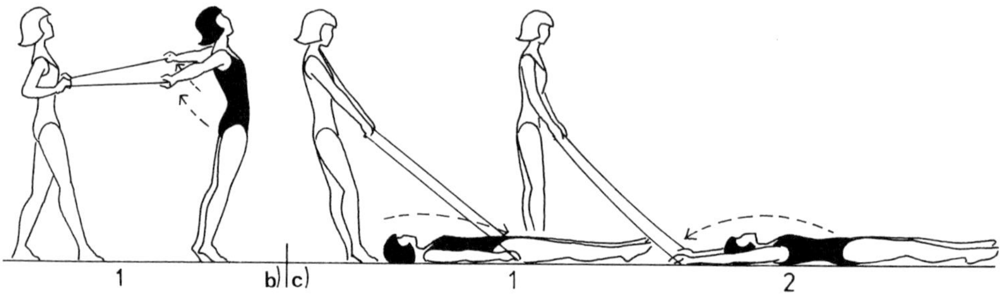

nes mit Seitrumpfbeugen nach innen – Hochhalte, die Seile sind gespannt

2. Federn in der Kniebeuge mit Seitrumpfbeugen

3. Zurück in die Ausgangsstellung

b) Stand hintereinander – A in Grundstellung, Tiefhalte, hält das Seil an beiden Enden – B erfaßt das Seil in der Mitte:

1. A führt die Arme nach oben und nach hinten (ziehend) – Rückbeuge im Schultergürtel, B reguliert die Zugwirkung

2. Zurück in die Ausgangsstellung

c) A in Rückenlage, Hochhalte, hält das Seil an beiden Enden – B steht dahinter und hält das Seil in der Mitte:

1. A führt die Arme zur Tiefhalte, muß den Zugwiderstand, den B leistet, überwinden

2. A zurück in die Ausgangsstellung – B geht einen Schritt zurück

Übungen mit dem Stab

Ausgewählte Übungen mit dem Stab können eine Übungseinheit bereichern und sorgen für Abwechslung. Mit dem Stab wird die Übungswirkung bei Dehnübungen dann erhöht, wenn Armbewegungen bis zum Grenzbereich geführt werden. Er verstärkt dann die Hebelwirkung, dient als Hindernis oder Widerstand.

Im allgemeinen Teil einer Übungseinheit findet der Stab vor allem als Gerät zum Überspringen, zum Durchkriechen, zum Balancieren, Tragen und Werfen Verwendung.

Mit dem Stab können allgemeine Übungen ergänzt, erweitert und erschwert werden, die auch die Gewandtheit und die Bewegungsschnelligkeit schulen. Die Anzahl der Übungswiederholungen muß nach dem jeweiligen Gewicht des Stabes bemessen werden.

Allgemeine Übungen

1. Laufen (Gehen) in Reihe, der Stab wird mit der rechten Hand in der Mitte gehalten

Abwandlungen:

a) Während des Laufens wird der Stab vor dem Körper von der rechten in die linke Hand geworfen und widergleich

b) Während des Laufens wird der Stab um den Körper herum von der rechten in die linke Hand usw. übergeben. Der Stab bleibt dabei senkrecht

c) Während des Gehens wird der Stab senkrecht am unteren Ende mit vorgestrecktem Arm gehalten. Loslassen und am oberen Ende wieder zufassen

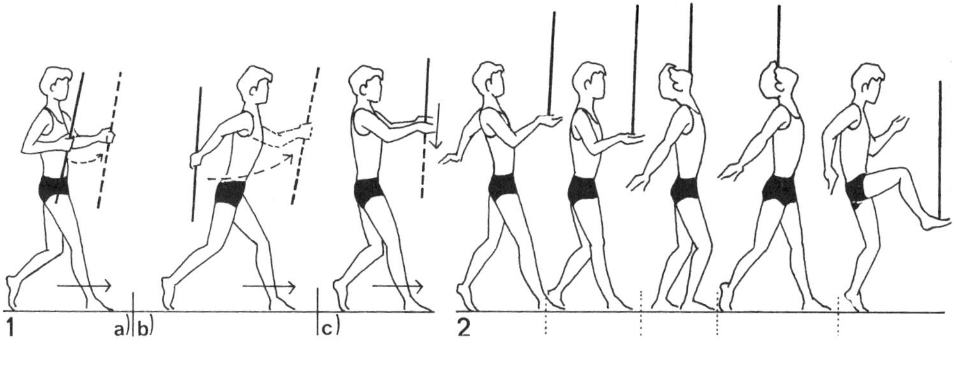

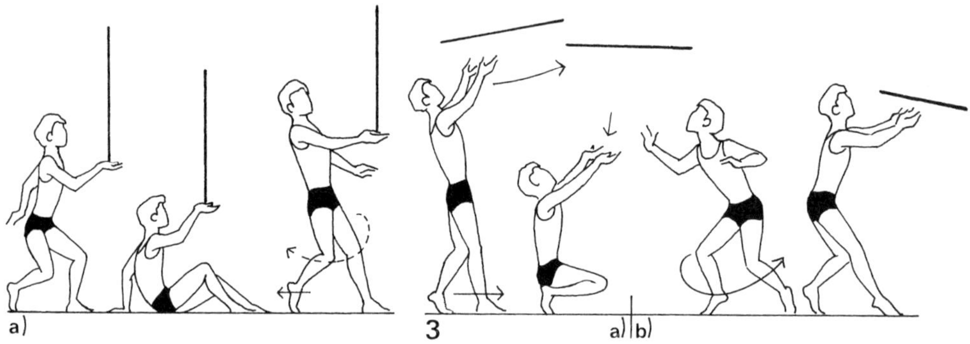

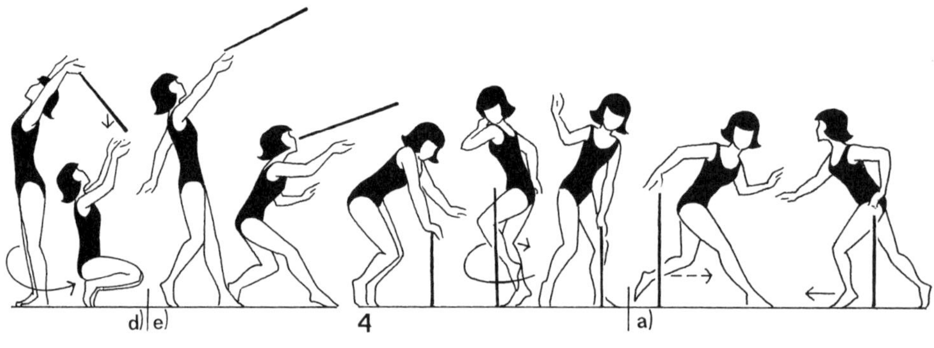

2. Während des Gehens den Stab auf der Handfläche, dem Handrücken oder den Fingern der rechten und linken Hand balancieren, auch auf dem Kinn, der Stirn, auf der Fußspitze usw.

Abwandlungen:

a) Dasselbe mit Übergang in den Sitz und wieder Aufstehen, ohne daß der Stab herunterfällt

b) Dasselbe als Wettbewerb (5mal)

c) Dasselbe im Gehen, wobei Tempo und Richtung stets nach den Anweisungen des Übungsleiters verändert werden müssen

d) Dasselbe als Staffelwettbewerb mehrerer Mannschaften

3. Hochwerfen und Fangen des Stabes am Ort, der Stab wird waagerecht vor der Brust gehalten und so geworfen.

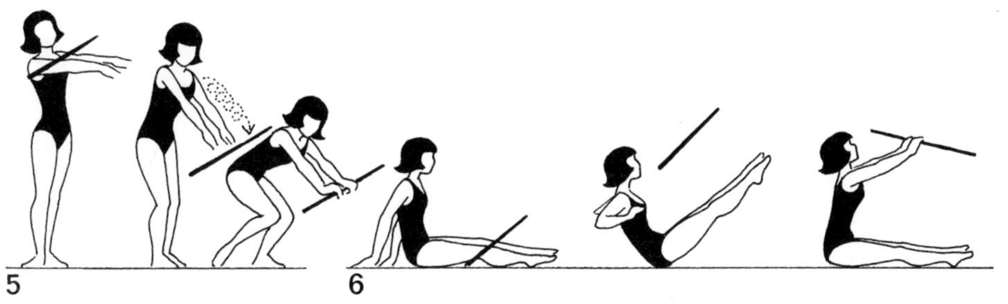

Abwandlungen:
a) Zwischen Hochwerfen und Fangen des Stabes eine Kniebeuge ausführen (Fangen vor oder hinter dem Körper)
b) Hochwerfen und halbe Drehung (bei Fortgeschrittenen auch ganze Drehung) – Auffangen
c) Dasselbe im Gehen oder Laufen
d) Aus der Hochhalte des Stabes über dem Kopf den Stab hinter dem Rücken fallen lassen – schnelle Drehung und den Stab fangen bevor er auf den Boden fällt
e) Hochwerfen und Fangen des Stabes mit einer Hand
4. Der Stab wird mit einer Hand an einem Ende senkrecht nach unten gehalten und auf dem Boden aufgestützt:
Stab loslassen, ganze Drehung und den Stab wieder erfassen, bevor er auf den Boden fällt
Abwandlungen:
a) Ein Paar steht sich im Abstand von 3 – 5 m gegenüber, auf ein Zeichen wechseln die Partner ihre Plätze und versuchen, den Stab des anderen zu erfassen, bevor er umfällt (festlegen, an welcher Stelle vorbeigelaufen werden soll)
b) Dasselbe als Wettbewerb der Paare: Welches Paar kann 5mal hin- und herlaufen, ohne daß der Stab umfällt?
5. Grundstellung – Vorhalte, Stab waagerecht auf den Oberarmen dicht an den Schultern: Indem die gestreckten Arme gesenkt werden, muß der nach unten rollende Stab, kurz bevor er auf den Boden fällt, mit beiden Händen gefangen werden
6. Strecksitz – Stab liegt auf den Knien:
Durch schnelles Anheben der gestreckten Beine wird der Stab hochgeworfen und muß in der Vorhalte mit beiden Händen gefangen werden

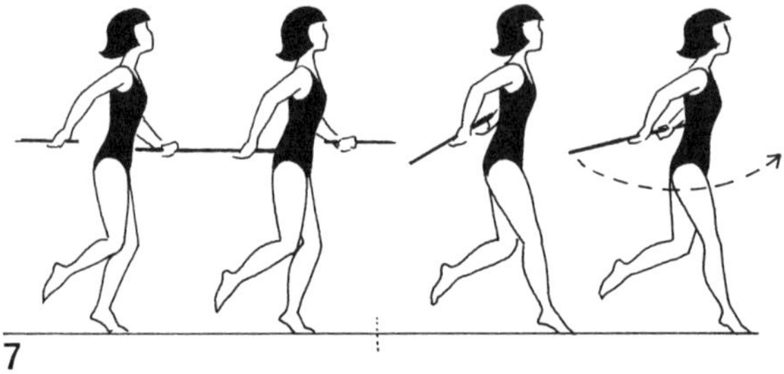

7

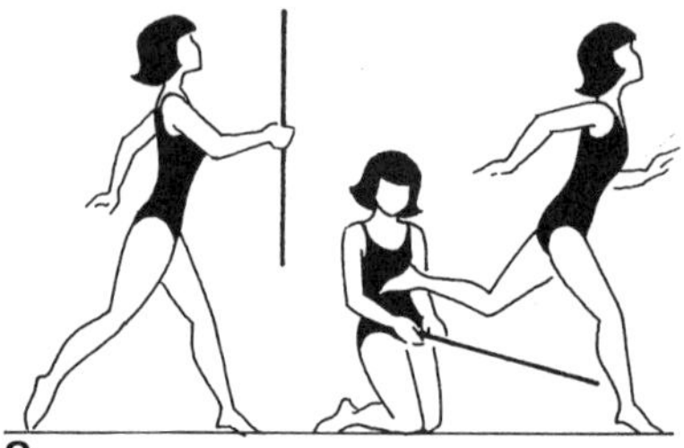

8

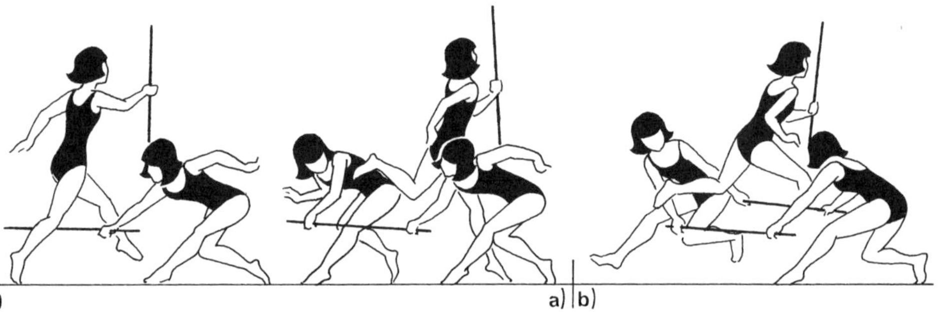

9

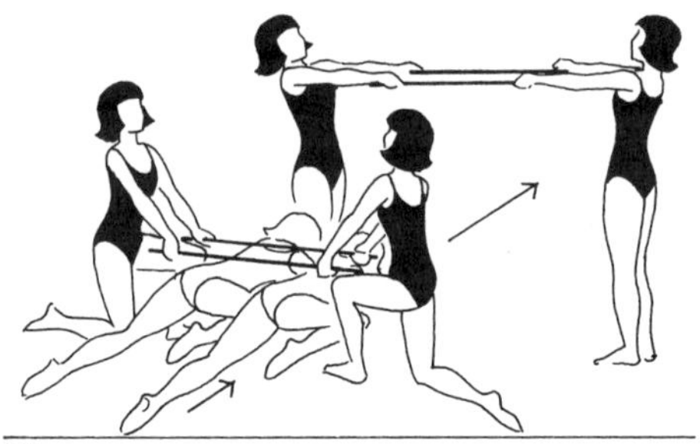

10

7. Laufen in verbundener Reihe, die Stäbe sind so gefaßt, daß jeweils ein Stab an der rechten, der nächste an der linken Seite der Reihe getragen wird: Auf ein Zeichen läßt jeder den Stab seines Partners los, wechselt den eigenen Stab in die andere Hand und ergreift den Stab des Partners wieder mit der anderen Hand

Abwandlung:

Auf ein Zeichen läßt jeder den Stab seines Partners los und wechselt die Armhaltung (d. h. die Hand, die den Stab hält, vorwärts führen, die andere nach hinten und den Stab des Hintermannes erfassen)

8. Die Übenden laufen in Reihe und halten den Stab rechts senkrecht in der Mitte: Auf ein Zeichen kniet der erste nieder und hält den Stab so über den Boden, daß alle Folgenden darüber springen können (Höhe nach dem Leistungsvermögen); hat der letzte den Stab übersprungen, ordnet sich der Kniende am Ende wieder ein

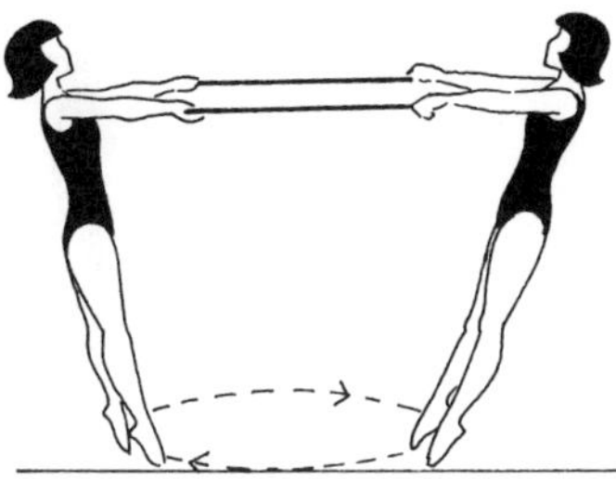

11

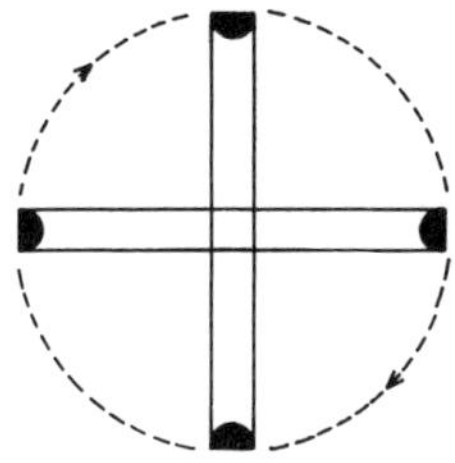

a)

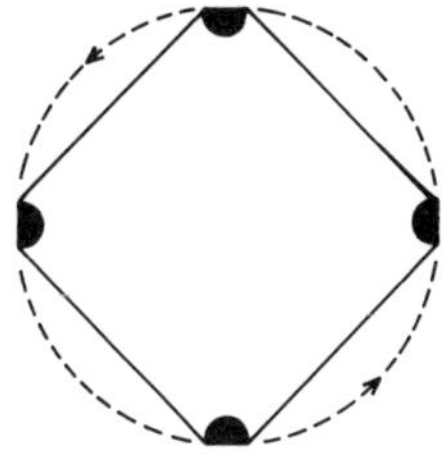

b)

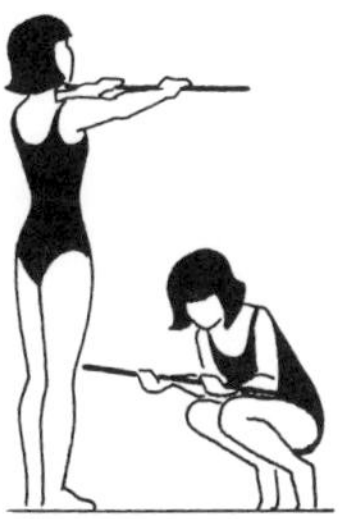

12

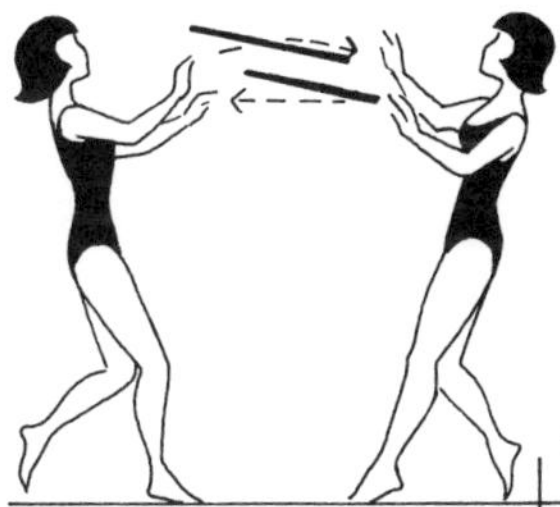

13

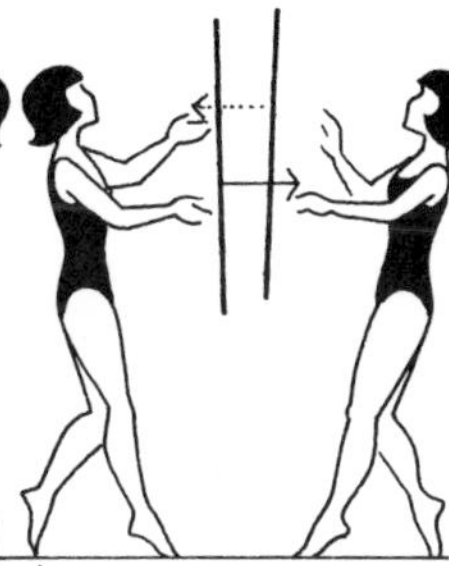

a)

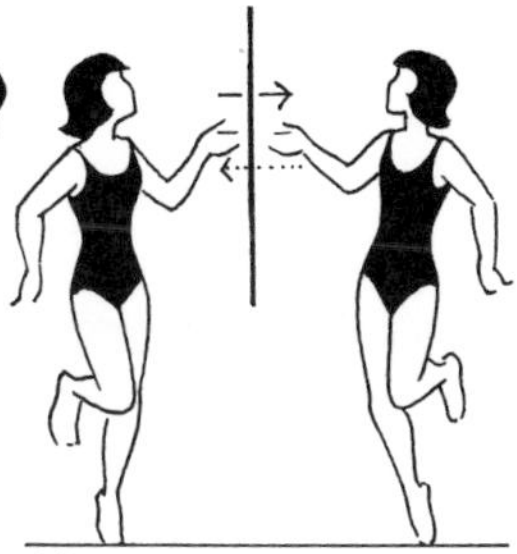

14

Abwandlung:
Der zweite Übende kniet ebenfalls nieder, nachdem er den Stab übersprungen hat und 2 Schritte gelaufen ist – ebenso führen es auch die folgenden aus

9. Die Übenden laufen in Reihe und halten den Stab rechts senkrecht in der Mitte: Auf ein Zeichen faßt der erste den Stab an einem Ende und läuft in entgegengesetzter Richtung. Der Stab wird so gehalten, daß alle Übenden diesen im Laufen überspringen können. Am Ende der Reihe ordnet sich der Übende wieder ein (die Zeit zwischen den Läufen der ersten in Gegenrichtung kann immer mehr verkürzt werden)
Abwandlungen:
a) Dasseibe, aber die ersten zwei Übenden reichen sich die Stäbe zu und laufen jeder an einer Seite der Gruppe zurück
b) Dabei können die Stäbe auch in einem Abstand von etwa 20 cm auseinandergehalten werden

10. Die Übenden laufen in Doppelreihe, Stäbe rechts gefaßt: Auf ein Zeichen knien sie nieder, bilden Paare und reichen sich ihre Stäbe zu (etwa 50 cm über dem Boden) – das letzte Paar kriecht hindurch, die anderen folgen usw.
Abwandlung:
Die Übenden bilden einen Tunnel im Stand mit Vorhalte

11. Die Übenden im Stand mit dem Gesicht zueinander reichen sich die Stäbe zu (fassen jeweils am Ende): Kreisel
Abwandlungen:
a) Dasselbe zu viert (Stäbe über Kreuz)
b) Stäbe im Rechteck

12. Paar mit dem Gesicht zueinander – A hält einen Stab waagerecht in Vorhalte – B ebenfalls Vorhalte dicht über den Händen

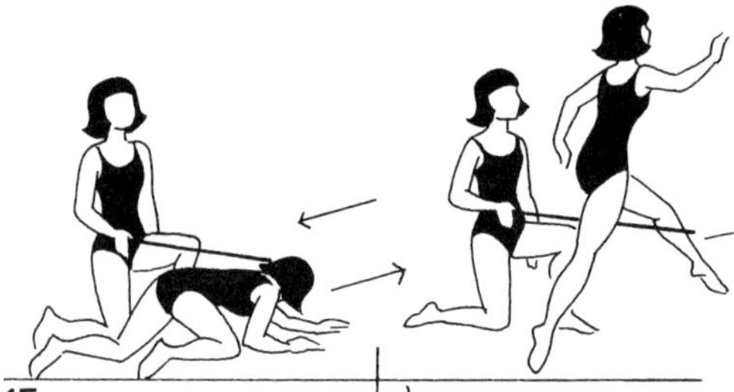

15 a)

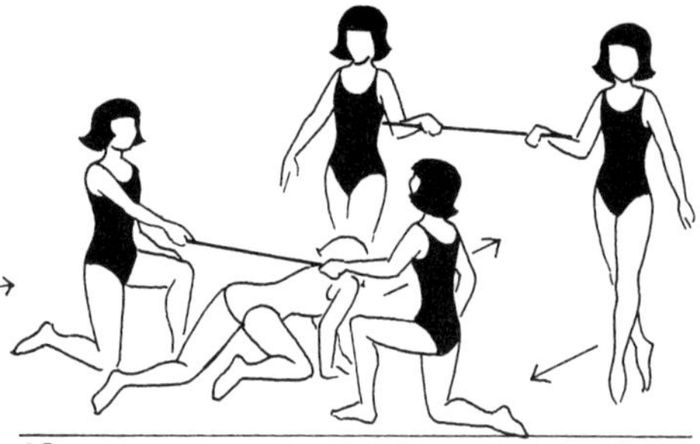

16

von A: A läßt den Stab fallen, B muß versuchen, den Stab zu ergreifen, bevor er auf den Boden fällt

13. Paar im Abstand von 3 – 5 m mit dem Gesicht zueinander, Stab waagerecht vor der Brust: Auf ein Zeichen werfen sich die Übenden die Stäbe so zu, daß einer flach, der andere in höherem Bogen zum Partner gelangt, von dem er jeweils mit beiden Händen gefangen werden muß

Abwandlungen:

a) Die Übenden halten den Stab senkrecht in der rechten Hand, werfen ihn so dem Partner zu; er wird jetzt links gefangen, in die rechte Hand gewechselt und wieder geworfen

b) Dasselbe als Wettbewerb: Welches Paar hat diese Übung zuerst 10mal ausgeführt? (Wer die Übung beendet hat, hält den Stab über den Kopf)

14. Die Paare laufen nebeneinander, sie haben einen Stab, den sie sich mit den inneren Händen zuwerfen (Stab senkrecht)

15. Laufen im Kreis in Doppelreihe, die Größe der Turnhalle ausnutzend; die innere Reihe trägt einen Stab: Auf ein Zeichen kniet die innere Reihe nieder, der Stab wird am Ende in einer Höhe von 50 cm so gehalten, daß jetzt die äußere Reihe in entgegengesetzter Richtung durchkriechen kann. Danach lösen sie ihre Partner ab und halten den Stab

Abwandlungen:

a) Dasselbe mit Überspringen des Stabes

b) Dasselbe mit abwechselndem Durchkriechen und Überspringen

16. Laufen in Doppelreihe, jeder Übende hat ein Stabende erfaßt: Auf ein Zeichen knien die Paare nieder und halten den Stab etwa 50 cm über dem Boden – das letzte Paar kriecht einzeln hindurch (einer mit, einer ohne Stab). Vorn angekommen, formieren sie sich wieder zu einem durch den Stab verbundenen Paar

17. Die Übenden laufen in Doppelreihe (wie unter 16.):

Auf ein Zeichen geht die innere Reihe in den Kniestand, die Übenden fassen den Stab an den Enden und halten ihn waagerecht vor den Körper, die Partner steigen durch diese »waagerechten Fenster«

Abwandlung:

Dasselbe, aber der Stab wird senkrecht gehalten (»senkrechtes Fenster«)

18. 6 bis 8 Übende bilden einen Kreis, in

der Kreismitte steht ein Übender mit einem Stab. Er dreht sich und führt dabei den Stab dicht über den Boden, so daß die Übenden des Kreises den Stab überspringen müssen

19. Die Übenden stehen in Reihe, vor ihnen liegen Stäbe im Abstand von etwa 40 cm quer zur Laufrichtung hintereinander:

a) Laufen durch die Zwischenräume

b) Laufen, wobei jeweils ein Zwischenraum ausgelassen wird

c) Einbeinsprünge über die Stäbe (immer links und rechts)

d) Schlußsprünge seitwärts über die Stäbe

e) Slalomlaufen zwischen den Stäben einzeln, in Gruppe oder Gruppe mit Handfassung

f) Dasselbe als Wettbewerb

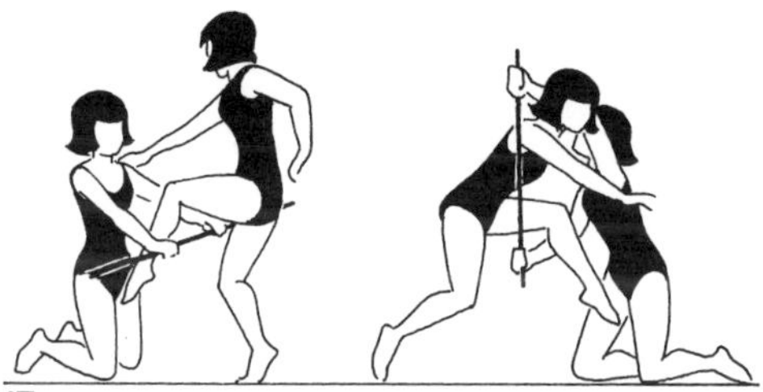

17

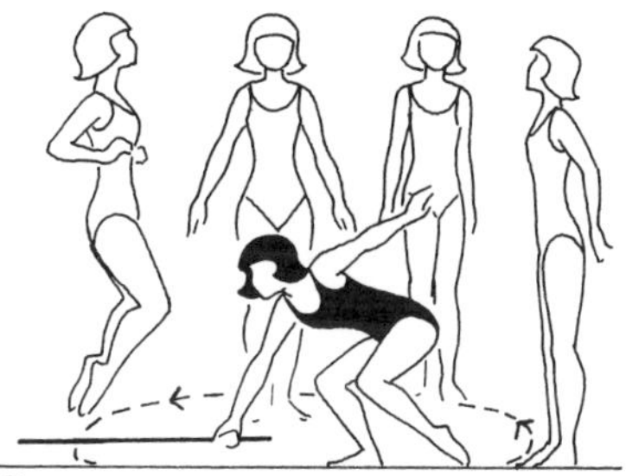

18

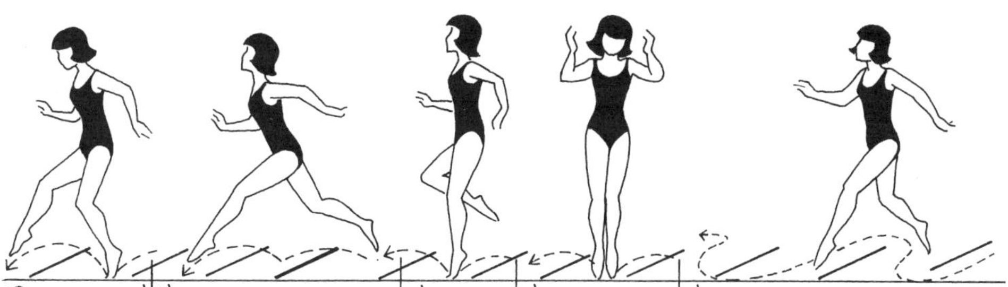

19

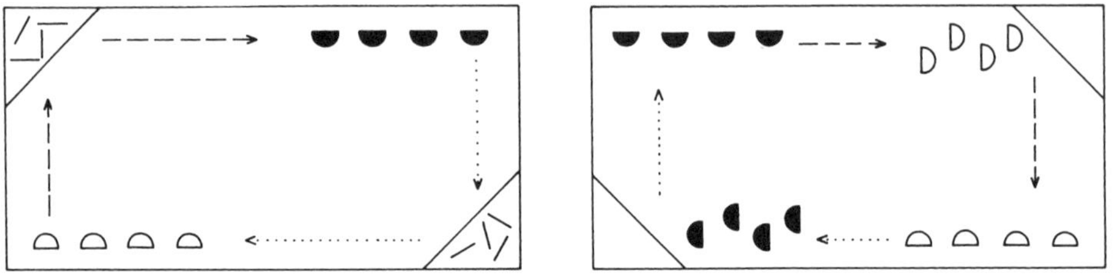

20

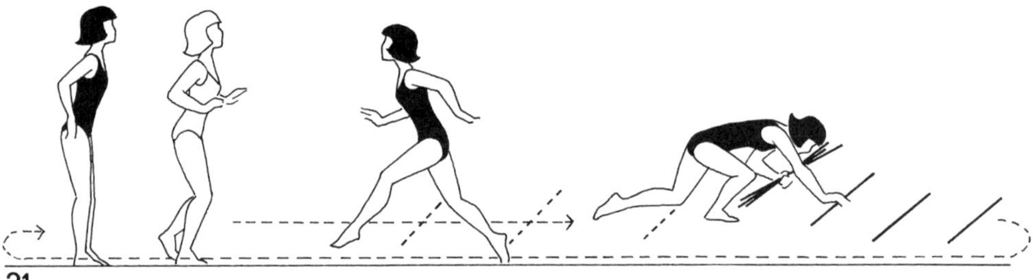

21

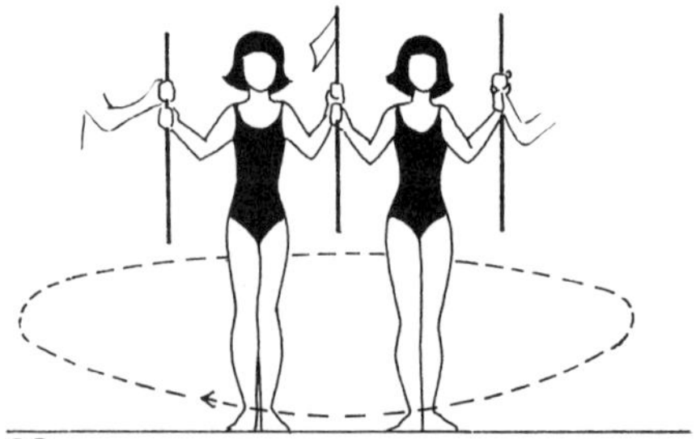

22

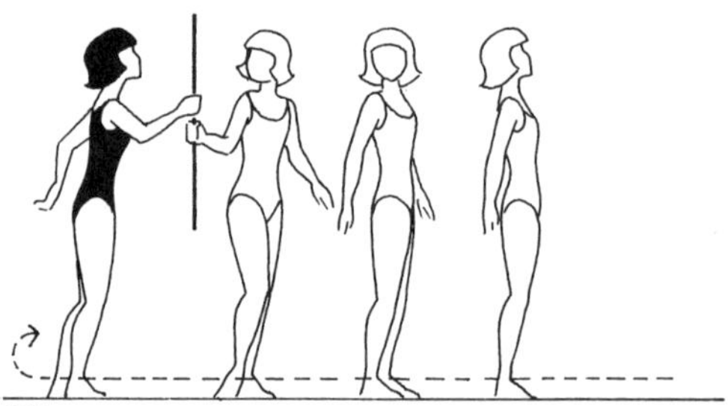

23

20. Die Übenden sind in zwei Mannschaften eingeteilt und nehmen in den entgegengesetzten Ecken der Turnhalle Aufstellung (Linie zu einem Glied). In den anderen beiden Ecken liegen so viele Stäbe auf dem Boden, wie Übende in einer Mannschaft sind: Auf ein Zeichen laufen die Übenden in vorher bestimmter Form zur nächsten Ecke, jeder nimmt einen Stab, trägt diesen zur folgenden Ecke, legt ihn dort ab, läuft weiter in die dritte Ecke, in der sich die Mannschaft wieder aufstellt. Die Mannschaft, die zuerst steht, hat gewonnen

21. Die Übenden stehen in Reihe, der erste trägt 6 Stäbe: Auf ein Zeichen läuft er los, nach etwa 5 m beginnt er die Stäbe an gekennzeichnete Stellen abzulegen (Abstand etwa 1 m) – nach Ablegen des letzten Stabes kehrt er zurück, und nach Abschlag läuft der zweite, dieser sammelt die Stäbe wieder ein, übergibt sie dem nächsten usw.

22. Die Übenden stehen im Außenstirnkreis.

Jeder Übende hält einen Stab, mit der linken Hand erfaßt er den Stab seines Nebenmannes, ein Stab ist markiert (mit einem Taschentuch, Fähnchen o. ä.): Auf ein Zeichen geben die Übenden ihre Stäbe nach rechts weiter, so lange, bis der gekennzeichnete Stab wieder bei seinem Besitzer angekommen ist

23. Mehrere Mannschaften (je 4 bis 5 Übende) stehen in Reihe (Abstand der Übenden voneinander 1 m), der erste hat einen Stab: Auf ein Zeichen wird der Stab nach hinten durchgereicht, der letzte läuft nach vorn, und dasselbe wiederholt sich. Es siegt die Mannschaft, die zuerst wieder in der Ausgangsstellung steht

Konditionsübungen

Beweglichkeitsübungen (Dehnübungen)

Arme

24. Grundstellung – Stab in Tiefhalte waagerecht:
1. Rückspreizen links – Stab in Hochhalte über dem Kopf
2. Heranstellen links – Stab vor-tief senken
3.–4. Dasselbe widergleich

Abwandlung:
Dasselbe, aber mit Rückfedern der Arme und des rückgespreizten Beines

25. Grundstellung – Stab waagerecht in Hochhalte:
1. Kreisen des Stabes vor dem Körper in die Linksgleichhalte – Seitspreizen rechts
2. Kreisen des Stabes vor dem Körper zurück in die Hochhalte – Heranstellen rechts
3.–4. Dasselbe widergleich

* **26.** Grundstellung – Stab waagerecht in Tiefhalte vorn:
Führen des Stabes über die Hochhalte in die Tiefhalte hinter dem Rücken (Arme bleiben gestreckt, mit breitem Griff beginnen)

Abwandlung:
Dasselbe im Schneidersitz

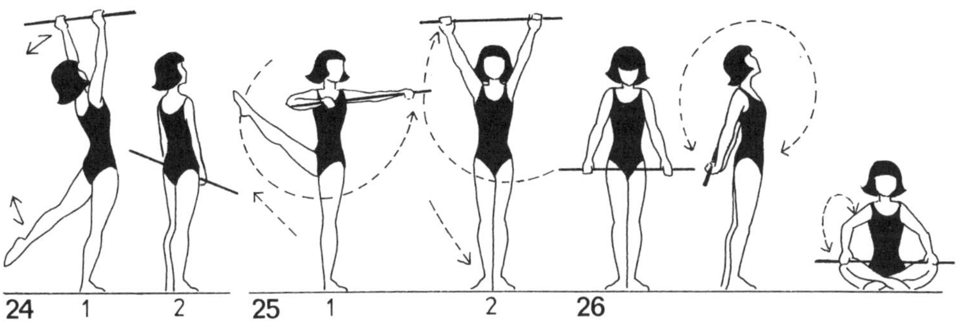

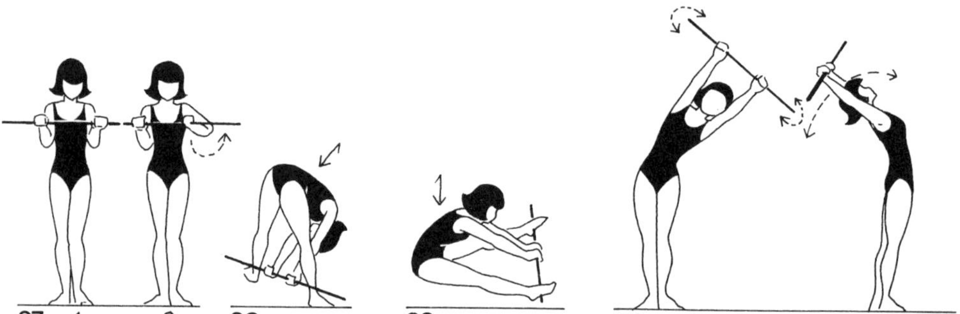

27 1 2 28 29 30 1 - 4 5 - 8

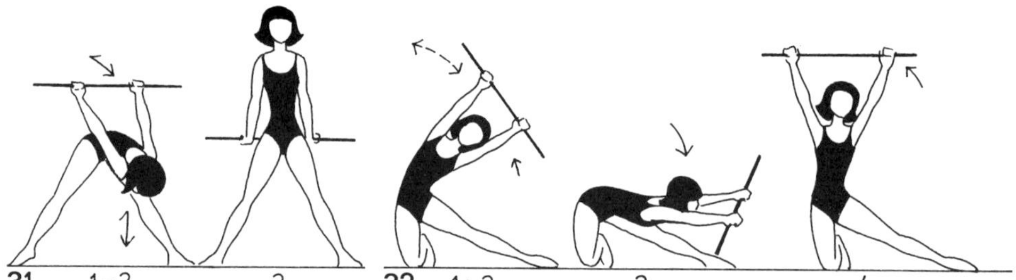

31 1 - 2 3 32 1 + 3 2 4

27. Grundstellung – Stab vor der Brust waagerecht mit Kammgriff
1. Drehen des linken Armes in den Ristgriff
2. Zurückdrehen des linken Armes zum Kammgriff
3.–4. Dasselbe widergleich

Rumpf

28. Seitgrätschstand – tiefe Vorrumpfbeuge – Stab waagerecht hinter den Fersen: Heranziehen an den Stab und Federn in der Vorrumpfbeuge

29. Grätschsitz – Vorrumpfbeuge – Stab waagerecht unter den Fußsohlen: Heranziehen an den Stab und Federn in der Vorrumpfbeuge.
Mit den Übungen 28 und 29 wird die Flexion der Wirbelsäule verbessert.

30. Grundstellung – Stab waagerecht in Hochhalte:
1.–4. Seitrumpfbeugen links und gleichzeitiges Federn des Stabes nach vorn und nach hinten
5.–8. Aufrichten und gleichzeitiges Federn des Stabes nach vorn und hinten
9.–16. Dasselbe widergleich

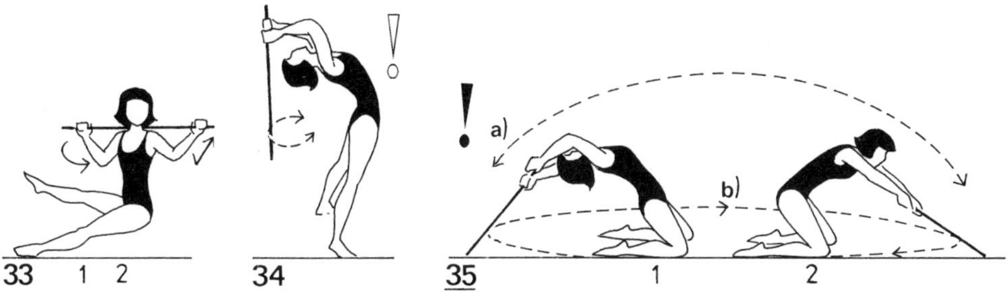

Diese Übung ist auf die Lateroflexion der Wirbelsäule gerichtet.

31. Seitgrätschstand – Stab in Tiefhalte waagerecht hinten:
1. Tiefes Vorrumpfbeugen links – Heben des Stabes
2. Federn in der Vorrumpfbeuge und mit dem Stab nach vorn federn
3. Aufrichten in die Ausgangsstellung
4.–6. Dasselbe widergleich

32. Kniestand rechts – Seitstellen links – Stab waagerecht in Hochhalte:
1. Seitrumpfbeugen links
2. Vorrumpfsenken links
3. Rückbewegung
4. Aufrichten in die Ausgangsstellung
Dasselbe widergleich

Die Übungen 31 und 32 sind auf die Flexion, verbunden mit Rotation, der Wirbelsäule gerichtet.

33. Grätschsitz – Stab waagerecht auf den Schulterblättern:
1. Linksrumpfdrehen
2. Federn in der Drehung
3.–4. Dasselbe widergleich

Die Übung 33 fördert die Rotation der Wirbelsäule.

34. Grätschstand – Rückbeugen des Schultergürtels – Stab mit beiden Händen an einem Ende gefaßt senkrecht hinter dem Kopf: Linksrumpfkreisen (oder Rechtsrumpfkreisen) mit Unterstützung der Arme (Stab bleibt senkrecht)

* **35.** Grätschkniestand – Stab mit beiden Händen an einem Ende gefaßt schräg nach unten vor dem Körper (freies Ende des Stabes berührt den Boden):

a)
1. Tiefes Rückrumpfbeugen – Stab über dem Kopf nach hinten führen (freies Ende berührt den Boden)
2. Zurück in die Ausgangsstellung

b) Rumpfkreisen mit Unterstützung der Arme, freies Ende berührt ständig den Boden

Die Übungen 34 und 35 fördern die Zirkumduktion der Wirbelsäule.

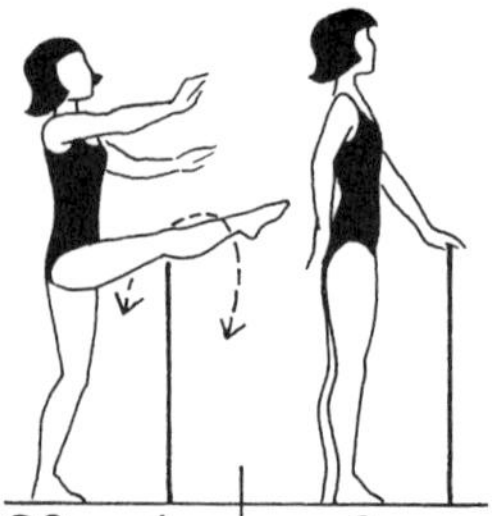

36 1 | 2

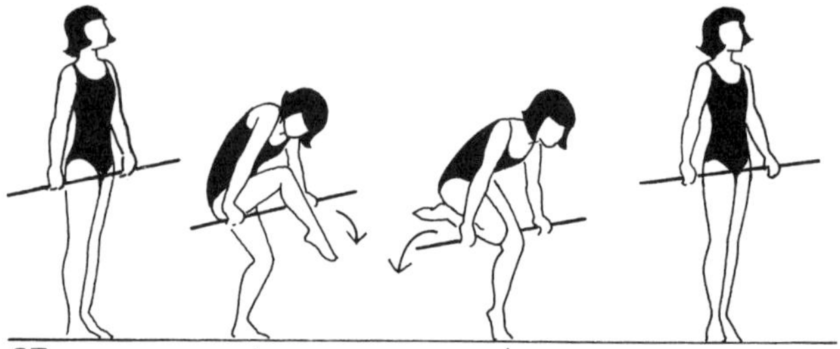

37 1 - 4

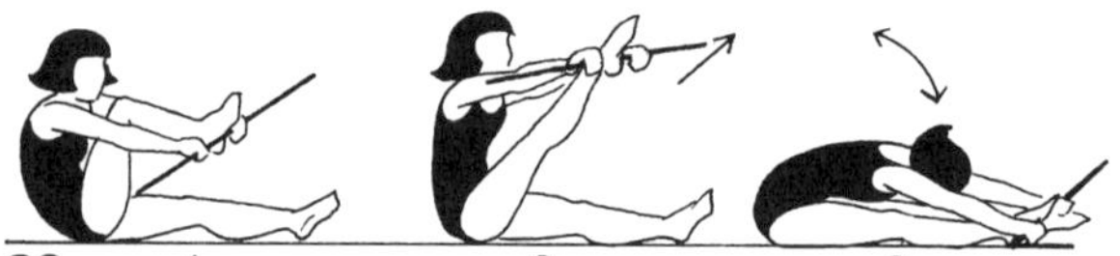

38 1 2 3

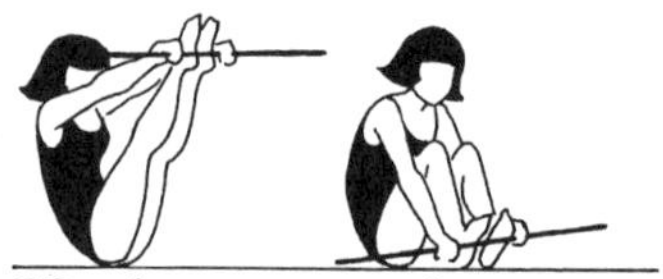

39 1 2

Beine

36. Grundstellung – Stab in der linken Hand senkrecht vor dem Körper aufgestellt Heben des linken (rechten) Beines von innen nach außen bzw. von außen nach innen im Bogen über den Stab (beim Überspreizen des Stabes den Stab einen Moment loslassen und sofort wieder zufassen)

37. Grundstellung – Stab waagerecht in Vortiefhalte:

1. Mit dem rechten Bein zwischen Stab und Armen hindurchsteigen
2. Dasselbe mit dem linken Bein (Stab waagerecht in Rücktiefhalte)
3. Mit dem rechten Bein zurücksteigen
4. Mit dem linken Bein zurücksteigen (Stab wieder in Ausgangsstellung)

Die Übungen 36 und 37 verbessern die Flexion des Hüftgelenks.

38. Sitz – Stab waagerecht vorn-unten:

1. Rechtes Bein anwinkeln und mit der Fußsohle gegen den Stab stemmen – leichte Rückbeuge (als Ausgleich)
2. Strecken rechts nach vorn-oben (Fußsohle weiter gegen Stab stemmen)
3. Tiefes Vorrumpfsenken – Senken rechts auf den Boden
4. Aufrichten – Stab wieder in Ausgangslage

Mit dieser Übung wird die Beweglichkeit des Kniegelenks verbessert und die Lendenmuskulatur gedehnt.

39. Hocksitz – Stab waagerecht gegen die Fußsohlen gedrückt:

1. Vorhochstrecken der Beine (Fußsohlen weiter gegen Stab stemmen – leichte Rückbeuge als Ausgleich)
2. Zurück in die Ausgangsstellung

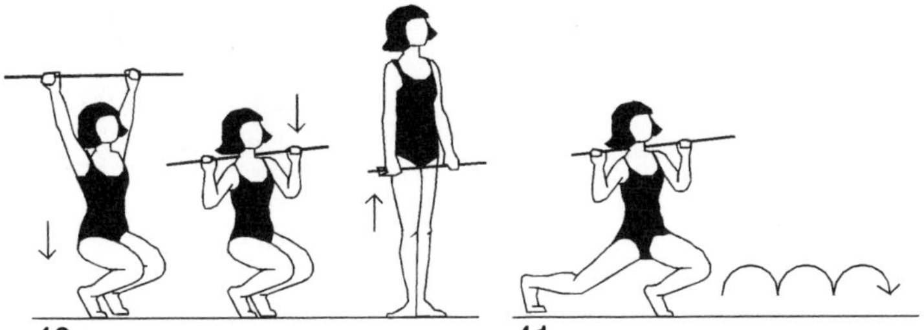

40 1 + 3 2 4 41

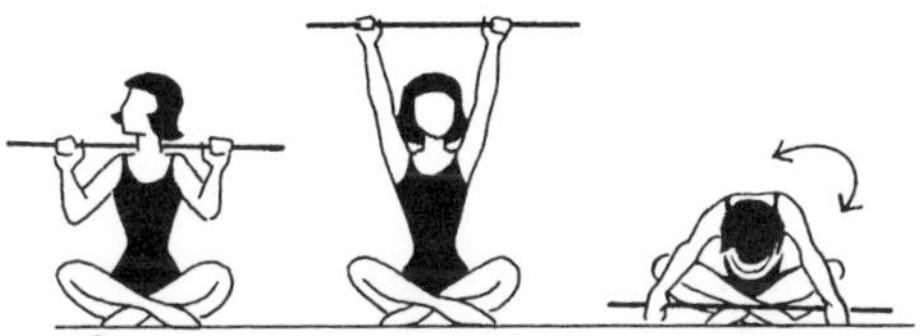

42

Kraftübungen

Rücken

40. Grundstellung – Stab waagerecht in Vortiefhalte:
1. Knie beugen in den Hockstand – Stab heben in die Hochhalte
2. Stab hinter dem Kopf auf die Schultern senken
3. Stab heben in die Hochhalte
4. Aufrichten in die Ausgangsstellung

41. Stand – Stab waagerecht auf den Schultern:
Mit großem Ausfallschritt vorwärts gehen (Oberkörper bleibt aufrecht)

* **42.** Schneidersitz – tiefe Vorrumpfbeuge – Stab waagerecht vorn auf dem Boden: 1. Aufrichten – Stab waagerecht auf die Schultern legen
2. Arme strecken, Stab in Hochhalte
3. Zurück in die Ausgangsstellung
Mit dieser Übung wird gleichzeitig auch die Flexion der Wirbelsäule verbessert.

43. Seitgrätschstand – Stab waagerecht auf den Schultern:
1. Seitrumpfbeugen rechts – Stab in Hochhalte
2. Aufrichten – Stab auf die Schultern senken
3.–4. Dasselbe widergleich
Damit wird auch die Lateroflexion der *Wirbelsäule* verbessert.

44. Seitgrätschstand – Stab waagerecht in Hochhalte:

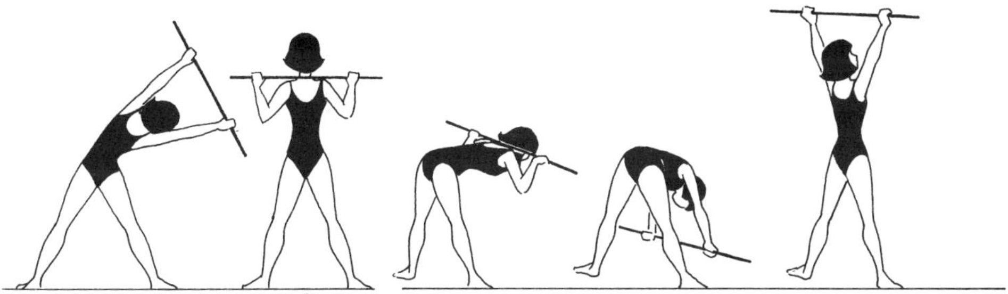

43 1 2 44

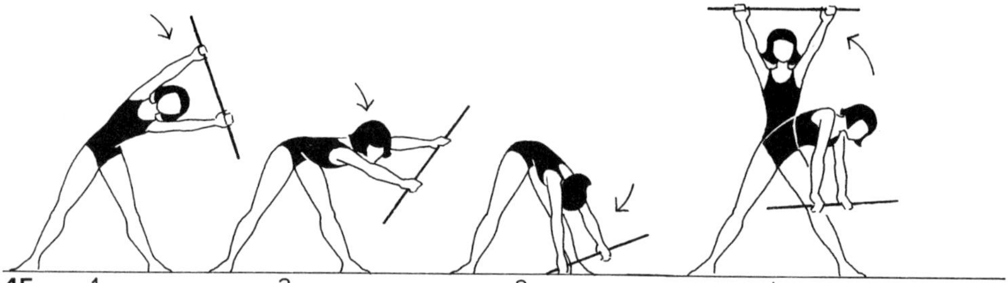

45 1 2 3 4

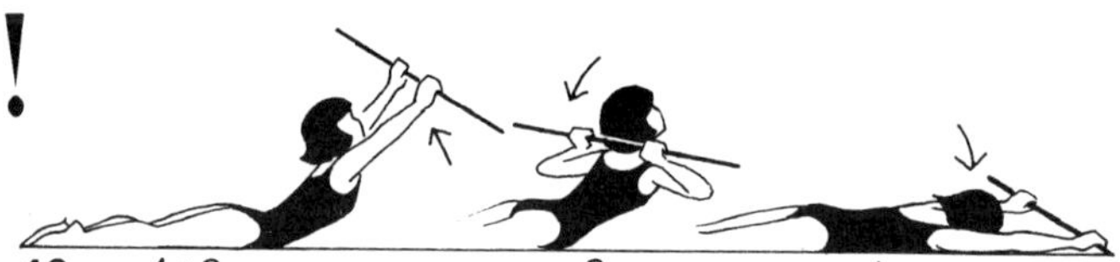

46 1+3 2 4

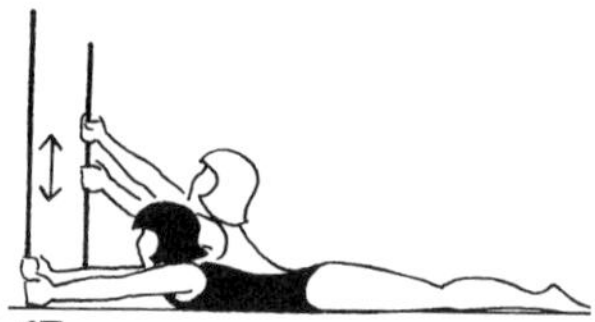

47

1. Vorrumpfsenken – Stab auf den Schultern
2. Arme strecken – Stab in Hochhalte
3. Tiefes Vorrumpfbeugen – Stab in Tiefhalte
4. Stufenweises Aufrichten – Stab am Körper in die Hochhalte führen

45. Seitgrätschstand – Stab waagerecht in Hochhalte:
1. Seitrumpfbeugen links
2. Vorsenken links
3. Tiefes Vorrumpfbeugen links
4. Stufenweises Aufrichten – Stab am linken Bein und linker Körperseite in die Hochhalte führen

5.–8. Dasselbe widergleich

46. Bauchlage – Stab waagerecht in Hochhalte:
1. Rückrumpfbeuge (Oberkörper und Arme vom Boden abheben)
2. Stab auf die Schultern legen
3. Stab in Hochhalte führen
4. Oberkörper und Arme auf den Boden senken

47. Bauchlage – Stab senkrecht vor dem Kopf auf den Boden aufstellen, beide Hände am unteren Ende gefaßt: Mit beiden Händen wechselweise am Stab hochgreifen (in die Rückbeuge) und Rückbewegung

Bauch

* **48.** Strecksitz – Stab vorn-unten waagerecht:
1. Mit dem rechten Bein zwischen Stab und Armen hindurchsteigen und nach vorn-oben strecken
2. Rückbewegung des rechten Beines

3.–4. Dasselbe mit links

5.–6. Dasselbe mit beiden Beinen zugleich

Abwandlung:

Dasselbe aus der Rückenlage mit Hochhalte des Stabes

Diese Übung im schnellen Tempo ausführen. Männer 5mal, Frauen 3mal.

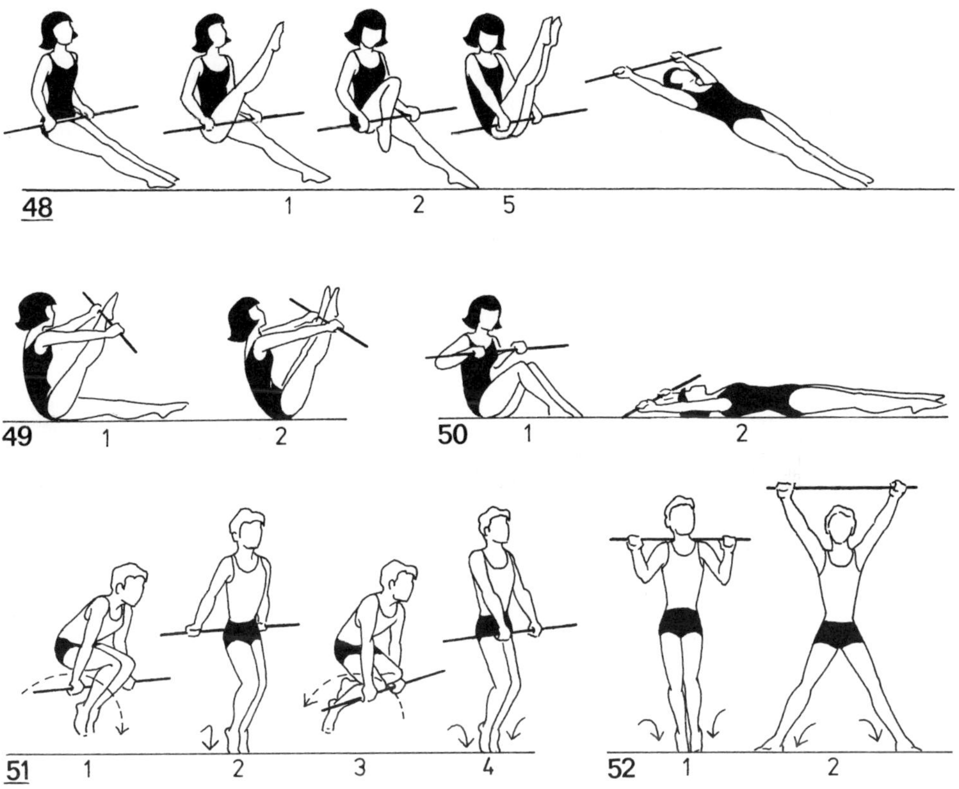

49. Rückenlage – Stab in Hochhalte waagerecht:

1. Aufrichten in den Sitz und Anheben des rechten Beines – dabei wird der Stab in Vorhalte gebracht und berührt den Spann des rechten Fußes

2.–4. Dasselbe mit links

Abwandlung:

Dasselbe mit beiden Beinen gleichzeitig

50. Rückenlage – Stab in Hochhalte waagerecht:

1. Hocksitz – Stab waagerecht vor der Brust

2. Rückenlage – Stab in Hochhalte waagerecht

Beine

* **51.** Grundstellung – Stab waagerecht in Vortiefhalte:

1. Hocksprung Über den Stab

2. Zwischenfedern mit dem Stab in Rücktiefhalte

3. Hocksprung über den Stab

4. Zwischenfedern – Stab in Vortiefhalte

52. Seitgrätschstand – Stab in Hochhalte waagerecht:

1. Sprung in den Schlußstand – Stab auf den Schultern waagerecht

2. Sprung in den Grätschstand – Stab in Hochhalte waagerecht

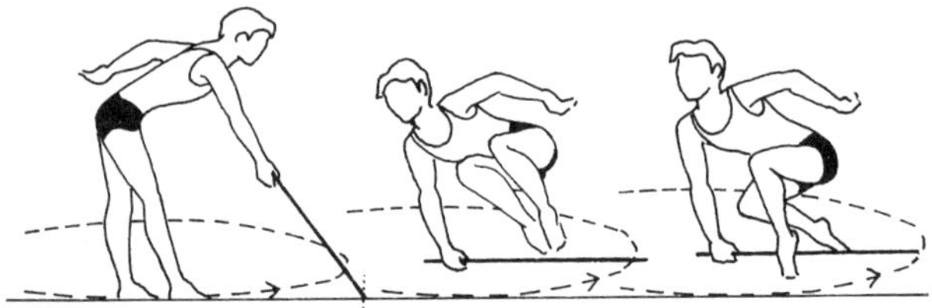

53

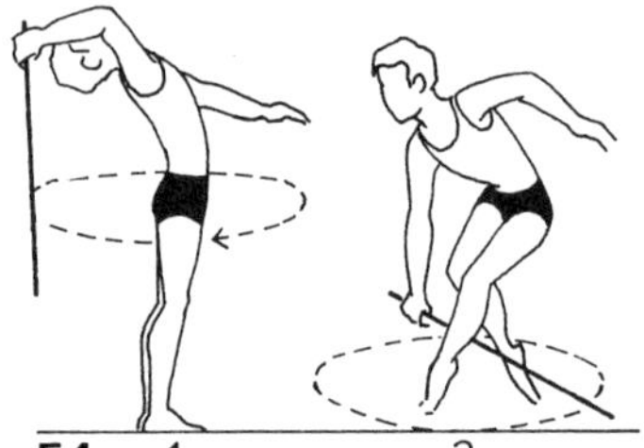

54 1 2

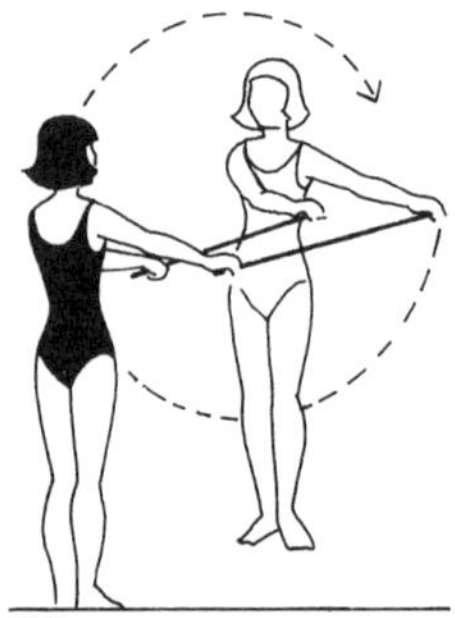

55

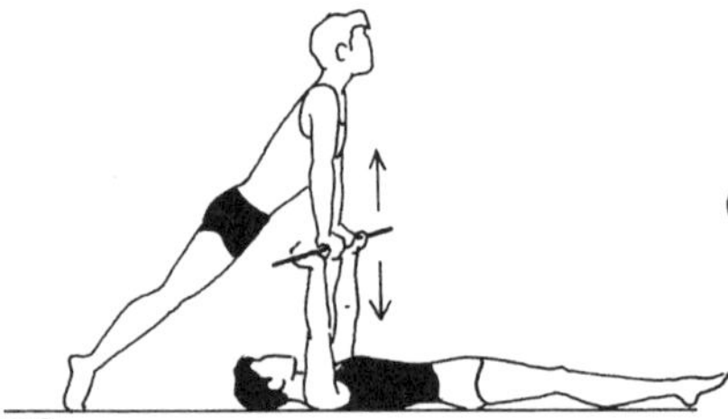

56

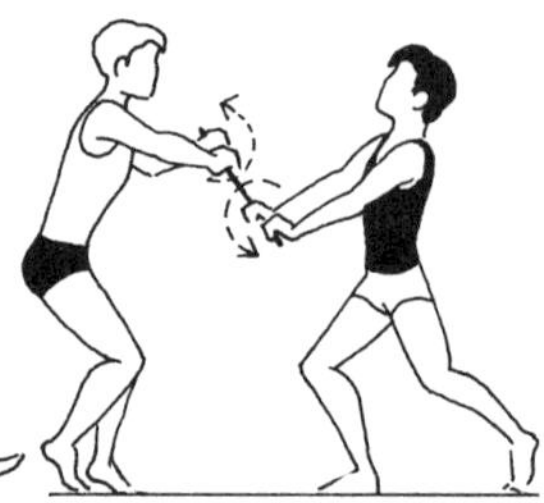

57

53. Grundstellung – Vorbeugen – Stab in der rechten Hand am Ende gefaßt, er berührt schräg vor dem Körper den Boden: Stab wird kreisförmig dicht über dem Boden bewegt und dabei (im Schlußsprung) übersprungen, dasselbe mit Schersprung

54. Grundstellung – Stab in der rechten Hand am Ende gefaßt – senkrecht nach unten hinter dem Kopf:

1. Kreisen des Stabes um den Körper (Stab bleibt senkrecht)
2. Vorbeugen – Kreisen mit dem Stab waagerecht dicht über dem Boden, dabei Überspringen mit Schrittsprung

Die Übungen 51 bis 54 sind auf dynamische Kräftigung der Beinstrecker gerichtet.

Partnerübungen

55. Die Partner stehen mit dem Gesicht zueinander – Tiefhalte, Stäbe an den Enden erfaßt:

1. Schwingen der Stäbe nach rechts
2. Kreisen, nach links beginnend
3. Weiterschwingen nach links und dasselbe widergleich

Die Beschreibung der Übung gilt immer für einen Übenden, der andere führt widergleich aus!

Mit dieser Übung wird die Beweglichkeit der Arme verbessert.

56. Die Partner hintereinander – A in Rükkenlage, Stab waagerecht vor der Brust – B im Liegestütz auf dem Stab:

B führt fortlaufend Armbeugen aus

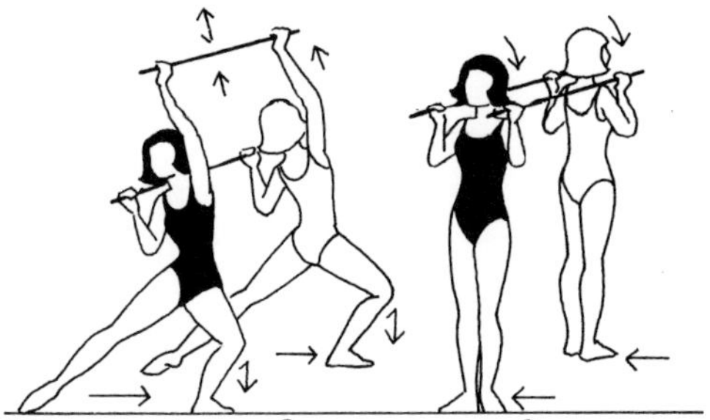

58 1 2 3

Abwandlung:
Beide führen gleichzeitig Armbeugen aus
Übung zur Kräftigung der Armmuskeln.

57. Partner im Stand mit dem Gesicht zueinander – sie halten einen Stab beidhändig an den Enden, jeder versucht den Stab nach links zu drehen
Übung zur Kräftigung der Armmuskeln.

58. Partner im Stand mit dem Rücken zueinander – Winkelhalte, Stäbe an den Enden erfaßt:
1. Ausfallschritt links-seitwärts – Seitrumpfbeugen rechts – Hochhalte links
2. Kniefedern links und Federn in der Seitbeuge rechts
3. Heranstellen links – Aufrichten – Anwinkeln des linken Armes
4.–6. Dasselbe widergleich
Mit dieser Übung wird die Beweglichkeit der Wirbelsäule (Lateroflexion) verbessert.

59. Partner im Stand mit dem Gesicht zueinander – Tiefhalte, Stäbe an den Enden gefaßt:
1. Schwingen der Stäbe nach rechts
2. Beim Rückschwung ganze Linksdrehung
3. Abschwingen der Stäbe und Weiterschwingen nach links und dasselbe widergleich
Mit dieser Übung wird die Beweglichkeit der Wirbelsäule und der Arme allseitig verbessert.

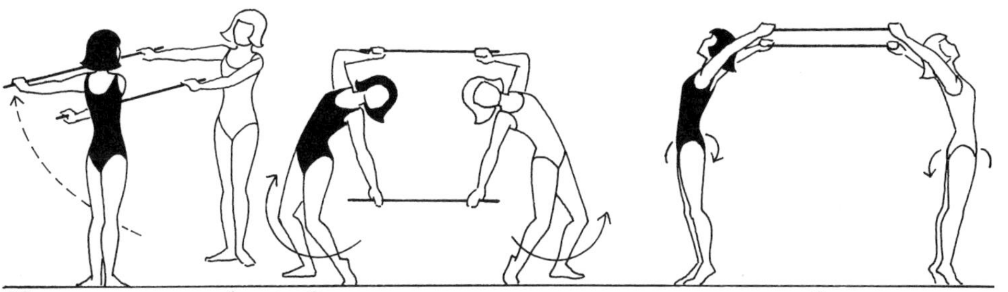

59 1 + 3 2

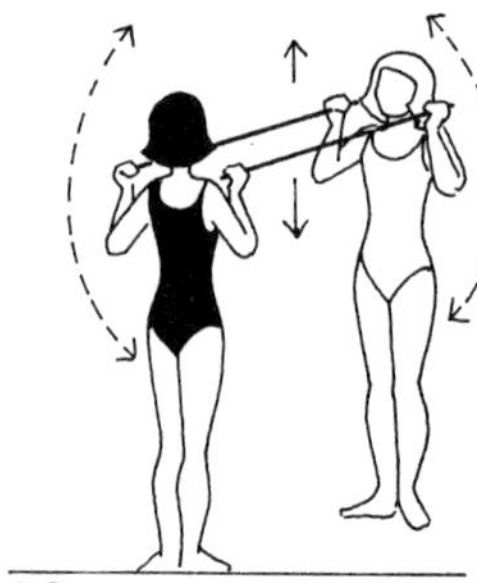

60

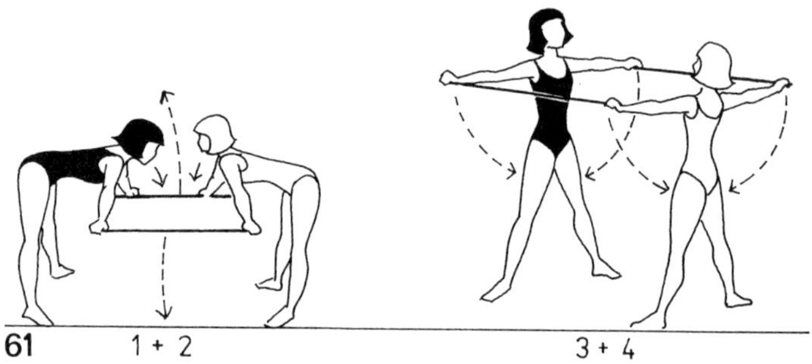

61

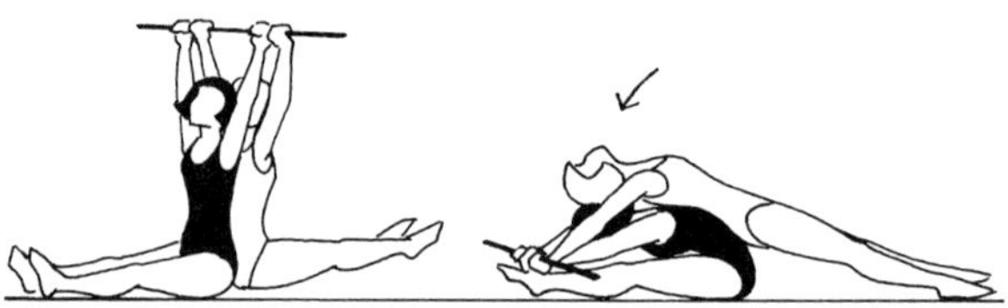

62

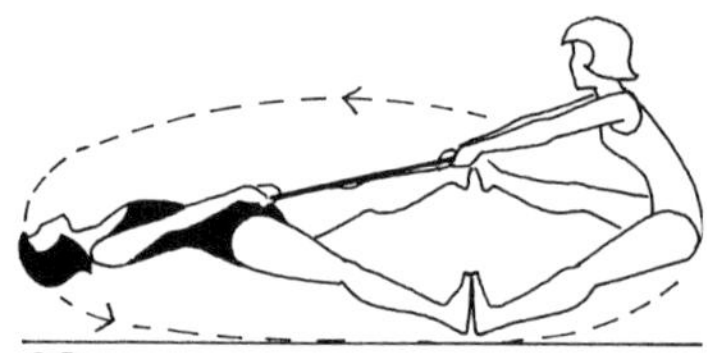

63

60. Partner im Stand mit dem Gesicht zueinander – Tiefhalte, Stäbe an den Enden gefaßt:
1. Seithochführen in die Hochhalte
2. Anwinkeln der Arme, Hände an den Schultern
3. Strecken in die Hochhalte
4. Seittiefsenken

Mit dieser Übung werden die Rückenmuskeln gekräftigt.

61. Partner im Grätschstand, Gesicht zueinander – Tiefhalte, Stäbe an den Enden erfaßt:
1. Vorrumpfsenken – Seithalte
2. Vorrumpfsenken – Vorhalte
3. Aufrichten – Seithalte
4. Arme senken zur Tiefhalte

Die Übung dient der Kräftigung der Rückenmuskeln.

62. Partner im Sitz Rücken an Rücken – ein Stab in Hochhalte (beide fassen an den Enden):
1. A tiefe Vorrumpfbeuge – B dabei auf dem Rücken von A in eine Rückbeuge im Schultergürtel gezogen
2. Dasselbe widergleich

Wichtig: Übung nicht schnell oder ruckartig ausführen! Mit dieser Übung erreichen wir eine Flexion der Wirbelsäule und dehnen die Brustmuskulatur

* **63.** Paar im Grätschsitz mit dem Gesicht zueinander, die Fußsohlen gegeneinander gestemmt – sie halten einen Stab waagerecht, den sie an den Enden mit beiden Händen fassen: Rumpfkreisen mit tiefem, Rück-, Seit- und Vorbeugen, Arme bleiben gestreckt

Durch diese Übung wird die Abduktion im Hüftgelenk und die Beweglichkeit der Wirbelsäule verbessert (Zirkumduktion)

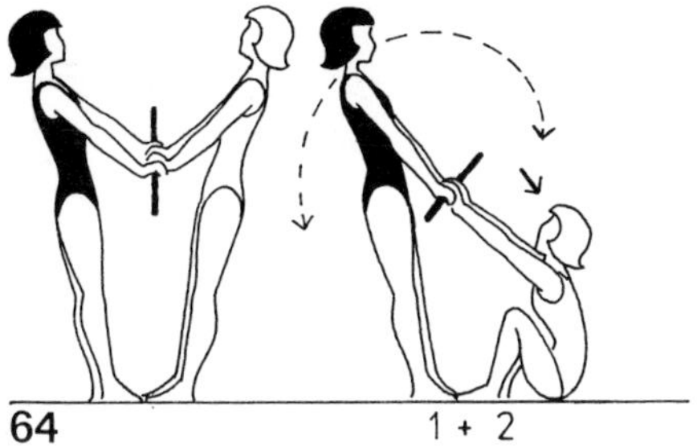

64

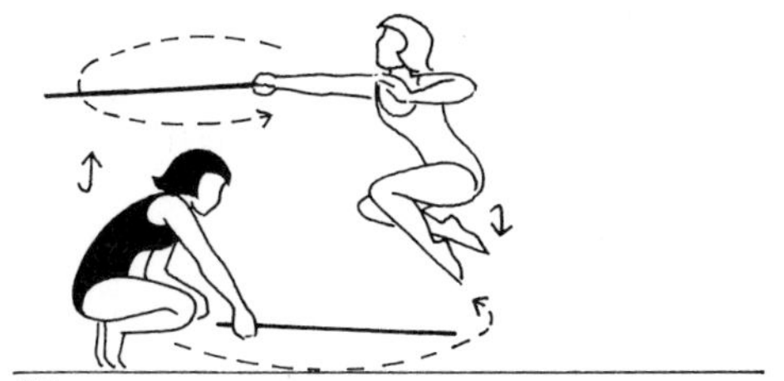

65

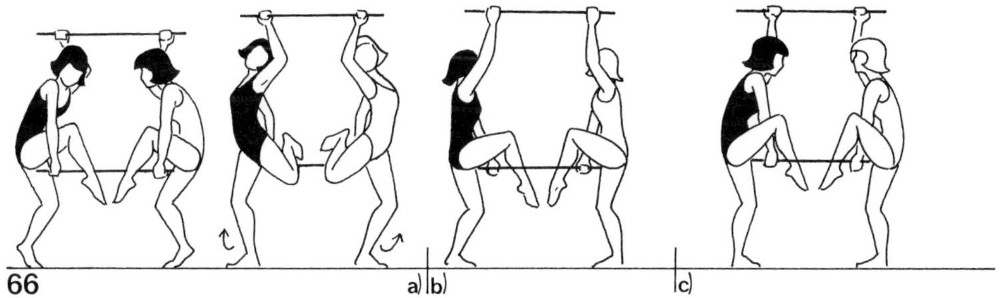

66

64. Partner im Stand mit dem Gesicht zueinander, sie berühren sich mit den Fußspitzen – Stab in Tiefhalte zwischen ihnen, beide halten die Enden gefaßt:
1. A beugt sich leicht zurück – B geht in den Hocksitz
2. A Hocksitz – B Stand, leicht zurückgebeugt.
Die *Partner müssen Gleichgewicht halten, die Arme bleiben gestreckt.*
Die Übung dient zur Kräftigung der Beinmuskeln.

65. Partner im Stand mit dem Gesicht zueinander – Seithalte, jeder einen Stab waagerecht in der rechten Hand am Ende erfaßt:
1. A – Hockstand, schwingt den Stab dicht über dem Boden nach links, B überspringt den Stab von A und schwingt seinen Stab dicht über dem Kopf von A ebenfalls nach links
2. Widergleich – A überspringt Stab von B, der sich im Hockstand befindet
Abwandlung:
Stab in verschiedene Höhen schwingen
Die Übung dient der dynamischen Kraftentwicklung der Beine.

66. Partner im Stand mit dem Gesicht zueinander – Tiefhalte, Stäbe an den Enden gefaßt:
a) Übersteigen eines Stabes, der eine Partner mit dem rechten, der andere mit dem linken Bein – dann auch mit dem anderen Bein übersteigen mit gleichzeitiger Drehung nach außen in die Ausgangsstellung
b) Dasselbe, aber Übersteigen des von der Beinseite entfernten Stabes
c) Dasselbe, aber Übersteigen des Stabes auf der Beinseite von außen nach innen

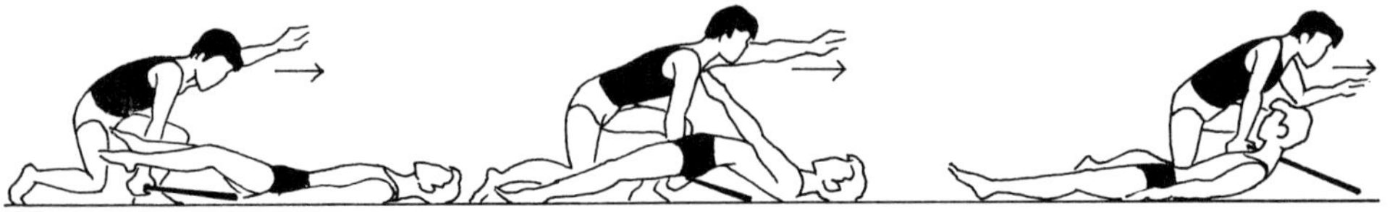

67

67. Ein Übender A in Rückenlage, B führt einen Stab, bei den Füßen beginnend, unter A hinweg: A hebt zuerst die Beine an, auf Fersen und Nacken gestützt – dann das Becken und dann den Kopf: er darf sich vom Stab nicht berühren lassen

Die Übungen 66 und 67 entwickeln allgemeine Gewandtheit und Beweglichkeit.

Übungen mit Hanteln

Kleine Hanteln sind preiswerte Handgeräte und nehmen nicht viel Platz ein. Beim Üben mit Hanteln wird außerdem kein spezieller Raum benötigt.

Kleine Hanteln sind ein typisches Handgerät zur Entwicklung *dynamischer Kraft.* Sie können aber auch bei *Beweglichkeits-* und *Dehnübungen* sowie bei *Gewandtheits-* und *Reaktionsübungen* Anwendung finden. Es ist notwendig, das Gewicht der Hanteln dem Leistungsvermögen der Übenden anzupassen. Für Jugendliche bis 15 Jahre und für Frauen sollten 1- bis 2-kg-Hanteln verwendet werden, bei Junioren und Männern 2- bis 3-kg-Hanteln. Nach einer längeren Zeit intensiven Trainings kann das Hantelgewicht auf 3 bis 5 kg erhöht werden. Bei Hantelübungen ist das Übungstempo von grundlegender Bedeutung für die Wirksamkeit der Übung.

Kraftübungen mit Hanteln müssen stets im Wechsel mit Lockerungs- und Dehnübungen ausgeführt werden. Die Hanteln werden dann auf den Boden abgelegt. Es ist darauf zu achten, daß sie so abgelegt werden, daß keiner darüber fallen kann.

Eine lokale Erholung ergibt sich durch die Ausnutzung der Gravitation bei Abwärtsbewegungen mit Hanteln. Auch die richtige Atmung ist zu beachten. Die Anzahl der Wiederholungen kann bei bestimmten Übungen größer sein als bei Übungen, die ohne Handgeräte ausgeführt werden (20- bis 30mal).

Die Belastungshöhe muß vom Hantelgewicht, dem Ziel der Übung und dem Leistungsvermögen abgeleitet werden.

Hanteln können in drei *Griffarten* gehalten werden, die die Wirkung der Übung unterschiedlich beeinflussen:

1. In jeder Hand eine Hantel, in der Mitte gefaßt,
2. Beide Hanteln in einer Hand, in der Mitte gefaßt,
3. In jeder Hand eine Hantel, an einer Kugel gefaßt.

Kleine (leichte) Hanteln verwenden wir vorwiegend im vorbereitenden Teil einer Übungseinheit. Der größte Teil der Übungen, die wir ohne Handgerät ausführen, läßt sich auch mit Hanteln gestalten, das erhöht deren Wirksamkeit. Das trifft zu auf Armbewegungen bei verschiedenen Körperhaltungen (Kreisen, Federn, Drehen, Achterkreisen, Schlagen, Beugen und Strecken usw.). Führen wir Übungen in tiefen Ausgangsstellungen aus (Kniestand, Sitz oder Rückenlage), konzentrieren wir die Kräftigung auf lokale Bereiche. Werden kleine Hanteln im vorbereitenden Teil einer Übungseinheit verwendet, ist es zweckmäßig, diese auch für den Hauptteil einzuplanen. Die Auswahl der Übungen ist davon abhängig, welcherart Übungen ohne Handgerät ausgeführt werden. Einige neue Übungen haben wir vor allem für den Bereich der Bereitschafts- und Wahrnehmungsübungen ausgewählt.

Allgemeine Übungen

1. Gehen mit allmählicher Temposteigerung, die Arme schwingen im Gehrhythmus mit (in jeder Hand eine Hantel, in der Mitte gefaßt)

2. Gehen mit großen Schritten und gleichzeitigem leichtem Rumpfdrehen und Schwingen beider Arme zur Seite des jeweils vorgestellten Beines (in jeder Hand eine Hantel, in der Mitte gefaßt)

3. Im Laufen werden bei jedem Schritt verschiedene Armbewegungen mit Hanteln ausgeführt:

1. Anwinkeln
2. Vorstrecken
3. Anwinkeln
4. Seitstrecken
5. Anwinkeln
6. Hochstrecken

4. Seitgrätschstand, in der rechten Hand eine Hantel: Vorbeugen und die Hantel um die Knie herum von einer in die andere Hand übergeben

Abwandlung

a) Abwechselnd das rechte und linke Bein anhocken und die Hantel unter den Knien durchreichen

b) Linkes Bein anhocken und Hantel um das Knie herum von einer in die andere Hand übergeben

5. Sprünge über die auf dem Boden liegenden Hanteln:

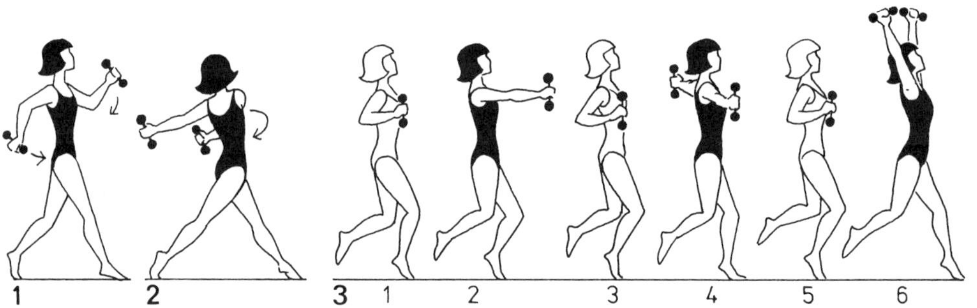

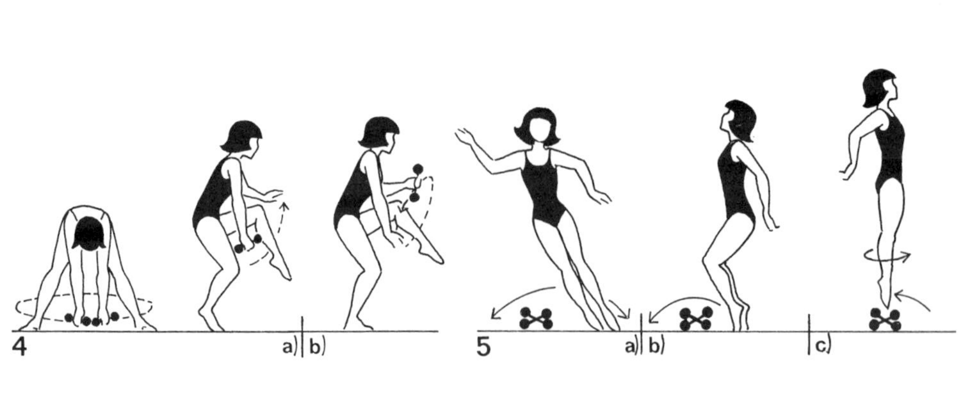

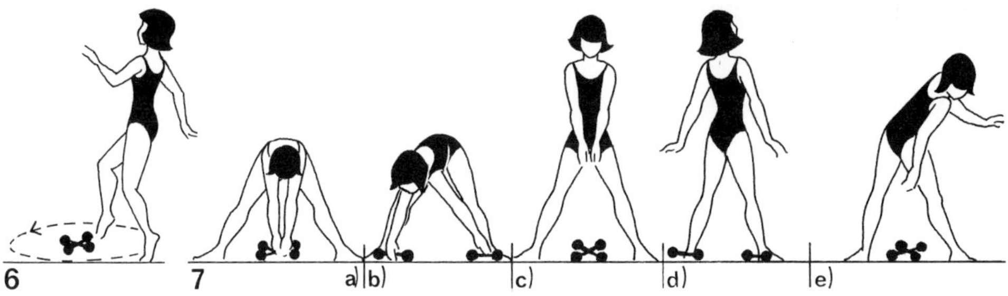

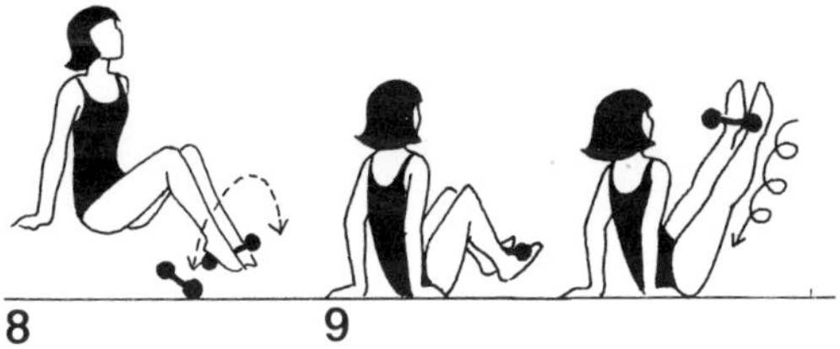

a) Übender im Stand neben den Hanteln – Schlußsprünge von einer zur anderen Seite (der Oberkörper bleibt dabei immer über den Hanteln)

b) Stand hinter den Hanteln – Sprünge über die Hanteln vor- und rückwärts im Wechsel

c) Stand hinter den Hanteln – Schlußsprünge jeweils mit halber Linksdrehung

6. Die Übenden stehen in Linie und legen die Hanteln (etwa 1/2 m) nach vorn auf den Boden. Auf ein Zeichen umlaufen sie die Hanteln 10mal

7. Aufheben der Hanteln als Wettbewerb im Seitgrätschstand (die Füße bleiben am Ort) – wer die Aufgabe erfüllt hat, führt die Hanteln in die Hochhalte:

a) Die Hanteln befinden sich in der Mitte zwischen den Beinen

b) An den Fußspitzen

c) Einen Meter vor dem Übenden

d) An den Fersen

e) Hinter dem Übenden, er muß sie mit einer Rumpfdrehung nach links und nach rechts aufheben

8. Sitz, die Hanteln liegen links neben den Füßen: Die Hanteln einzeln mit den Füßen fassen, anheben und auf der rechten Seite ablegen

9. Hocksitz, eine Hantel liegt quer auf der Oberseite der Füße: Beine vorhochstrecken und die Hantel langsam zum Körper rollen lassen

Konditionsübungen (Kraftübungen)

Arme

Wenn nichts anderes angegeben ist, hält der Übende in jeder Hand eine Hantel in der Mitte.

10. Grundstellung – Tiefhalte:
1. Vorhochheben in die Hochhalte
2. Strecken in den Zehenstand – leichtes Rückfedern der Arme
3. Grundstellung – Seitsenken

11. Kniesitz – Rückhalte:
1. Kniestand – Vorhochheben
2. Kniesitz – Vortiefsenken in die Rückhalte

12. Grundstellung – Vorrumpfsenken – Hochhalte: Fortlaufendes Rückarmkreisen

13. Grundstellung – Hochhalte links, Rückhalte rechts:
1. Wechselschwung – Hochhalte rechts – Rückhalte links
2. Rückfedern der Arme
3.–4. Dasselbe widergleich

14. Grundstellung – Hochhalte rechts – Rückhalte links:
Mühlkreisen der Arme

15. Grundstellung – Hochhalte: Gegenkreisen der Arme, rechts rückwärts – links vorwärts

16. Seitgrätschstand – Seithalte, Hanteln an den Kugeln gefaßt:
1.–4. Vorführen der Arme – Auf- und Abfedern der Arme in der Vorhalte
5.–8. Seitführen – Auf- und Abfedern in der Seithalte

* **17.** Seitgrätschstand – Hochhalte:
1.–4. Vorhalte und Drehen der Arme nach innen und außen
5.–8. Seithalte und Drehen der Arme nach vorn und hinten
9.–12. Hochhalte und Drehen der Arme nach innen und außen
Becken mit den Bauchmuskeln stabilisieren, um nicht in Hohlkreuz zu fallen.

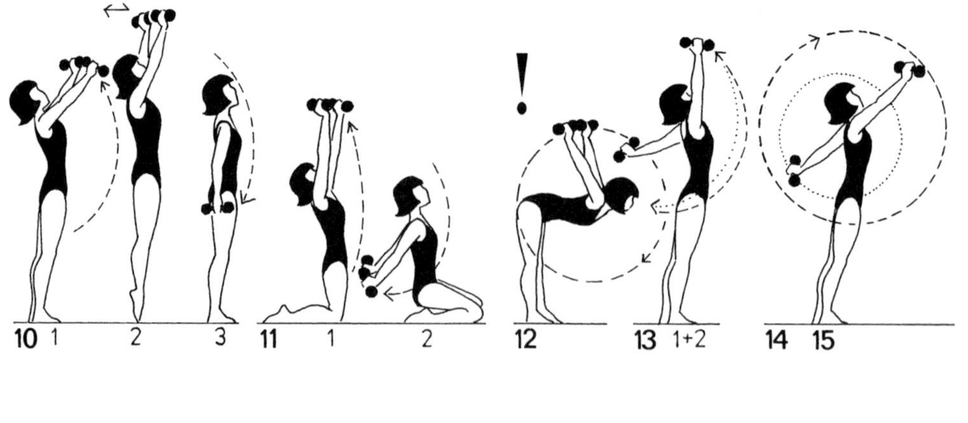

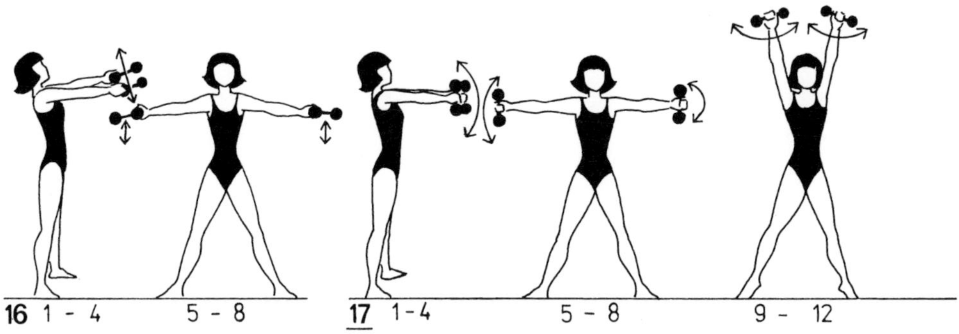

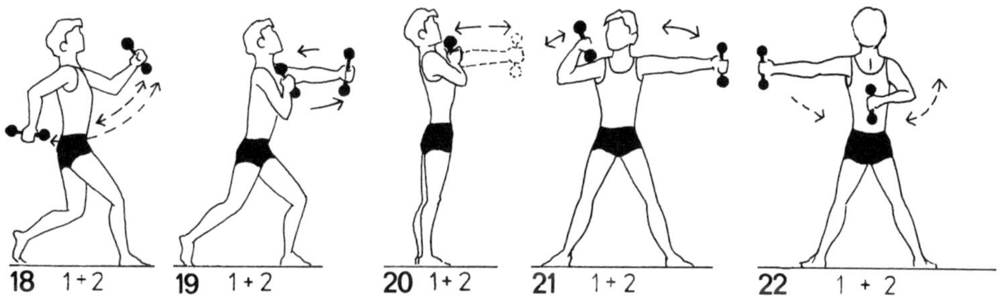

Die Übungen 10 bis 17 sind gleichzeitig auf die Verbesserung der Beweglichkeit des Schultergelenks gerichtet.

18. Quergrätschstand rechts – Vorhalte links – Rückhalte rechts:
Wechselschwingen der Arme (Arme sind dabei leicht gewinkelt) und gleichzeitiges Federn in den Knien

19. Schrittstellung links vorn – Vorhalte links – rechter Arm angewinkelt vor der Brust (Boxstellung):
Boxstöße, abwechselnd links und rechts (Ausführung im schnellen Tempo, energisch und kraftvoll)

20. Grundstellung – Vorhalte:
1. Arme anwinkeln (Hände vor den Schultern)
2. Strecken der Arme in die Vorhalte

21. Seitgrätschstand – Seithalte rechts – links angewinkelt, Hand an der Schulter:
1. Wechsel der Armhaltungen – Seithalte links, Anwinkeln rechts
2. Wechsel der Armhaltungen – Seithalte rechts, Anwinkeln links

22. Seitgrätschstand – rechter Arm angewinkelt, Hand auf dem Rücken – Seithalte links:
Wechseln der Armhaltungen (wie bei 21.)

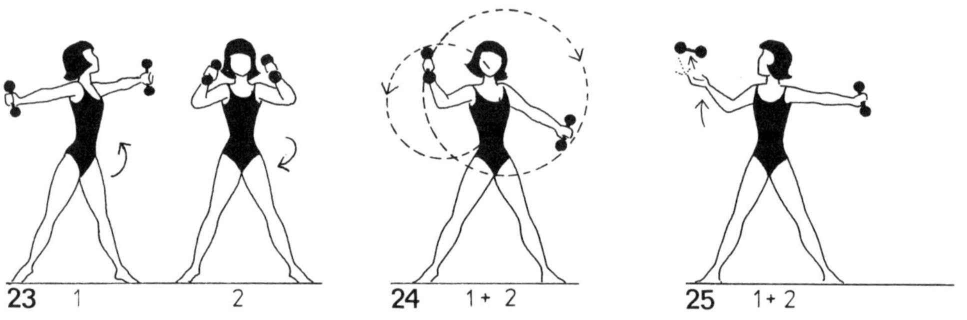

23. Seitgrätschstand – Winkelhalte der Arme, Hände über Schulterhöhe:
1. Rumpfdrehen links – Seitstrecken der Arme
2. Rückbewegung – Arme anwinkeln
3.–4. Dasselbe widergleich
24. Seitgrätschstand – Seithalte:
1. Unterarmkreis rechts – Innenarmkreis links
2. Unterarmkreis links – Innenarmkreis rechts
25. Seitgrätschstand – Seithalte:
1. Hochwerfen der Hantel und wieder auflangen rechts
2. Dasselbe widergleich
Die Übungen 18 bis 25 verbessern auch die Beweglichkeit des Ellbogengelenks.

Rumpf

26. Seitgrätschstand – Hochhalte rechts, beide Hanteln in der rechten Hand – Tiefhalte links
1. Tiefes Vorrumpfbeugen – rechter Arm schwingt so weit wie möglich durch die Beine nach hinten.
2. Aufrichten – Hochhalte rechts
Dasselbe mit Hanteln in der linken Hand
Die Übung dient gleichzeitig zur Verbesserung der Flexion der Wirbelsäule.
27. Seitgrätschstand – Hochhalte:
1. Leichte Seitbeuge rechts
2. Leichte Seitbeuge links
28. Seitgrätschstand – Tiefhalte:
1. Seitrumpfbeuge rechts – Anwinkeln links, Hantel unter Schulterhöhe

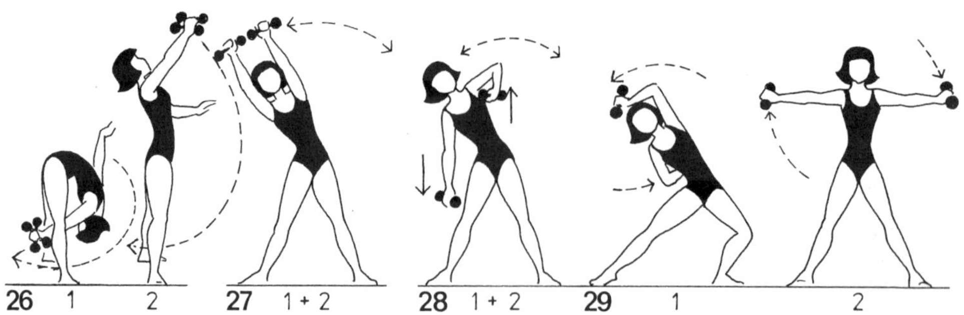

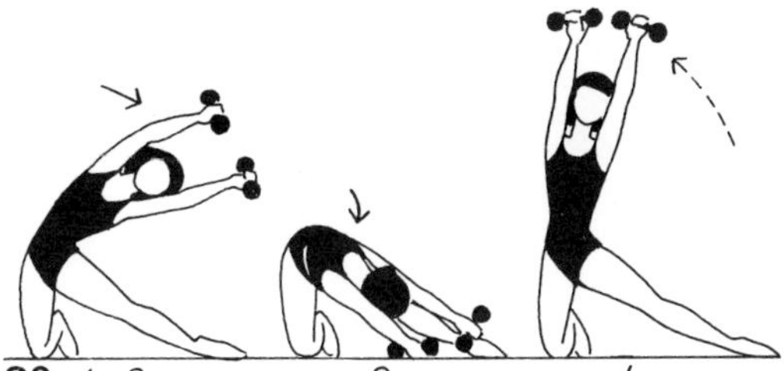

30 1+3 2 4

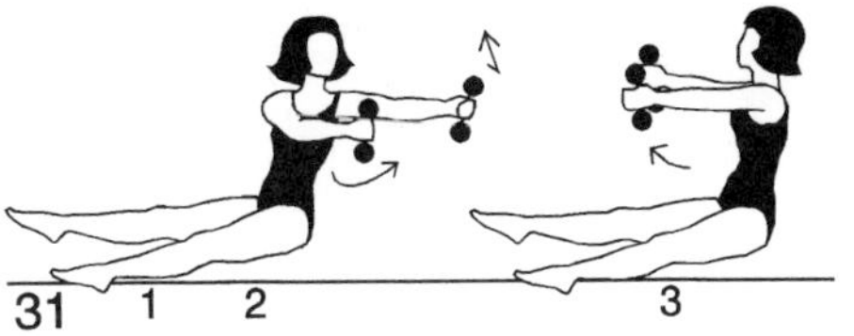

31 1 2 3

2. Seitrumpfbeuge links – Tiefhalte links – Anwinkeln rechts

29. Seitgrätschstand – Seithalte:
1. Becken und Gewichtsverlagerung nach links – Seitrumpfbeuge rechts – linker Arm angewinkelt in Hochhalte über dem Kopf, rechter Arm in Tiefhalte angewinkelt hinter dem Rücken
2. Aufrichten – Arme in Seithalte
3.–4. Dasselbe widergleich

Die Übungen 27 bis 29 verbessern auch die Lateroflexion der Wirbelsäule.

30. Kniestand rechts – Seitstellen links – Hochhalte:
1. Seitrumpfbeuge links
2. Tiefe Vorrumpfbeuge links
3. Seitrumpfbeuge links
4. Aufrichten

Dasselbe im Kniestand mit Seitstellen rechts

31. Grätschsitz – Vorhalte:
1. Rumpfdrehen links – Linksgleichhalte
2. Rumpf- und Armfedern nach links
3. Rückbewegung – Vorhalte

Dasselbe im Hürdensitz links zur anderen Seite

Durch die Übungen 30 und 31 wird gleichzeitig die Rotation der *Wirbelsäule verbessert.*

32. Schneidersitz -Tiefhalte:
1. Arme anwinkeln, Hände an den Außenseiten der Schultern
2. Strecken in die Hochhalte
3. Rückfedern der Arme im Wechsel links und rechts
4. Tiefes Vorrumpfbeugen – mit den Hanteln den Boden so weit wie möglich vor dem Körper berühren

33. Seitgrätschstand – tiefe Vorrumpfbeuge – Arme über Kreuz in Vorhalte, links über rechts:
1. Rumpfheben in den Winkelstand links – Rückheben der Arme
2. Rückfedern der Arme
3. Tiefe Vorrumpfbeuge – Arme schwingen nach unten über Kreuz, rechts über links

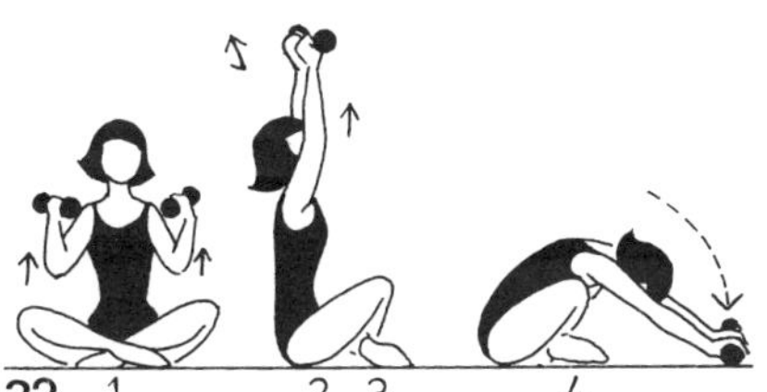

32 1 2 3 4

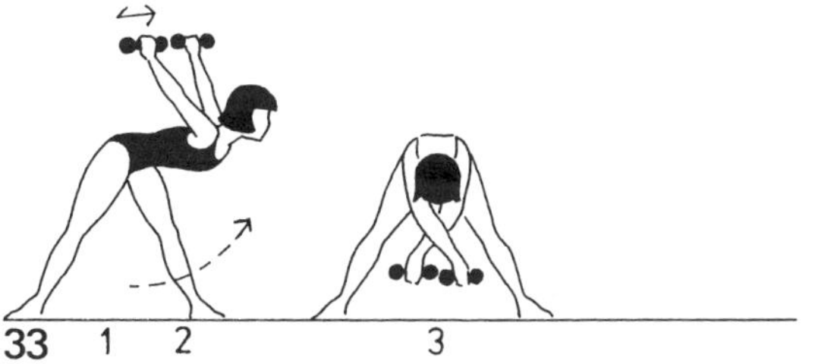

33 1 2 3

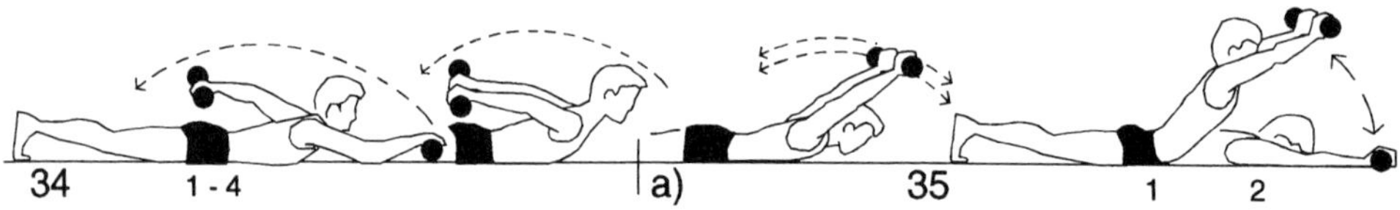

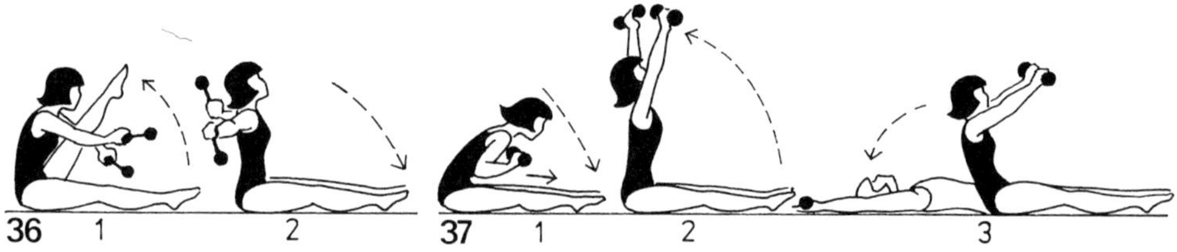

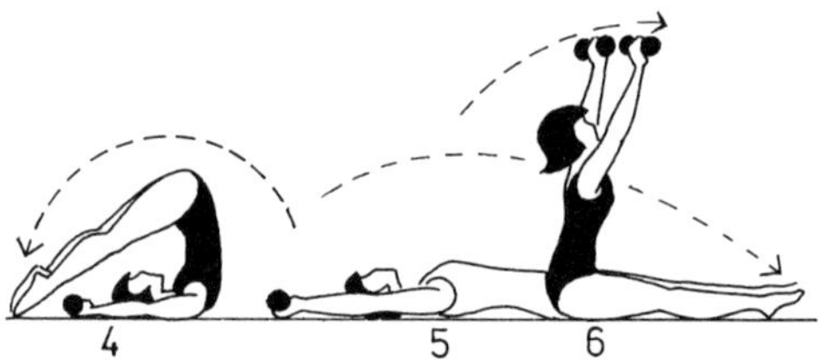

4.–6. Dasselbe widergleich

* **34.** Bauchlage – Hochhalte:

1. Linken Arm im Bogen in die Tiefhalte nach hinten führen
2. Dasselbe rechts
3. Linken Arm im Bogen wieder nach vorn in die Hochhalte führen
4. Dasselbe rechts

Abwandlung:

1. Beide Arme gleichzeitig nach hinten führen
2. Rückbewegung in die Hochhalte

Achtung! Becken fixieren durch Flexion der Füße, Strecken der Beine, Anspannen der Gesäßmuskeln

35. Bauchlage – Schräghochhalte:

1. Rumpf vom Boden abheben (Rückbeuge)
2. Rumpf senken in die Bauchlage

Die Übungen 32 bis 35 sind hauptsächlich auf die Kräftigung der Rückenmuskeln gerichtet.

36. Strecksitz – Seithalte, Hanteln an den Kugeln gefaßt:

1. Heben des linken Beines – Vorführen der Arme und überkreuzen unter dem linken Bein
2. Senken links – Arme in Seithalte

3.–4. Dasselbe rechts

37. Strecksitz – Hochhalte:

1. Stufenweise tiefes Vorrumpfbeugen – Hanteln dicht am Körper bzw. dicht über den Beinen nach vorn führen
2. Stufenweise aufrichten – die Hanteln wieder dicht am Körper in die Hochhalte führen
3. Langsam rücksenken (beginnend vom Lendenteil) in die Rückenlage – Schräghochhalte
4. Beine gestreckt anheben und rückführen in den Nackenstand (Fußspitzen berühren den Boden hinter dem Kopf)
5. Vorführen der Beine in die Rückenlage
6. Stufenweise Rumpf anheben in den Sitz – Hochhalte

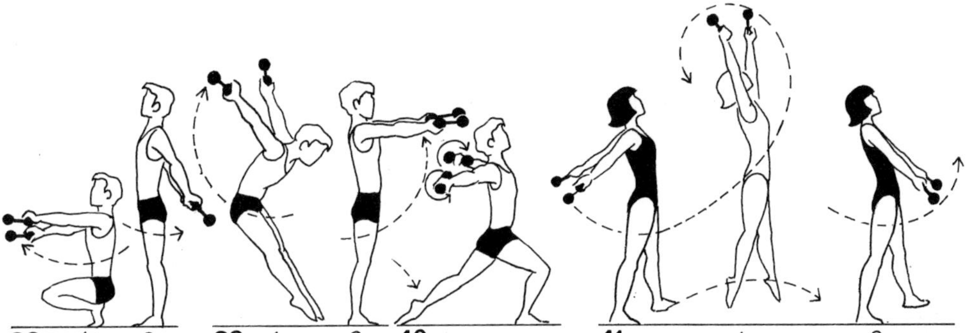

Beine

38. Grundstellung – Rückhalte, Hanteln an den Kugeln gefaßt:

1. Hockstand – Vorhalte
2. Grundstellung – Rückhalte

Für Männer 30mal, Frauen 20mal.

39. Grundstellung – Tiefhalte, Hanteln an den Kugeln gefaßt:

1. Schlußstrecksprung – Vorbeuge – Rückschwung der Arme
2. Landung in der Grundstellung – Vorschwung der Arme

40. Ausfallschritt rechts vorwärts – Seithalte:

1.–3. Drei Vorarmkreise

4.–6. Schlußstrecksprung und Beinwechsel – drei Vorarmkreise

41. Quergrätschstand links – Rückhalte, Hanteln an den Kugeln gefaßt:

1.–2. Schlußstrecksprung und Beinwechsel in den Quergrätschstand rechts mit Vorarmkreis

3. Rückschwingen der Arme

4.–6. Dasselbe widergleich

Übungen mit dem Medizinball

Medizinballübungen dienen vorwiegend der *Kräftigung.* Sie stellen erhöhte Anforderungen an die Kraftfähigkeiten der Übenden und sind gleichzeitig darauf gerichtet, diese weiterzuentwickeln. Medizinballübungen in den verschiedensten Formen werden auch in der Bewegungstherapie genutzt.

Die Intensität der Belastung kann bei Übungen mit dem Medizinball gut reguliert werden. Wirksame Übungen sind nur über kurze Zeit durchführbar, bringen aber gleichzeitig emotionale Momente in die Übungseinheit. Medizinballübungen sind beliebt und bereiten Freude.

Wettkampfformen tragen zur Entwicklung von Einsatzbereitschaft und Disziplin bei. So wird nicht nur *Kraft* entwickelt, sondern auch *Gewandtheit, Koordinationsvermögen, allgemeine Beweglichkeit, Reaktionsschnelligkeit* und gleichzeitig auch der Sinn für *mannschaftliches Handeln.*

Die Verwendungsmöglichkeiten des Medizinballs sind sehr vielseitig, vorwiegend wird er aber zur Entwicklung dynamischer Kraft genutzt. Das Gewicht der Bälle (von 1 bis 5 kg) muß dem Alter der Übenden angepaßt werden, wie auch ihrem physischen und technischen Leistungsvermögen. Die Verwendung zu schwerer Bälle bei Anfängern kann zu Fehlbelastungen führen. Der Schulsport orientiert darauf, daß 15- bis 17jährige Jungen 3- bis 4-kg-Bälle, und Mädchen im gleichen Alter 2- bis 3-kg-Bälle verwenden sollen. Für Jugendliche unter 14 Jahren und für Frauen mittleren Alters empfehlen wir 1- bis 2-kg-Bälle. Für das spezielle sportliche Training werden 5-kg-Bälle und schwerere gebraucht. Wir sollten mit Medizinbällen nicht nur Elemente der Sportspiele ausführen, sondern den physiologischen Wert von Übungen erhöhen, indem wir Würfe aus tiefen Lagen (Kniestand, Sitz, Rückenlage), aus verschiedenen Stellungen zueinander, mit mehreren Bällen gleichzeitig usw. ausführen lassen. Medizinbälle verwenden wir aber auch als Last zum Tragen, als Hindernis zum Überspringen, zum Stoßen und bei Spielen.

Bei Schülern hat das Üben mit dem Medizinball vorwiegend Spielcharakter. Die Übenden müssen mit dem Medizinball zunächst vertraut gemacht werden. So wird er hauptsächlich gerollt, weitergereicht und getragen. Zuwerfen und Fangen sollte erst später folgen.

Zur eigentlichen Vervollkommnung der Kraft erhöhen wir das Gewicht der verwendeten Bälle, steigern stufenweise die Belastung im Umfang und in der Schwierigkeit der Übungen und erhöhen allmählich das Tempo bei der Ausführung der Übungen.

Werden Medizinbälle im Hauptteil genutzt, ist es gut, wenn jeder Übende einen Ball hat, da so sehr intensiv geübt werden kann. Es gibt aber auch Möglichkeiten, mit weniger Bällen im Hauptteil intensiv zu üben. Die Übenden werden dann zu Paaren, Dreiergruppen o. ä. aufgeteilt, und es werden solche Übungen ausgewählt, bei denen der Ball

schnell bewegt wird und alle ständig einbezogen sind.
Für bestimmte Übungen im Hauptteil ist es möglich, anstelle von Medizinbällen auch Hohlbälle (Basketbälle, Volleybälle o. ä.) zu verwenden, vor allem bei Kindern und Jugendlichen. Die Verwendung von Hohlbällen erweitert die Übungsmöglichkeiten, wir können so auch Dribblings, Zupritschen und das Spielen des Balles mit dem Fuß einbeziehen. Bei Fortgeschrittenen lassen sich auch Elemente der großen Sportspiele im Hauptteil durchführen, wenn die Technik bereits ausreichend beherrscht wird. Medizinballübungen machen zweckmäßige Organisationsformen notwendig, um Unfälle zu vermeiden. Besonders beim Werfen und Fangen der Bälle ist ausreichend Platz erforderlich, die Würfe müssen gleichzeitig erfolgen und dürfen nur zum Partner gerichtet sein. Bei den Jüngeren ist es zweckmäßig, die Übenden auf ein Zeichen gemeinsam werfen zu lassen. Durch falsches Fangen kann es zu Verstauchungen der Finger kommen, deshalb sollte zunächst auf die richtige Fanghaltung der Hände hingewiesen werden.

Allgemeine Übungen

1. Gehen (Traben, Laufen) in Reihe mit einem Medizinball:
a) Mit dem Ball unter dem Arm
b) Mit niedrigem Hochwerfen und Fangen
c) Mit dem Ball auf dem Kopf (mit beiden Händen gehalten)
d) Rollen des Balles mit einer Hand (auf ein Zeichen Richtungsänderung)
e) Auf ein Zeichen wird der Ball hochgeworfen – schnell hinsetzen, wieder aufstehen und den Ball fangen, bevor er auf den Boden fällt

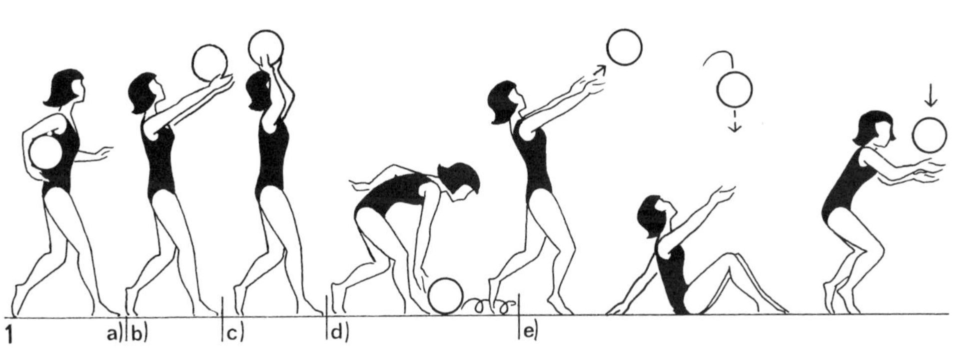

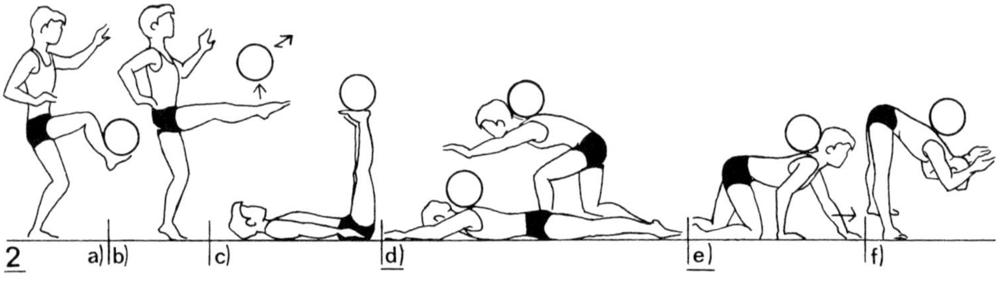

* **2.** Gewandtheitsübungen mit dem Medizinball:

a) Balancieren des Balles auf dem Spann des angehobenen Beines

b) Jonglieren des Balles

c) In Rückenlage wird der Ball auf den Fußsohlen der senkrecht angehobenen Beine balanciert

d) Aus der Bauchlage mit dem Ball auf dem Nacken Aufrichten in den Stand mit vorgeneigtem Oberkörper, ohne daß der Ball herunterfällt

e) Kriechen auf den Knien mit dem Ball auf dem Nacken, ohne daß dieser herunterfällt (kann auch mit zwei Bällen ausgeführt werden)

f) Im Grätschwinkelstand wird der Ball auf die Lenden gelegt: Durch tieferes Vorbeugen wird der Ball zum Rollen gebracht und muß dann, nachdem er über Rücken und Nacken gerollt ist, vor dem Körper aufgefangen werden, bevor er auf den Boden fällt

3. Seitgrätschstand – Ball in Vortiefhalte:
1. Werfen des Balles beidhändig über den Kopf und Fangen hinter dem Rücken
2. Werfen von hinten über den Kopf und Fangen vorn

* **4.** Seitgrätschstand – Ball in Vortiefhalte: Schwungholen und Werfen des Balles beidhändig durch die Beine über den Kopf nach vorn und Fangen vor dem Körper (Füße bleiben am Ort)

5. Seitgrätschstand – Ball in Hochhalte hinter dem Kopf:
Ball hinter dem Rücken fallen lassen, schnell vorbeugen und zwischen den Beinen fangen, bevor er auf den Boden fällt

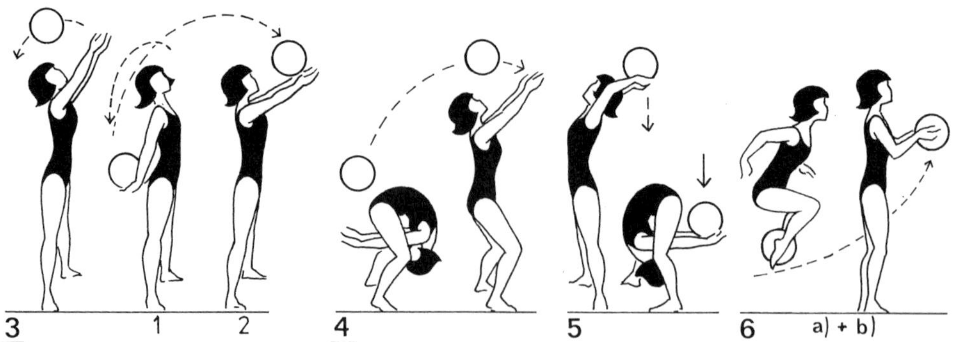

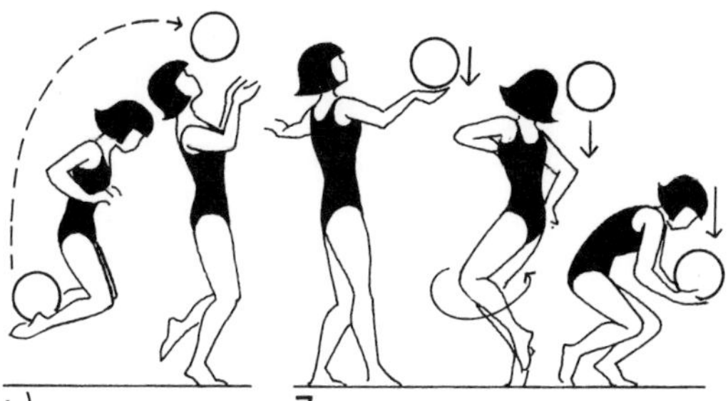

b) 7

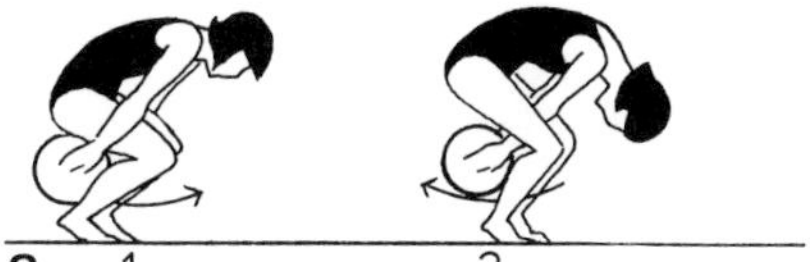

8 1 2

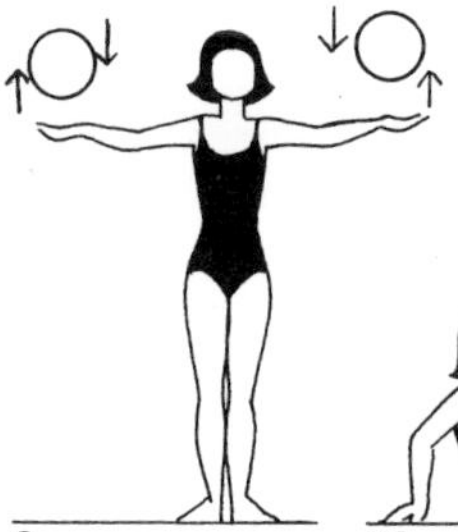

9

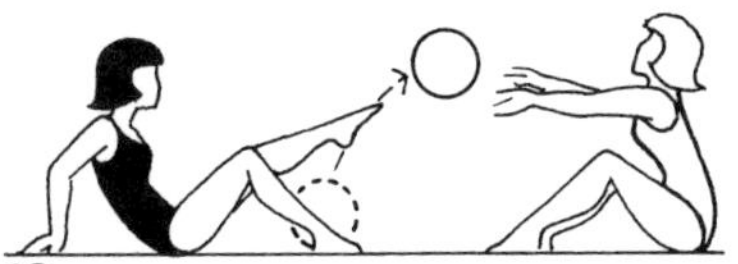

10

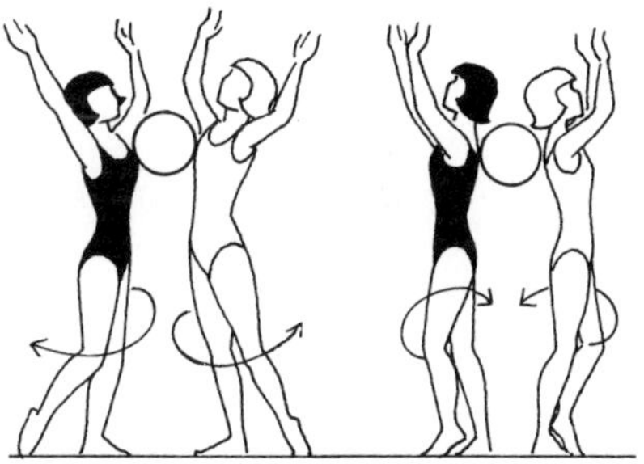

11

* **6.** Leichter Seitgrätschstand, den Ball zwischen die Füße geklemmt

a) Hochwerfen mit den Füßen und Fangen vor dem Körper

b) Durch schnelles Anwinkeln der Unterschenkel den Ball hinter dem Körper hoch und über den Kopf werfen und vor dem Körper fangen

* **7.** Schrittstellung – Vorhalte rechts, Ball auf der Handfläche – Seithalte links: Den Ball fallen lassen, schnell eine ganze Drehung ausführen und mit der rechten Hand wieder auffangen

8. Hockgrätschstand – der Ball wird hinter dem Körper dicht über dem Boden gehalten.

1. Den Ball beidhändig durch die Beine nach vorn werfen und vor dem Körper auffangen

2. Beidhändig durch die Beine wieder nach hinten werfen und hinter dem Körper auffangen

Diese Übung in schnellem Tempo durchführen.

9. Grundstellung – Seithalte, Handflächen nach oben, in jeder Hand einen Ball:

1. Hochwerfen der Bälle und Fangen auf dem Handrücken

2. Hochwerfen der Bälle und Fangen auf den Handflächen

10. Hockgrätschsitz mit Stütz der Hände hinter dem Rücken, Ball zwischen die Füße geklemmt:

Ball hochwerfen und mit einem Beinstoß einem Partner zuspielen

11. Paar in enger Seitgrätschstellung mit dem Gesicht zueinander – lockere Hochhalte, durch Druck gegeneinander halten die Partner zwischen ihren Körpern einen Ball in Brusthöhe:

Beide führen gleichzeitig eine halbe Drehung aus, dabei darf der Ball nicht herunterfallen

12. Paar in Seitgrätschstand mit dem Rükken gegeneinander (Abstand – 1 Schritt):
Der Ball wird über den Kopf und dann durch die Beine weitergereicht und so fortlaufend, die Übenden führen Vor- und Rückbeugen aus

13. Werfen des Medizinballes zu einem Partner:

a) Ein Übender hat in jeder Hand einen Ball und wirft diese gleichzeitig zum Partner

b) Jeder Übende hat einen Ball, die Partner werfen sich gleichzeitig die Bälle zu, einer im hohen, einer im flachen Bogen

c) Dasselbe, aber die Bälle werden mit Absicht gegeneinander geworfen, so daß sie zurückgestoßen werden und wieder aufgefangen werden können

14. Übende bilden einen Innenstirnkreis, jeder zweite hat einen Medizinball:

a) Weiterreichen der Bälle beidhändig zum Partner nach links im Kreise

b) Zuspiel beidhändig vor der Brust (größere Abstände)

c) Rollen des Balles (die Übenden in Vorbeuge mit dem Gesicht zur Mitte des Kreises)

15. Gleiche Kreisaufstellung, jeder Übende hat einen Ball:

a) Zuspiel der Bälle im Kreise jeweils zum

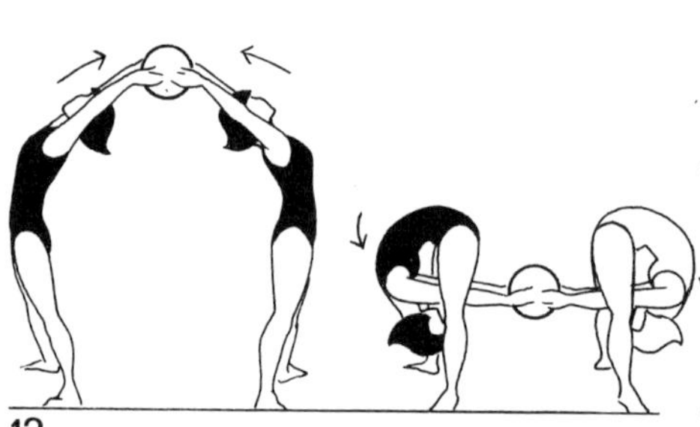

12

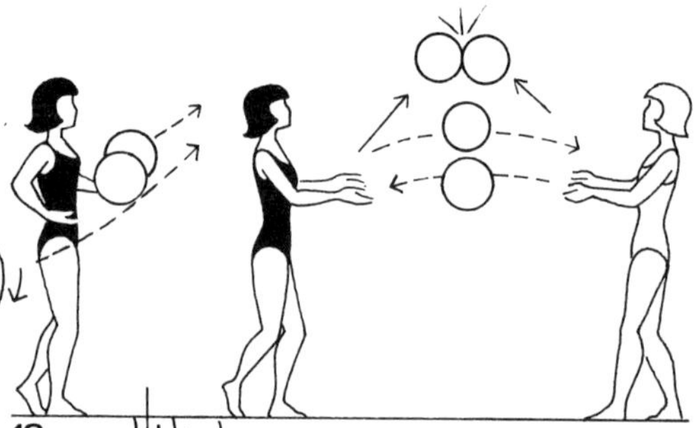

13 a) | b)+c)

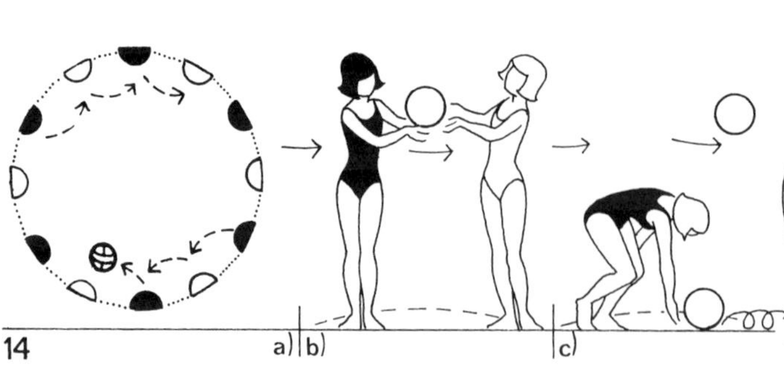

14 a) | b) | c)

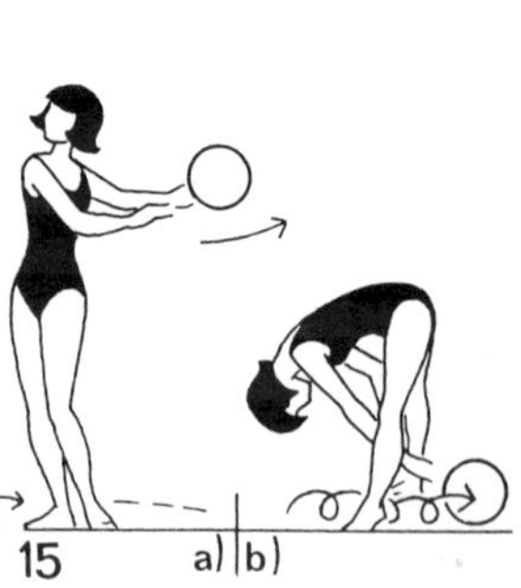

15 a) | b)

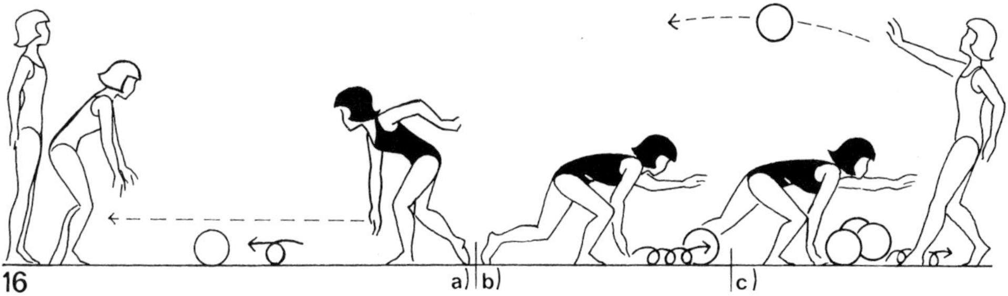

16

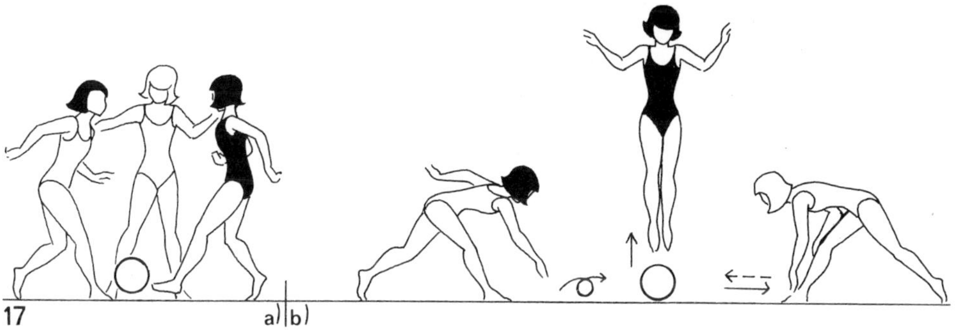

17

Partner nach links und Fangen des Balles vom Partner rechts *(Vorsicht beim Fangen – nur für Fortgeschrittene)*

b) Flankenkreis, die Übenden im Seitgrätschstand im Abstand von etwa 2 m auseinander – die Bälle werden durch die Beine nach hinten im Kreise gerollt

16. Die Übenden stehen in Linie zu mehreren Gliedern an der schmalen Seite der Turnhalle, die erste Linie hat Bälle:

a) Lauf mit dem Ball zum Mal und zurück rollen, der nächste übernimmt und führt das gleiche aus

b) Rollen mit einer Hand zum Mal und einhändig zurückwerfen

c) Dasselbe mit zwei oder drei Bällen

17. Übende bilden Dreiergruppen, jede Gruppe hat einen Ball:

a) Kampf um den auf dem Boden liegenden Ball

b) Zwei rollen sich den Ball zu, der dritte steht in der Mitte zwischen ihnen und muß den rollenden Ball immer überspringen. Wird er vom Ball berührt, wird er von dem, der den Ball gerollt hat, abgelöst

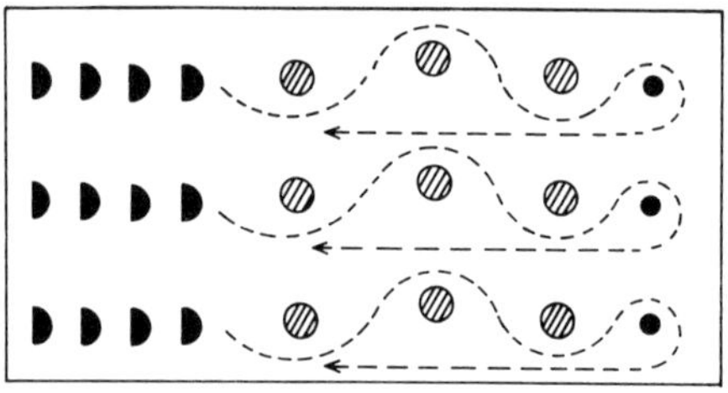

18

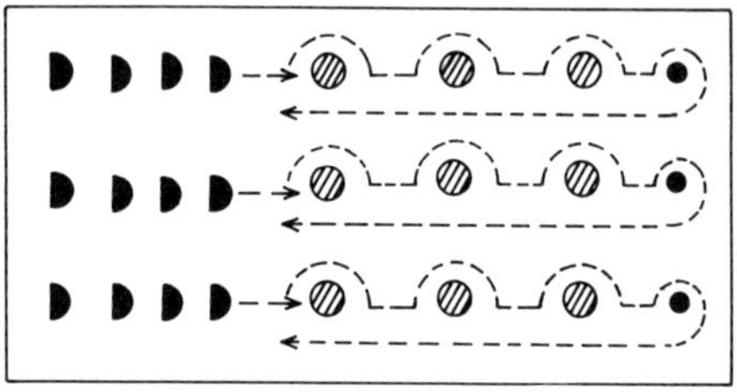

19

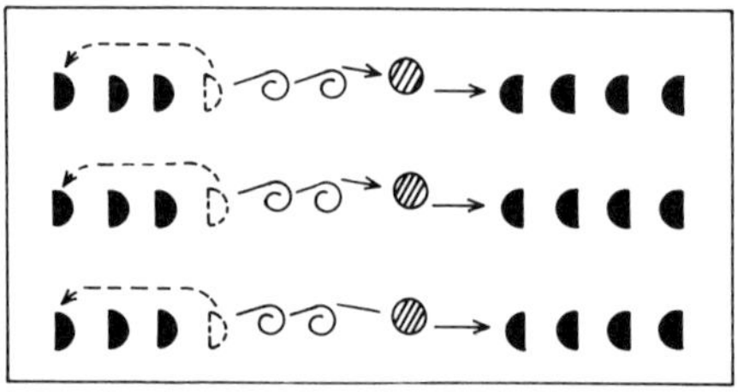

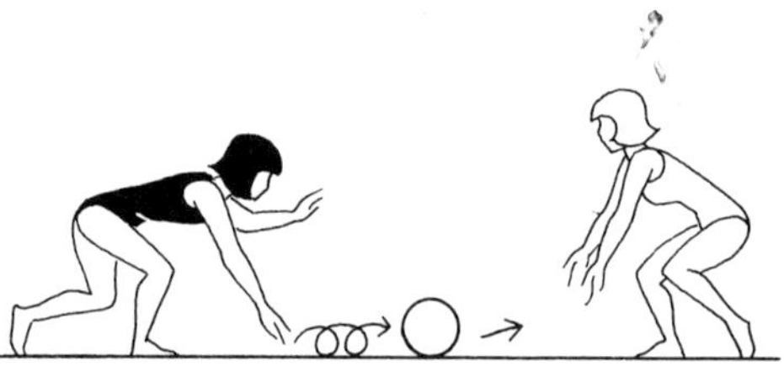

20

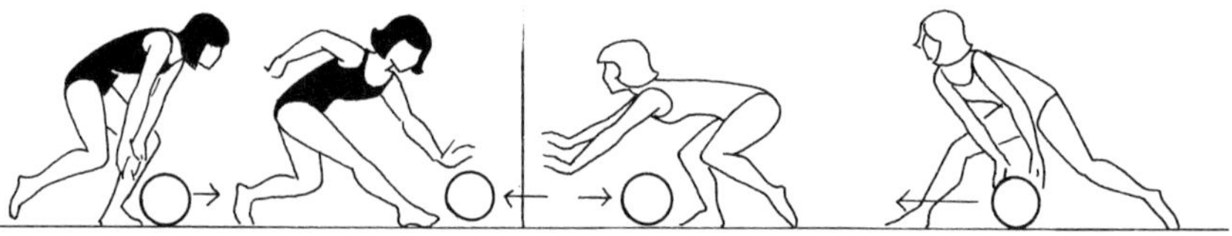

21

18. Mannschaftswettbewerb im Slalomlauf um die auf dem Boden liegenden Bälle zum Mal und zurück im normalen Lauf

19. Mannschaftswettbewerb mit Überspringen der auf dem Boden liegenden Bälle zum Mal und zurück im normalen Lauf

20. Pendelstaffel mit Rollen des Balles:
Jede Mannschaft ist in zwei Hälften (A und B) eingeteilt, die sich in Reihe in einer Entfernung von 8 bis 10 m gegenüberstehen. Auf der Seite A hat der erste jeder Mannschaft einen Ball, den er auf ein Zeichen zum ersten der Mannschaft B rollt, dort ordnet er sich am Ende wieder ein – der den Ball übernommen hat, rollt den Ball unterdessen zum nächsten von A usw., bis der erste wieder vorn steht

Abwandlungen:

a) Dasselbe, aber mit Zuwerfen des Balles

b) Nach dem Zuspiel (Wurf) läuft der Übende an das Ende der anderen Reihe seiner Mannschaft und reiht sich dort ein

c) Nach dem Fangen des Balles läuft der Übende um seine Reihe herum und wirft dann erst zur anderen Seite zurück

d) Der Ball wird übergeben. Wer übergeben hat, ordnet sich am Ende der gegenüberliegenden Reihe wieder ein

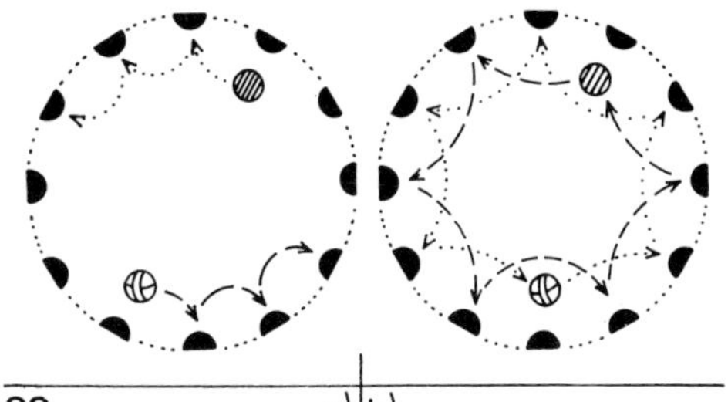

22

21. Bälle weg
Der Spielplatz ist durch eine Linie in zwei Hälften geteilt. Die Mannschaften stehen sich auf den getrennten Feldern gegenüber, sie haben die gleiche Anzahl von Bällen: Auf ein Zeichen rollen die Mannschaften die Bälle in das gegnerische Feld (auch die vom Gegner kommenden werden sofort zurückgerollt) – der Übungsleiter beendet das Spiel mit einem Pfiff. Sieger ist die Mannschaft, die jetzt weniger Bälle auf ihrem Feld hat (für Schüler nicht zu empfehlen)

22. Wettspiele mit Zureichen oder Zuspielen (Zuwerfen) des Medizinballes im Stirnkreis:

a) Wettwanderball. Im Kreis sind zwei Bälle, die zwei sich gegenüberstehende Übende halten:
Auf ein Zeichen wandern die Bälle nach rechts im Kreis herum mit dem Ziel, daß ein Ball den anderen einholt (oder sich diesem zumindest annähert)

b) Im Kreis wird zu zweien abgezählt, so entstehen 2 Mannschaften – jede hat einen Ball, den die sich jeweils Gegenüberstehenden halten: Auf ein Zeichen wird der Ball in den Mannschaften nach rechts zugespielt mit dem Ziel, daß ein Ball den anderen einholt

23. Die Mannschaften stehen in Reihe in Seitgrätschstellung, jeweils der erste hat einen Ball:
Auf ein Zeichen beugt sich der erste vor und rollt den Ball durch die Beine seiner Reihe nach hinten dem letzten zu, der nimmt den Ball auf, läuft nach vorn und rollt den Ball ebenso nach hinten usw.

Abwandlungen:

a) Dasselbe – der Ball wird über den Kopf nach hinten gereicht

b) Dasselbe – nachdem der Ball über die Köpfe nach hinten gereicht wurde, kriecht der letzte mit dem Ball durch die Beine der Reihe nach vorn

c) Auf ein Zeichen läuft der erste mit dem Ball zu einem Mal (das 6 bis 8 m entfernt ist) nach vorn und rollt von dort den Ball durch

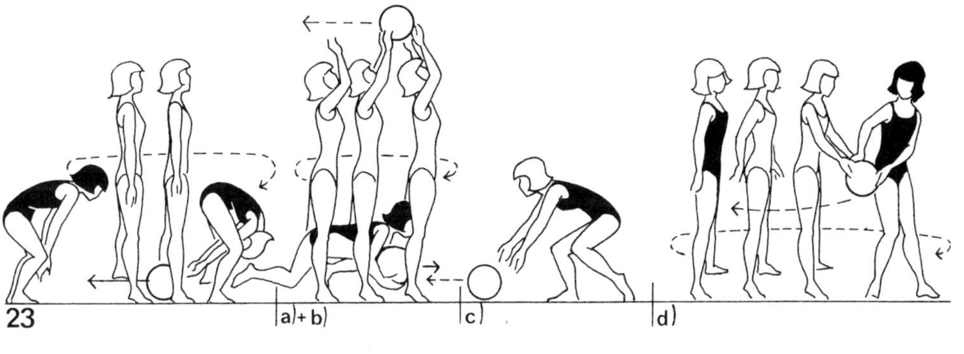

23

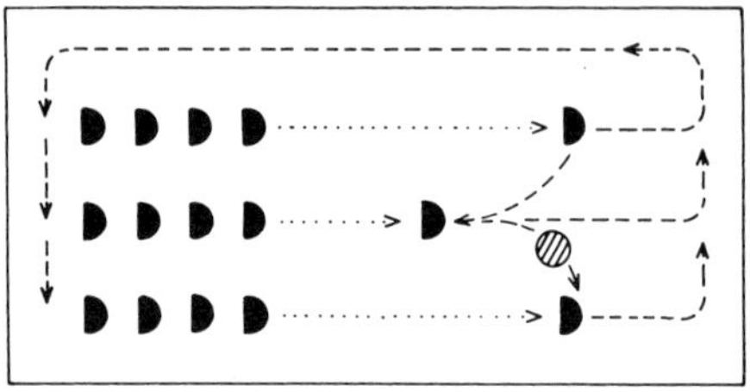

24

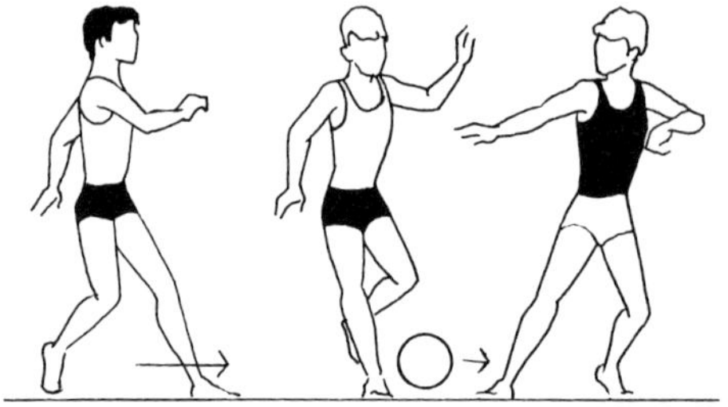

25

die Beine der Reihe zum letzten, der dann zum Mal läuft und den Ball zurückrollt usw. Wer den Ball nach hinten gerollt hat, stellt sich an der Spitze der Reihe wieder auf. Gelingt es einem Übenden nicht, den Ball durch die Beine nach hinten zu rollen, muß er sich den Ball holen und vom Mal aus den Versuch wiederholen (gelingt es ihm mehrmals nicht, wird der Ball übergeben und das Spiel fortgesetzt).

d) Der Ball wird auf der rechten Seite der Reihe nach hinten bis zum letzten zugereicht, der auf der linken Seite nach vorn läuft und sich an der Spitze aufstellt.

Übungen mit dem Hohlball

24. Die Übenden stehen an der Schmalseite der Turnhalle in drei Reihen, die einen Abstand von etwa 5 m voneinander haben, die Übenden der mittleren Reihe haben einen Ball: Auf Pfiff laufen die ersten jeder Reihe los (sind diese 6 bis 8 m gelaufen, folgen die nächsten usw.) zur gegenüberliegenden Seite, indem sie sich einen Ball auf bestimmte Weise zuspielen – auf der linken Seite laufen sie dann hintereinander wieder zurück und stellen sich wieder auf

25. Dasselbe wie unter 24. mit einem Fußball, den sich die Übenden mit dem Fuß zuspielen.

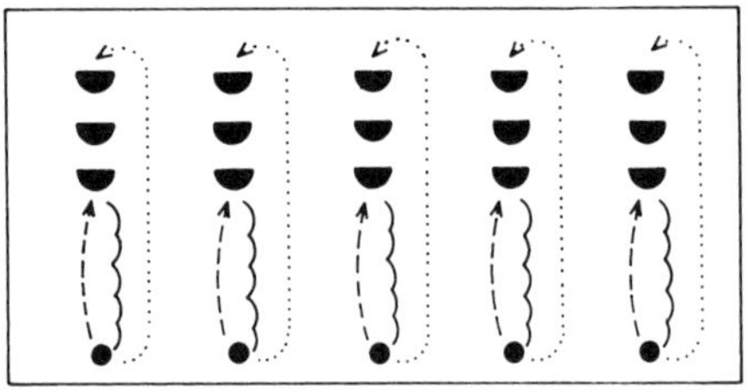

26

26. Die Übenden haben sich in mehreren Reihen an der Breitseite der Turnhalle aufgestellt, jeweils die ersten haben einen Basketball: Auf Pfiff dribbeln die ersten zur gegenüberliegenden Seite zu einem Mal und spielen den Ball von dort dem nächsten ihrer Reihe zu, der führt das gleiche aus; nach dem Abspiel zurücklaufen und wieder einordnen

27. Die Mannschaften sind jeweils in zwei Gruppen (A und B) aufgeteilt, die sich in Reihe gegenüberstehen (Abstand 5 bis 8 m), der erste jeder Gruppe hat einen Ball: Auf Pfiff prellen sie den Ball vor dem Körper kräftig auf den Boden, laufen zur Gruppe gegenüber und versuchen, den Ball des anderen zu fangen, bevor er wieder den Boden berührt hat – den Ball übergeben sie dann dem

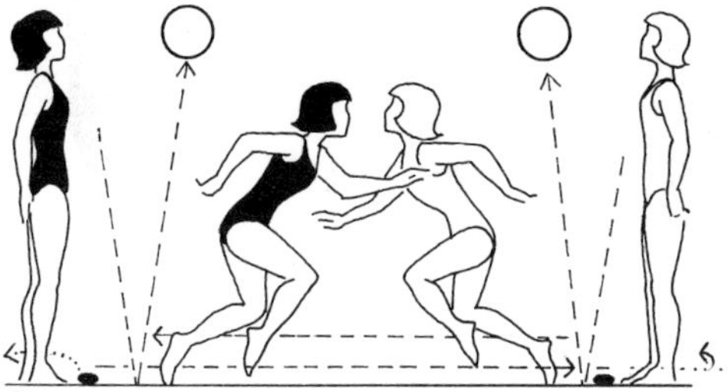
27

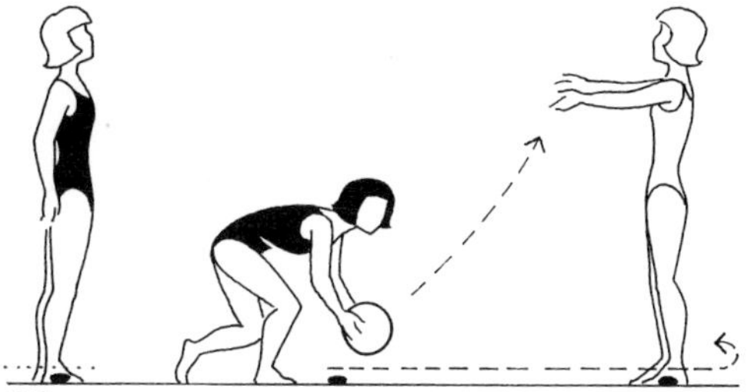
28

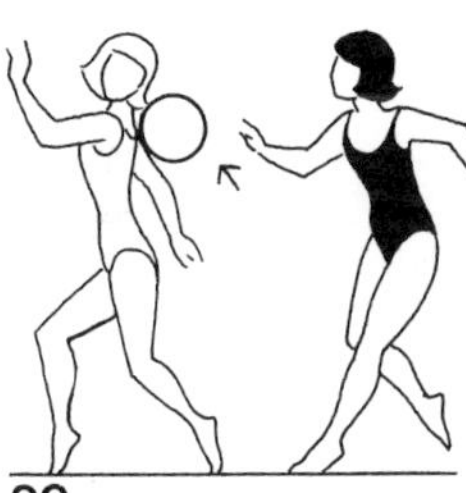
29

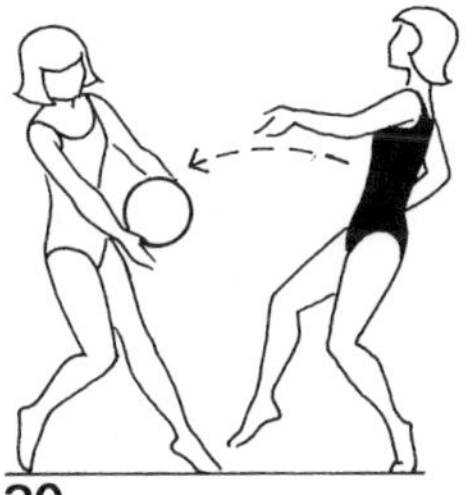
30

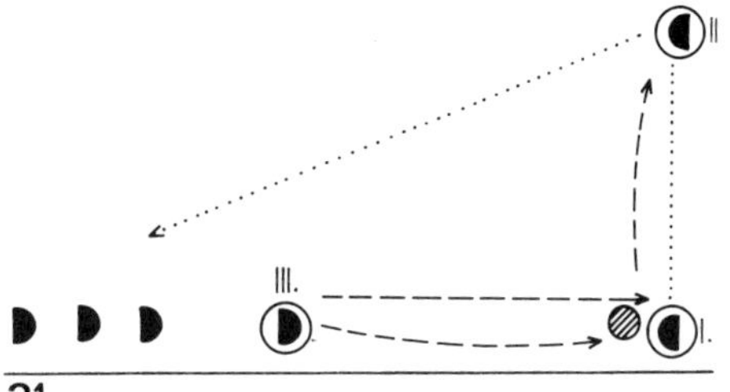

31

nächsten der Reihe und ordnen sich am Ende wieder ein

28. Aufstellung wie bei 27. – zwischen den Gruppen A und B liegt auf einer Markierung ein Ball: Auf Pfiff läuft der erste der Gruppe A los, hebt den Ball auf und spielt ihn dem ersten der Gruppe B zu und stellt sich selbst am Ende der Gruppe B auf – der erste der Gruppe B läuft zur Mitte, legt den Ball auf die Markierung, läuft weiter und gibt dem nächsten einen Schlag und ordnet sich am Ende von Gruppe A ein usw.

29. Jägerball: Ein Übender ist Jäger und hat den Ball. Er versucht, die anderen, die sich in der Halle frei bewegen können, abzuwerfen – gelingt ihm dies, ist der Abgeworfene Jäger.

30. Jeder gegen jeden: Die Übenden bewegen sich frei in der Halle, der Übungsleiter wirft ihnen einen Ball zu, wer diesen fängt, darf abwerfen – jeder Abgeworfene erhält einen Minuspunkt, ebenso derjenige , der vorbeiwirft. Sieger ist am Ende der, der die wenigsten Minuspunkte hat.

31. Die Übenden sind in Mannschaften eingeteilt, die in Reihe stehen. Vor jeder Mannschaft sind zwei Male (I und II), die mit dem Mal III beim ersten der Reihe ein Dreieck bilden.

Auf jedem Mal steht ein Übender, der erste der Reihe (Position III) hat einen Ball – auf Pfiff spielt er diesen zu Position I und läuft schnell hinterher, um diese Position zu besetzen. Der Übende auf Position I fängt den Ball und spielt sofort weiter zu II und läuft zu diesem Mal.

So gelangt der Ball wieder zu Position III und wird so weiter zugespielt. Der Übende, der den Ball zu Position III gespielt hat, läuft an das Ende der Reihe und ordnet sich dort wieder ein – es gewinnt die Mannschaft, die zuerst wieder ihre Ausgangsstellung erreicht

a) Zuspiel mit dem Fuß

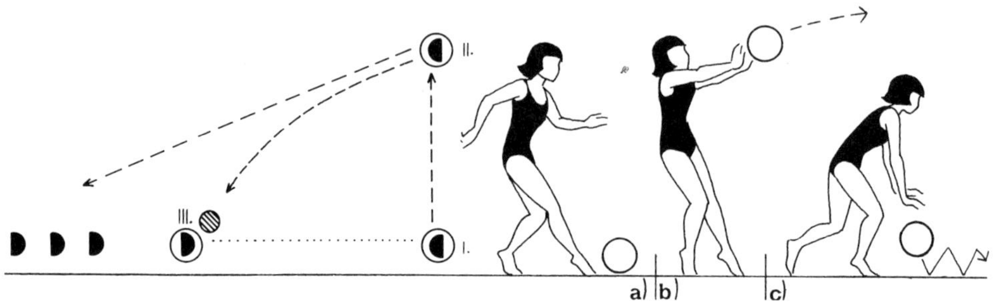

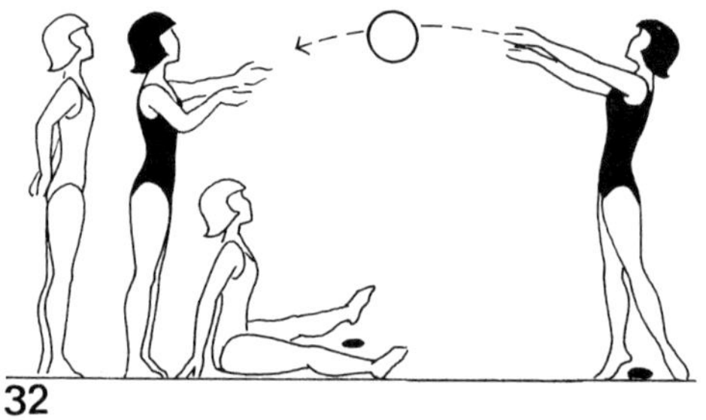

32

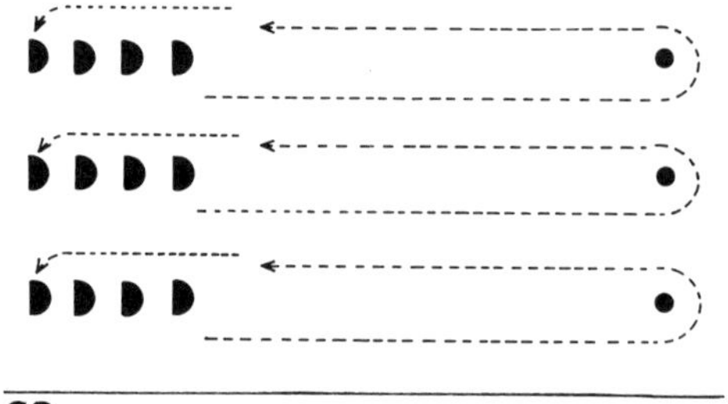

33

b) Zuspiel mit einem Volleyball (pritschen)
c) Anstelle des Zuspielens mit dem Ball dribbeln

32. Die Übenden sind in kleine Gruppen aufgeteilt, vor jeder Gruppe (in Reihe) steht im Abstand von etwa 8 m ein Übender mit dem Gesicht zur Gruppe und hat einen Ball in den Händen: Auf Pfiff spielt er den Ball dem ersten seiner Reihe zu, der spielt sofort zurück und setzt sich in den Grätschsitz, nun wird zum zweiten gespielt usw. – erreicht der Ball den letzten, läuft dieser nach vorn und wird Zuspieler, während alle anderen Übenden nun wieder aufstehen und der bisherige Zuspieler sich an der Spitze der Reihe einordnet

33. Die Mannschaften stehen in Reihe, der erste mit Ball: Auf Pfiff dribbelt der erste zum Mal und zurück, übergibt den Ball dem nächsten und ordnet sich am Ende der Reihe ein

Abwandlung:
Vom Mal wird der Ball mit der Innenseite des Fußes zurückgespielt

Konditionsübungen

Kraftübungen (Einzelübungen)

34. Grätschstand mit leicht gebeugten Knien – Ball in der rechten Hand an der rechten Schulter – Hochhalte links:
1. Kniefedern – Hochstrecken rechts (Ball über dem Kopf)
2. Kniefedern – Anwinkeln rechts (Ball an der Schulter)
Dasselbe links

35. Seitgrätschstand – Ball in der rechten Hand an der rechten Schulter – Tiefhalte links: Zuwerfen des Balles im hohen Bogen von der rechten in die linke Hand und widergleich

* **36.** Seitgrätschstand – Seithalte, Ball in der rechten Hand:
a) Ball im Bogen von einer in die andere Hand zuwerfen
b) Dasselbe mit weitem Ausfallschritt (Seit- und Kniebeugen) beim Fangen des Balles

37. Liegestütz vorlings – Ball vor dem Körper: Den Ball so weit wie möglich nach links oder nach rechts rollen

38. Liegestütz mit gebeugten Armen links neben dem Ball:
1. Mit Abdruck der Hände zur anderen Seite des Balles springen (rechts neben dem Ball)
2. Dasselbe zurück (links neben dem Ball)

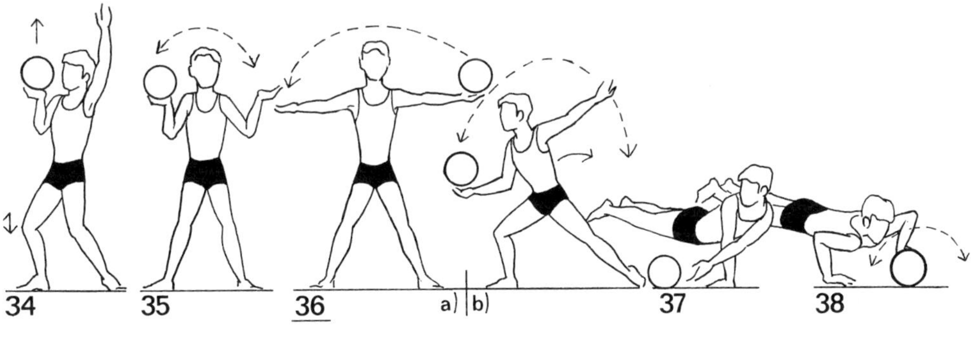

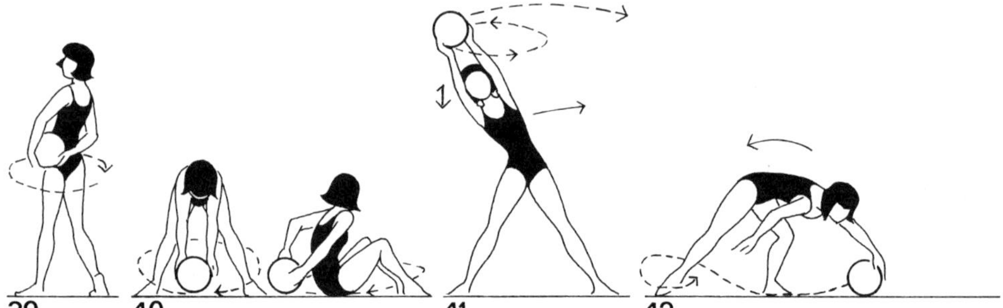

39 40 41 42

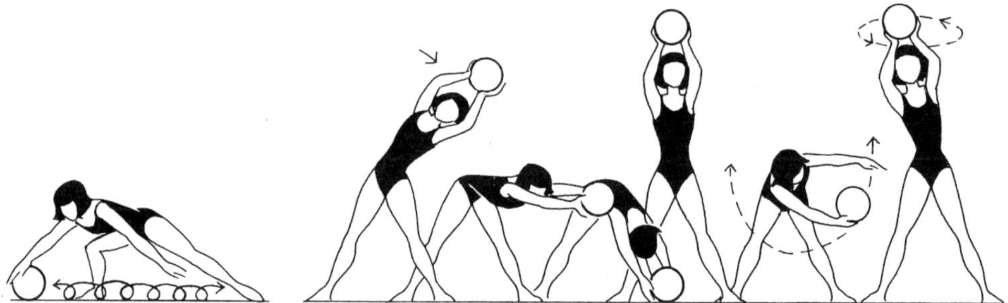

43 44 1 2 3 4 45 46

39. Seitgrätschstand – Ball in Vortiefhalte:
Den Ball um das Becken kreisen lassen, er wird von einer in die andere Hand – vor und hinter dem Rücken – übergeben
Die Übungen 34 bis 39 kräftigen die Armmuskeln.

40. Seitgrätschstand – tiefe Vorrumpfbeuge – Ball vor der Brust:
Den Ball im Kreis um beide Füße rollen
Abwandlung:
Im Sitz wird der Ball auf dem Boden um den Körper gerollt

41. Seitgrätschstand – Ball in Hochhalte:
Seitrumpfbeugen rechts und links mit Nachfedern

42. Seitgrätschstand – Vorrumpfbeuge – Vorhalte, Ball in der linken Hand:
Der Ball wird um und durch die Beine von einer in die andere Hand gereicht und beschreibt dabei eine Acht
Abwandlung:
Dasselbe mit abwechselndem Beugen und Strecken eines Beines

43. Seitgrätschstand – Vorrumpfbeuge – Ball vor der Brust:
Den Ball auf dem Boden so weit wie möglich nach links und rechts rollen

44. Seitgrätschstand – Ball in Hochhalte:
1. Rumpfbeugen links seitwärts
2. Vorrumpfsenken links
3. Tiefes Vorrumpfbeugen links
4.–6. Stufenweises Aufrichten – Ball in die Hochhalte
7.–12. Dasselbe rechts

45. Seitgrätschstand – Vorrumpfbeuge – Ball vor der Brust:

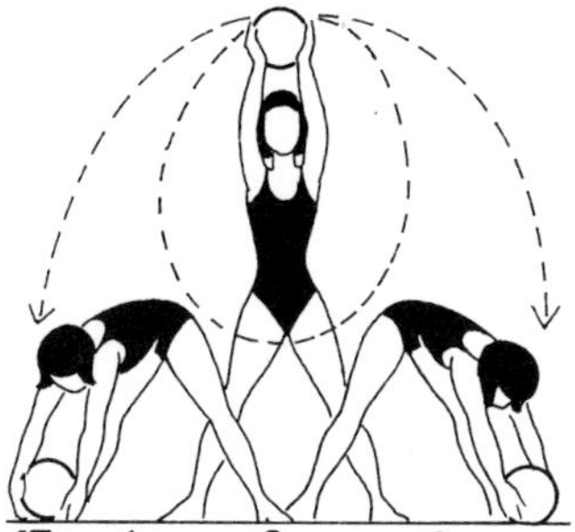
47 1 2 3

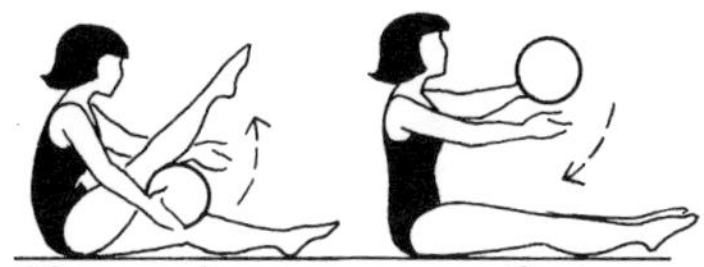
48 1 2

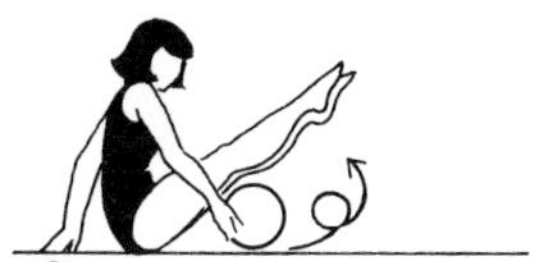
49

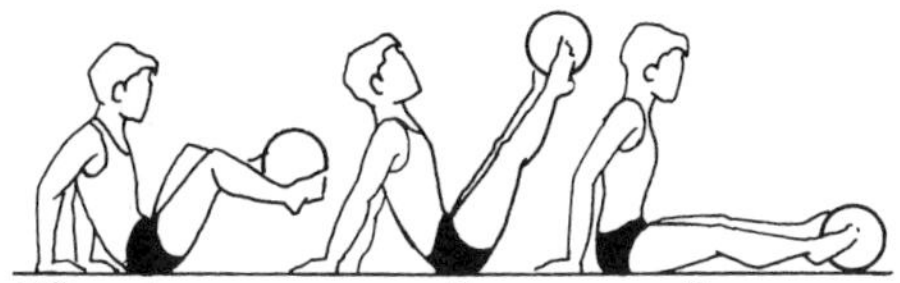
50 1 2 3

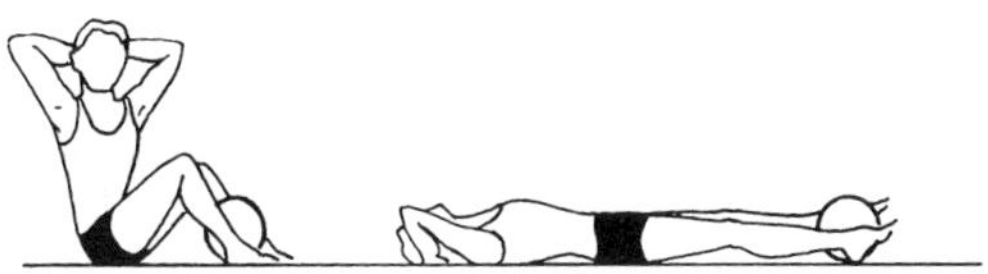
51 1 2

Rumpfdrehen nach links und rechts und pendelnd den Ball von einer in die andere Hand übergeben

46. Seitgrätschstand – Ball in Hochhalte: Rumpfkreisen nach links (nach rechts) beginnend

47. Seitgrätschstand – tiefe Vorrumpfbeuge rechts – Ball in Hochhalte:

1. Aufrichten
2. Kreisen mit dem Ball vor dem Körper (in vertikaler Ebene) nach links
3. Tiefe Vorrumpfbeuge links

4.–6. Dasselbe widergleich

Die Übungen 40 bis 47 dienen der Kräftigung der Rumpfmuskulatur.

48. Strecksitz – Vorhalte, Ball in der rechten Hand:

1. Anheben des rechten Beines und Übergeben des Balles unter dem Bein aus der rechten in die linke Hand
2. Senken rechts und Übergeben des Balles von links nach rechts

3.–4. Dasselbe mit Anheben des linken Beines

49. Strecksitz – Ball rechts neben dem Körper – Seithalte:

I. Beine anheben und darunter den Ball zur anderen Seite rollen

2. Beine senken

3.–4. Dasselbe widergleich

50. Strecksitz mit Stütz der Hände hinter dem Körper – Ball zwischen die Füße geklemmt:

1. Beine anhocken
2. Schräg nach oben strecken
3. Senken in die Ausgangsstellung

51. Rückenlage – Ball zwischen den Füßen – Nackenhalte:

1. Sitz – Rumpfdrehen rechts – Beine Anhocken nach links – linker Ellbogen berührt die Knie
2. Zurück in die Ausgangsstellung

3.–4. Dasselbe widergleich

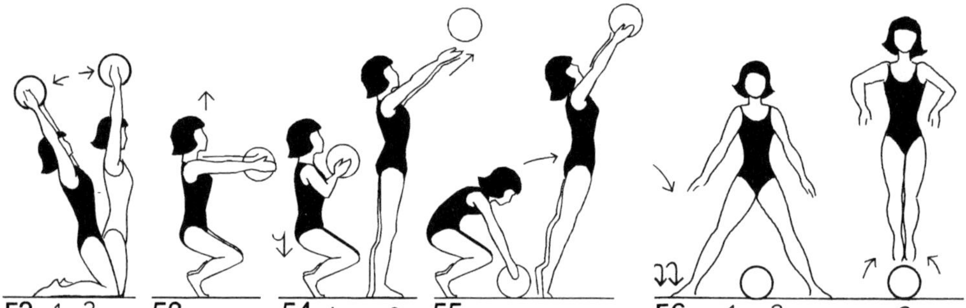

52 1 2 53 54 1 2 55 56 1 2 3

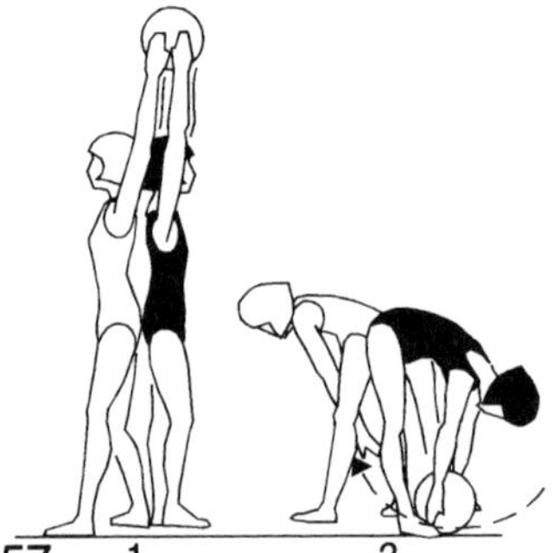

57 1 2

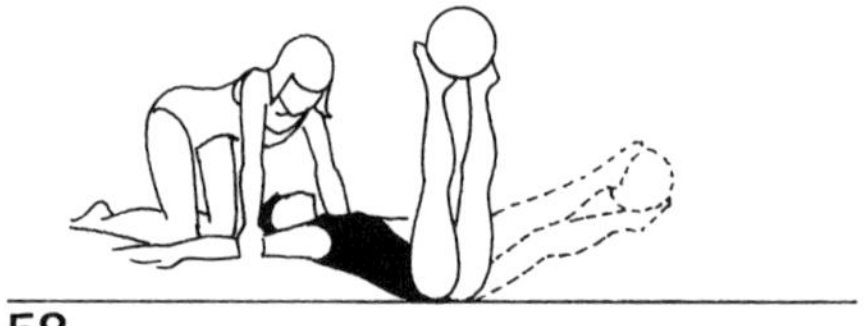

58

52. Kniestand – Ball in Hochhalte:
1. Rückbeugen
2. Aufrichten

Mit den Übungen 48 bis 52 werden die Bauchmuskeln gekräftigt.

* **53.** Grundstellung – Ball in Vortiefhalte:
1. Kniebeuge (90°) – Ball in Vorhalte
2. Aufrichten – Ball in Vortiefhalte

Männer 30mal, Frauen 20mal.

54. Grundstellung – Ball in Vortiefhalte:
1. Kniebeuge – Ball vor der Brust
2. Leichte Kniefedern im Hockstand
3. Aufrichten in den Stand – beidhändig Ball nach oben werfen

55. Hockstand – Ball in Vortiefhalte: Fortlaufende Hockstrecksprünge und Hochhalte des Balles in der Streckung

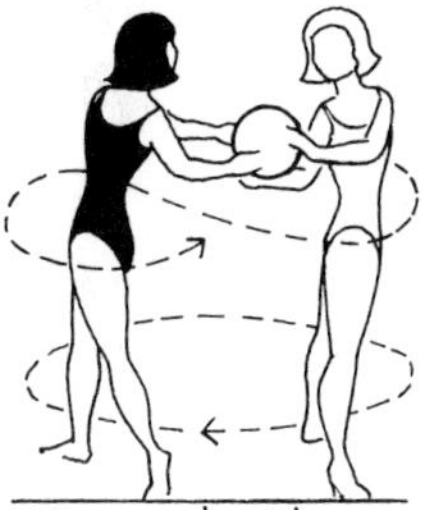

59 a)+ b)

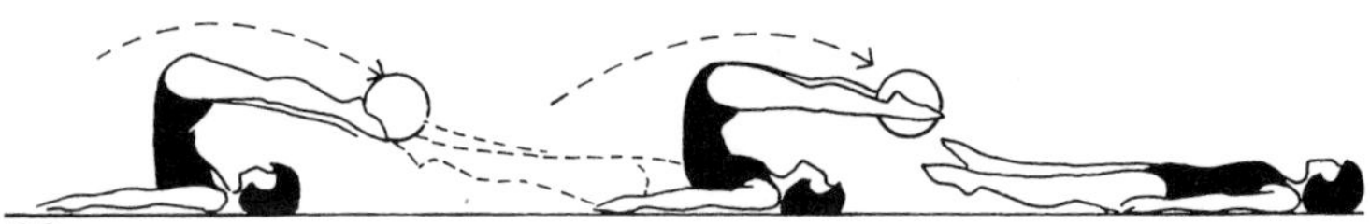

60

56. Seitgrätschstand – Arme locker am Körper – Ball auf dem Boden zwischen den Beinen:
1.–2. Zwei Sprünge in der Grätsche am Ort
3. Absprung und Zusammenschlagen der Beine über dem Ball (Beine nicht anwinkeln)
Die Übungen 53 bis 56 sind auf die Kräftigung der Beinmuskeln gerichtet.

Kraftübungen (Partnerübungen)

57. Partner stehen mit dem Rücken zueinander und reichen sich den Ball durch die Beine und über den Kopf zu.
58. Partner hintereinander – A in Rückenlage, Beine senkrecht angehoben, Ball zwischen den Füßen – Seithalte – B hält A an den Armen fest:
»Scheibenwischer«: A senkt die Beine zur Seite abwechselnd nach links und rechts
Übung zur Kräftigung der schrägen Bauchmuskeln.
59. Partner im Grätschstand mit dem Rücken gegeneinander (Abstand 1 Schritt):
a) Der Ball wird von einem zum anderen mit beiden Händen und Rumpfdrehen weitergereicht: A nach links, B nach rechts und so im Kreise (Füße bleiben am Ort)
b) Das gleiche, aber der Ball beschreibt zwischen den Partnern eine Acht – A und B drehen ihren Rumpf zugleich nach rechts und links
Mit dieser Übung wird gleichzeitig die Beweglichkeit der Wirbelsäule verbessert.
60. Mehrere Übende in Rückenlage hintereinander:
Der erste klemmt einen Ball zwischen die Füße und reicht ihn über den Kopf nach hinten dem nächsten zu, der erfaßt den Ball ebenfalls mit den Füßen und reicht ihn weiter
Übung zur Kräftigung der Bauchmuskeln

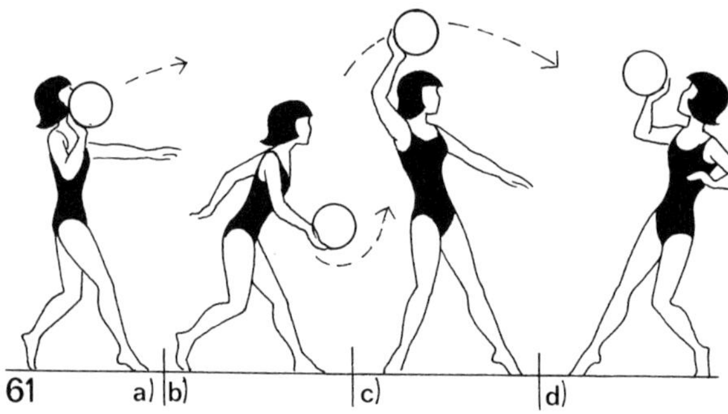

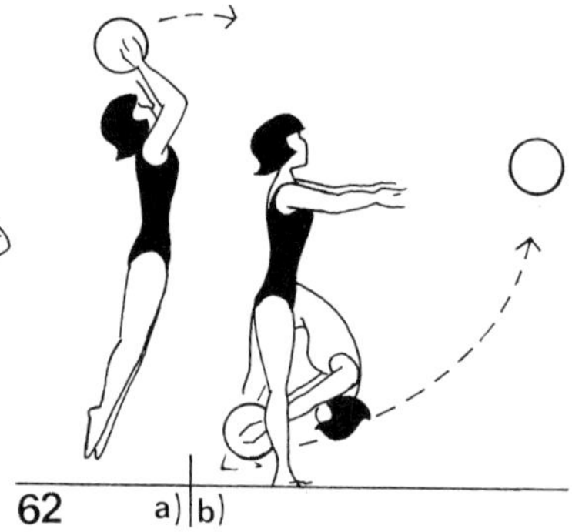

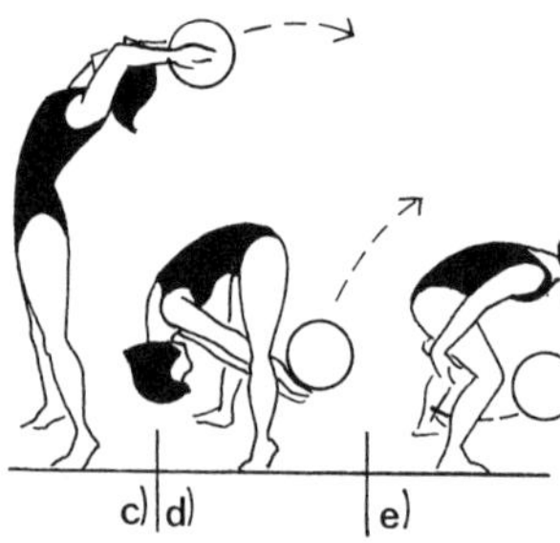

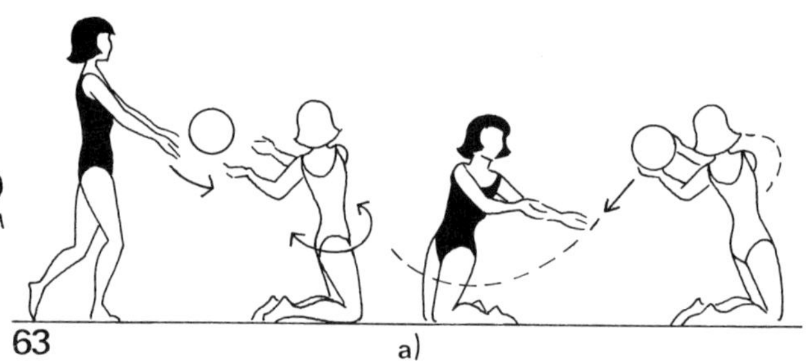

Werfen und Fangen

61.. Medizinballwerfen mit einer Hand:
a) Stoßen vor der Schulter
b) Werfen von unten im Bogen nach vorn
c) Von der Seite über den Kopf (Hakenwurf)
d) Partner im Abstand von 2 m im Stand mit dem Gesicht zueinander: Zuwerfen in hohem Bogen – Fangen mit einer Hand (Ball mit dem ganzen Körper federnd abfangen)
62. Medizinballwerfen beidhändig:
a) Grundstellung – Ball über dem Kopf – Wurf nach vorn nach beidbeinigem Absprung (Schlußstrecksprung)
b) Seitgrätschstand – tiefe Vorrumpfbeuge – Ball zwischen den Beinen: schnelles Aufrichten und Wurf nach vorn
c) Seitgrätschstand – Ball in Hochhalte: Wurf rückwärts über den Kopf
d) Seitgrätschstand – tiefe Vorrumpfbeuge – Ball zwischen den Beinen: Wurf durch die Beine nach hinten-oben
e) Hockgrätschstand – Ball hinter dem Körper dicht über dem Boden: Ball durch die Beine nach vorn werfen
63. Partner hintereinander:
A wirft den Ball beidhändig zu B – B im Kniestand mit dem Rücken zu A, B fängt den Ball beidhändig an der linken Körperseite, führt eine Rumpfdrehung nach rechts aus und wirft den Ball an der rechten Seite zu A zurück
Abwandlung:
Beide Partner im Kniestand mit dem Rücken zueinander (Abstand 3 m): B wirft den Ball

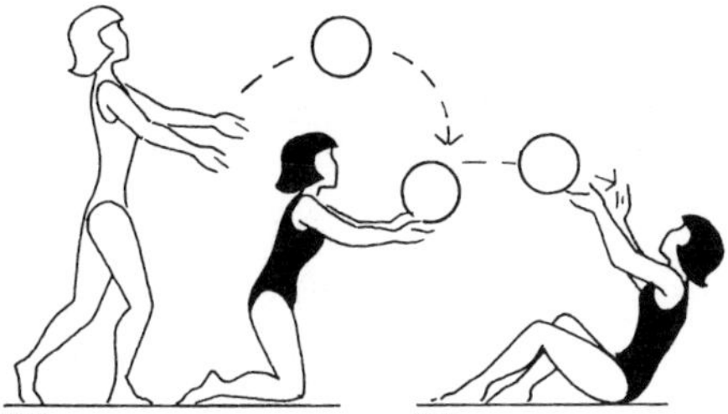

64 65

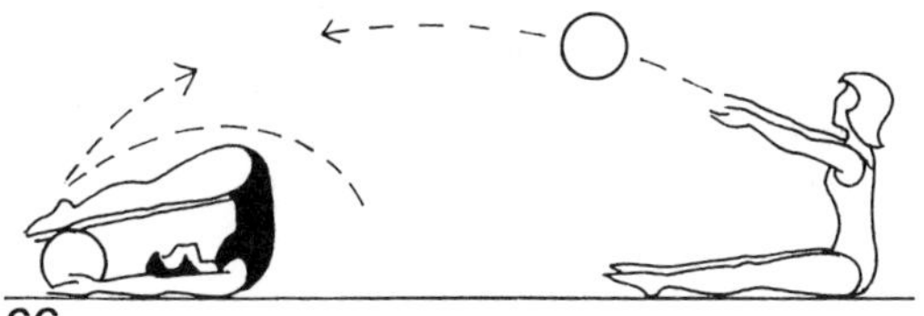

66

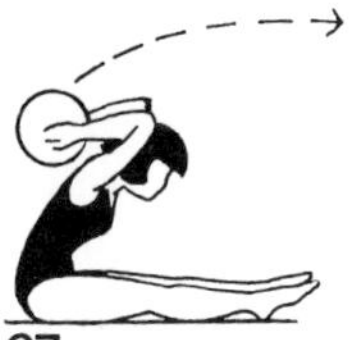

67

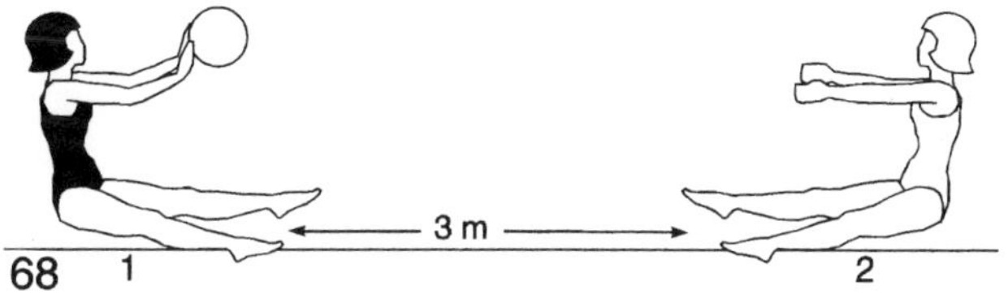

68

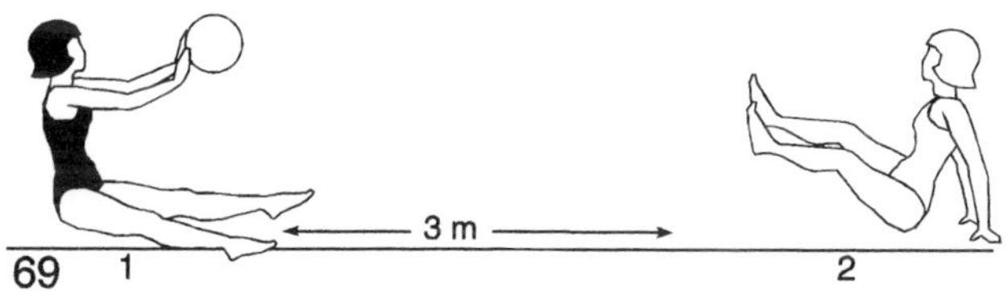

69

mit Rumpfdrehung links an der linken Seite und fängt an der rechten Seite – A widergleich (Ball beschreibt eine Acht)

64. Partner hintereinander:
A wirft den Ball in hohem Bogen über den Kopf von B – B im Kniestand fängt den Ball beidhändig in Vorhalte

65. Partner mit dem Gesicht zueinander:
A wirft den Ball willkürlich in unterschiedlicher Höhe und Richtung zu – B im Sitz muß den Ball fangen und so schnell wie möglich wieder zurückwerfen

* **66.** Partner mit dem Gesicht zueinander:
A wirft beidhändig in hohem Bogen zu B – B fängt den Ball über dem Kopf, läßt sich zurückrollen in die Nackenlage, beim Vorrollen in den Sitz wirft er den Ball in hohem Bogen zurück zu A

67. Sitz – Ball weit hinter dem Kopf:
Wurf beidhändig über den Kopf nach vorn

68. Partner in Grätschsitz mit Gesicht zueinander (Abstand 3 m)
a) Stoßen rechts
b) Stoßen links
c) Stoßen mit beiden Armen

69. Ausgangssituation wie bei Übung 68:
Der Partner stößt mit beiden Beinen den Ball zurück

Übungen mit der Turnbank

Die Verwendung von Turnbänken trägt nicht nur dazu bei, die Freude am Üben (durch Spiel und Wettkampfformen) zu erhöhen, sondern auch eine hohe physiologische Wirksamkeit der Übungen zu erreichen. Beim Üben an Turnbänken kann es zu Verletzungen kommen, wenn die Übenden, besonders Jugendliche, ihre ganze Aufmerksamkeit dem Wettkampf zuwenden und in ihrem Eifer ihre Kräfte überschätzen. Deshalb muß der Übungsleiter vorher einzelne Elemente nochmals üben lassen und dabei auf die Gefahren hinweisen. Beim allgemeinen Üben müssen wir deshalb besonderen Wert auf eine gute *Organisation* und *Disziplin* legen.

Zur Entwicklung der dynamischen Kraft der Beine (Sprungfähigkeit) sind schnell aufeinanderfolgende Sprünge besonders wirksam: Nach dem Aufsprung (Landung) erfolgt sofort ein neuer Absprung. Die Turnbänke lassen sich verschiedenartig horizontal und vertikal kombinieren. Es kommt dabei darauf an, die Bänke so aufzustellen, daß möglichst viele Absprünge in kürzester Zeit erfolgen. Deshalb sollten viele Bänke verwendet und im Strom geübt werden. In einer Übungseinheit wenden wir verschiedene Sprungformen an: Schlußsprünge, Einbeinsprünge, Wechselsprünge mit oder ohne Zwischenfedern u. a. *Längs hintereinander aufgestellte Bänke* eignen sich besonders für Gleichgewichtsübungen. Wir beginnen mit den verschiedenen Formen des Gehens, Laufens, Hüpfens und Kriechens auf der Bank. Dreht man die Bank um, können die gleichen Übungen auf der Schwebekante unter erschwerten Bedingungen durchgeführt werden. Kriechen ist vor allem bei Kindern sehr beliebt. Sprünge auf und über die Bank mit und ohne Stütz der Hände stellen schon höhere Anforderungen.

In jedem Falle muß sorgsam geprüft werden, ob die Fertigkeiten und die Sprungkraft der Übenden den Übungsanforderungen entsprechen, da schließlich feste Hindernisse übersprungen werden müssen. Bei fehlerhaftem oder unvollkommenem Absprung könnte es zu gefährlichen Stürzen und Verletzungen kommen.

Daran müssen wir denken und zugleich beachten, daß Mädchen über eine geringere Sprungkraft verfügen als Jungen. Aus dem Fundus der gymnastischen Übungen wählen wir zur Ausführung an der Turnbank nur solche, die sich an der Bank besonders gut ausführen lassen und dadurch gleichzeitig noch einen höheren physiologischen Wert erhalten.

Bestimmte gymnastische Übungen führen wir im Stand (in Reihe oder Linie) auf der Turnbank durch, wodurch sie auch den Charakter von *Gleichgewichtsübungen* erhalten. Die Turnbank kann auch als Gerät zur Kraftentwicklung verwandt werden, indem sie angehoben, getragen und wieder abgesetzt wird. (6 bis 8 Übende an jeder Bank). Fortgeschrittene Jugendliche können solche Trageübungen auch in Wettkampfform durchführen.

Allgemeine Übungen

1. Die Übenden stehen in Reihe, vor jeder Reihe stehen zwei oder mehrere Bänke längs hintereinander:

a) Auf ein Zeichen umläuft die ganze Gruppe die Bänke entgegen dem Uhrzeigersinn

b) Die Übenden umlaufen einzeln (jeweils auf ein Zeichen im Abstand von 5 – 8 m) die Bänke

c) Die Übenden umlaufen die Bänke »auf allen vieren«

d) Die Übenden hüpfen in verschiedenen Hüpfformen um die Bänke herum

e) Die Bänke werden auseinander gerückt – die Übenden umlaufen sie in Schlangenlinien einzeln oder mit Handfassung

2. Dasselbe wie unter 1., aber die Bänke werden jetzt längs nebeneinander im Abstand von etwa 3 m aufgestellt und dann so von den Übenden in Reihe umlaufen

3. Dasselbe wie unter 1., aber die Bänke werden jetzt quer hintereinander zur in Reihe stehenden Gruppe aufgeteilt. Die Gruppe läuft in Schlangenlinie um die Bänke

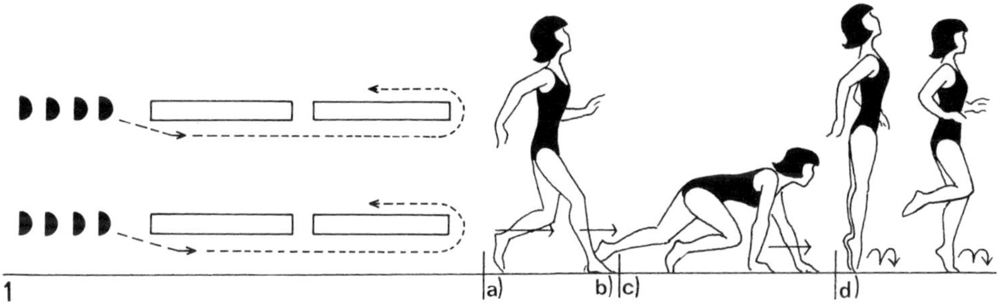

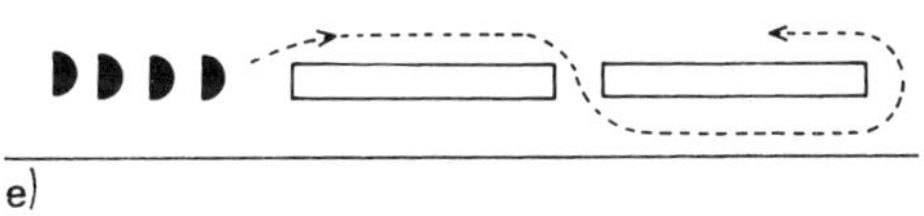

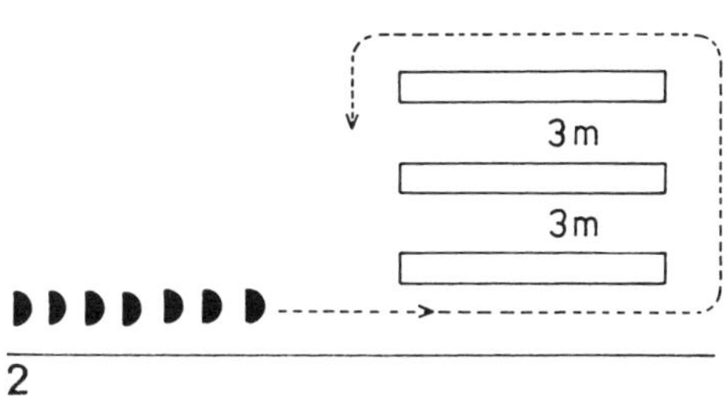

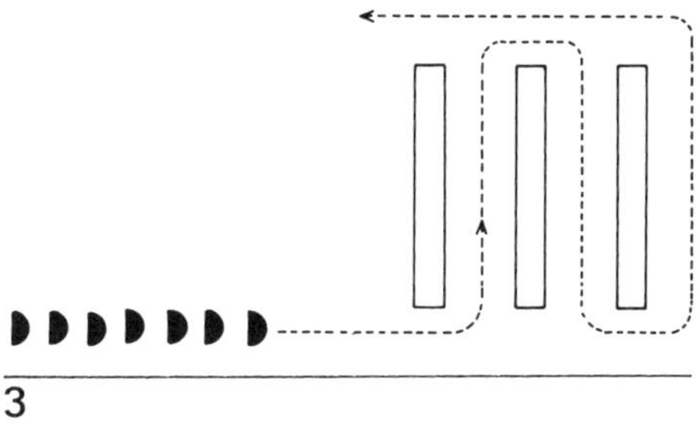

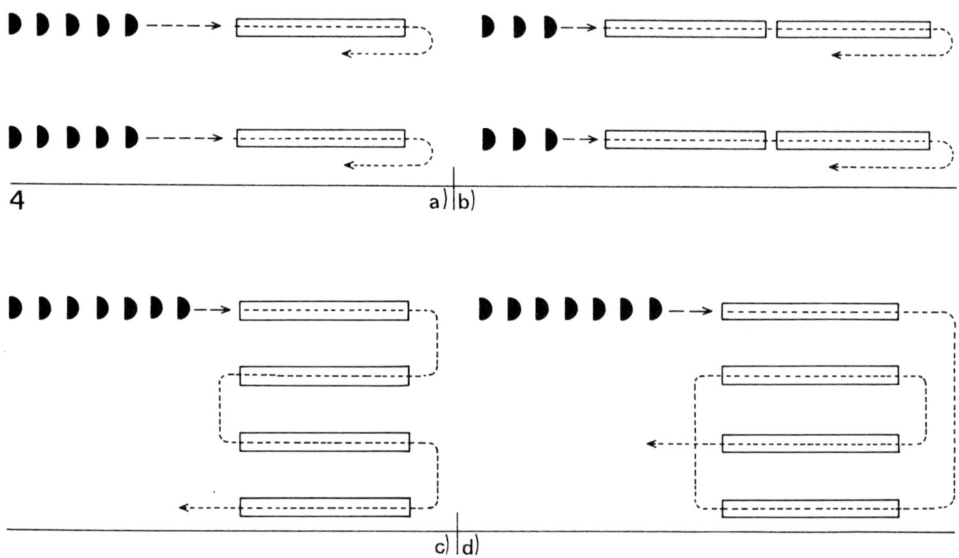

4. Die Übenden sind in Gruppen eingeteilt und stehen in Reihe, vor jeder Reihe steht eine Bank längs:

a) Auf ein Zeichen läuft die ganze Gruppe über die Bank und auf der rechten Seite wieder zurück

b) Dasselbe über mehrere Bänke, die hintereinander aufgestellt sind

c) Vier Bänke werden längs nebeneinander im Abstand von etwa 2 m aufgestellt; die Gruppe läuft über die erste Bank und über die zweite zurück usw.

d) Dasselbe wie unter c), aber die Übenden laufen über die erste Bank hin, über die vierte zurück, über die zweite wieder hin und über die dritte zurück

5. Die Übenden stehen in Linie zu einem Glied auf einer Breitseite der Turnhalle, vor jeder Linie steht eine Bank quer.

Auf ein Zeichen laufen die Übenden zu ihrer Bank, führen darauf eine bestimmte Übung aus und laufen zu ihrem Platz zurück und nehmen wieder Aufstellung.

a) Die Übenden stehen nebeneinander auf der Bank, Handfassung, Arme in der Hochhalte: Kniebeugen, Hockstand, Kniestand, Sitz, Standwaage usw.

b) Dasselbe in Reihe auf der Bank

c) Liegestütz, Blick zur Ablaufseite, Füße auf der Bank

d) In verschiedenen Formen zur Bank laufen (auf allen vieren, Einbeinhüpfen, Schlußhüpfen usw.)

e) Während des Laufens zur Bank zusätzlich eine Rolle vorwärts, einen Überschlag seitwärts oder eine Rolle rückwärts ausführen

f) Die Bank überspringen, an der Sitzfläche fassen und zur Ablaufstelle tragen und auf der Bank Aufstellung nehmen

g) Die beiden äußeren der Gruppe heben die Bank, die übrigen kriechen hindurch, dann wird die Bank wieder abgesetzt, alle springen darüber und laufen zurück

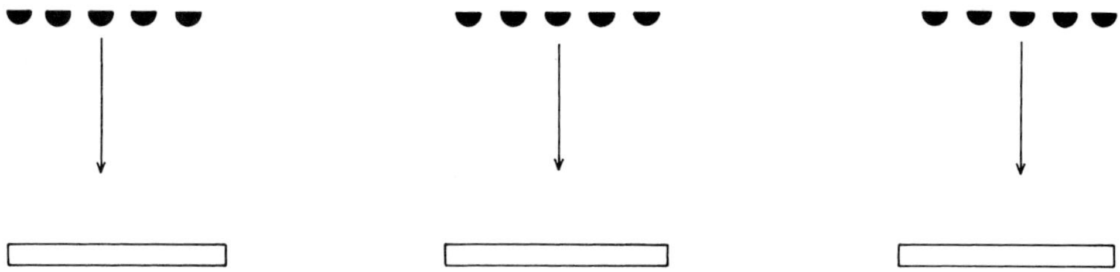

5

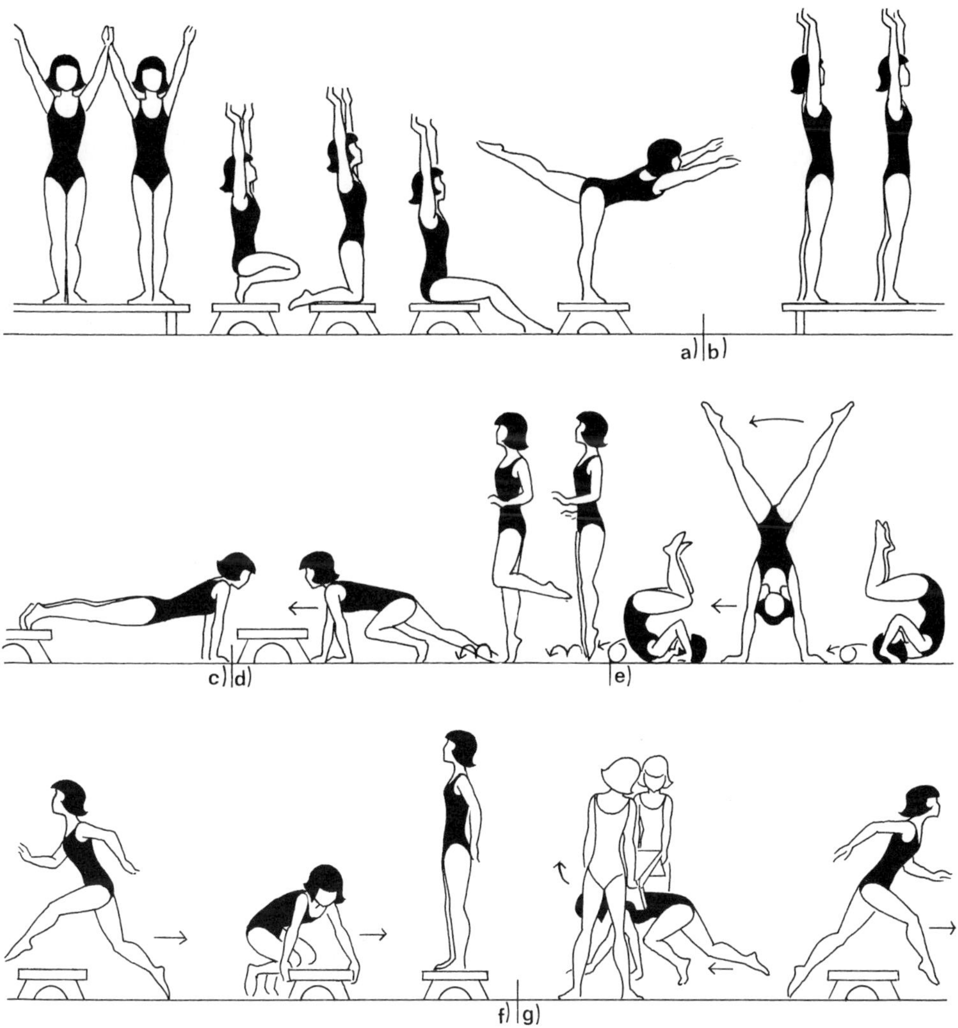

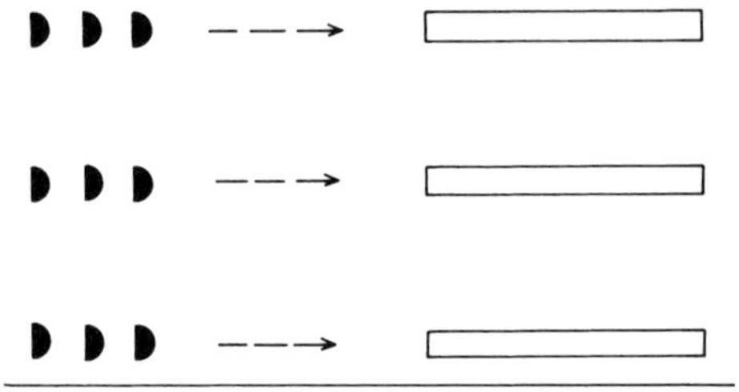

6

6. Dasselbe wie unter 5, aber die Übenden stehen in Reihe an der schmalen Turnhallenseite – die Bänke stehen auf der gegenüberliegenden Seite längs

7. Die Übenden stehen nebeneinander auf zwei Bänken, die entfernt voneinander an den Schmalseiten der Turnhalle gegenüber aufgestellt sind, auf ein Zeichen Platzwechsel:

a) Laufen in Reihe zur gegenüberstehenden Bank

b) Einzeln so schnell wie möglich zur anderen Seite laufen und den Platz des Gegenüberstehenden einnehmen

c) Zur gegenüberstehenden Bank laufen, anschlagen und zurücklaufen

d) Von der Bank herunterspringen, die Bank erfassen, anheben und zur anderen Seite tragen (Vorsicht – Zusammenstoß vermeiden), dort abstellen und wieder darauf Aufstellung nehmen

e) Dasselbe wie unter d), aber beim Tragen sitzt ein Übender im Grätschsitz in der Mitte auf der Bank

f) Von der Bank nach hinten abspringen, die Äußeren heben die Bank an, und die übrigen klettern darunter hindurch, Bank wieder abstellen, und alle nehmen wieder auf der Bank Aufstellung

g) Von der Bank nach vorn abspringen, die außen Stehenden heben an, die anderen kriechen hindurch, und nachdem die Bank abgesetzt ist, springen sie darüber, und alle laufen zur anderen Seite und stellen sich auf der anderen Seite auf

h) Die Übenden stehen in Reihe – nach links von der Bank abspringen, die Bank erfassen, über den Kopf zur anderen Seite heben, dort wieder abstellen, die Bank überspringen, erneut erfassen – über den Kopf heben, abstellen und darauf wieder Aufstellung nehmen

8. Dasselbe wie unter 7., aber die Übenden stehen in Reihe auf längsgestellten Bänken, die an den Schmalseiten der Turnhalle nebeneinander aufgestellt sind

9. Die Übenden stehen in Linie (nebenein-

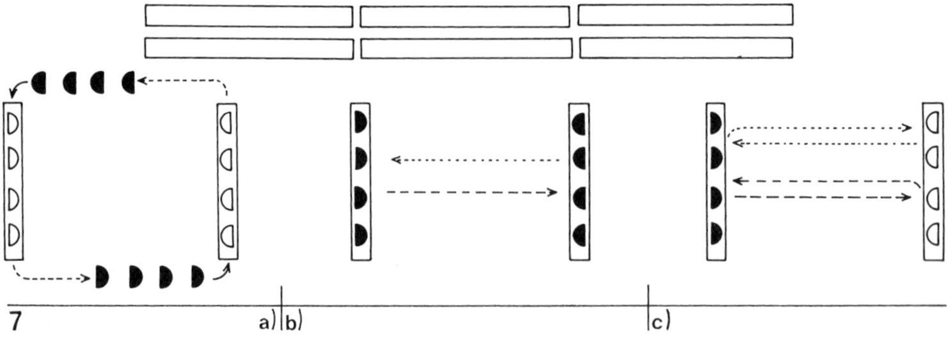

7

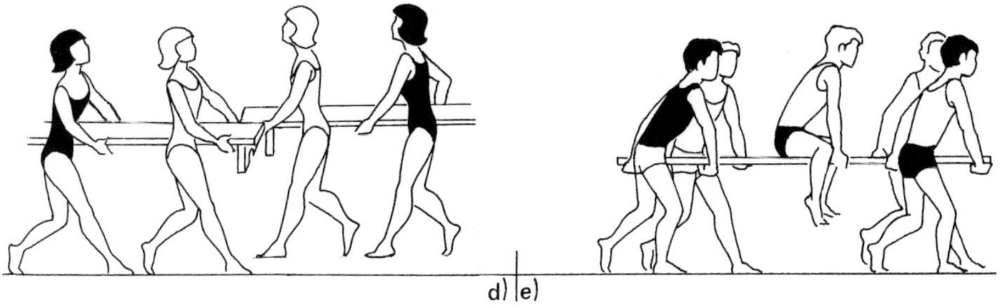

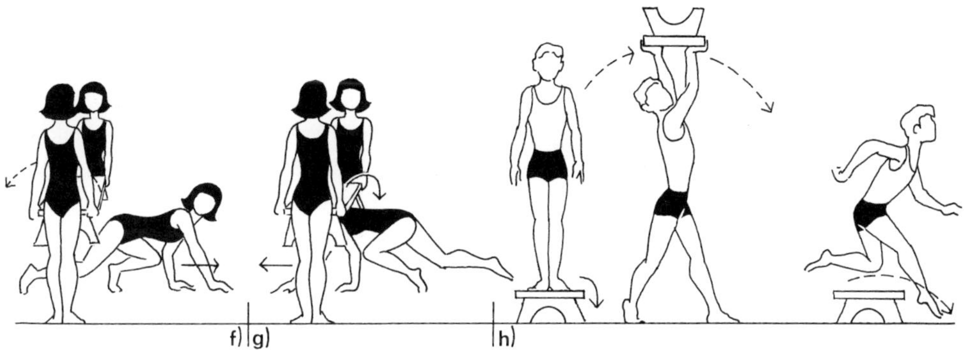

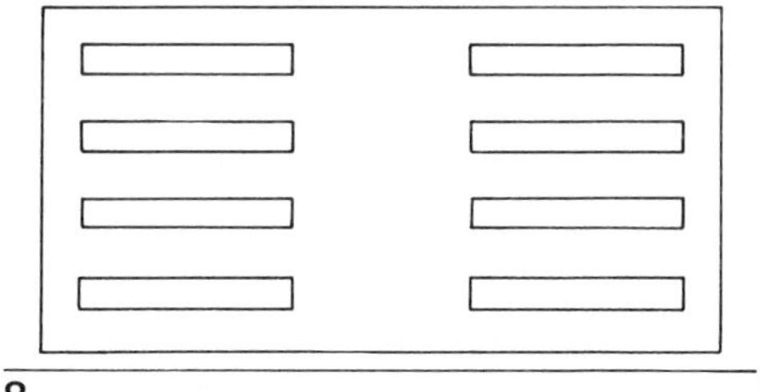

8

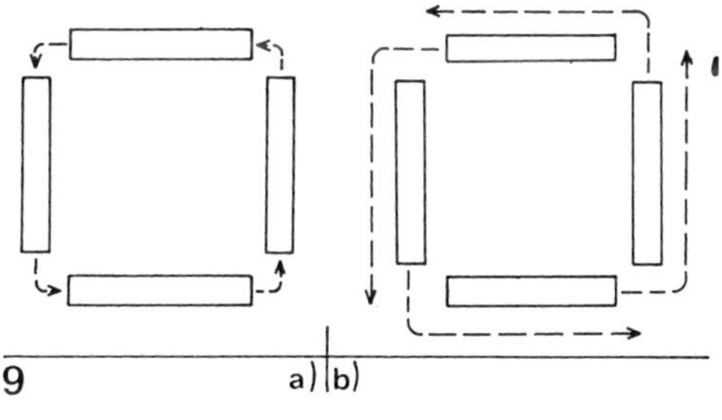

9

ander) auf vier Bänken, die in einem Viereck aufgestellt sind – auf ein Zeichen werden auf verschiedene Weise Platzwechsel ausgeführt:

a) Alle Gruppen wechseln zur nächsten Bank nach rechts

b) Alle machen eine Rechtswendung, laufen in dieser Richtung um das ganze Viereck und stellen sich auf ihrer Bank wieder auf

c) Zwei gegenüberstehende Gruppen wechseln so schnell wie möglich ihre Plätze

d) Wie unter c), aber die Übenden machen eine Rechtswendung und laufen in Reihe zur anderen Seite

e) Alle vier Gruppen wechseln gleichzeitig ihre Plätze (Vorsicht – Gefahr von Zusammenstößen)

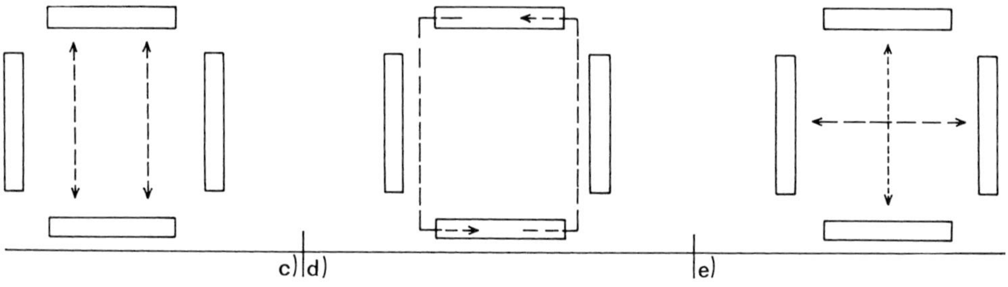

10. Die Übenden in Reihen, vor jeder Reihe eine Bank oder zwei Bänke längs hintereinander – auf ein Zeichen in unterschiedlicher Weise die Bänke längs überlaufen:

a) Im Gehen mit Hochhalte der Arme

b) Zehengang mit Hochhalte

c) Gehen mit angewinkelten Armen oder Seithalte

d) Gehen rückwärts (auch mit verschiedenen Armhaltungen)

e) Gehen vorwärts mit abwechselndem Vorschwingen des rechten und linken Beines und Beugen des Standbeines auf der Bank

f) Gehen mit dem rechten Bein auf dem Boden und dem linken auf der Bank (dabei Heben in den Zehenstand)

g) Laufen

h) Galopphüpfen seitwärts

i) Kriechen auf allen vieren

j) Froschhüpfen

k) Kriechen im Liegestütz oder Gehen auf allen vieren mit gestreckten Armen und Beinen

l) Krebsgang rückwärts

m) Laufen und Überspringen eines Hindernisses in der Mitte der Bank (Medizinball, Übender in Kauerstellung)

n) Schlußsprünge, Einbeinsprünge u. a

11. Überspringen der Bank längs von einer Seite zur anderen:

a) Im Schersprung

b) Von einem Bein zum anderen, dabei wird jeweils das innere Bein angewinkelt

c) Dasselbe, dabei das innere Bein von rück nach vor schwingen

d) Schlußsprünge mit und ohne Zwischensprung

e) Einbeinsprünge mit und ohne Zwischensprung

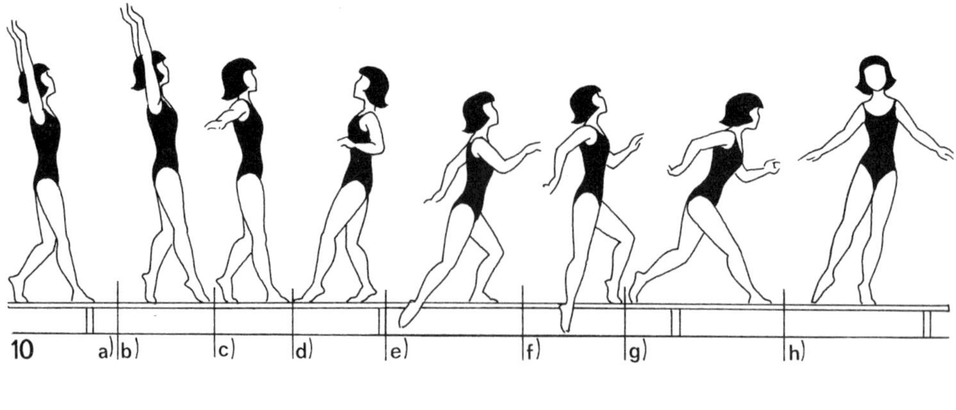

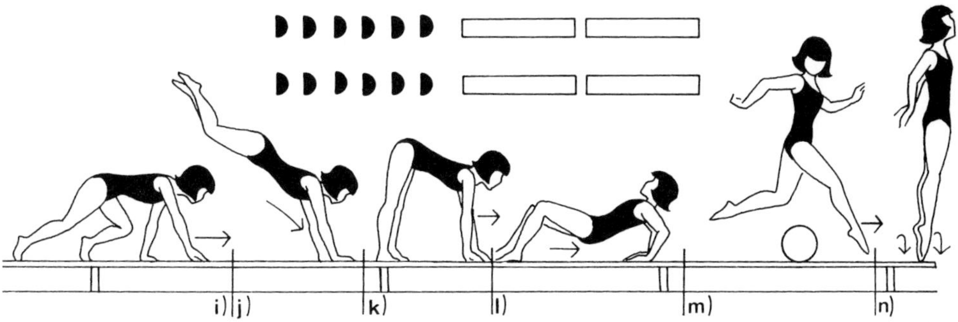

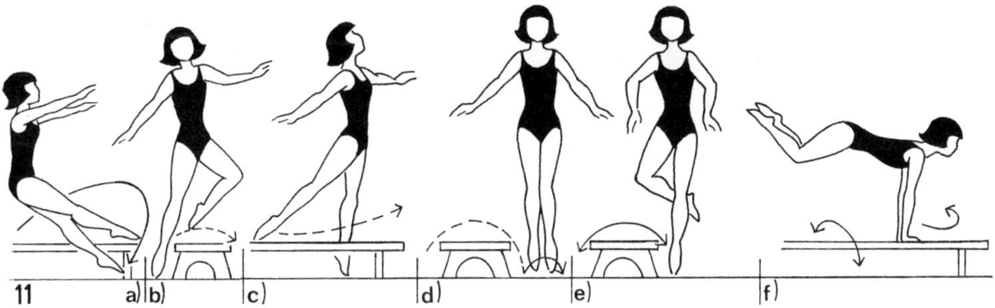

11

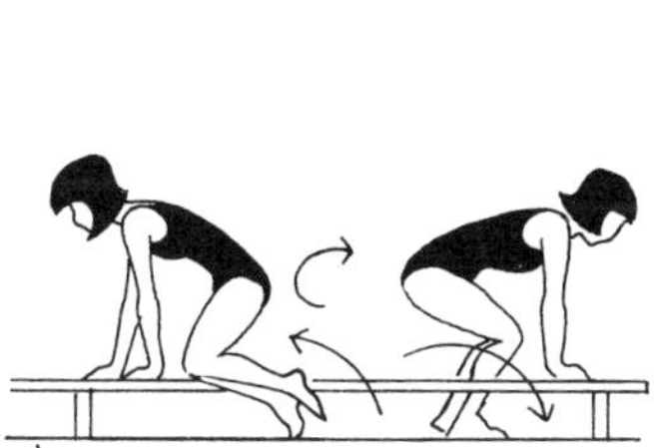

g)

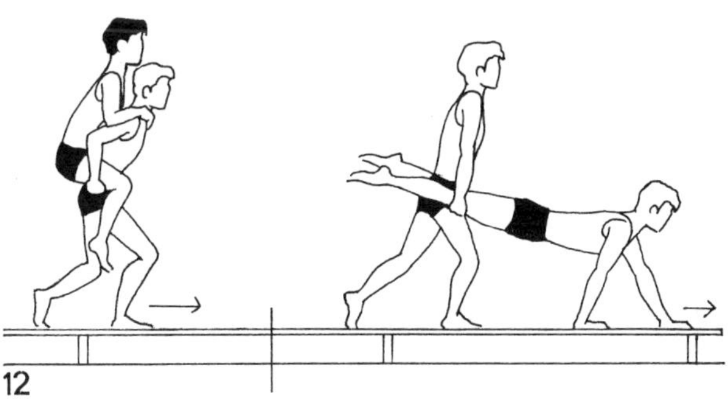

12

f) Mit Stütz der Hände auf der Bank – Hockwenden

g) Hockwenden mit halber Drehung

h) Sprünge über die Bank in einem bestimmten Rhythmus (Springende Reihe)

12. Einen Partner auf dem Rücken im Gehen oder im Laufen über die lange Bank tragen.

Abwandlung:

Partner als »Schubkarre« über die Bank befördern

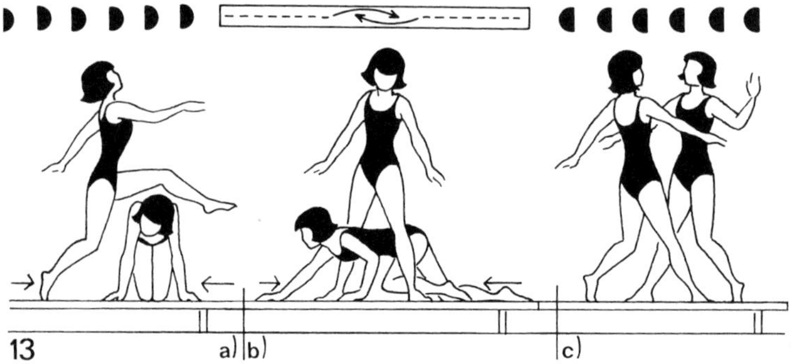

13

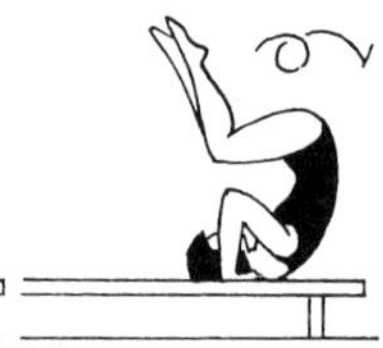

14

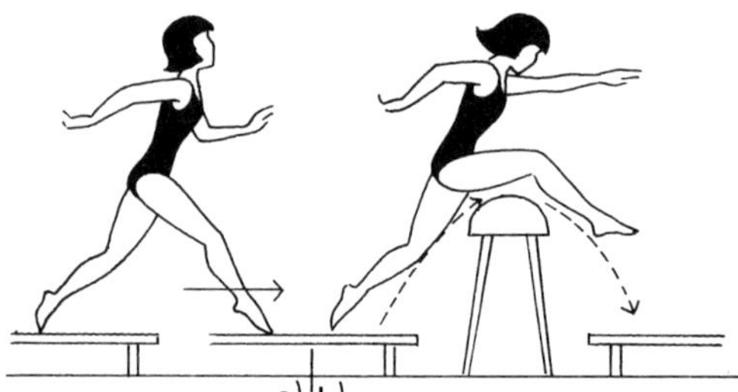

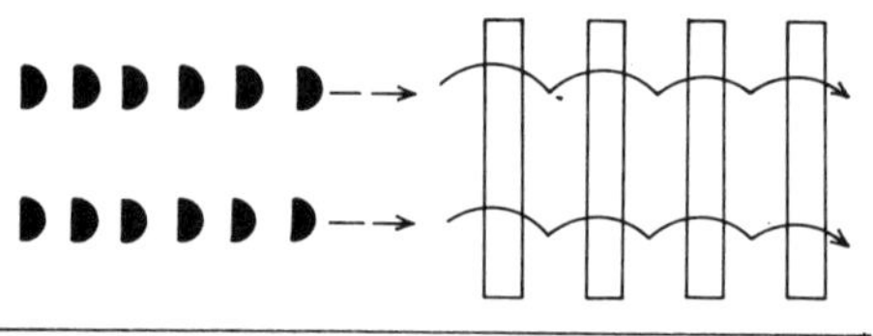

15

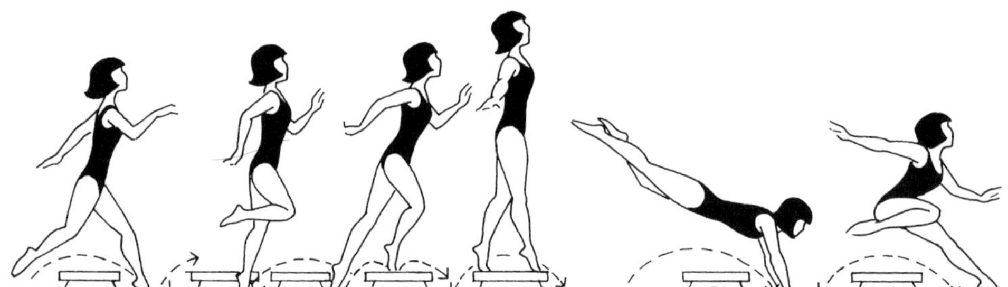

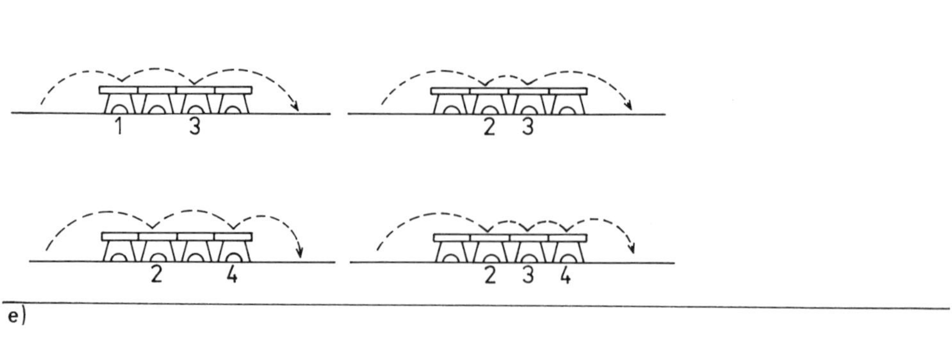

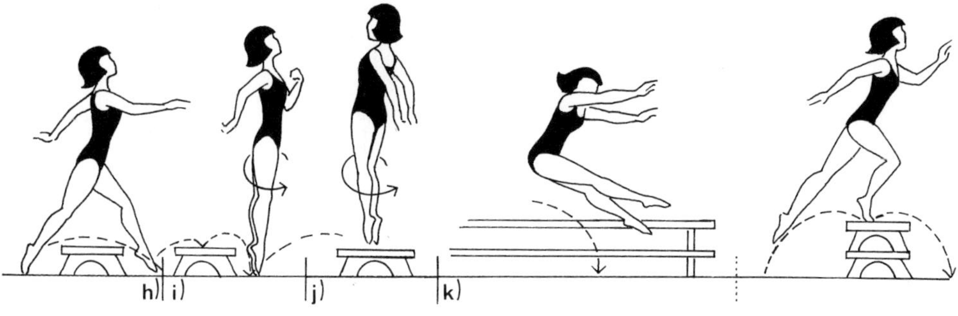

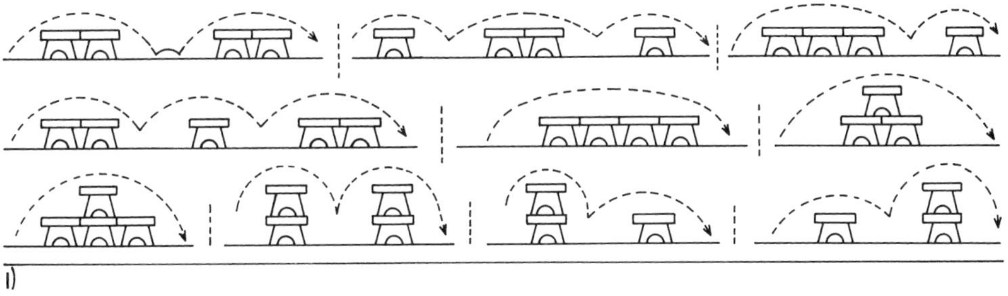

13. Zwei Gruppen stehen sich an den Bankenden gegenüber, sie müssen ihre Plätze wechseln, indem sie die Bank in verschiedener Form überlaufen und aneinander vorbeikommen, ohne den Boden zu berühren:

a) Der eine Übende nimmt Bankstellung quer ein, der andere überspringt

b) Der eine im Grätschstand, der andere kriecht durch die Beine

c) Die Übenden müssen aneinander vorbeigehen

14. Die Übenden laufen über die lange Bank und führen in der Mitte der Bank verschiedene Übungen aus (Rolle vorwärts, Standwaage u. a.)

Abwandlungen:

a) Zwischen zwei längs stehenden Bänken wird ein Abstand von etwa 1 m gelassen, der übersprungen werden muß

b) Dasselbe, aber in die Lücke zwischen den Bänken wird ein niedriger Bock aufgestellt, der mit überlaufen werden muß

15. Die Übenden stehen in zwei Reihen – vor ihnen stehen mehrere Bänke quer hintereinander (die Abstände zwischen den Bänken richten sich nach Art der Übung) – die Übenden überlaufen bzw. überspringen in verschiedener Form die Bänke:

a) Von einem Bein auf das andere mit oder ohne Zwischenschritt, beidbeinig (Schlußsprünge) mit und ohne Zwischensprung

b) Einbeinsprünge mit oder ohne Zwischensprung

c) Überspringen mit flüchtiger Berührung der Bank mit dem Schwungbein

d) Dasselbe, aber mit flüchtiger Berührung beider Beine

e) Vier Bänke quer ganz dicht zusammengerückt hintereinander – beim Überlaufen darf nur die 1. und 3.; 2. und 4.; 2. und 3. bzw. 2., 3. und 4. Bank berührt werden

f) Im Hechtsprung über die Bank mit Landung im Hockstand

g) Im Hürdenschritt überlaufen

h) Sprungschritte

i) Schlußsprung auf die erste Bank – Abspringen mit ganzer Drehung und wieder Schlußsprung auf die nächste Bank usw.

j) Schlußsprung mit ganzer Drehung über der Bank

k) Jeweils zwei Bänke übereinandergestellt: Mit Schersprung oder von vorn mit flüchtigem Aufsetzen des Schwungbeines auf der oberen Bank überspringen

l) Springen über verschieden hintereinander bzw. übereinander aufgestellte Bänke

16. Üben im Strom – Überlaufen mehrerer längs hintereinander und verschieden aufgestellter Bänke

17. Die Übenden stehen sich auf zwei parallel aufgestellten Bänken gegenüber (Abstand 4 – 10 m), die Übenden einer Seite haben Bälle:

Auf ein Zeichen werfen sie die Bälle in verschiedener Form ihren Partnern auf der anderen Bank zu, springen nach vorn ab, führen eine halbe Drehung aus, überspringen die Bank, und nach einer halben Drehung springen sie wieder auf die Bank und müssen jetzt den vom Partner zurückgespielten Ball fangen usw.

18. Die Bank wird schräggestellt, indem sie an der einen Seite an der Sprossenwand, am Barren, am Reck o. ä. eingehängt wird; die Übenden müssen sie in verschiedener Form überwinden:

a) Auf allen vieren hochklettern und abspringen (oder an der Sprossenwand herunterklettern)

b) Auf »drei Beinen«, mit einem Arm in Hochhalte

c) Ohne Festhalten hinauf- und hinunterlaufen

19. Die Übenden stehen in einem Abstand von etwa 1 m nebeneinander auf den Bänken und reichen sich verschiedene Gegenstände zu (Medizinbälle, Hanteln, Keulen usw.), der letzte läuft mit dem Gegenstand zum ersten, und alle gehen einen Platz weiter (auch als Wettbewerb durchführbar)

20. Überlaufen der Bank in Längsrichtung, dabei werden gleichzeitig bestimmte Tätig-

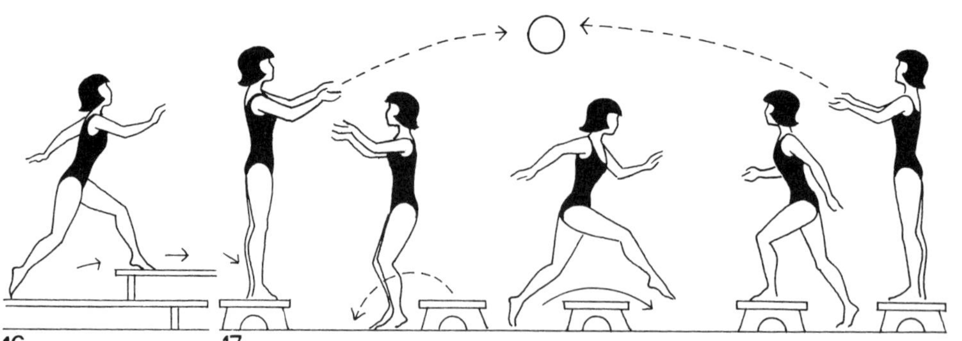

16 17

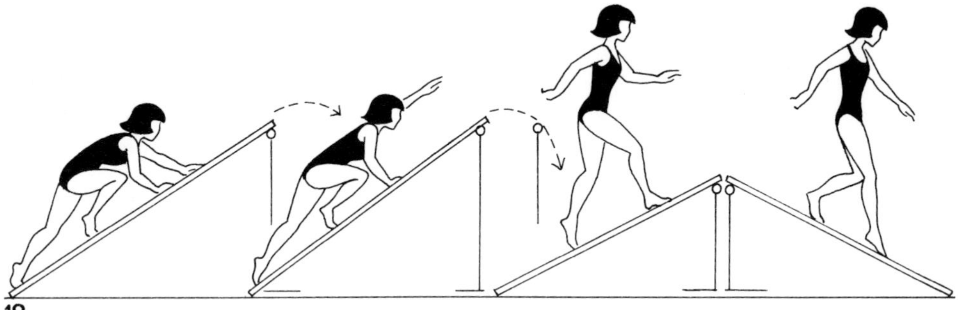

18

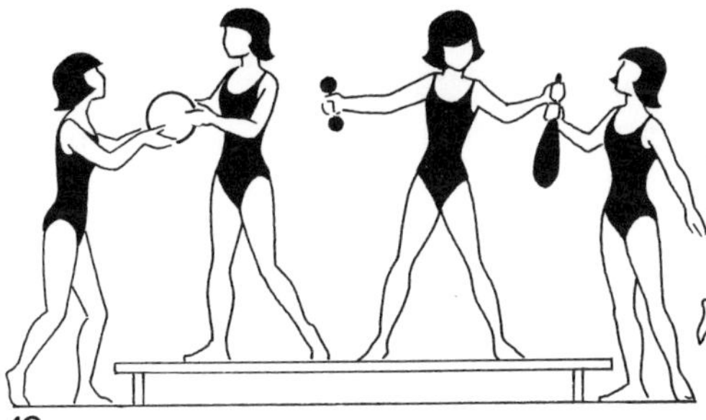

19

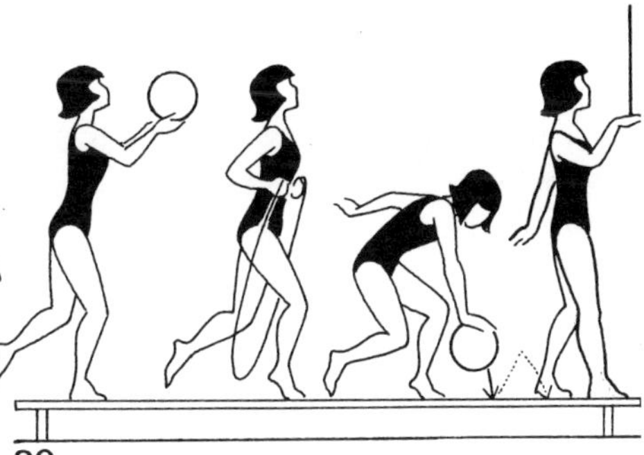

20

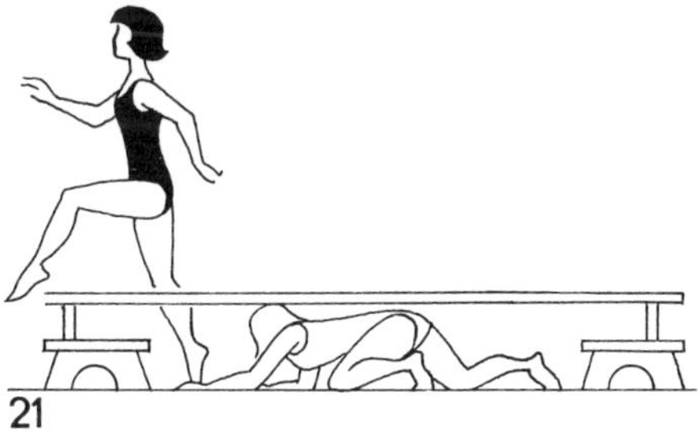

21

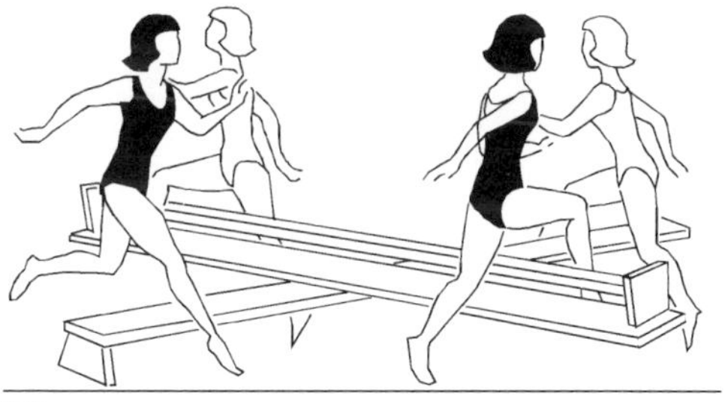

22

keiten ausgeführt: Tragen eines Medizinballes, Seilspringen, Balldribbeln, Balancieren eines Stabes u. a.

21. Zwei Bänke werden parallel zueinander aufgestellt, zwei weitere an deren Enden quer darauf, so daß ein Viereck entsteht. Die Übenden stehen in Reihe und kriechen unter den Bänken hindurch oder springen darüber:

a) Die erste hochgestellte Bank unterkriechen, dann rechts die tiefe Bank überspringen, die nächste hochgestellte Bank unterkriechen und die andere tiefe Bank nach rechts überspringen usw.

b) Die eine hochgestellte Bank überspringen, die andere unterkriechen

22. Zwei Bänke werden kreuzweise aufeinandergestellt (die obere Bank mit der Sitzfläche nach unten) – die Bankenden werden von den Übenden in Reihe hintereinander übersprungen

23. Fangspiel zwischen verschieden aufgestellten Bänken

24. Fangspiel rund um die Bank in Sechsergruppen, es darf in beiden Richtungen gelaufen werden, man darf sich aber nicht von der Bank entfernen

25. Laufstaffel mit Überspringen der Bank als Hindernis – die Mannschaften laufen in Reihe, es darf nicht überholt werden:

a) Eine Bank längs, dahinter im Abstand von etwa 3 m eine Bank quer: Die erste Bank überlaufen, die zweite überspringen, um ein Mal herum, zweite Bank wieder überspringen und frei zurücklaufen

b) Zweimal zwei Bänke übereinandergestellt quer in etwa 5 m Abstand hintereinander: Bänke mit flüchtigem Aufsetzen des Schwungbeines auf der oberen Bank überspringen (Bänke sichern!)

c) Bank längs überlaufen, in der Mitte der Bank Rolle vorwärts, zurück im freien Lauf

26. Tragen der Bank über eine bestimmte Strecke – als Wettkampf (auch mit einem Übenden, der im Grätschsitz in der Mitte auf der Bank sitzt)

27. Die Übenden stehen sich auf beiden Seiten der Bank schräg gegenüber und heben die Bank an, ein Übender bewegt sich auf der Bank:

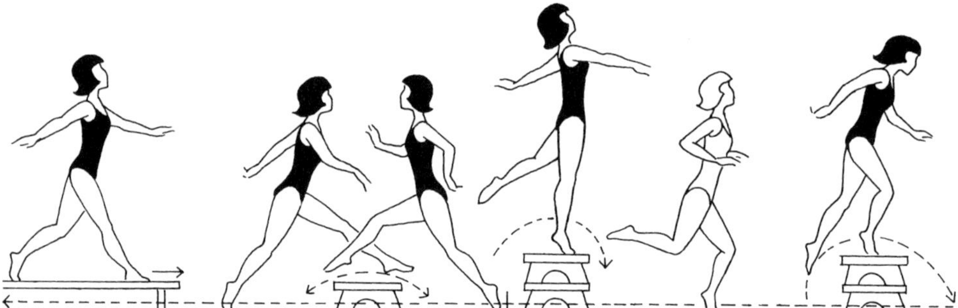

25 a) | b)

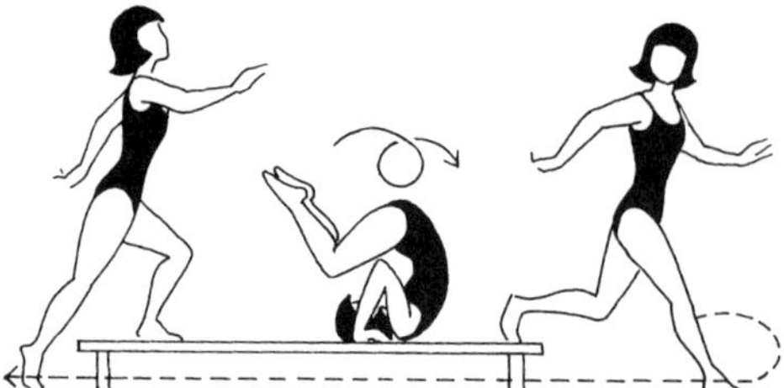

c)

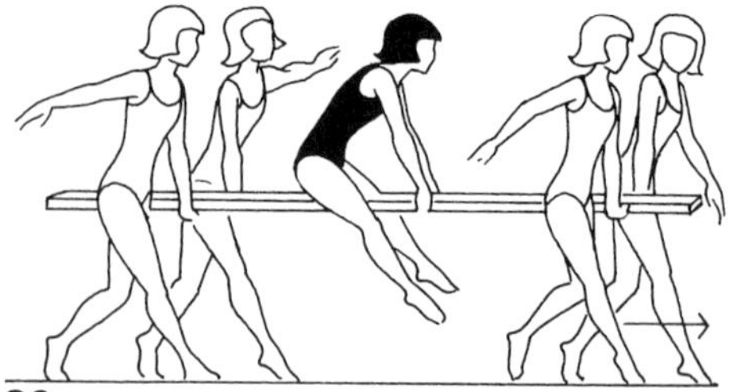

26

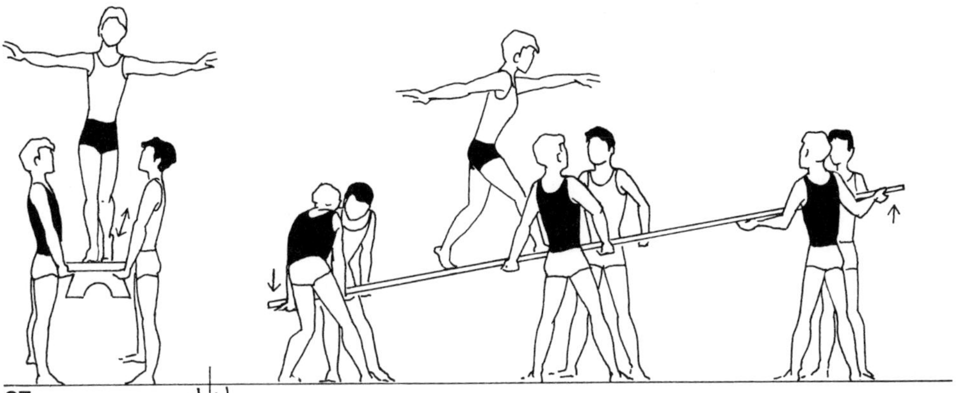

27 a) | b)

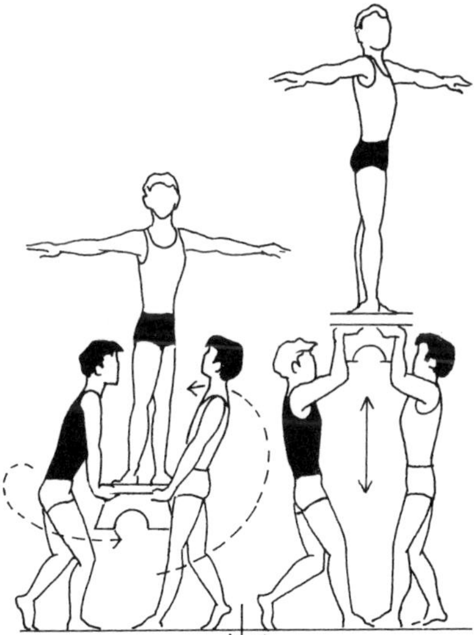

c) | d)

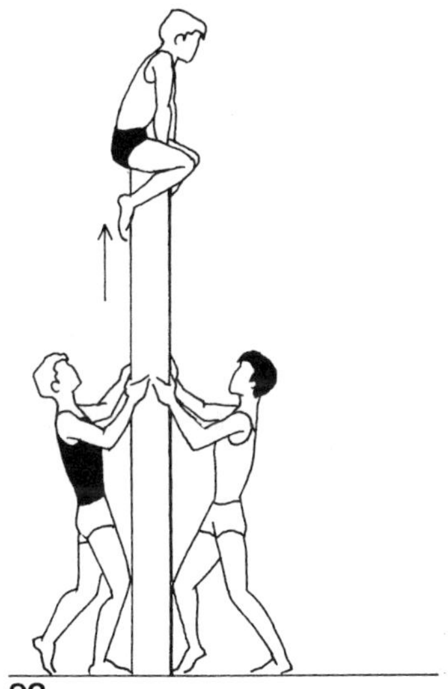

28

a) Die Bank wird waagerecht in Beckenhöhe gehalten – der Übende geht auf der Bank hin und zurück

b) Die Bank wird schräg gehalten

c) Die Bank wird in waagerechter Ebene im Kreis gedreht

d) Die Bank wird über die Köpfe gehoben und so gehalten

28. Die Bank wird auf einem Ende senkrecht aufgestellt, ein Übender klettert daran hoch und setzt sich aufs obere Ende

Konditionsübungen

Beweglichkeitsübungen (Dehnübungen)

29. Grundstellung auf der Bank – Tiefhalte:
1. Seithochheben der Arme – Seitspreizen links
2. Rückbewegung zur Ausgangsstellung
3.–4. Dasselbe mit Seitspreizen rechts

30. Grundstellung auf der Bank – Hochhalte:
1. Seitrumpfbeugen rechts – Außenarmkreisen
2. Seitrumpfbeugen links – Außenarmkreisen

31. Grundstellung auf der Bank längs – Tiefhalte:
1. Leichte Kniebeuge – Rückschwingen der Arme (Handflächen nach oben)
2. Körperstreckung – Vorschwingen (Handflächen nach unten)

Abwandlungen:

a) Die Übenden in Linie – Seithalte – die Hände auf die Schultern der nebenstehenden Partner gelegt:
1. Vorhochschwingen des linken Beines
2. Rückschwingen links
Dasselbe mit rechts

b) Gleiche Ausgangsstellung:
1.–3. Standwaage rechts
4.–6. Aufrichten – Senken des linken Beines
7.–12. Dasselbe widergleich

Die Übungen 29 bis 31 sind gleichzeitig Gleichgewichtsübungen.

* **32.** Hockstand quer auf der Bank, Ristgriff am vorderen Bankrand:
1. Beine durchstrecken (Griff bleibt fest)
2. Zurück in den Hockstand

33. Seitstand rücklings zur Bank, rechtes Bein rückgestellt auf der Bank – Hochhalte:
1. Tiefes Vorrumpfbeugen – Arme locker nach unten, die Hände berühren den Boden
2. Gehaltenes Dehnen in der Rumpfbeuge mit »Nachschieben«
3. Aufrichten – Hochhalte
4. Rückfedern der Arme

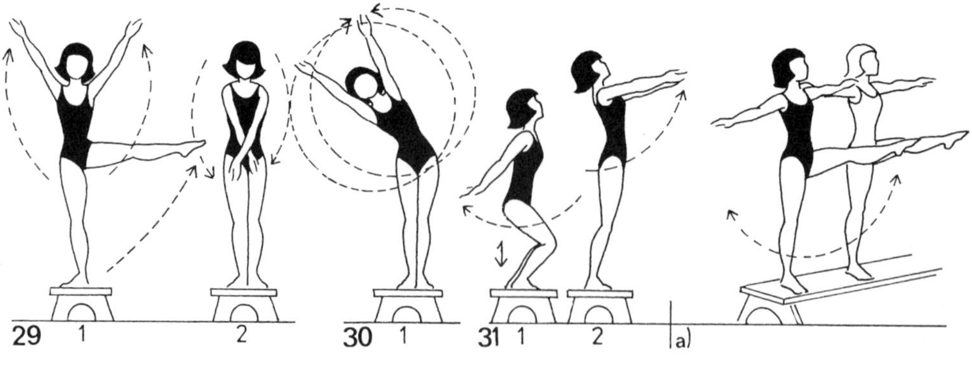

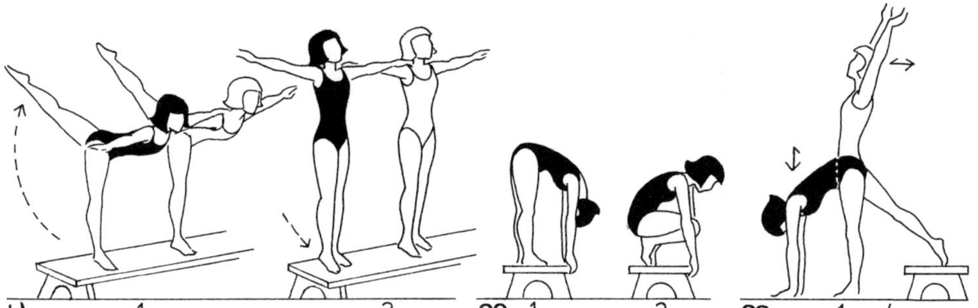

b) 1 2 32 1 2 33 1 - 4

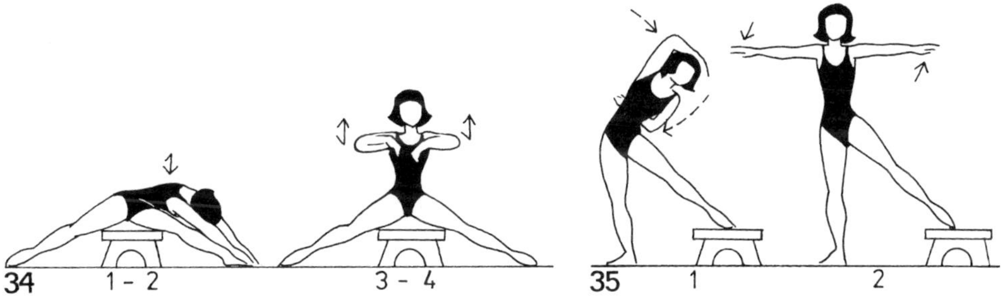

34 1 - 2 3 - 4 35 1 2

34. Quergrätschsitz auf der Bank – Schlaghalte:
1. Tiefes Vorrumpfbeugen links – Hochhalte, Hände erfassen das linke Fußgelenk
2. Nachfedern in der Rumpfbeuge
3. Aufrichten – Schlaghalte
4. Rückfedern der Arme in der Schlaghalte

35. Querstand links neben der Bank, linkes Bein seitgestellt auf der Bank – Seithalte:
1. Seitrumpfbeugen links – rechter Arm angewinkelt über dem Kopf, linker Arm angewinkelt hinter dem Rücken (gehaltenes Dehnen über mehrere Atemzüge)
2. Aufrichten – Seithalte

Dasselbe mit seitgestelltem rechtem Bein

Diese Übung fördert die Lateroflexion der Wirbelsäule und die Abduktion des Hüftgelenks.

Kraftübungen

36. Liegestütz vorlings mit Stütz auf dem Bankrand:
1. Übergang in den Stütz mit der linken Hand am Boden
2. Dasselbe rechts (Liegestütz vor der Bank)
3. Linke Hand wieder auf die Bank stützen
4. Dasselbe rechts (Liegestütz auf der Bank)

Abwandlung:
Dasselbe im Liegestütz rücklings

37. Liegestütz vorlings mit Stütz am Bankrand:
1. Beugen der Arme
2. Strecken der Arme

38. Grundstellung (Seitstand) auf der Bank:
1.–4. Tiefe Vorrumpfbeuge – Hochhalte, die Hände auf den Boden aufsetzen und zum Liegestütz vorlings stützen (Füße bleiben auf der Bank)
5. Beugen der Arme – Rückspreizen links
6. Strecken – Senken links
7. Beugen – Rückspreizen rechts
8. Strecken – Senken rechts
9.–12. Zurückstützen – Aufrichten auf der Bank – Tiefhalte

* **39.** Liegestütz vorlings auf zwei Bänken quer, die Füße auf der einen, die Hände auf der anderen Bank:
1. Arme beugen – Rückspreizen links
2. Arme strecken – Senken links
3.–4. Dasselbe mit Rückspreizen rechts

40. Sitz rechts seitlich neben der Bank, Beine über Kreuz, rechte Hand auf die Bank gestützt – Tiefhalte links:
1. Aufrichten in den Schrägstütz seitlings auf dem rechten Arm – Seithochheben links
2. Zurück in die Ausgangsstellung

Durch die Übungen 36 bis 40 werden die Armmuskeln gekräftigt.

41. Seitstand vorlings mit Vorstellen rechts (gestreckt) auf den Bankrand – Rückhalte, Handflächen nach oben:
1. Gewichtsverlagerung nach vorn und Knie-

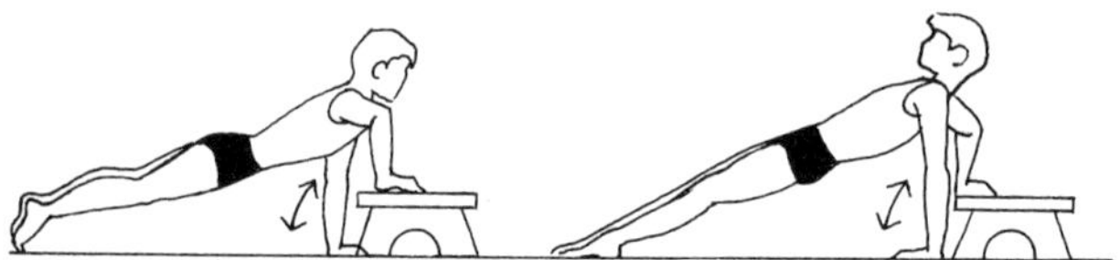

36 1 - 4

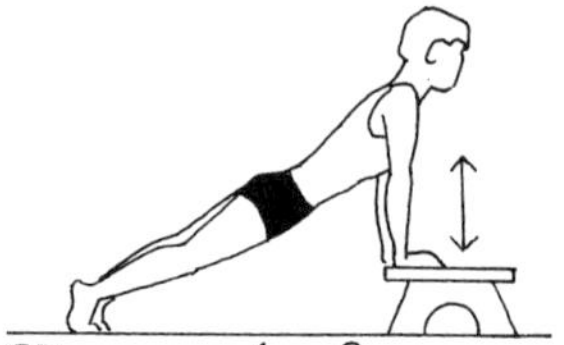

37 1 - 2

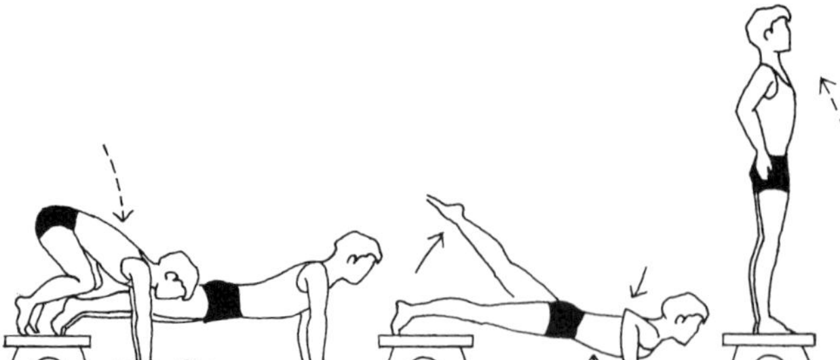

38 1 - 4 5 - 6

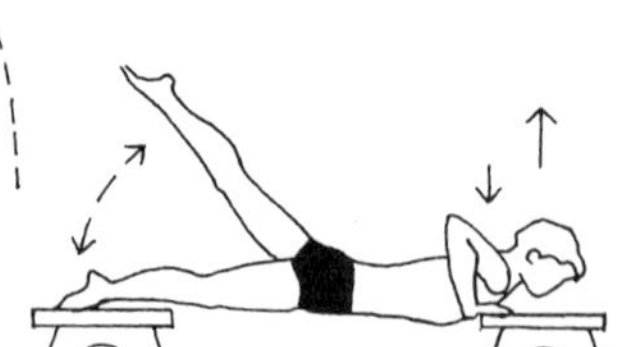

39 1 - 2

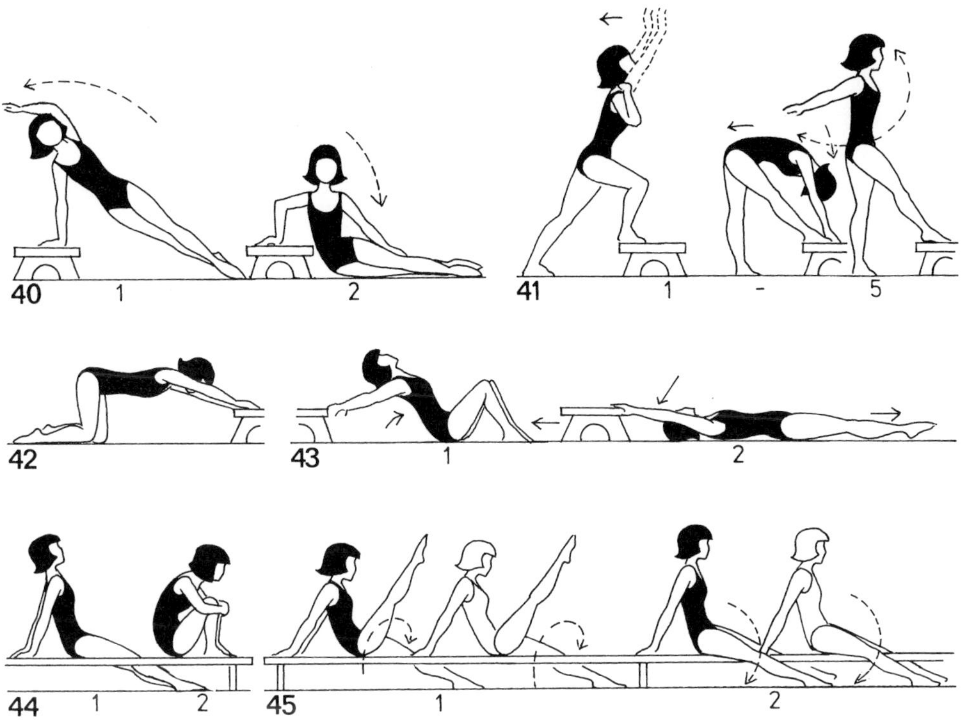

beuge rechts (beide Füße bleiben am Ort) – Arme anwinkeln in die Schulterhalte
2. Arme in die Hochhalte strecken
3. Rückfedern der Arme im Wechsel links und rechts
4. Gewichtsverlagerung nach hinten und rechtes Bein strecken (beide Füße bleiben am Ort) – tiefe Vorrumpfbeuge, Hände berühren die rechte Fußspitze
5. Aufrichten – in die Ausgangsstellung
Dasselbe mit Vorstellen links auf den Bankrand

42. Kniestand seitlich vor der Bank – Vorrumpfsenken – Hochhalte, Hände auf der Bank:
Rumpffedern

43. Rückenlage mit dem Kopf zur Bankseite – Schräghochhalte, beide Hände erfassen den Bankrand:
1. Durch Abdruck von der Bank Oberkörper anheben und Rückbeugen in der Brustwirbelsäule – Beine anhocken, Fußsohlen auf dem Boden
2. Zurück in die Ausgangsstellung
Durch die Übungen 41 bis 43 werden die Rückenmuskeln gekräftigt und die Brustmuskeln gedehnt.

44. Querhocksitz auf der Bank – Arme umfassen die Unterschenkel:
1. Mit Stütz hinter dem Körper, Senken der Beine nach links-unten (Füße berühren den Boden)
2. Beine anhocken – Hände umfassen die Unterschenkel

3.–4. Dasselbe nach rechts

45. Quergrätschsitz mit Armstütz hinter dem Körper auf der Bank (die Übenden im Armabstand hintereinander):
1. Rechtes Bein gestreckt über den Kopf des Vordermannes auf die linke Seite führen (beide Beine jetzt auf der linken Seite)
2. Rechtes Bein gestreckt über den Kopf des Vordermannes nach rechts führen in den Grätschsitz
3.–4. Dasselbe widergleich

46. Seitsitz am vorderen Bankrand, Ristgriff am Bankrand:
1. Rückrumpfsenken (Füße bleiben am Boden) bis zur Waagerechten
2. Aufrichten zum Sitz und Vorbeugen – Hände berühren die Fußspitzen
3. Aufrichten in die Ausgangsstellung

47. Seithocksitz auf der Bank, Ristgriff am Bankrand:
1. Rückrumpfsenken bis zur Waagerechten – Beine strecken in die Schwebehalte
2. Zurück in den Hocksitz

48. Rückenlage quer zur Bankseite – rechtes Bein mit der Ferse am Bankrand auflegen, den linken Fuß mit dem Rist von unten gegen die Sitzfläche drücken – Schräghochhalte:
1. Rumpfheben in den Sitz und Vorbeugen – Hände berühren rechte Fußspitze
2. Rückrumpfsenken in die Rückenlage

49. Rückenlage quer zur Bankseite, Beine leicht gegrätscht, Fersen stützen am Bankrand:
Becken vom Boden abheben (Stütz nur auf Fersen und Schultern) und Beckenkreisen links (rechts)

50. Strecksitz vorlings vor der Bank, Fersen auf der Bank, Stütz hinter dem Körper:
1. Becken anheben in den Liegestütz rücklings – Anhocken links
2. Linkes Bein strecken (Bein senkrecht)
3. Senken in den Sitz und Senken links
4.–6. Dasselbe widergleich

51. Kniestand vor der Bank, Stütz am Bankrand:

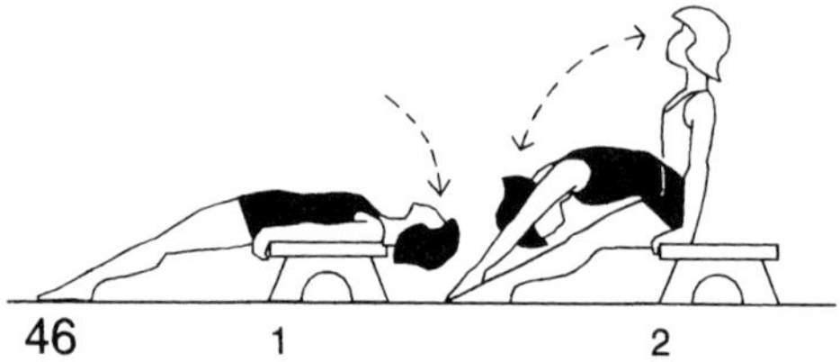

46

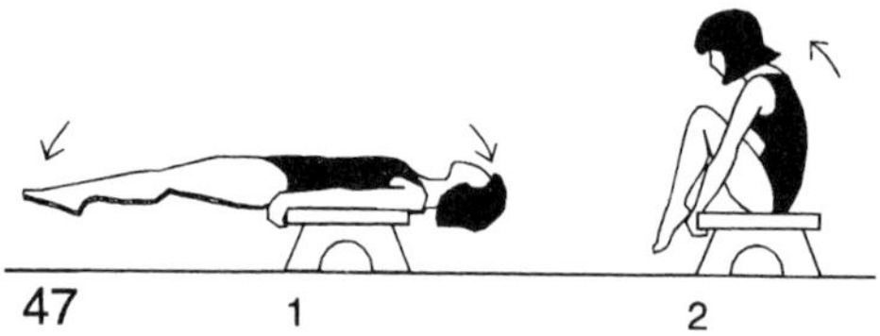

47

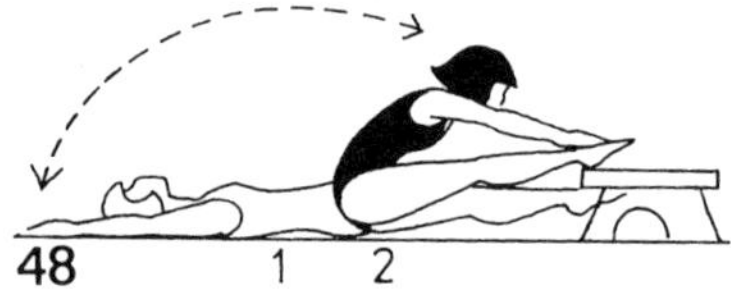

48

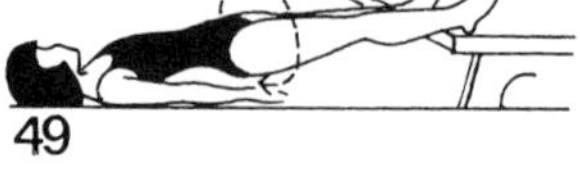
49

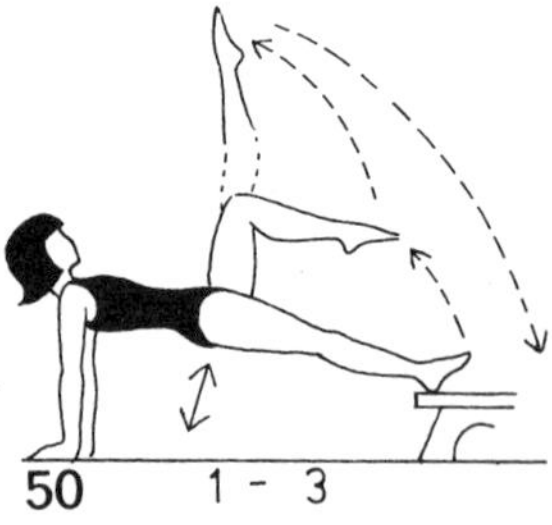

50

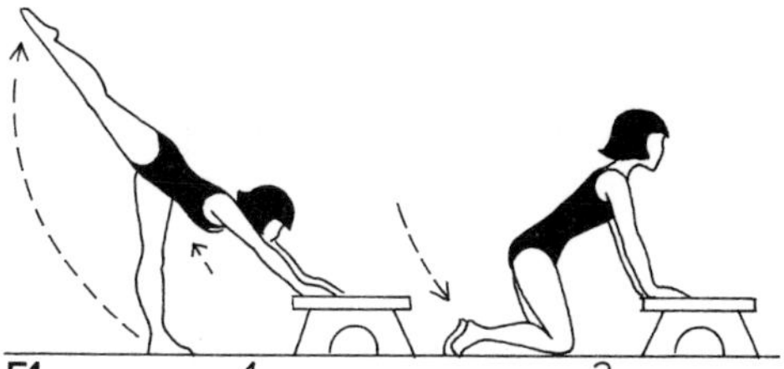
51 1 2

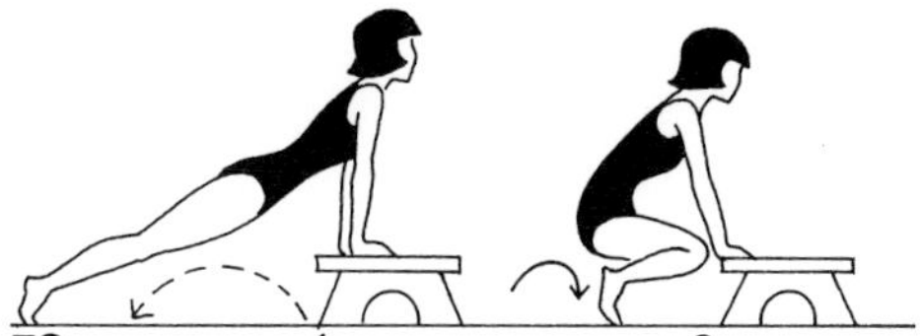
52 1 2

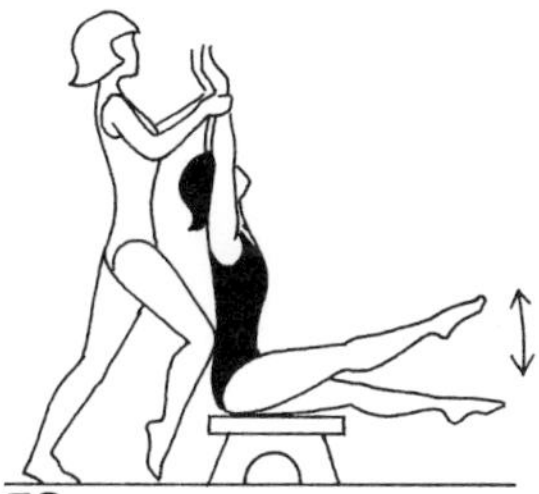
53

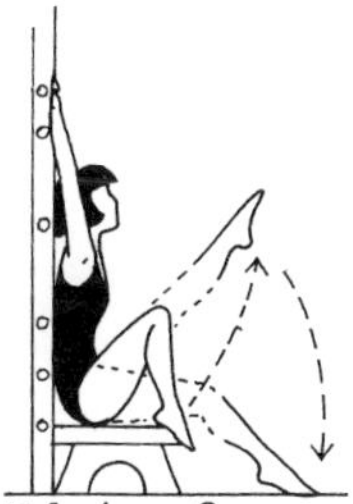
54 1 - 3

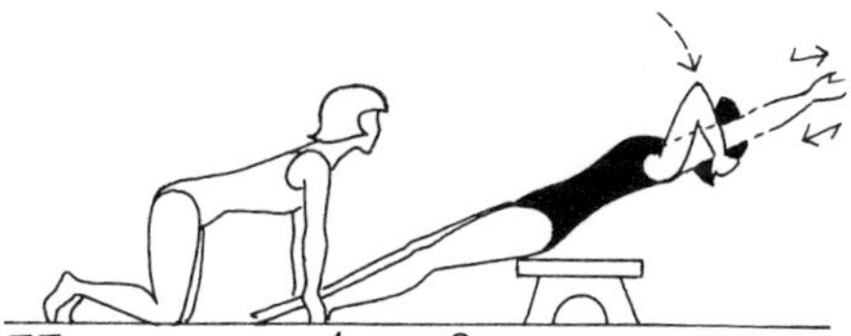
55 1 - 3

1. Aufrichten in den Stand links mit Rückspreizen rechts (Fuß mit ganzer Sohle auf dem Boden) – Hände bleiben auf der Bank
2. Zurück in den Kniestand
3.–4. Dasselbe widergleich

52. Hockstütz vor der Bank, Stütz am Bankrand:
1. Sprung rückwärts in den Liegestütz vorlings
2. Sprung zurück in den Hockstütz

Die Übung dient der Kräftigung der Beine und Arme.

Partnerübungen mit Turnbank und Sprossenwand

53. Partner hintereinander – A im Quersitz auf der Bank, Hochhalte, Beine waagerecht gestreckt – B, dahinter in Schrittstellung, drückt seine Knie gegen den Rücken von A und erfaßt A an beiden Handgelenken: A führt Beinscheren aus

54. Quersitz auf der Bank dicht vor einer Sprossenwand – Hochhalte, Kammgriff an einer Sprosse:
1. Beine anhocken
2. Strecken vor-hoch
3. Senken in die Ausgangsstellung

55. Partner mit dem Gesicht zueinander – A im Quersitz auf dem Bankrand, Nackenhalte – B im Kniestand hält die Beine von A am Boden:
1. A – Rumpf gestreckt – Rückrumpfsenken (Oberkörper und Beine in einer Linie)
2. A Arme strecken in die Hochhalte
3. A Rückfedern der Arme im Wechsel links und rechts
4. A tiefes Vorrumpfbeugen – Hände berühren die Fußspitzen
5. A Aufrichten – Nackenhalte (Ausgangsstellung)

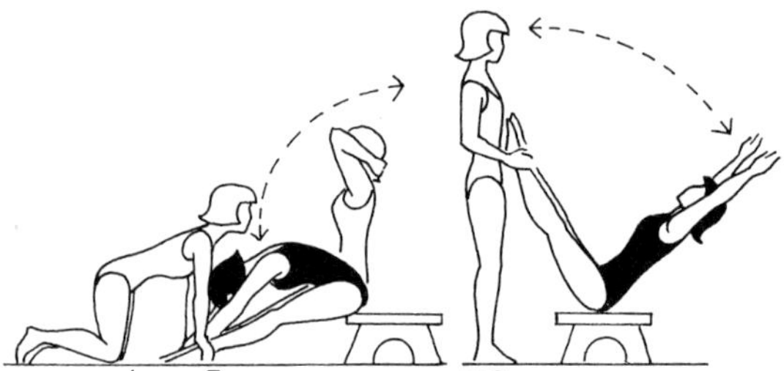

4 - 5 56

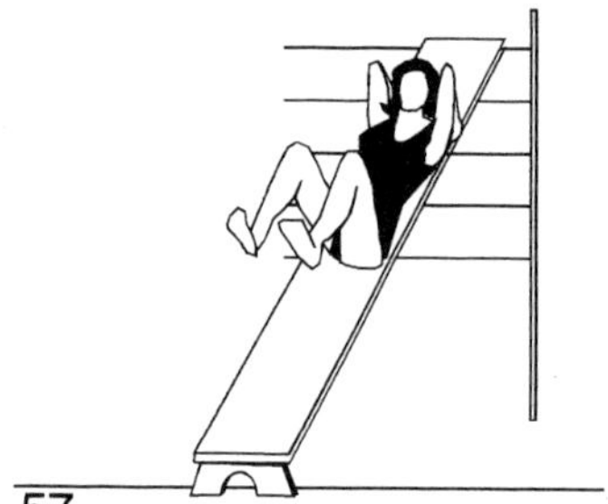

57

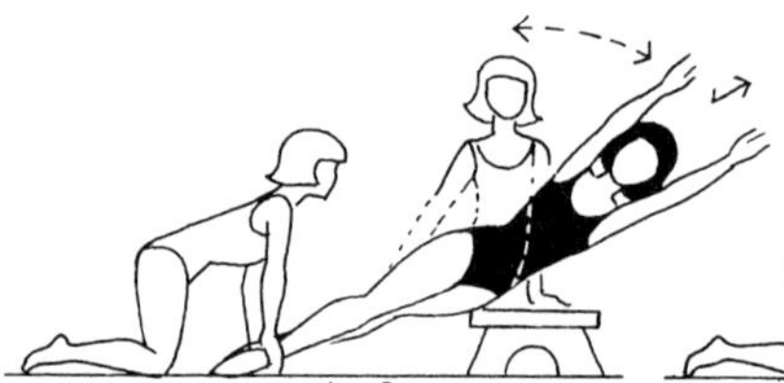

58 1- 3

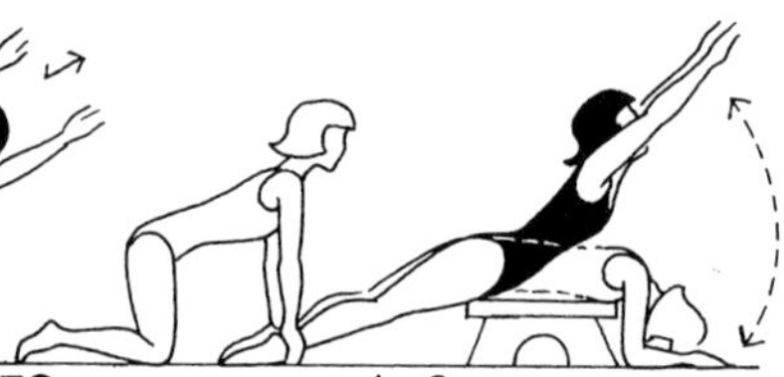

59 1- 3

56. Partner mit dem Gesicht zueinander – A im Quersitz auf dem Bankrand, Beine gestreckt schräg-hoch angehoben, Hochhalte – B im Stand hat die Beine von A am Fußgelenk erfaßt: A im Wechsel Rückrumpfsenken und Vorrumpfbeugen

57. Die Bank ist in einem Winkel von 40° bis 45° in die Sprossenwand gehängt – A in Rückenlage, Kopf auf der Sprossenwandseite, erfaßt mit beiden Händen mit Kammgriff oberhalb des Kopfes die Bank, Beine angehockt:

a) Durch gleichzeitiges weiteres Beugen der Arme hochziehen

b) Dasselbe, aber wechselseitig ziehen – dabei die Knie zur Brust ziehen

58. A Seitsitz links quer auf der Bankkante, Beine kreuzen (rechts über links) – Tiefhalte – B im Kniestand drückt die Beine von A auf den Boden:

1. A Seitrumpfsenken links (Oberkörper in Verlängerung der Beinlinie) – Hochhalte
2. A Rückfedern der Arme im Wechsel links und rechts
3. Aufrichten in die Ausgangsstellung

Die Übungen 53 bis 59 sind auf die Kräftigung der Bauchmuskulatur gerichtet.

59. Partner hintereinander – A in Bauchlage quer auf der Bank, Arme in Vorhalte mit den Unterarmen auf dem Boden – B im Kniestand drückt die Beine von A auf den Boden:

1. Rumpfheben und Rückbeuge in der Brustwirbelsäule – Schräghochhalte
2. Zurück in die Ausgangsstellung

Die Übung dient der *Kräftigung der Haltungsmuskeln.*

60. Wie 59, nur A liegt waagerecht. B hält die Beine. Arme in U-Halte und dann die Arme strecken, bis die Handflächen sich berühren.

Gruppenübungen mit der Turnbank

(6 bis 8 Übende an einer Bank)

61. Die Übenden im Grätschstand in Reihe – die Bank an der Sitzfläche in Vorhalte gefaßt:
1. Arme beugen und Senken der Bank auf die Köpfe
2. Arme strecken – Bank wieder in Hochhalte

62. Die Übenden sind zu zweien abgezählt und halten die Bank in Hochhalte:
1. Bank auf die Schultern senken, den Einsen auf die rechte, den Zweien auf die linke Schulter
2. Anheben der Bank in die Hochhalte
3.–4. Dasselbe widergleich

63. Die Übenden an beiden Seiten der Bank mit dem Gesicht zueinander – sie haben die Bank am Sitzflächenrand erfaßt und sie in Schulterhöhe angehoben:
Die Bank wird hin und her geschoben, indem die eine Seite die Arme streckt, beugt die andere die Arme und widergleich
Die Bank bewegt sich schwebend in waagerechter Ebene.

64. Die Übenden wie unter 63. an der Bank. Sie heben die Bank bis zur Hüfthöhe an: Die Bank wird hochgeworfen und in Hüfthöhe wieder aufgefangen (nur für Erwachsene)
Die Übungen 61 bis 64 sind vor allem auf die Kräftigung der Armmuskulatur gerichtet.

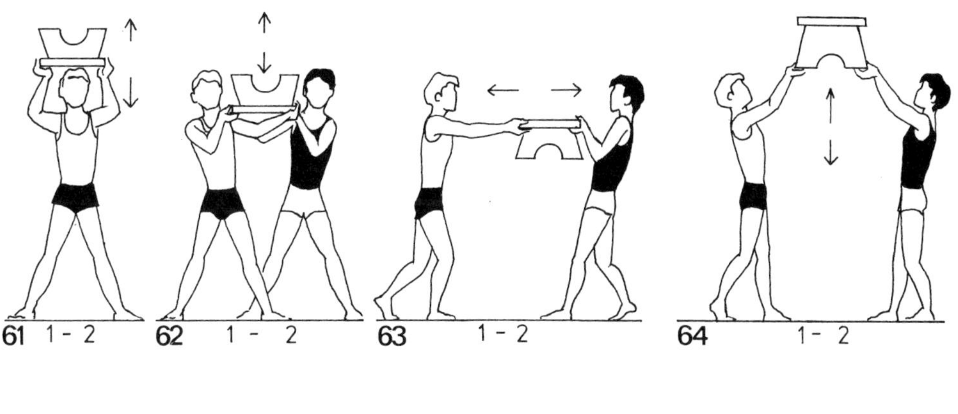

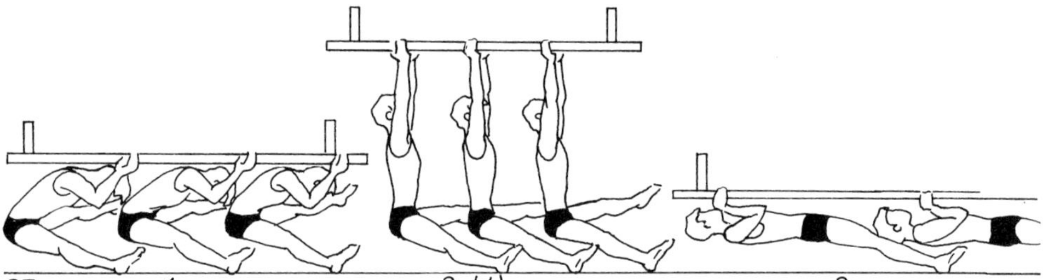

65 1 2 (4) 3

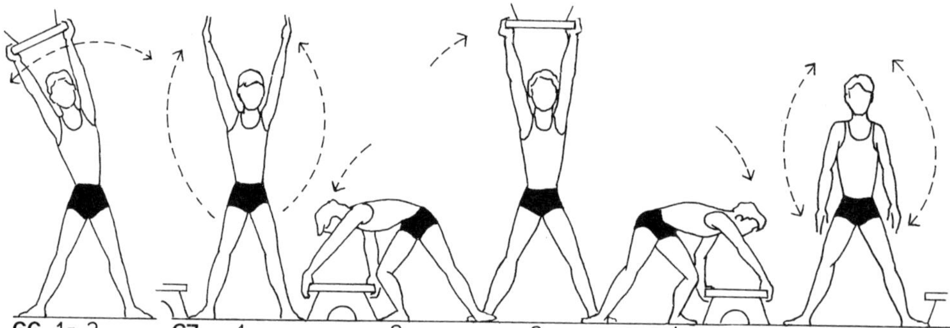

66 1- 2 67 1 2 3 4 5- 6

65. Die Übenden sitzen im Grätschsitz in Reihe – sie halten die Bank in Hochhalte:
1. Vorbeugen – Bank wird auf dem Rücken abgelegt
2. Aufrichten – Bank wieder über den Kopf heben in die Hochhalte
3. Rückenlage – Bank auf die Brust ablegen
4. Aufrichten in den Sitz – Bank anheben in die Hochhalte

Durch diese Übung wird die Rumpfmuskulatur gestärkt und die Beweglichkeit der Wirbelsäule (Flexion) verbessert.

66. Die Übenden im Seitgrätschstand in Reihe – Bank in Hochhalte:
1 Seitrumpfbeugen rechts
2. Seitrumpfbeugen links

67. Die Übenden im Seitgrätschstand rechts neben der Bank:
1. Seithochführen der Arme
2. Vorrumpfbeugen rechts, die Bank an beiden Rändern erfassen (rechts Kammgriff, links Ristgriff)
3. Aufrichten – Heben der Bank über den Kopf
4. Vorrumpfbeugen links – Bank auf den Boden stellen
5. Griff von der Bank lösen – Aufrichten – Hochhalte
6. Seittiefsenken der Arme
7.–12. Dasselbe widergleich

68. Zwei Übende im Seitgrätschstand, jeder an einem Ende quer zur Bank:
Heben der Bank über den Kopf von einer zur anderen Seite (wie unter 67.)

Die Übungen 66 bis 68 kräftigen die Rumpfmuskeln und verbessern die Beweglichkeit der Wirbelsäule (Lateroflexion).

69. Die Übenden im Stand vorlings – sie

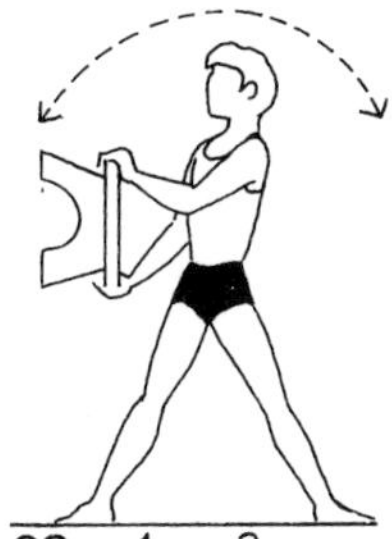

68 1 - 2

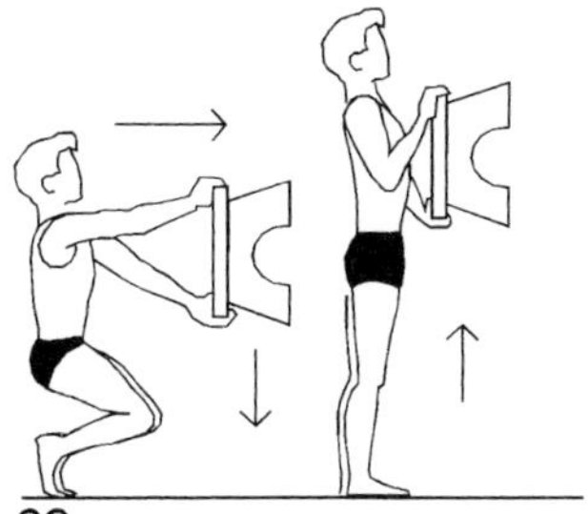

69 1 2

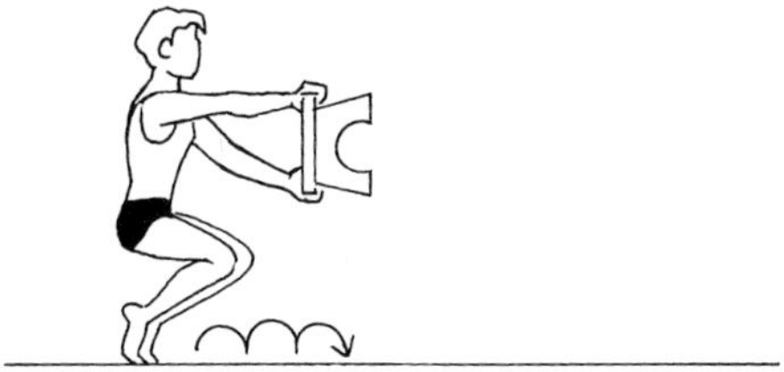

70

halten die Bank mit der Sitzfläche vor der Brust:

1. Kniebeuge – Strecken der Arme (Bank in Vorhalte)
2. Aufrichten – Arme beugen (Bank wieder an die Brust ziehen)

70. Gleiche Ausgangsstellung wie unter 69. – die Übenden gehen in den Ausfallschritt, halten die Bank weiter an der Brust und gehen so mit großen Ausfallschritten vorwärts.
Die Übungen 69 und 70 sind zur Kräftigung der Beinmuskeln bestimmt.

Übungen an der Sprossenwand

Die Sprossenwand ist ein Gerät, das nicht nur für die allgemeine Gymnastik und Fitneß aller Altersgruppen sehr geeignet ist, sondern auch für das Training. Gegenüber allen anderen Übungsformen haben Sprossenwandübungen den Vorteil, daß sie sehr konzentriert auf bestimmte Körperregionen gerichtet werden können und der Grad ihrer physiologischen Wirksamkeit gut abgestimmt werden kann. An der Sprossenwand lassen sich Übungen zur Verbesserung der Beweglichkeit, zur Muskelkräftigung und Dehnübungen durchführen. Besonders zur Haltungsschulung ist die Sprossenwand sehr geeignet. Um die gewünschte Wirkung einer Übung zu erreichen, müssen wir besonders auf eine richtige und genaue Übungsausführung achten, vor allem bei Übungen im Hang, wenn der Übende sich mit seinem eigenen Körpergewicht auseinandersetzen muß. Durch Einbeziehen eines Partners lassen sich viele aktive und passive Übungen gestalten.
Mehr als an anderen Geräten erfordert das Üben an der Sprossenwand Kompensation durch passive (Dehnung solcher Muskeln, die gerade stark beansprucht waren) und aktive Übungselemente (Durcharbeiten der antagonistischen Muskelgruppen – Bauchmuskel- und Rückenmuskelübungen).
Das Üben an der Sprossenwand macht eine gute Übungsorganisation erforderlich. Am besten ist es, wenn die Übenden in Linie gegenüber der Sprossenwand auf dem Boden oder auf einer Turnbank sitzen. (Abb. 1)

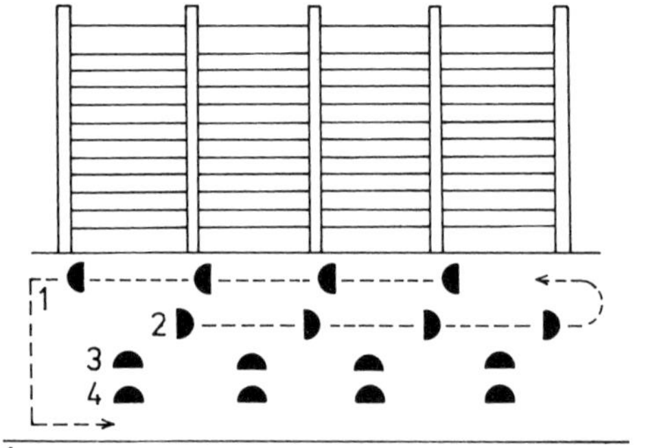

1

Auch wenn alle gleichzeitig üben können, ist es vorteilhaft, zwei Gruppen zu bilden, damit sich für eine Gruppe nach Übungsausführung immer eine Erholungspause ergibt.
Beim Hang ist auf die richtige Ausführung des Kammgriffs (Daumen von unten gegen die Finger gerichtet) zu achten, die Hände sind deutlich über Schulterbreite weit auseinander, dabei den Kopf nicht zwischen die Schultern rutschen lassen. (Abb. 2)
Das Abspringen aus dem Hang sollte zunächst geübt werden. (Abb. 3)

a) Aus dem Hang vorlings durch betontes Rückschwingen der Beine mit gleichzeitigem Abdruck von der Sprossenwand mit der Brust.

b) Aus dem Hang rücklings durch Vorschwingen der Beine mit gleichzeitigem Abdruck von der Sprossenwand mit dem Rükken und betontem Hüftschwung nach vorn.

Im einleitenden Teil nutzen wir die Sprossenwand in der Hauptsache zum Hoch- und

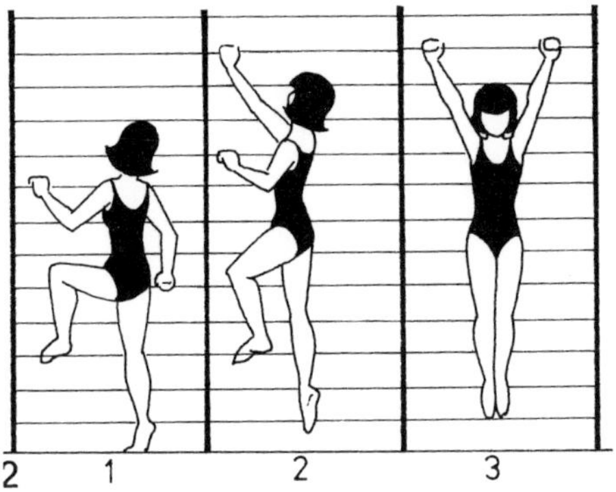

2

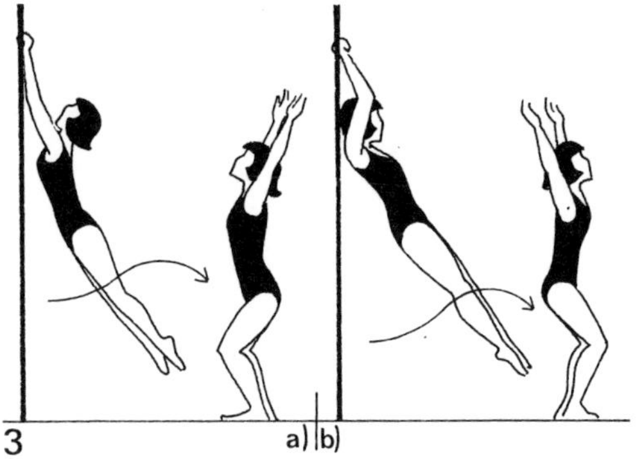

3

Herunterklettern in Spiel- und Wettkampfformen. Es handelt sich hierbei um solche Übungen, die der Erwärmung und der Gewandtheitsschulung dienen sowie auf die Kräftigung der Arm- und Beinmuskulatur gerichtet sind.

Allgemeine Übungen

1. An der Sprossenwand hochklettern und die oberste Sprosse berühren:
a) So schnell wie möglich hochklettern mit ganz wenig Schritten
b) Dasselbe, aber es darf keine Sprosse ausgelassen werden
c) Dasselbe, mit nur einer Hand zufassen
d) Dasselbe, mit Schlußhüpfen von Sprosse zu Sprosse
2. Aus dem Hangstand mit Schritten zur Seite die Sprossenwand überwinden:
Abwandlungen:
a) Mit langen Schritten seitwärts
b) Im Hang vorlings seitwärts hangeln
c) Dasselbe im Beugehang
3. Im Hanghockstand vorlings durch gleichzeitigen Abdruck der Beine und Arme von einer zur anderen Sprossenwand springen
4. Stand vorlings, Vorhalte, Ristgriff: Rechtes Bein gebeugt auf die 4. Sprosse stellen – mit Absprung vom Standbein Beinwechsel
Abwandlungen:
a) Dasselbe als Wettbewerb (wer schafft zuerst 20 Beinwechsel?)
b) Dasselbe mit geschlossenen Beinen
5. Aus dem Hangstand vorlings auf der 2. Sprosse ganze Drehung ausführen
6. Im Hangstand vorlings, Griff lösen, hinter dem Rücken in die Hände klatschen und schnell wieder zufassen, möglichst an die gleiche Sprosse
7. In beliebiger Form an der Sprossenwand hochklettern, mit halber Drehung in den Hang rücklings und abspringen

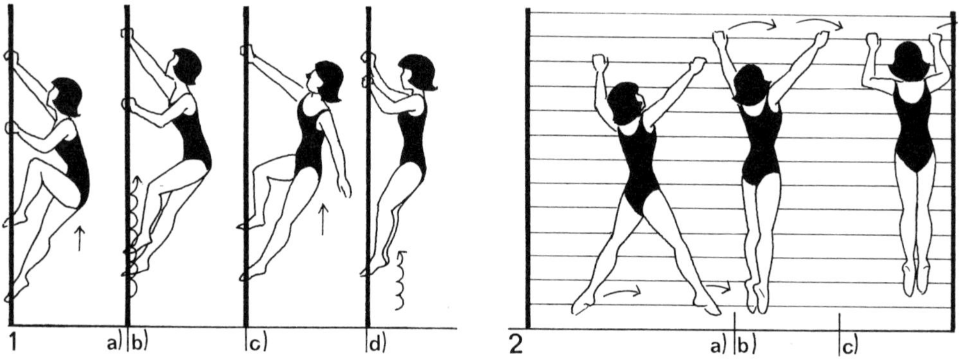

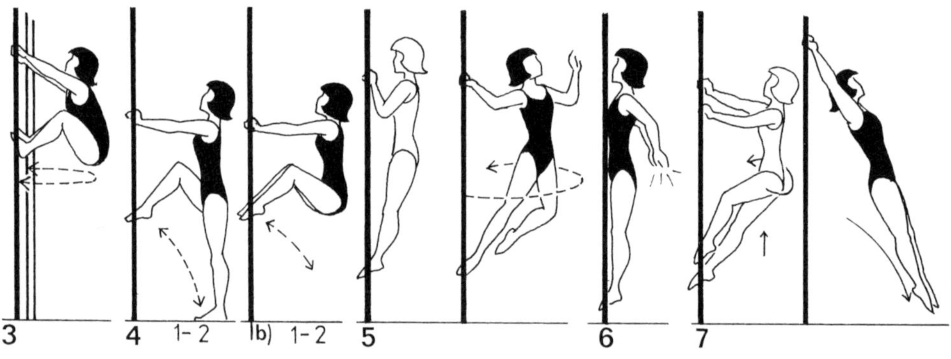

Konditionsübungen

Beweglichkeitsübungen (Dehnübungen)

Rumpf

8. Streckhang vorlings, Ristgriff:

1. Schultern hochziehen und den Kopf zurückneigen

2. Schultern entspannen und Kopf wieder aufrichten

Die Übung dient der Verbesserung der Beweglichkeit der Halswirbelsäule.

* **9.** Grundstellung mit dem Rücken ganz dicht an der Sprossenwand:

Tiefes Vorrumpfbeugen – Hände erfassen die 2. Sprosse, den Kopf an die Knie heranziehen

Dasselbe im Grätschstand mit Griff der Sprosse zwischen den Beinen

10. Hocksitz rechts seitlings dicht an der

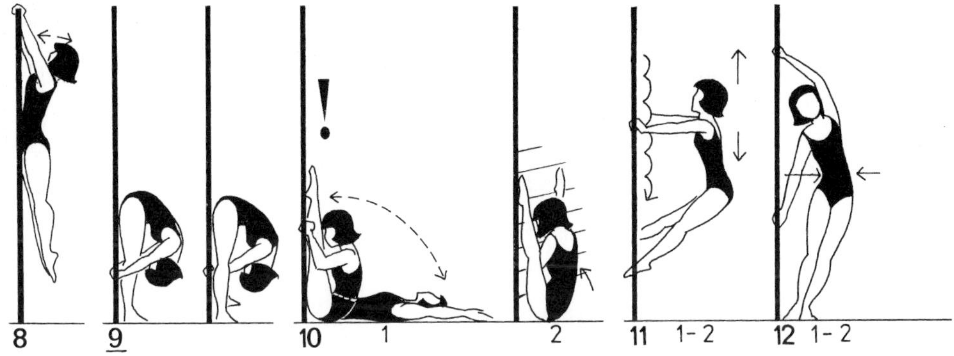

Sprossenwand – rechte Hand erfaßt eine Sprosse in Schulterhöhe – Hochschwingen der Beine mit gleichzeitiger Drehung nach rechts, Beine mit der hinteren Seite gegen die Sprossen drücken, linke Hand erfaßt die gleiche Sprosse wie die rechte, links neben den Beinen:

1. Durch Armzug Kopf an die Knie heranziehen
2. Griff an der Sprosse lösen – Rücksenken in die Rückenlage – Schräghochhalte

Abwandlung:

Dasselbe mit gegrätschten Beinen, Griff an der Sprosse zwischen den Beinen

Die Übung dient auch der Kräftigung der Bauchmuskeln.

11. Grätschhangstand vorlings auf der dritten Sprosse: Der Rumpf wird schwungvoll nach hinten fallen gelassen und ebenso wieder heranzogen, dabei erfassen die Hände nach kurzem Lösen des Griffs nach dem Heranziehen immer die nächsttiefere Sprosse (die Beine bleiben gestreckt) – ebenso wieder nach oben

Die Übungen 9 bis 11 verbessern die Flexion der Wirbelsäule.

12. Stand rechts seitlings dicht an der Sprossenwand – rechte Hand in Hüfthöhe mit Kammgriff, linke Hand über dem Kopf mit Ristgriff:

1. Mit Führen des Beckens nach links – Seitrumpfbeugen rechts (Füße bleiben am Ort – Arme lang)
2. Heranziehen in die Ausgangsstellung

Dasselbe im Stand links seitlings widergleich

Die Übung ist für die Lateroflexion der Wirbelsäule und Dehnung der Seitenmuskulatur bestimmt.

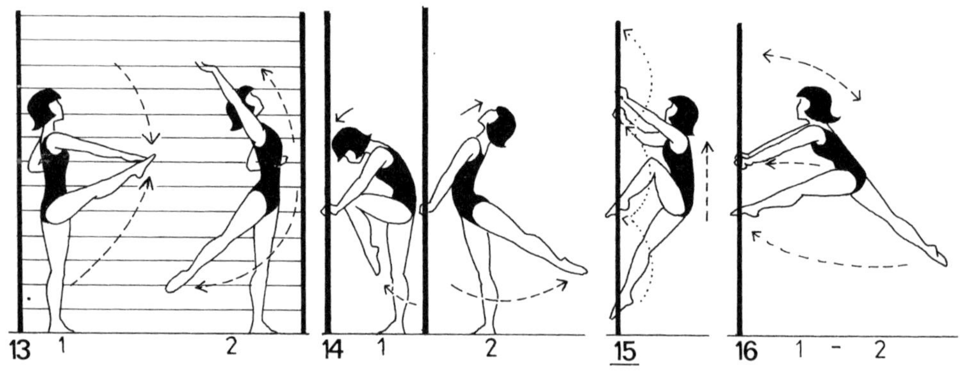

Beine

13. Stand links seitlings – linke Hand faßt eine Sprosse in Beckenhöhe – Hochhalte rechts

1. Vorhochschwung des rechten Beines – Vorhalte rechts
2. Rückschwung des rechten Beines – Hochhalte rechts

Dasselbe widergleich im Stand rechts seitlings
Die Übung trägt zur dynamischen Dehnung des Hüftgelenks bei.

14. Stand vorlings – Ristgriff in Hüfthöhe:
l. Anhocken links – Vorrumpfbeugen, Kopf vorneigen
2. Rückschwingen links – Rückbeugen, Kopf rückneigen (Achtung, Kopf nicht in den Nacken kippen lassen!)
Dasselbe widergleich

* **15.** Stand vorlings:
Mit drei Schritten auf die oberste Sprosse steigen und mit drei Schritten wieder herab
Abwandlung:
Dasselbe mit zwei Schritten

16. Hangstand vorlings auf der 5. Sprosse, Ristgriff in Beckenhöhe:
1. Rückspreizen rechts – mit dem Rumpf so weit wie möglich von der Sprossenwand entfernen (Arme und Standbein gestreckt)
2. Zurück in die Ausgangsstellung
3.4. Dasselbe widergleich

17. Stand vorlings – linkes Bein vorspreizen und in Kniehöhe unter einer Sprosse feststellen – Ristgriff in Schulterhöhe:
1. Linkes Bein anhocken
2. Mit Armzug Rumpf an die Sprossenwand heranziehen (rechtes Bein bleibt am Ort)
3.–4. Linkes Bein durchdrücken und Aus-

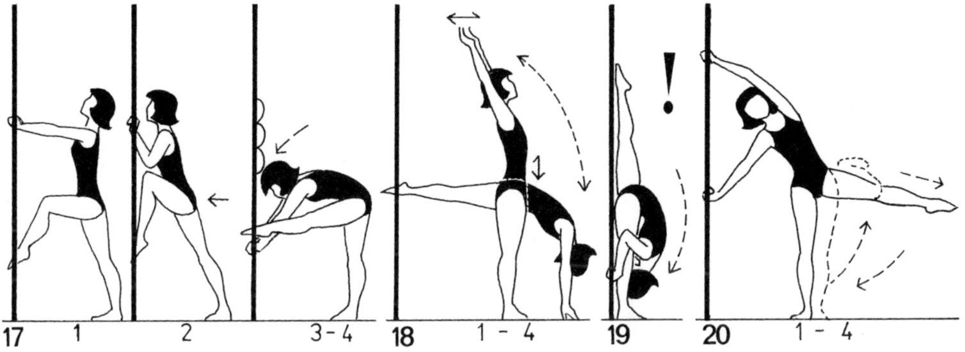

gangsstellung einnehmen – Vorrumpfsenken mit Fassen der Sprossen in Beinhöhe
Dasselbe mit Vorspreizen rechts
Die Übung verbessert gleichzeitig die Flexion der Wirbelsäule.

18. Stand rücklings – Rückspreizen links und in Hüfthöhe feststellen – Hochhalte:
1. Tiefes Vorrumpfbeugen – Arme hängen locker nach unten
2. Leichtes Nachfedern in der Vorbeuge
3. Aufrichten – Hochhalte
4. Leichtes Rückfedern der Arme

Dasselbe mit Rückspreizen rechts
Die Übung verbessert gleichzeitig die Flexion der Wirbelsäule.

19. Stand rücklings – tiefe Vorrumpfbeuge – linkes Bein rückspreizen und mit der Vorderseite senkrecht gegen die Sprossenwand drücken (Spagat):
Hände erfassen untere Sprosse, Heranziehen des Rumpfes zum Standbein, Kopf zum rechten Knie
Dasselbe mit Rückspreizen rechts
Die Übungen 18 und 19 richten sich auch auf die Flexion der Wirbelsäule; die Übungen 13 bis 19 verbessern die Flexion und Extension des Hüftgelenks.

20. Querstand rechts – Seitrumpfbeuge rechts – Kammgriff rechts in Hüfthöhe, Ristgriff links über dem Kopf:
1. Anheben und Anwinkeln des linken Beines (wie beim Hürdenlauf), Unterschenkel nach hinten
2. Seitspreizen links
3. Unterschenkel anwinkeln
4. Heranstellen links in die Ausgangsstellung

Dasselbe im Querstand links

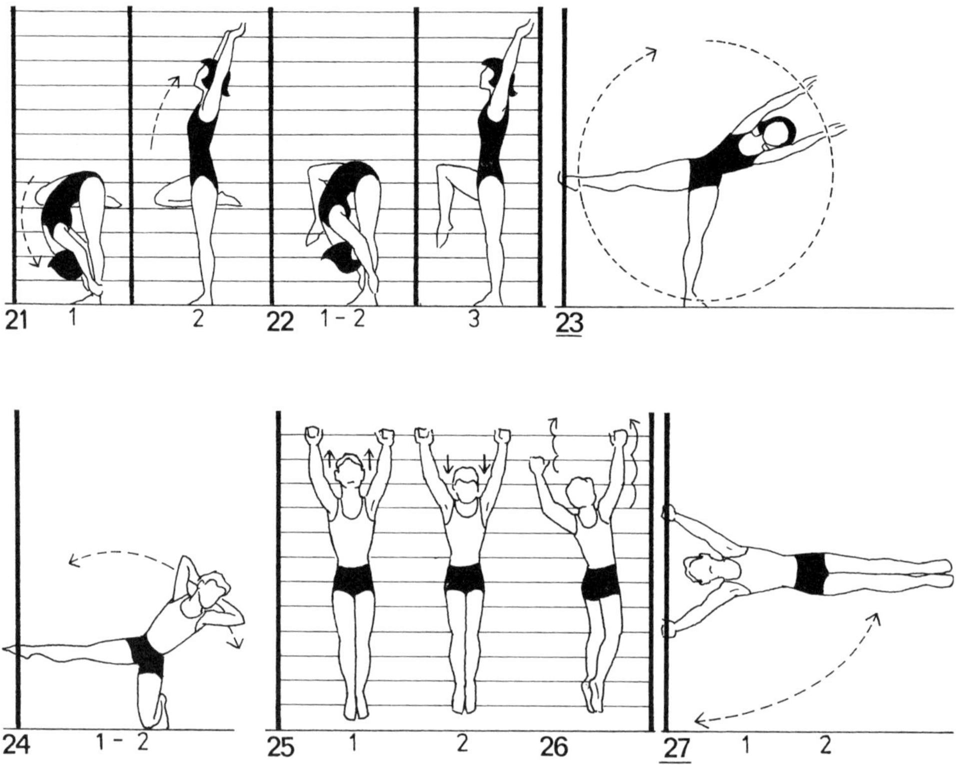

21. Querstand rechts, Anheben und Anwinkeln des rechten Beines, Unterschenkel auf eine Sprosse auflegen – Hochhalte:
1. Stufenweise tiefes Vorrumpfbeugen – Hände erfassen das linke Fußgelenk
2. Stufenweise Aufrichten – Arme in die Hochhalte führen
Dasselbe im Querstand links
22. Querstand rechts – Anhocken des rechten Beines (Unterschenkel senkrecht nach unten) und Fuß in Kniehöhe auf eine Sprosse stellen – Hochhalte:
1. Tiefe Vorrumpfbeuge – linkes Fußgelenk erfassen
Kopf an linkes Knie heranziehen
2. Aufrichten – Arme in die Hochhalte führen
Dasselbe im Querstand links
Die Übungen 21 und 22 sind auch auf die Verbesserung der Flexion der Wirbelsäule gerichtet
* **23.** Querstand rechts – Seitspreizen rechts und Feststellen unter einer Sprosse in Hüfthöhe – Hochhalte:
Rumpfkreisen links (in senkrechter Ebene), Arme unterstützen die Rumpfbewegung
Dasselbe widergleich im Querstand links
Die Übung dient gleichzeitig der Verbesserung der Zirkumduktion der Wirbelsäule.

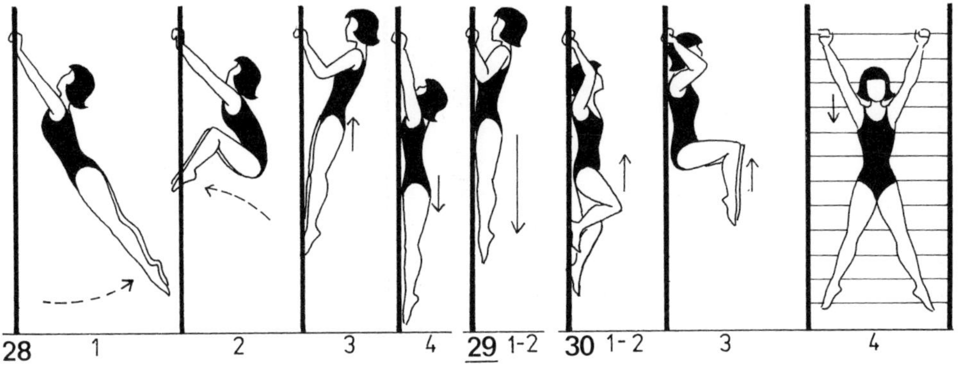

24. Querkniestand links – Seitspreizen rechts und Feststellen unter einer Sprosse in Hüfthöhe – Nackenhalte:
1. Seitrumpfbeugen rechts
2. Seitrumpfbeugen links
Das ist gleichzeitig eine Übung für die Lateroflexion der Wirbelsäule.

Die Übungen 20 bis 24 sind auf die Verbesserung der Abduktion des Hüftgelenks gerichtet.

Kraftübungen

Arme

25. Streckhang rücklings, Kammgriff:
1. Schultern nach unten drücken (Kopf aufgerichtet)
2. Schultern anheben (Kopf zwischen den Schultern)
Die *Übung dient der Kräftigung* des *Schultergürtels.*

26. Streckhang vorlings:
Im Wechsel links und rechts von Sprosse zu Sprosse hochhangeln (oder nur jede zweite Sprosse fassen)

* **27.** Querstand rechts – leichte Seitrumpfbeuge rechts – Kammgriff rechts in Beckenhöhe, Ristgriff links über dem Kopf:
Sprung in die »Fahne« (Rumpf und Beine in waagerechter Ebene halten).
Nur für Fortgeschrittene!

28. Streckhang vorlings, Ristgriff:
1. Mit kräftigem Rückschwung Körper von Sprossenwand abstoßen
2. Beine schnell anhocken – Hockhang
3. Beine strecken in den Hangstand
4. Streckhang

* **29.** Streckhang vorlings, Ristgriff:
1. Arme anziehen in den Beugehang
2. Arme strecken in den Streckhang

30. Streckhang rücklings, Kammgriff:
1.–2. Von Sprosse zu Sprosse höhersteigen, bis die Arme eine starke Beugestellung erreicht haben
3. Beine anhocken, Arme in Beugestellung halten
4. Streckhang, Beine grätschen
Die Übungen 28 bis 30 dienen der Kräftigung der Beugemuskeln der Arme.

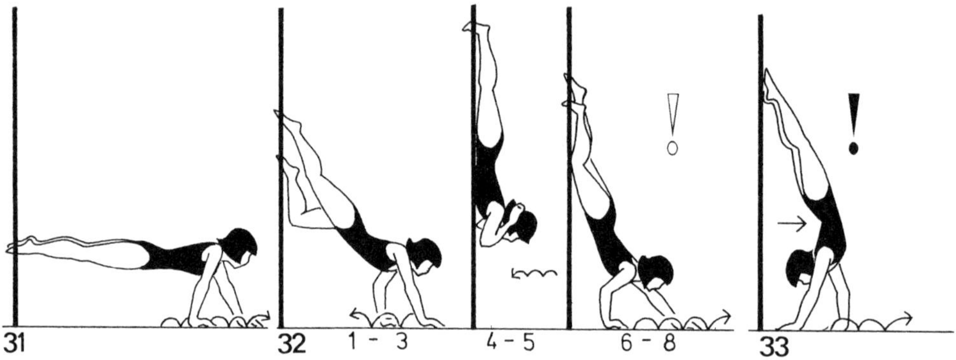

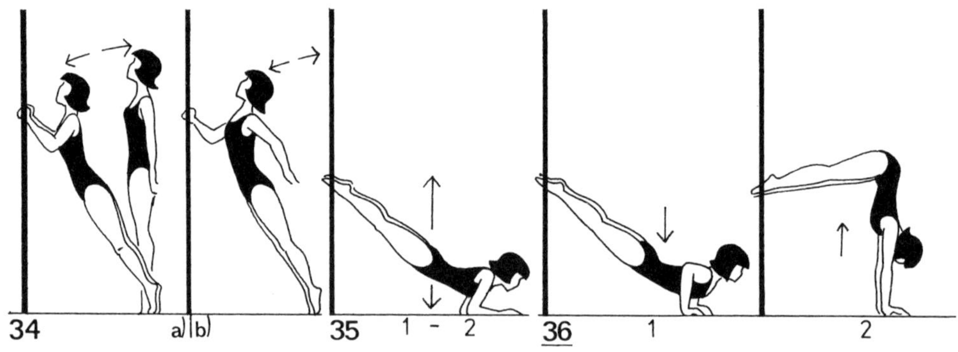

31. Liegestütz vorlings, Füße auf der dritten Sprosse:
Vor- und zurückstützeln
Durch diese Übung werden gleichzeitig die Bauchmuskeln gestärkt.

32. Liegestütz vorlings, Füße auf der dritten Sprosse:
1.–3. An die Sprossenwand stützeln und mit den Füßen von Sprosse zu Sprosse nach oben steigen
4.–5. Fußristhang, Nackenhalte
6.–8. Hände aufstellen, nach vorn stützeln, mit den Füßen bis zur dritten Sprosse nach unten steigen – Liegestütz vorlings

33. Handstand mit dem Rücken zur Sprossenwand, mit den Füßen angelehnt:
Von der Sprossenwand wegstützeln (passive Beugung in der Brustwirbelsäule) und zurückstützeln. Bei den Übungen 31, 32 und 33 auf gute Bauch- und Gesäßspannung achten und »Durchhängen« vermeiden!

34. Stand vorlings im Abstand von etwa 1 m von der Sprossenwand:
1. Fallen nach vorn in den Beugestütz

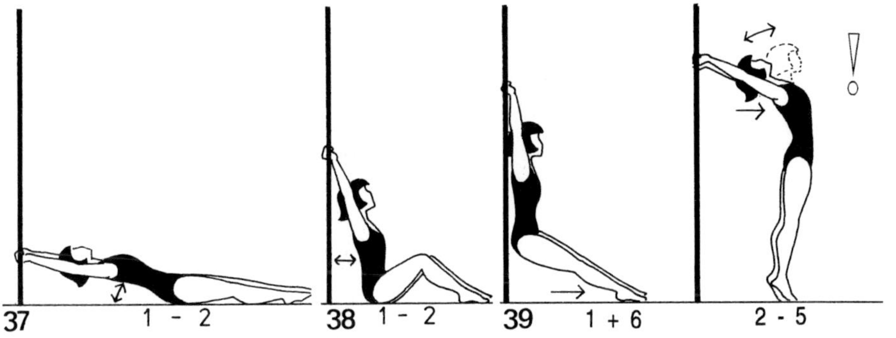

2. Mit Abdruck der Hände zurück in den Stand (nicht durchhängen)

Abwandlungen:

a) Dasselbe, aber jedesmal eine Sprosse tiefer abfangen

b) Dasselbe einarmig

35. Liegestütz vorlings, Füße auf der 5. Sprosse:

1. Arme einbeugen in den Unterarmstütz (Bauch und Gesäß anspannen)

2. Arme strecken und Becken vorschieben, Oberkörper senkrecht, er bildet mit den Beinen einen rechten Winkel (wie 36.2)

* **36.** Liegestütz vorlings, Füße auf der fünften Sprosse:

1. Arme beugen

2. Arme strecken, Becken vorschieben in den Winkelstütz (Oberkörper senkrecht)

Männer 8mal, Frauen 4mal

Die Übungen 34 bis 36 kräftigen die Armstrecker.

Rücken

37. Rückenlage rücklings, Ristgriff an der zweiten Sprosse:

1. Rumpf vom Boden abheben und Rückbeugen in der Brustwirbelsäule

2. Zurück in die Ausgangsstellung

38. Hocksitz rücklings im Abstand von 30 cm von der Sprossenwand – Schräghochhalte, Kammgriff:

1. Brust nach vorn drücken (Rückbeuge in der Brustwirbelsäule)

2. Zurück in die Ausgangsstellung

39. Hockhang rücklings, Kammgriff:

1. Vorschwingen der Beine und gestreckt auf dem Boden aufsetzen

2.–5. Rumpf vordrücken – Bogenspannung, Kopf zweimal rück- und vorsenken

6. Zurück in die Ausgangsstellung

Die Übungen 37 bis 39 halten wir nur als Trainingsübungen vertretbar, nicht aber als Übungen im Gesundheitssport.

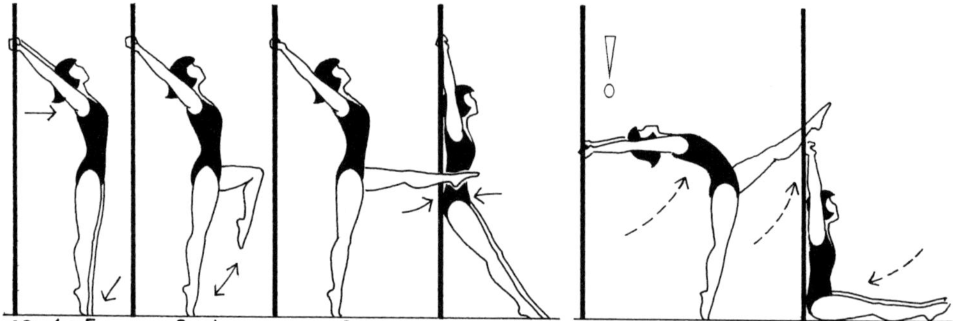

40 1 + 5 2 + 4 3 6 41 1 2

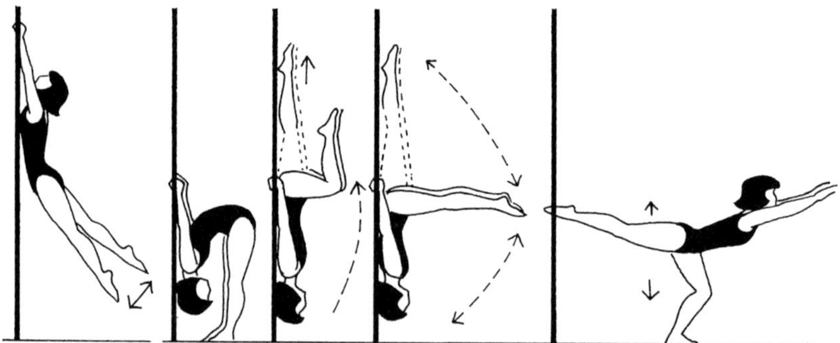

42 43 1 - 4 44 1 - 2

* **40.** Hang rücklings, Füße etwa einen Schritt vor der Sprossenwand aufgestellt, Kammgriff:
1. Körpervorschwung in den Stand mit Bogenspannung
2. Anhocken links
3. Vorstrecken links
4. Anhocken links
5. Senken links
6. Zurück in die Ausgangsstellung

41. Strecksitz rücklings ganz dicht an der Sprossenwand – Schräghochhalte, Kammgriff:
1. Vorschwung in den Stand mit Bogenspannung mit Vorhochspreizen links (Kopf im Nacken)
2. Zurück in die Ausgangsstellung
3.–4. Dasselbe mit rechts

Mit diesen Übungen werden hohe Anforderungen an die Rückbeugefähigkeit der Übenden gestellt, die deshalb vorher methodisch richtig entwickelt sein muß.

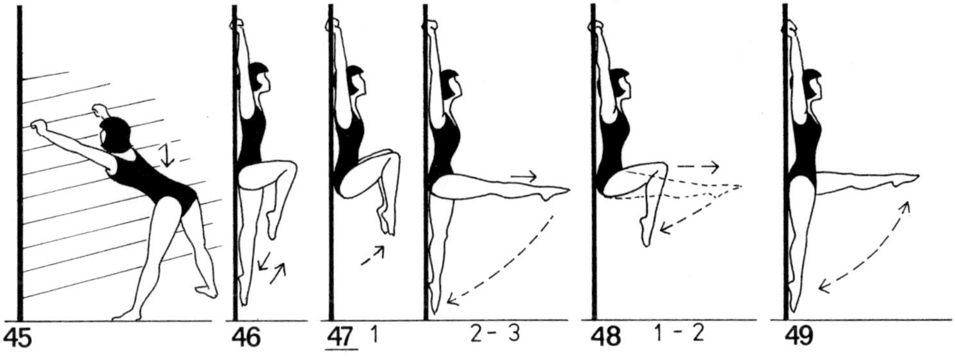

42. Hang vorlings, Ristgriff:
Rückheben der gestreckten Beine und mehrfach scheren

* **43.** Stand vorlings – tiefe Vorrumpfbeuge, Schultern gegen die unteren Sprossen gedrückt – Rückschwingen der Arme, Ristgriff an einer mittelhohen Sprosse:
1.–2. Anhocken der Beine und Heben in den Hocksturzhang, Beine nach oben strekken in den Strecksturzhang
3.– 4. Beine anhocken und langsam senken in dieAusgangsstellung
Abwandlung:
Dasselbe, aber die Beine werden gestreckt in den Strecksturzhang gehoben und ebenso gesenkt (Frauen nur 3mal)

* **44.** Aus dem Stand rücklings Standwaage links einnehmen (rechtes Bein in Hüfthöhe feststellen):
1. Kniebeuge links (Rückrumpfbeugen)
2. Linkes Bein strecken

Mit dieser Übung wird auch die Beweglichkeit des Hüftgelenks verbessert.

45. Grätschwinkelstand vorlings – Schräghochhalte, Ristgriff in Beckenhöhe:
Leichtes Federn in der Vorbeuge
Bei dieser Übung werden gleichzeitig die Brustmuskeln gedehnt.

Gerade Bauchmuskeln

46. Hang rücklings, Kammgriff:
Im Wechsel Beine links und rechts anhocken und strecken (Radfahren)

* **47.** Streckhang rücklings, Kammgriff:
1. Beine anhocken
2. Nach vorn strecken
3. Senken

Ausführen in zügigem Tempo

48. Streckhang rücklings – Beine angehockt:
1. Beine nach vorn strecken
2. Beine anhocken

49. Streckhang rücklings, Kammgriff:
1. Vorspreizen links
2. Senken links

3.– 4. Dasselbe rechts

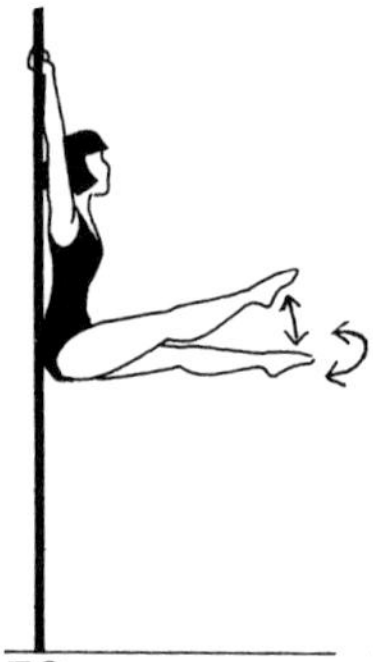
50

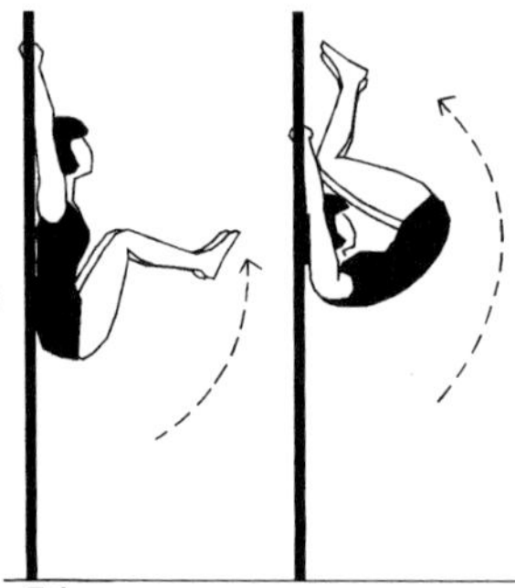
51

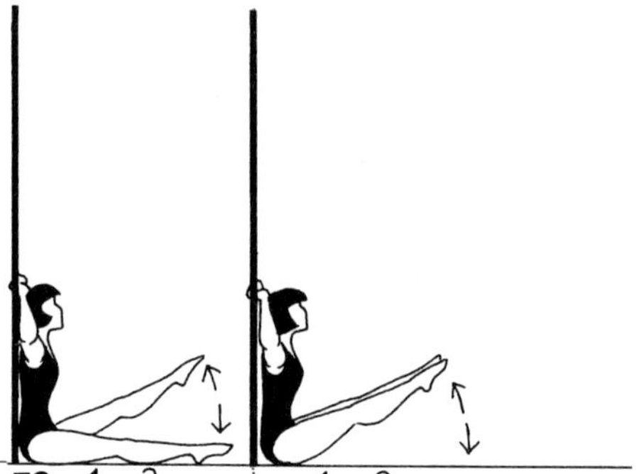
52 1 - 2 1 - 2

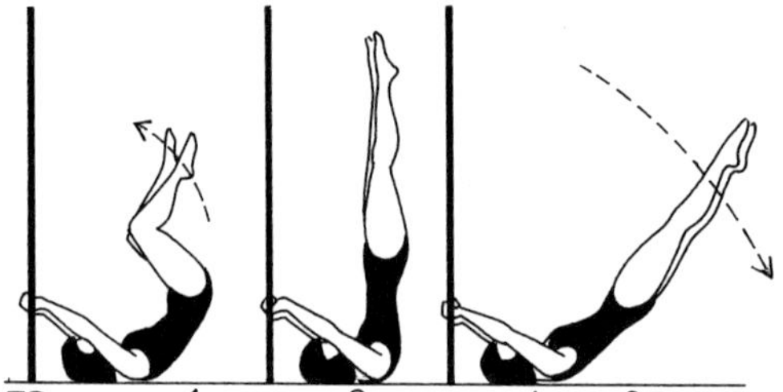
53 1 - 3 4 - 6

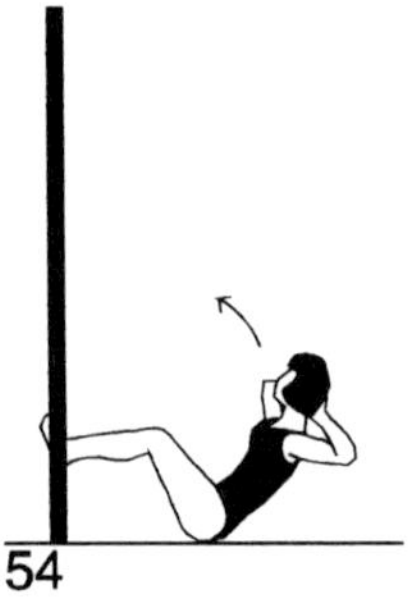
54

50. Streckhang rücklings, Kammgriff: Scheren der Beine in der Vorhalte in senkrechter und waagerechter Ebene

* **51.** Streckhang rücklings mit Ristgriff an der obersten Sprosse:
1. Beine vor-hoch heben
2. Senken

Abwandlung:
Vereinfachte Ausführung:
Bein gebeugt vor-hoch heben eventuell bis die Fußspitzen über dem Kopf eine Sprosse berühren.
Erschwerte Ausführung:
Weiter Griff an der ersten Sprosse unter dem Zwischenraum – Beine anheben, bis die Fußspitzen die oberste Sprosse berühren

52. Strecksitz, mit dem Rücken dicht an der Sprossenwand – Winkelhalte, Kammgriff:
1. Linkes Bein gestreckt anheben
2. Senken links
3.–4. Dasselbe rechts

Abwandlung:
Dasselbe mit geschlossenen Beinen

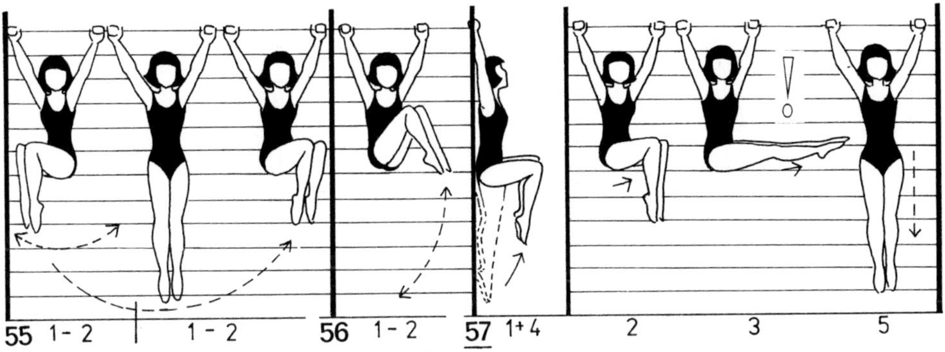

* **53.** Rückenlage rücklings – Schräghochhalte, Ristgriff an der 2. Sprosse:
1.–3. Beine anhocken und Heben in den Nackenstand (Beine gestreckt)
4.–6. Langsam rücksenken in die Rückenlage
Abwandlung:
Erschwerte Ausführung – langsam den gestreckten Körper in die Rückenlage senken – Gesäß und Becken fixieren
54. Rückenlage, Füße etwa in Kniehöhe auf einer Sprosse, Nackenhalte: Aufrichten des Oberkörpers bis etwa 45°
Wichtig: Die Bewegung wird mit dem Vorneigen des Kopfes eingeleitet, an das sich das Abheben des Schultern anschließt.

Schräge Bauchmuskeln

* **55.** Streckhang mit weitem Griff – Beine anhocken (Oberschenkel waagerecht):
1. Beckendrehen nach rechts (rechte Beinseite berührt Sprossenwand)
2. Dasselbe nach links
Abwandlung:
Dazwischen Strecken der Beine
56. Streckhang rücklings mit weitem Griff:
1. Beine anhocken und links seitwärts hochziehen, bis die Knie die linke Schulter berühren
2. Beine senken in den Streckhang
3.–4. Dasselbe zur anderen Seite
* **57.** Streckhang rücklings mit weitem Griff:
1. Anhocken, Oberschenkel waagerecht
2. Beckendrehen nach links (linkes Bein berührt mit der Außenseite die Sprossenwand)
3. Unterschenkel strecken (linkes Bein bleibt an der Sprossenwand)
4. Becken wieder nach vorn drehen – Anhocken
5. Beine senken in den Hang
6.–10. Dasselbe zur anderen Seite

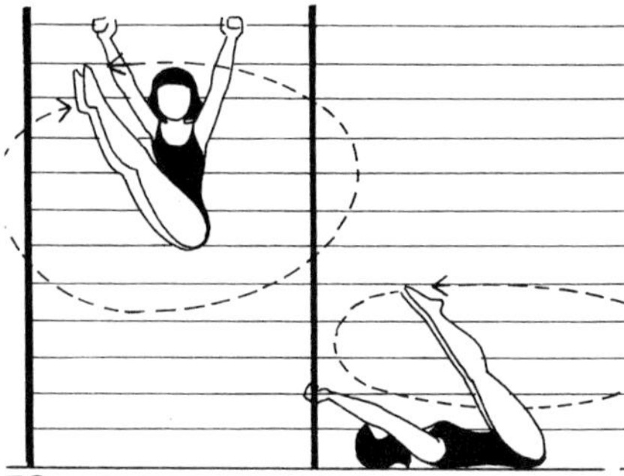

58

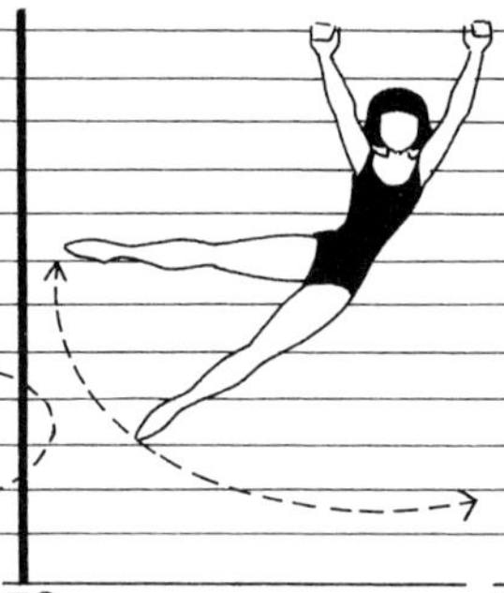

59

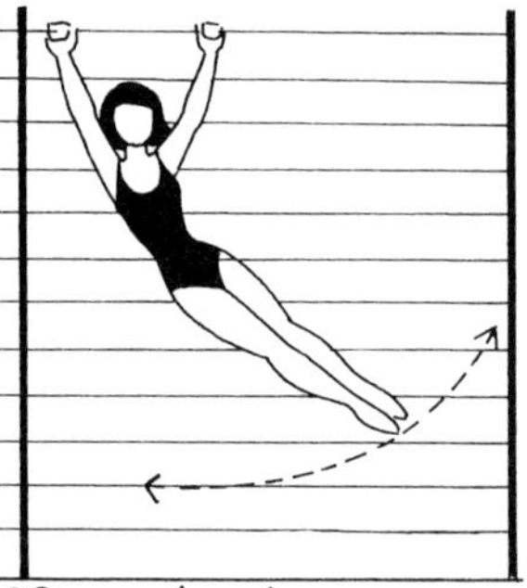

60 1 - 4

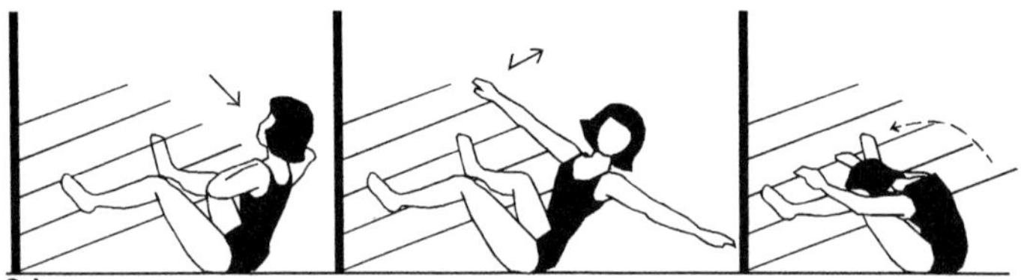

61 1 2 - 3 4

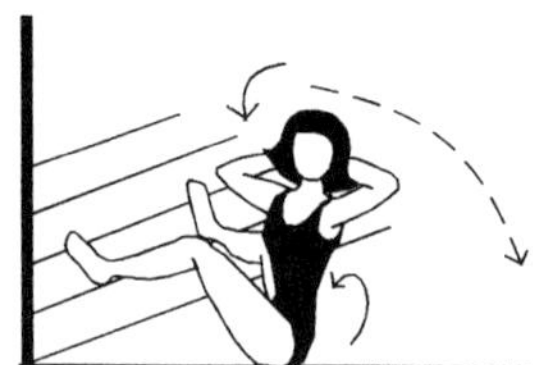

62 1 - 2

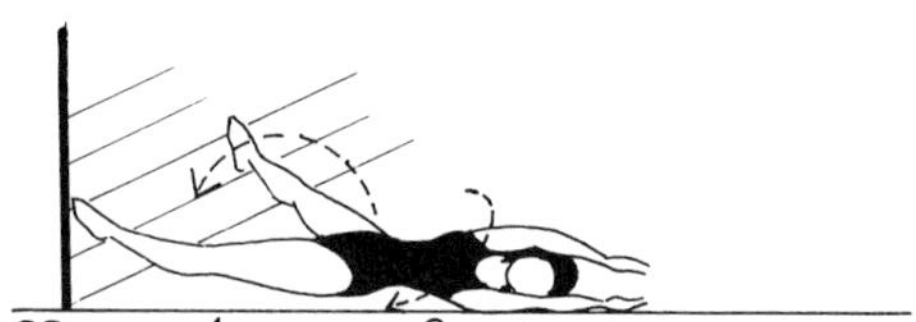

63 1 - 2

58. Streckhang rücklings mit weitem Griff: Beinkreisen mit geschlossenen Beinen nach rechts (links)

Abwandlung:

Dasselbe in Rückenlage rücklings – mit weitem Griff an der zweiten Sprosse

59. Streckhang rücklings mit weitem Griff: Pendelschwingen links und rechts seitwärts mit gleichzeitigem Seitspreizen des linken bzw. rechten Beines

60. Streckhang rücklings mit weitem Griff:

1. Pendelschwung mit geschlossenen Beinen nach rechts
2. Pendelschwung mit geschlossenen Beinen nach links
3. Pendelschwung mit geschlossenen Beinen nach rechts
4. Rumpf und Beine in der Pendelbewegung rechts halten

5.–8. Dasselbe widergleich

61. Grätschsitz vorlings – Füße zwischen der ersten und zweiten Sprosse festgestellt, Knie 90° gebeugt – Tiefhalte:

1. Leichtes Rückrumpfsenken – Arme in Schlaghalte
2. Rumpfdrehen nach links – Arme in Seithalte
3. Rückfedern der Arme
4. Rückbewegung und tiefes Vorrumpfbeu-

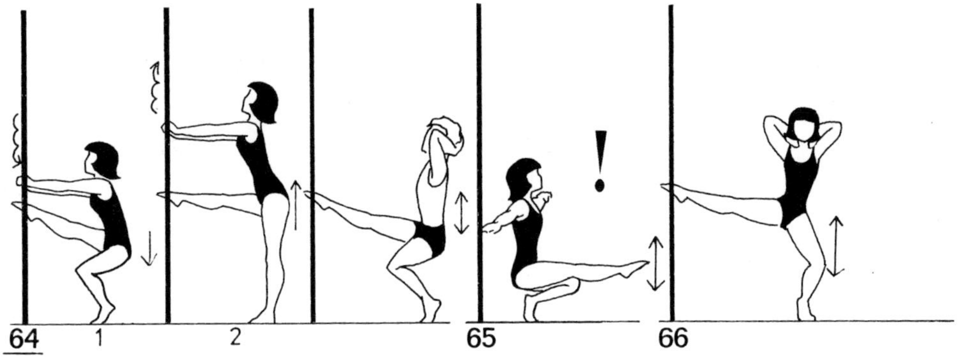

gen – Arme in Hochhalte, Hände berühren die zweite Sprosse
5.–8. Dasselbe zur anderen Seite

62. Rückenlage vorlings, Füße zwischen erster und zweiter Sprosse festgestellt, Knie 90° gebeugt – Nackenhalte:
1. Rumpfheben in den Sitz und Rumpfdrehen links – rechter Ellbogen berührt linkes Knie
2. Zurück in die Ausgangsstellung
3.–4. Dasselbe zur anderen Seite

63. Grätschsitz vorlings, Beine zwischen erster und zweiter Sprosse festgestellt – Tiefhalte:
1. Rücksenken und Rumpfdrehen nach links in die Seitlage links – Hochhalte
2. Aufrichten in den Sitz und tiefes Vorrumpfbeugen – Hände berühren zweite Sprosse
Dasselbe zur anderen Seite

Beine

* **64.** Stand vorlings – Vorspreizen rechts, Fuß feststellen – Vorhalte und Ristgriff in Schulterhöhe:
1. Kniebeuge links – mit den Händen von Sprosse zu Sprosse tiefer fassen
2. Strecken links – von Sprosse zu Sprosse höher fassen
Dasselbe rechts

Abwandlung:
Dasselbe mit Halt in der Kniebeuge, etwa 90°, Nackenhalte (nur für Männer)
Gleichzeitig wird die Flexion des Hüftgelenks verbessert.

65. Querstand links – Vorspreizen rechts – Seithalte rechts – linke Hand erfaßt eine Sprosse in Beckenhöhe:
1. Kniebeuge links
2. Aufrichten in den Stand
Dasselbe rechts

66. Querstand rechts – Seitspreizen rechts, Fuß in Hüfthöhe festgestellt – Arme in Nackenhalte:
1. Kniebeugen links
2. Aufrichten in den Stand
Dasselbe rechts
Diese Übung dient gleichzeitig der Verbesserung der Abduktion des Hüftgelenks.

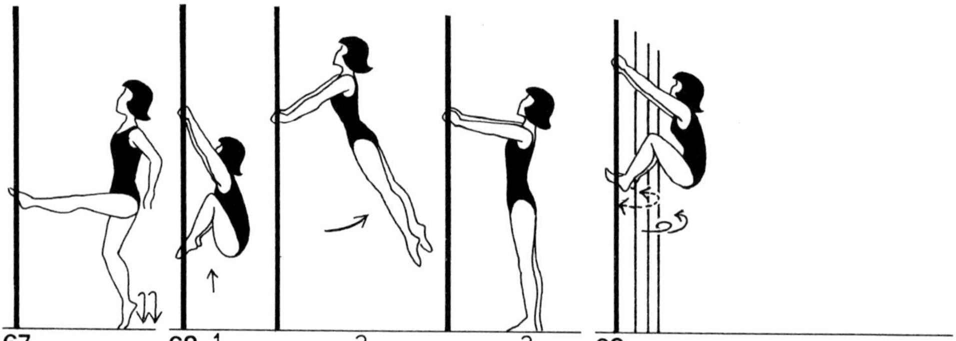

67. Stand vorlings, linkes Bein vorgespreizt und zwischen zwei Sprossen festgestellt: Fortlaufend Sprünge auf dem rechten Bein, dasselbe links

68. Stand vorlings – Ristgriff in Schulterhöhe:
1. Sprung in den Hockstand auf die dritte Sprosse, Arm lang
2. Durch Abdruck mit den Beinen abschwingen
3. In den Stand vorlings

69. Hanghockstand vorlings:
Durch Abdruck der Beine springen in den Hanghockstand von einem Sprossenwandfeld zum nächsten.
Das ist gleichzeitig eine Gewandtheitsübung.
Die Übungen 67 bis 69 sind dynamische Beinkraftübungen.

Partnerübungen

* **70.** A im Hang rücklings mit weitem Griff – Beine in Vorhalte gegrätscht – B faßt die Beine von A an den Fußgelenken und drückt A mit dem Gesäß an die Sprossenwand: A führt Klimmzüge aus
Die Übung dient der Kräftigung der Armbeuger.

* **71.** A im Grätschstand rücklings auf der ersten Sprosse, Rumpf tief vorgebeugt, Griff zwischen den Beinen an der dritten Sprosse – B steht dicht vor A im Grätschstand:
A nähert den Rumpf langsam dem Boden an, bis er ihn mit dem Rücken berührt, B stützt A an den Schultern und gibt Sicherheitsstellung

* **72.** A im Hangstand vorlings auf der zweiten Sprosse – B steht im Grätschstand dicht dahinter und faßt A mit beiden Händen im Nacken und stützt ihn:
A wird von B hochgehoben, dabei hält sich A völlig gestreckt, A kann verschiedene Beinbewegungen ausführen (Anhocken, Grätschen)

73. A im Grätschstand vorlings, Rumpf vorgestreckt, Hochhalte, Ristgriff – B hat eine Hand auf den Nacken von A gelegt: A führt fortlaufendes Rückführen des Kopfes aus – B leistet dabei durch leichten Druck Widerstand
Die Übungen 72 und 73 dienen der Kräftigung der Nackenmuskeln.

74. A in Rückenlage rücklings, Vorhochhalte, Kammgriff an der dritten Sprosse – B steht im Grätschstand über A: Durch Zug der Arme hebt A den Oberkörper vom Boden ab (in

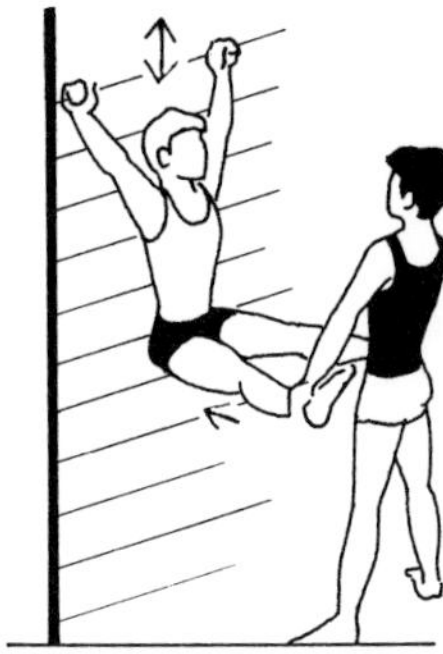
70

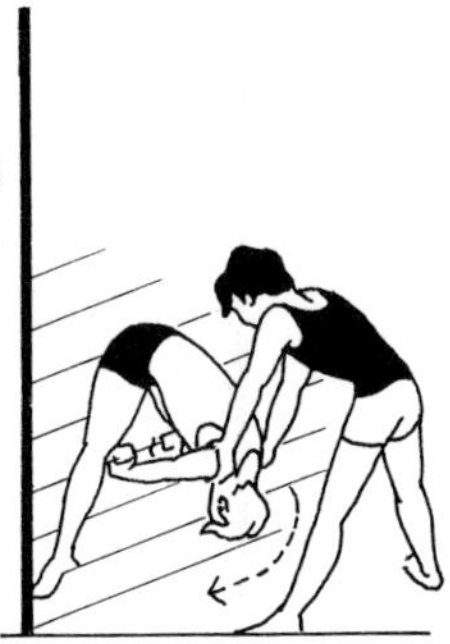
71

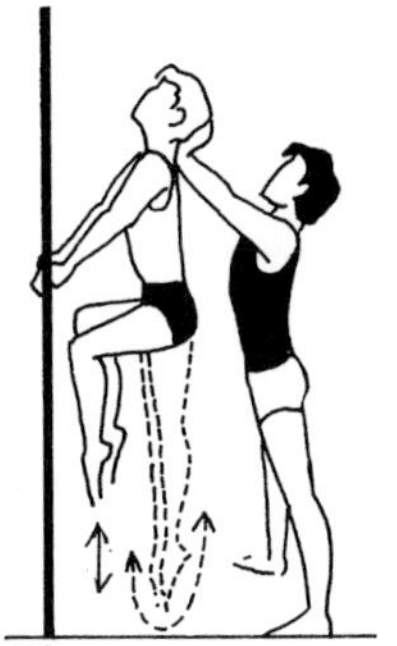
72

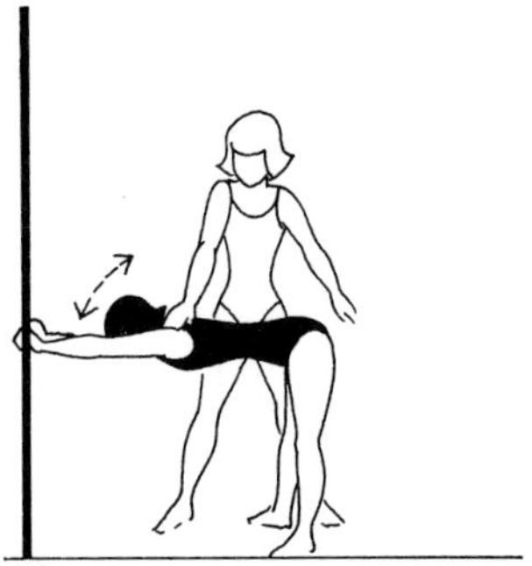
73

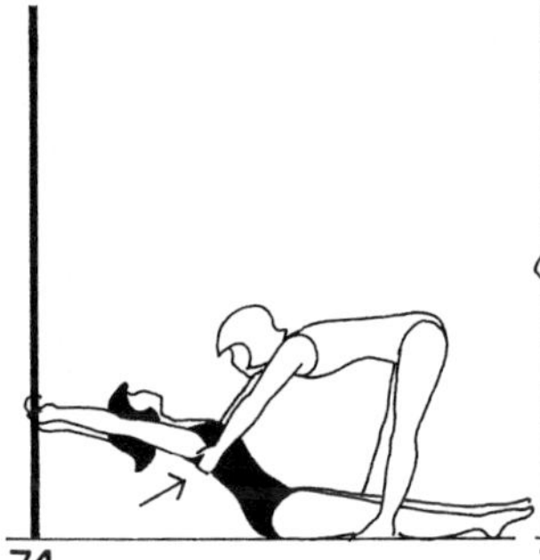
74

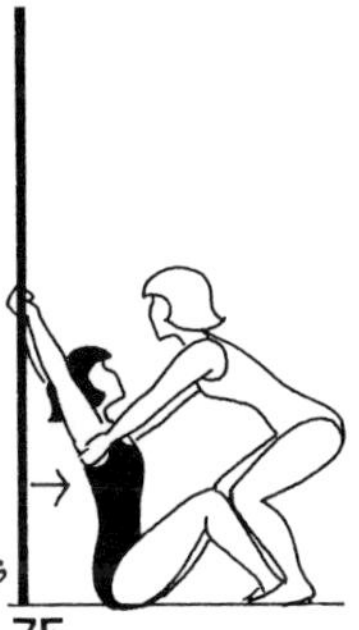
75

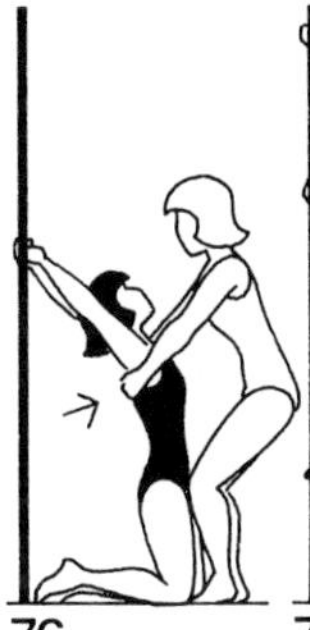
76

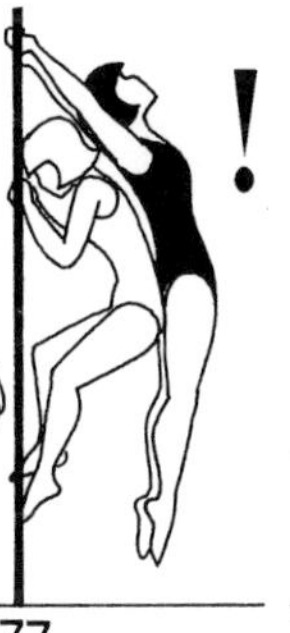
77

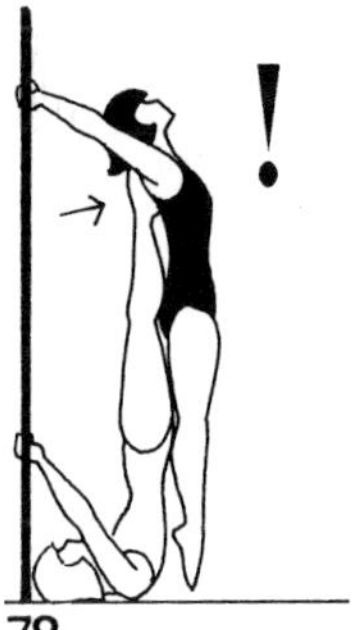
78

Rückbeuge), B unterstützt, indem er A von beiden Seiten hinter den Schultern faßt und damit die Rückbeuge unterstützt

75. A im Hocksitz rücklings. Schräghochhalte. Kammgriff – B steht vor A und hat seine Unterschenkel gegen die von A gestemmt:
A wölbt die Brust vor – B umfaßt A an den Schulterblättern und unterstützt so die Beugung in der Brustwirbelsäule

76. A im Kniestand rücklings, gebeugt, Hochhalte, Kammgriff über dem Kopf – B steht vor A, Knie gegen die Oberschenkel von A gestemmt:
A wölbt die Brust vor, B unterstützt durch Griff an den Schulterblättern die Rückbeuge in der Brustwirbelsäule

77. A im Hang rücklings mit weitem Griff – B befindet sich im Stand vorlings zwischen Sprossenwand und A:
B steigt einige Sprossen hoch und drückt dabei A in eine Rückbeuge in der Brustwirbelsäule nach vorn und oben

78. A im Stand rücklings – Schräghochhalte, Kammgriff – B zwischen Sprossenwand und A im Nackenstand hat die Füße gegen die Schulterblätter von A gestemmt:
B hebt A mit den Beinen leicht an, A wird so in eine Rückbeuge in der Brustwirbelsäule geführt

Die Übungen 74 bis 78 bewirken eine passive Rüchbeuge in der Brustwirbelsäule; dabei wird vor allem die Brustmuskulatur gedehnt.

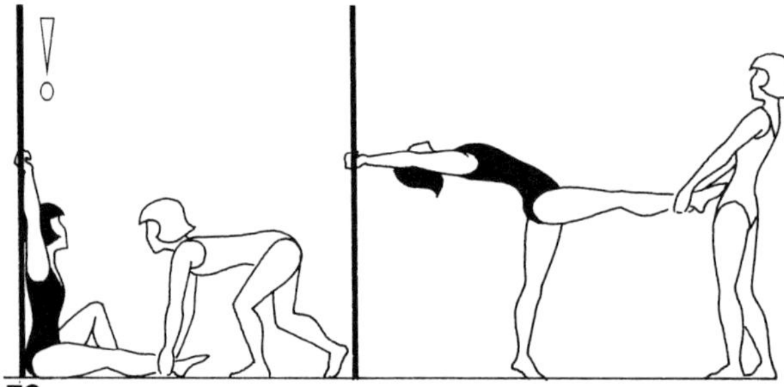

79

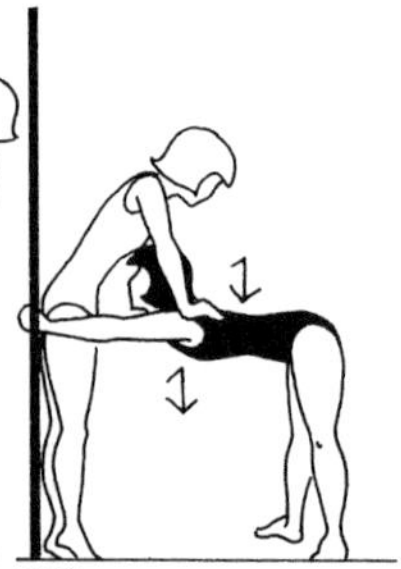

80

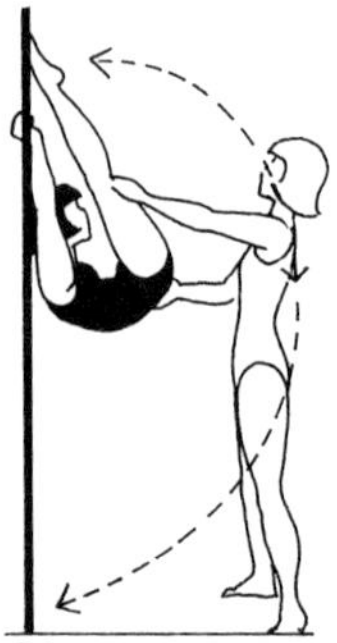

81

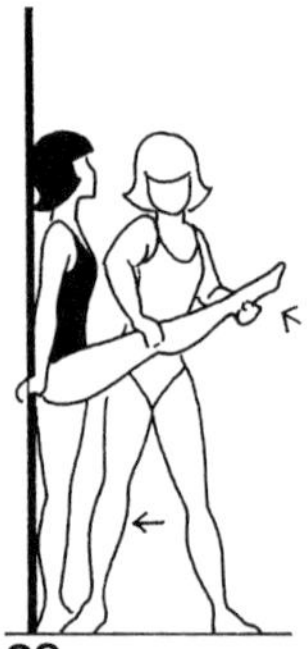

82

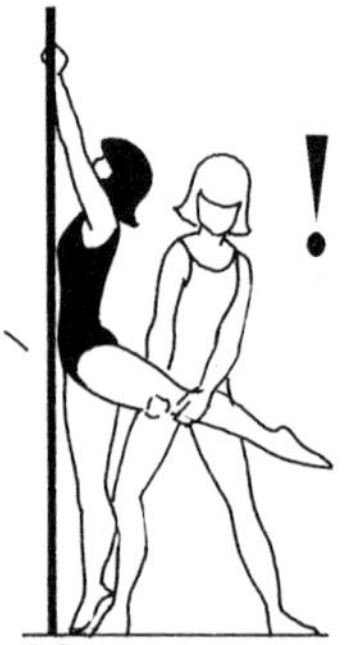

83

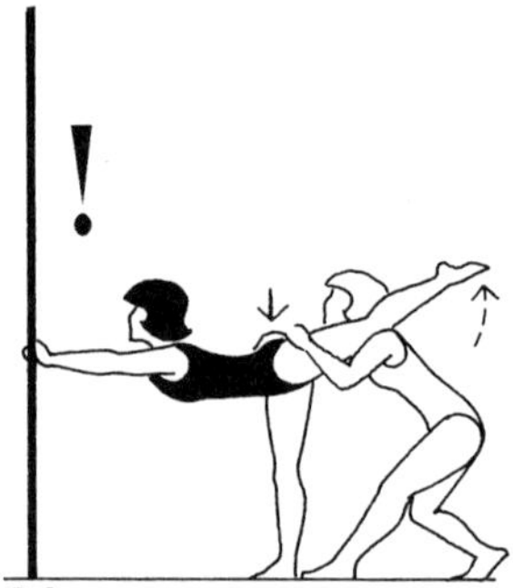

84

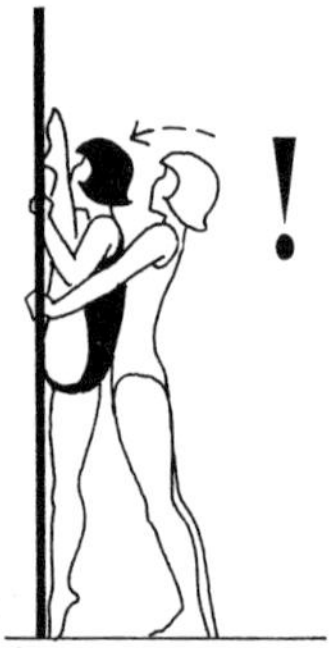

85

79. A im Sitz rücklings dicht an der Sprossenwand, Schräghochhalte mit Kammgriff – rechtes Bein gestreckt, linkes Bein angehockt – B faßt A am Fußgelenk: A richtet sich mit Hilfe von B in die Standwaage rücklings auf dem linken Bein auf, dasselbe in den Stand auf dem rechten Bein

80. A im Grätschwinkelstand vorlings mit weitem Griff an einer Sprosse in Hüfthöhe – B im Stand rücklings zwischen den Armen von A und drückt mit den Händen auf die Schulterblälter von A:

A federt während des Vorrumpfsenkens (Kopf bleibt im Nacken) – B unterstützt durch leichten Druck

Die Übungen 79 und 80 dienen vor allem zur Dehnung der Brustmuskeln.

81. A im Streckhang rücklings mit weitem Griff – B im Grätschstand davor mit dem Gesicht zur Sprossenwand: A hebt die Beine vor-hoch an, Fußspitzen berühren eine Sprosse über dem Kopf – B unterstützt beim Anheben und beim Senken der Beine

Abwandlung:

A hebt die gebeugten Beine vor-hoch an und streckt dann die Beine in Richtung Sprosse über dem Kopf

Die Übung dient der Kräftigung der geraden Bauchmuskeln.

82. A im Stand rücklings an der Sprossen-

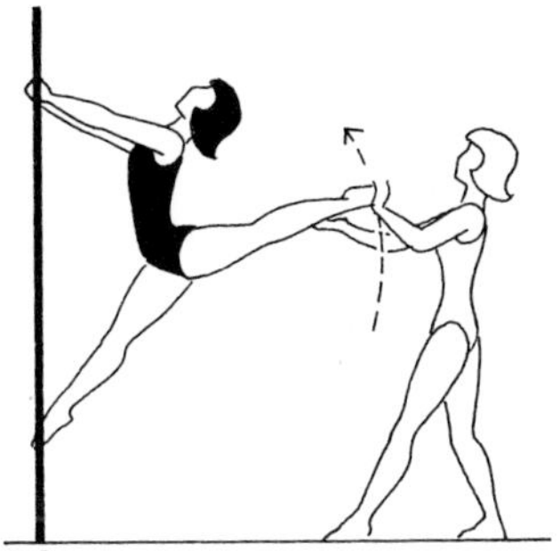

86

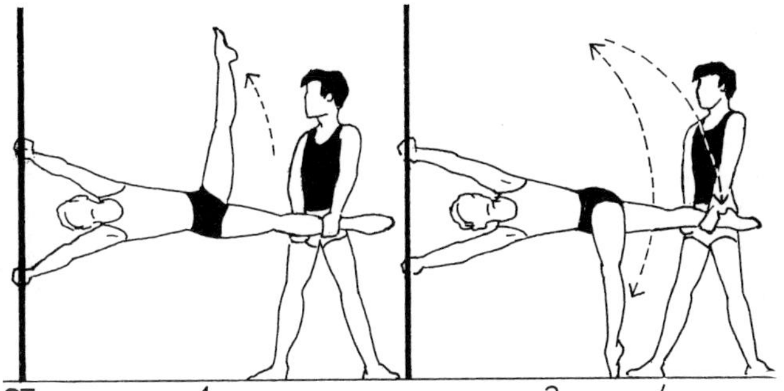

87

wand angelehnt, Tiefhalte mit Ristgriff – B im Querstand rechts, stellt seinen rechten Fuß gegen den linken Fuß von A:
A spreizt das rechte Bein vor – B unterstützt das Hochspreizen, indem er mit der linken Hand die Ferse und mit der rechten Hand das Knie faßt, dasselbe links

83. A im Hang vorlings, spreizt das linke Bein zurück – B unterstützt, indem er sein rechtes Bein gegen das Bein von A stellt und mit beiden Händen am linken Knie von A beim Rückspreizen nachhilft, dasselbe rechts

84. A in Standwaage rechts vorlings mit dem Gesicht zur Sprossenwand, Ristgriff in Bekkenhöhe – B in Schrittstellung, hat seine linke Schulter unter das rückgespreizte Bein (oberhalb des Knies) gestützt und umfaßt den Oberschenkel von A: A versucht das linke Bein noch höher zu spreizen – B unterstützt durch federnden Druck der Schulter nach oben, dasselbe rechts

85. A im Standspagat vorlings an der Sprossenwand, linkes Bein hochgespreizt, Ristgriff in Schulterhöhe – B steht dahinter und faßt links und rechts von A eine Sprosse: A zieht sich noch dichter an die Sprossenwand heran – B unterstützt, indem er A mit der Brust an die Sprossenwand drückt. Dasselbe im Spagat mit dem anderen Bein

86. A im Hangstand vorlings, linkes Bein rückgespreizt – B faßt das rückgespreizte Bein von A am Fußgelenk:
A versucht das linke Bein noch weiter zu spreizen – B unterstützt durch leichten Druck nach oben, dasselbe rechts

Durch die Übungen 82 bis 86 wird die Flexion und Extension des Hüftgelenks erweitert.

87. A im Querstand rechts führt mit Hilfe von B (der A am rechten Unterschenkel erfaßt) die »Fahne« aus – B hält A in dieser waagerechten Stellung, indem er seinen Unterschenkel an die Hüfte von A drückt:

1. A Seitspreizen links
2. A führt das seitgespreizte linke Bein nach vorn und nach rechts, bis die Fußspitze den Boden berührt
3. A führt das linke Bein zurück und führt wieder Seitspreizen aus
4. A schließt die Beine

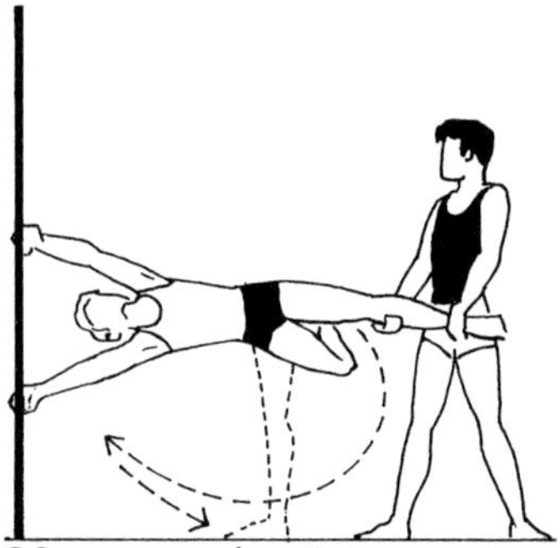

88 1 - 4

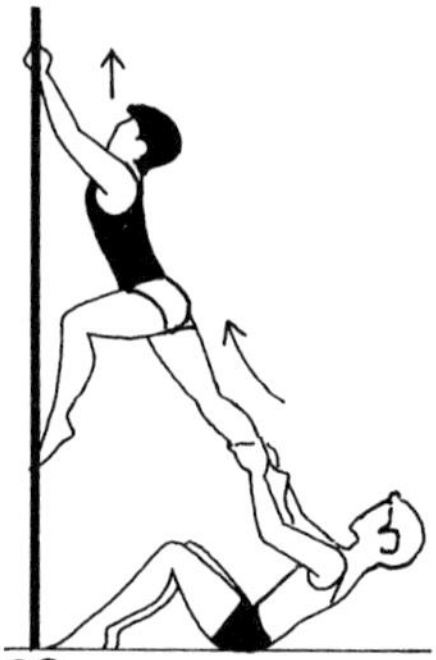

89

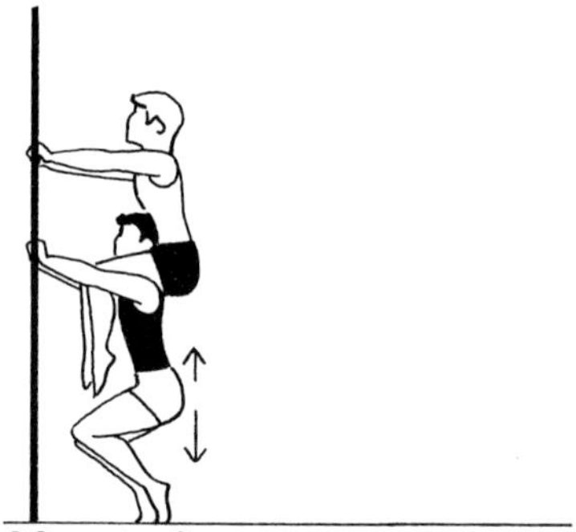

90 1 - 2

88. Gleiche Ausgangsstellung wie unter 87., B hat aber jetzt den linken Unterschenkel von A erfaßt:

1. A hockt das rechte Bein an
2. A spreizt es vor
3. A spreizt rechtes Bein zur Seite und berührt mit der Fußspitze den Boden
4. A schließt die Beine

Durch die Übungen 87 und 88 wird die Beweglichkeit des Hüftgelenks verbessert, und gleichzeitig werden die Armmuskeln gekräftigt.

89. A im Hanghockstand vorlings rechts, linkes Bein rückgespreizt – B im Hocksitz vorlings unter A, hat das linke Bein von A am Fußgelenk erfaßt:

A führt Klimmzüge aus, richtet sich auf dem rechten Bein auf und zieht dabei B, der sich passiv verhält, mit. Dasselbe mit rückgespreiztem rechtem Bein

* **90.** A im Stand vorlings, Vorhalte, Ristgriff – B sitzt im Reitsitz auf den Schultern von A und hält sich ebenfalls an einer Sprosse fest:

1. A geht in die Kniebeuge (A und B fassen dabei sprossenweise tiefer) Unter gesundheitssportlichem Aspekt einen Kniewinkel von 90° nicht unterschreiten.
2. A richtet sich in den Stand auf

Die Übungen 89 und 90 dienen der Kräftigung der Beinstrecker.

Übungen mit Matten

Im einleitenden Teil einer Übungsstunde lassen sich Matten vielseitig verwenden, vor allem als Hindernis zum Kriechen, Überspringen oder zum Überlaufen. Es kommt nur darauf an, die Übungen so auszuwählen, daß sie dem Leistungsvermögen und dem Alter der Übenden angepaßt sind. Wir lassen dann solche Übungselemente ausführen, die technisch einwandfrei beherrscht werden. Besonders geeignet sind Matten, die wir außer zum Überlaufen und Überspringen auch zum Tragen verwenden können und als Unterlagen zur Ausführung bestimmter Übungen innerhalb von Staffelspielen. Matten müssen sorgsam behandelt werden, damit sie nicht unnötig beschädigt werden.

1. Matten liegen willkürlich verstreut in der Turnhalle – die Übenden umlaufen sie in Reihe, ohne sie zu berühren

Abwandlungen:

a) Laufen in Reihe mit Handfassung (Schlange)

b) Galopphüpfen seitwärts mit Handfassung

c) Das gleiche wie unter b), auf Handklatsch halbe Linksdrehung und in entgegengesetzter Richtung weiterhüpfen

d) Einbein- oder Schlußsprünge

2. Die Übenden stehen in Reihe oder Doppelreihe, sie müssen in verschiedener Form mehrere, quer vor ihnen liegende Matten überspringen (die Abstände zwischen den Matten werden nach der Form des Überspringens erweitert oder vermindert):

a) Absprung links, Landung rechts, Zwischenschritt, Absprung links und Landung rechts usw.

b) Absprung links, Landung links, Zwischenschritt und wieder Absprung links usw.

c) Absprung links, Landung links, zwei Zwischenschritte und Absprung rechts, Landung rechts usw.

d) Schlußsprünge mit Zwischensprüngen

e) Schlußsprünge ohne Zwischensprünge

f) Einbeinsprünge mit und ohne Zwischensprünge

g) Verschiedene Sprungformen, Übenden

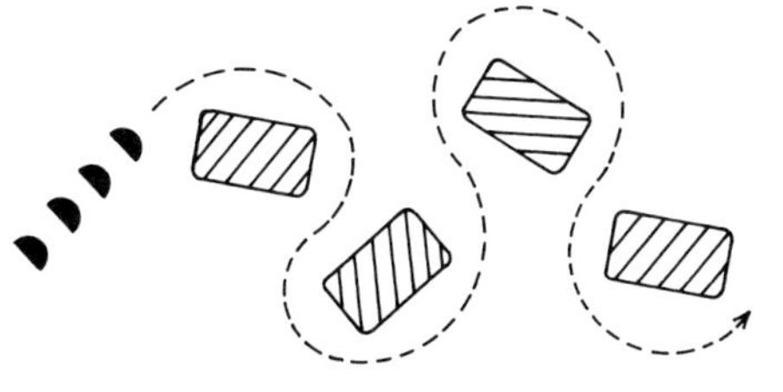

1

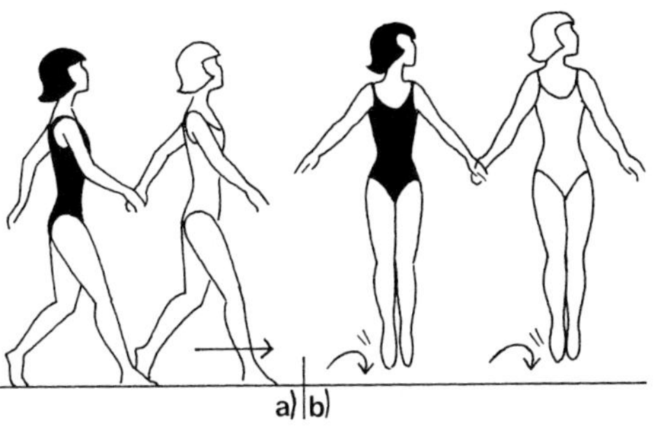

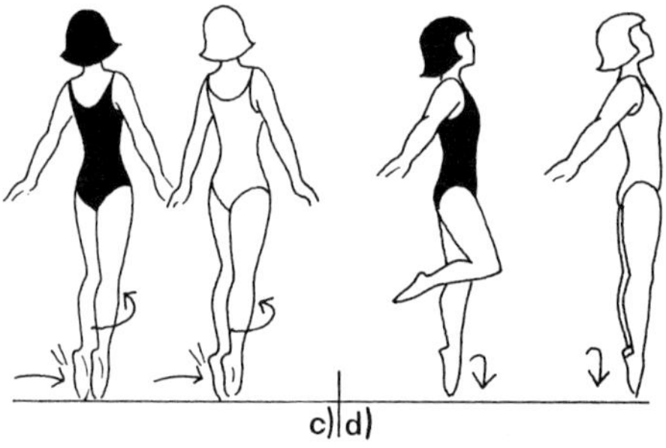

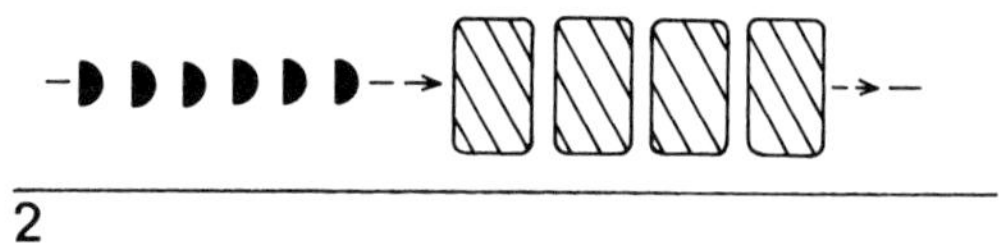

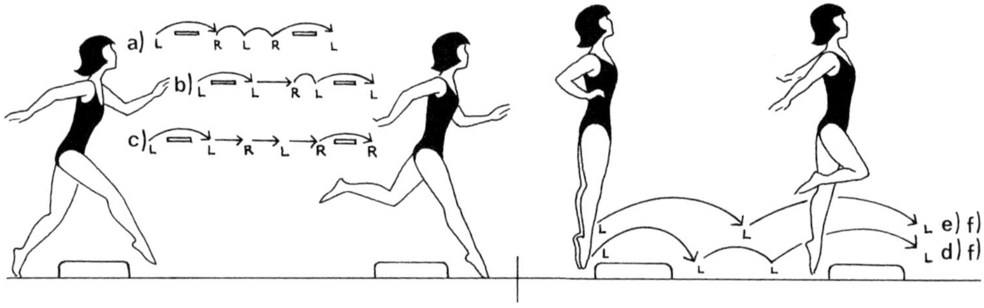

paarweise nebeneinander mit und ohne Handfassung

3. Mehrere Matten liegen quer hintereinander, die Abstände zwischen den Matten sind unterschiedlich groß – die Übenden stehen dabei in Reihe und müssen die Zwischenräume in verschiedener Form überspringen

4. Die Übenden sind in Gruppen aufgeteilt, jede Gruppe hat eine Matte und sitzt darauf, mit dem Gesicht zur Mattenmitte: Auf ein Zeichen stehen alle schnell auf und erfassen die Matte und tragen sie gemeinsam zu einem vorher bestimmten Ort, legen sie dort ab und setzen sich wie vorher darauf (als Wettkampf durchzuführen)

Abwandlung:

Zwei Übende erfassen die Matte, heben sie an, und die anderen müssen darunter durchkriechen

5. Mehrere Matten werden längs so hintereinandergelegt, daß sie sich jeweils mit der rechten oberen und der linken unteren Kante berühren, es entsteht dadurch eine Treppe. Die Übenden müssen in verschiedener Form über die Matten laufen:

a) Über die erste Matte laufen, die zweite überspringen usw.

b) Die Matten in der Diagonalen überlaufen

c) Auf der ersten Matte Rolle vorwärts, über die zweite springen usw.

6. Die Übenden stehen in Reihe mit Handfassung (jeder erfaßt mit seiner rechten Hand die linke seines Vordermannes), sie führen einen Slalomlauf um mehrere längs vor ihnen liegende Matten aus (Abstand 1 m). Kann auch als Wettkampf zwischen mehreren Gruppen ausgetragen werden.

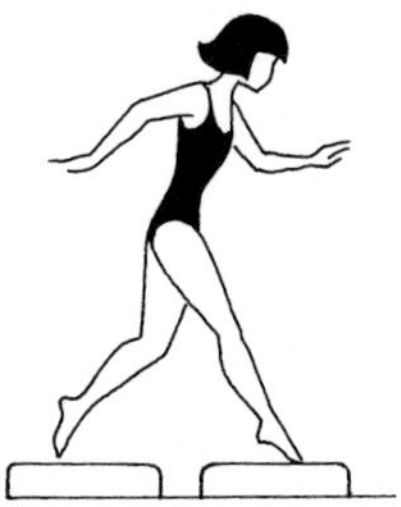

3

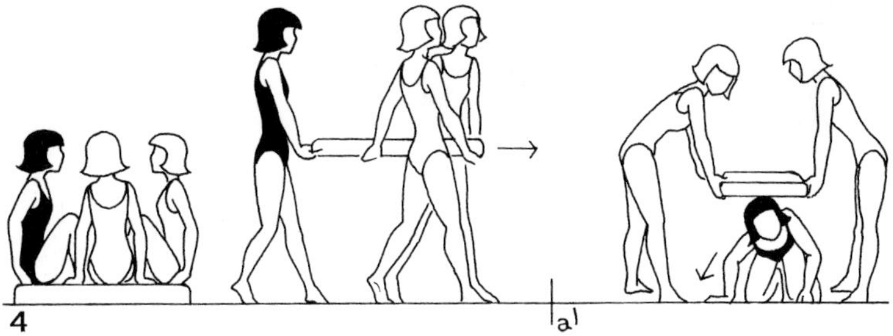

4

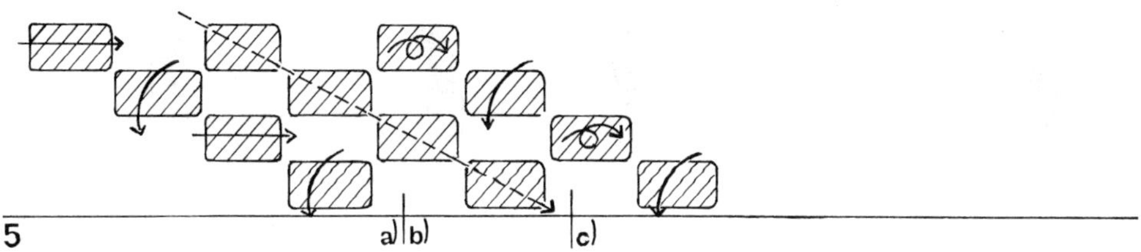

5

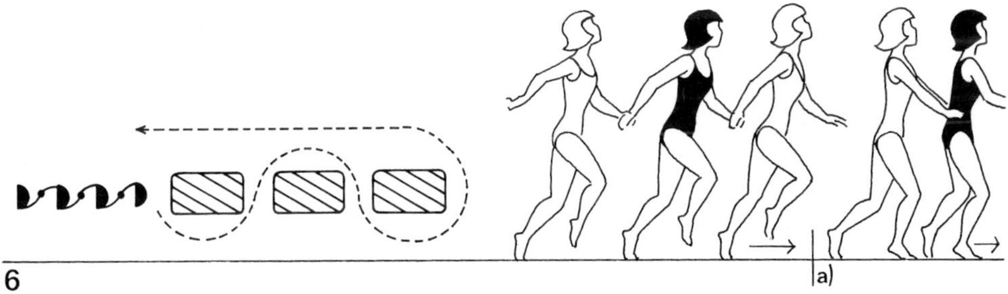

6

Abwandlungen:

a) Dasselbe mit Hüftfassung des Vordermannes

b) Dasselbe mit Schluß- oder Einbeinsprüngen

c) Dasselbe in Reihe ohne Handfassung (der Vordermann darf aber nicht überholt werden)

7. Die Übenden sind in zwei Mannschaften eingeteilt, die gegenüber auf der Schmalseite der Turnhalle Aufstellung nehmen. Vor jeder Gruppe sind in einer Entfernung von etwa 8 bis 12 m mehrere Matten quer nebeneinander im Abstand von 1 bis 2 m ausgelegt:

Auf ein Zeichen laufen die Übenden in verschiedener Form um die Matten und kehren dann zur Ausgangsstellung zurück:

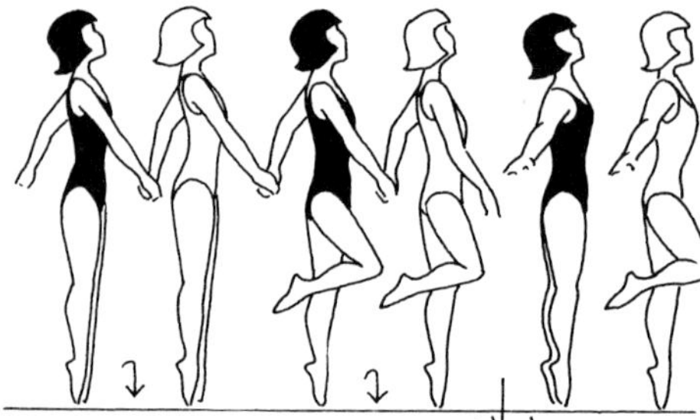

b)|c)

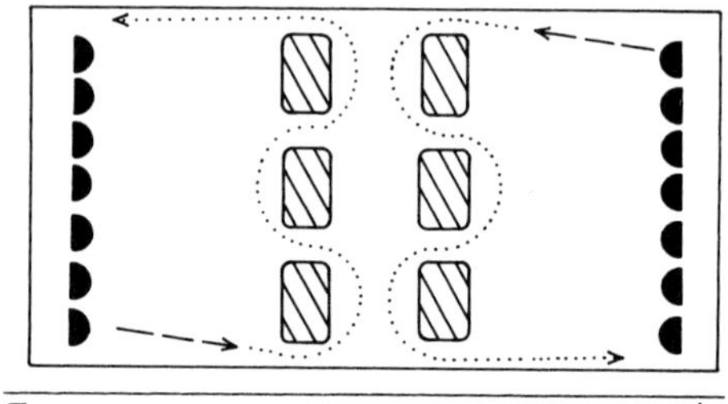

7 a)

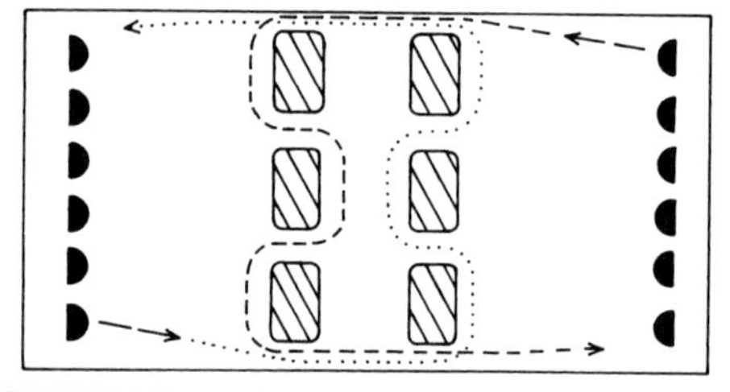

b)

a) Im Slalomlauf um die Matten

b) Dasselbe um die Matten der anderen Mannschaft

c) Der rechte Flügelmann jeder Gruppe hat einen kleinen Ball, auf ein Zeichen umläuft er die erste Matte, spielt den Ball dem nächsten seiner Gruppe zu und umläuft auch noch die nächsten Matten. Der zweite umläuft nun ebenfalls die erste Matte, sobald er den Ball gefangen hat, spielt ab usw.

d) Die Übenden beider Seiten zählen zu dreien ab, je nach Aufruf umlaufen die Einsen, Zweien oder Dreien die vor ihnen liegende Matte und kehren schnell zum Ausgangspunkt zurück.

8. Staffelwettbewerbe mehrerer Gruppen (mit 4 bis 6 Übenden) unter Ausnutzung mehrerer Matten:

a) Die Matten werden im Slalomlauf umlaufen

b) Einbeinsprünge um die Matten

c) Sprunglauf von Matte zu Matte

d) Staffel mit einer oder mehreren Rollen vorwärts (der Übende läuft zur Matte, führt dort eine Rolle vorwärts aus und läuft zurück)

9. Haschespiel zwischen willkürlich aufgestellten Geräten

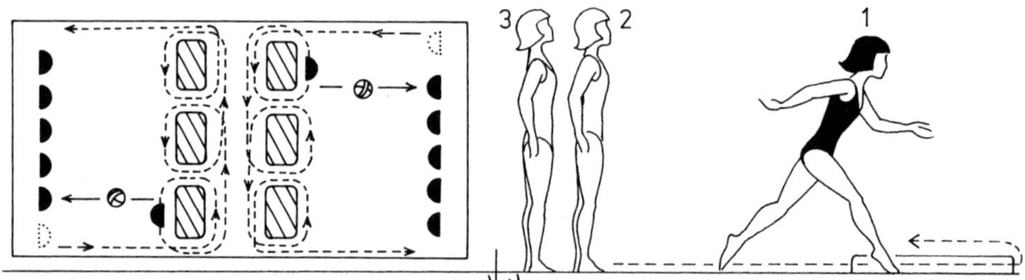

c)|d)